The Point

http://thepoint.lww.com/activate

本書で解説しているテクニックの一部は、上記サイトで動画を観ることができます。下記のアクセスコードを入力し、ログインしてください。手順の詳細については、本書のp624-p625をご参照ください。

アクセスコード（下記をスクラッチで削ってください）

※動画は英語音声のみです。日本語の解説については書籍の本文をご参照ください。
※ご利用される方のパソコン環境によっては動画を観られない場合もございます。
※スクラッチを一部でも削られますと、返品等は対応しかねますのでご了承ください。
※本サイトは予告なく終了する場合がございます。あらかじめご了承ください。

Atlas of Osteopathic Techniques

オステオパシーアトラス
［増補改訂版］

アレクサンダー S. ニコラス , DO, FAAO
フィラデルフィア・オステオパシー医学カレッジ
オステオパシー徒手医学科 教授兼学科長

エヴァン A. ニコラス , DO
フィラデルフィア・オステオパシー医学カレッジ
オステオパシー徒手医学科 准教授

監訳：赤坂清和
埼玉医科大学大学院 教授

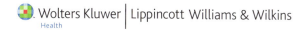

Published by arrangement with Wolters Kluwer Health Inc., USA
Copyright © 2016 Wolter Kluwer
Copyright © 2012, 2018 Lippincott Williams & Wilkins, a Wolter Kluwer business
Japanese translation right arranged with Lippincott Williams & Wilkins/Wolter Kluwer Health, Inc., USA

薬剤の正確な適応、有害反応、適用スケジュールは本書で定められているが、変更される可能性がある。読者は、記載される薬剤の製造会社のパッケージ情報データを見直すことが求められる。著者、編集者、出版者、ディストリビューターは、本書の情報の誤りや脱落、または、適用からのあらゆる結果に対して責任を負わず、出版の内容に関して明示的、黙示的を問わず、一切の保証をしない。著者、編集者、出版者、ディストリビューターは、この出版から生じる人や所有物に対する傷害および損傷に対する責任を負わない。

献辞

"ニック先生"

　1974年、著者の父でフィラデルフィア・オステオパシー医学カレッジ（PCOM）オステオパシック・プリンシプルズ・アンド・プラクティス学科（Osteopathic Principles and Practice Department）学科長であったニコラス S. ニコラス（Nicholas S. Nicholas）は『オステオパシーアトラス』（原題『Atlas Of Osteopathic Techniques』）の初版を出版した。

　彼の目的は、当時一般的に使用されていた数々のオステオパシー手技を活字として残すことであった。医学生たちが授業で教わった手技の参照資料として利用でき、また手技の標準化を図ることで、口頭試験で学生の知識をより客観的に評価できるようにすることが目的だった。

　1939年にカークスビル・オステオパシー医科大学を卒業したニコラス・S・ニコラスは産業医療とスポーツ医療を専門とする一般開業オステオパスであった。日常の診療でオステオパシー手技を使用していたが、その医学的成果から医学生たちにオステオパシーを教えることに情熱を傾けた。学生たちから親しみをこめて"ニック先生"と呼ばれていた彼は1946年からPCOMで教壇に立ち、1974年にオステオパシック・プリンシプルズ・アンド・プラクティス学科の学科長に就任した。同年、彼はPCOMの教職員の協力を得て、一連の手技をとりまとめた本書の初版を作り上げた。協力した教職員にはDavid Heilig, DO, FAAO、Robert England, DO, FAAO、Marvin Blumberg, DO, FAAO、Jerome Sulman, DO、そしてKatherine England, DO がいる。

　彼の著書のおかげで学生たちの手技の学習能力が上がり、その成果はPCOMの試験に顕著に表れた。彼の著書の話が広まるにつれ、PCOMの卒業生や他のオステオパスたちの間でも施術の際に代表的な手技を確認し、参考にするため関心が高まった。しかし、病気のため、"ニック先生"が出版できたのは第二版までであった。

　その後、父の著書はテクニックを映像で見せるビデオテープにとって代わられ、テクニックは修正され数々の発展を遂げた。彼の著書が生まれたときにはオステオパシーの学校で学ぶ代表的な手技で名前が付いたものは3つしかなかったが、その後およそ12に増えた。多くのスタイルは類似しており混乱を生じさせるため、私たちはオリジナルのテキストを発展させて現在の実践レベルにアップデートする決心をした。

　本書は父に捧げたい。そして父は本書を彼の生徒たちやオステオパシー手技の集大成である本書を求めるすべての未来のオステパスたちに捧げたいと思うに違いない。

はじめに

19世紀末から21世紀初めにかけて、アメリカで指導、実践されてきたオステオパシー医学は大きな変化を遂げた。科学的発見の進化と、身体が健康を維持しようと機能する生物学的プロセスの理解は、オステオパシー医学の教育課程の開発に直接的影響を与えた。

私たちが学生時代に学んだオステオパシー手技のスタイルは3ないし4つだけだった。それ以来、多くの新たな診断や治療手順がオステオパシー治療の一環に加わり、現在では12以上のスタイルができあがった。それらのいくつかは非常に類似しているが、本書で示しているとおり、微妙な差異に基づいて、明確に、かつそれぞれに名前が付いて分類されている。

手技には追加や変更が多いため、オステオパシー医学生や臨床家にとって学習が困難だった。どの手技が臨床的に特定の患者に適しているのか判断するための過程も複雑であった。私たちは、学習と実践を助ける目的で、オステオパスが一般的に用い、実際に臨床効果が出ている手技を少しずつまとめてきた。その努力の成果がこの『オステオパシーアトラス』（原題『Atlas of Osteopathic Techniques』）である。

フィラデルフィア・オステオパシー医学カレッジにおける歴史は少なくともSamuel Rubinstein, DOが『Osteopathic techniques』を出版した1949年にさかのぼる。この本は2人の高名なオステオパスに捧げられた。Otterbein Dressle, DOとJohn Eimerbrink, DOである。Rubinstein博士は著書の序章で「時代が進むにつれてこの種類の書籍がより必要とされるようになってきた」と語っている。なぜならば、施術者や患者の様々な位置や力のベクトルを視覚的に記録することの必要性が増していたからである。しかしながら、1974年にニコラス S. ニコラス（全米オステオパシー協会フェロー）が『オステオパシーアトラス』を出版するまで、他の書籍が出版されることはなかった。

教鞭に立っていた何年もの間、多くの臨床家に、なぜ『オステオパシーアトラス』の改訂版を出さないのかと私たちは聞かれた。「他のテキストが出版されていること」が、その問いに対する答えであった。しかしながら、これらの参考用文献はオステオパシー医学実践の哲学と原理に焦点を当てているものが多く、役立つ手技はわずかしか紹介されていない。オリジナル版のアップデートと、包括的なテクニックを説明したテキストの必要性がますます高まってきたため、わかりやすく、系統的な観点により、オステオパシーの手技とその基礎となる哲学や原理を容易に一覧できる本を作ることを決心した。作成にあたっては、学生と臨床家が現場で手順の根拠と効果について理解しやすいよう心がけた。

1974年当時の本に比べて、本書で大きく改善したのは、1000枚以上のカラー写真を使って各手技の手順を示したことである。それぞれの手技を示す写真を説明文とともに同じページあるいは続くページに掲載し、臨床場面において容易に参照できるようにした。新たな写真はすべて、著者とプロのカメラマンの指示で本書のために撮影したものである。写真上の矢印と注釈に従えば読者はテクニックを容易に理解できるよう工夫した。わかりやすい写真と注釈は合理的な構成のおかげで研究室や診療所において非常に使いやすい参考書となるであろう。

さらに本書はオステオパシー医学に欠かせない様々な診断手順を説明している。それらには骨格筋構造検査、局部の可動性検査、触診検査、脊柱と骨盤の分節間検査などがある。診断についても記述し、読者が特定の治療法とその適用を決定する診断基準を関連付けられるようにし

た。これは非常に重要な点である。なぜならば、施術者は機能障害の特徴とそれを治療するために最も適したテクニックを理解していなければならないからである。

本書は大きく2つのパートに分かれている。第1部は診断におけるオステオパシーの原理、第2部はオステオパシー手技である。第1部は医学生に教える順序と同じ流れにして、骨格筋オステオパシー検査を最も適切で安全に行う方法について説明した。第2部は、手技をスタイルごとに分けた古典的なフォーマットの構成になっている。読者はまずスタイルを選び、次に該当する章に進む。そして、その章に書かれている特定の解剖学的部位のページに進む流れになっている。

オステオパシー教育のあらゆる段階において（大学、卒業後の研修、そしてその後の臨床教育において）、読者が本書を役立ててくれることを望む。これらのテクニックを行うとき、本書が読者に自信を与え、結果として患者の役に立つことを期待している。私たちはオステオパスとして、心と手を使うように訓練を受けている。そして、まさにそれこそがオステオパシーなのだとしばしば実感する。フィラデルフィア・オステオパシー医学カレッジの学章が示すとおり、"Mens et Manus"（理論だけでなく実践も重んじること）がオステオパシーの神髄なのである。

アレクサンダー S. ニコラス
エヴァン A. ニコラス

第3版のはじめに

本書『オステオパシーアトラス』の第3版でも、引き続きオステオパシーの安全で効果的な治療法をまとめるべく、数々の手技を追加・修正し、数々のチャプターで手技の定義に改善を加えた。さらに、一部の手技を全体の構成に合わせて移動させてある。同じく、これらの手技を視覚的に最も効果的な方法で図示し、解説を加えてあるので、画像は隣接する文章と大きく関連するようになっている。前回と同様、それぞれの手技を1ページにまとめるか、必要があれば隣接ページにまとめるようにできるだけ考慮した。

この第3版では、アメリカ・オステオパシー医科大学協会（AACOM）のオステオパシー原理教育議会（ECOP）で推奨されているカリキュラムや専門用語に準拠するため、カウンターストレインやマッスルエナジーのチャプターを引き続き修正・拡大し、同じく「頭蓋骨オステオパシー徒手医学」のチャプター（かつての名称は「頭蓋骨オステオパシー」）で原理や説明の修正を行った。

映像

改訂版となる本書では、様々な手技の冒頭に映像の記号も加えてある。これにより、本書の特定のテクニックと関連するダイナミックな映像が閲覧しやすくなっている。さらに、複数の新たな映像をラインナップに加えてある。映像の紹介の仕方を改めることにより、本書をお使いになるすべての方が使い勝手の良さと満足感を感じていただければと思う。

アレクサンダーS.ニコラス
エヴァンA.ニコラス

謝辞

　本書の第1版「謝辞」でも述べたとおり、「オステオパシー手技として引き継がれてきた様々なバリエーションを維持する」ことが我々の目的である。この第3版では、ECOPの仲間や、米国アカデミー・オブ・オステオパシーのメンバー、オステオパシー医学大学のオステオパシー整体医学（OMM）部のメンバー、そしてOMMのPCOMの同僚からの情報を求めることで、この試みを続けられるよう最大限の努力を尽くした。

　当然ながら、PCOMの医学生や、アメリカ国内のオステオパシー医学生にフィードバックを求めた。さらに、ドイツ・アメリカ・アカデミー・オブ・オステオパシーを介して得たドイツの施術者とのつながりや、同協会で行なっている授業を通して、アプローチに新たな目線を取り入れて本書の改良を進めることができた。長年教えてきた数々の手技には、若干の修正を加えて幅広い医師や患者に対応するようにした。

　そして、友人たちが文書の編集や校閲、専門知識の提供に力を貸してくれたおかげで、本書が使いやすくて読みやすい内容になった。以下の皆さんに感謝の意を伝えたい。まず、内容の変更や修正を手伝ってくれた長年の友人であり同僚でもあるAbraham Zellis, DO。研究の裏付けを取るにあたり、非常に有益な新たな視点を提供してくれたDavid Fuller, DO, FAAO。彼は、「スティルテクニック」のチャプターでの説明で改案を出してくれた人物だ。「頭蓋オステオパシー整体医学」のチャプターの編集に携わってくれたDonna Mueller, DOにも感謝したい。

　写真の追加撮影や編集を行ってくれた友人で、同僚でもあるBruce Fairfield。最後に、編集や学生目線での総合的なフィードバックを提供してくれた学部生のChristopher MulhollandとPhilip Koehlerにも感謝する。彼は、追加された手技のモデル役も引き受けてくれた。

　そして特に、本書の完成にあたり絶え間なく力を貸してくれたWolters Kluwer社のGreg Nichollには謝意を表明する。

監訳者のことば

　アンドリュー・テイラー・スティルによって創始され、様々な手技により主に筋骨格系、頭蓋骨、内臓などにおける機能障害を治療するオステオパシーの技術は、柔道整復師、マッサージ師、理学療法士、アスレティックトレーナーなど多くの医療関連職種が、養成（卒前）教育および卒後教育において、その一部を学習し、習得している。

　本書『オステパシーアトラス－マニュアルセラピーの理論と実践－』では、ほぼすべてのオステオパシー手技について、その原理および手技について、誰がどのような発想のもとで体系化した手技であるかについて詳細に解説するとともに、他の手技との相違点をわかりやすく整理している。その内容には、カウンターストレインやマッスルエナジーテクニックなどよく知られた手技に加え、筋筋膜リリーステクニック、靱帯張力バランス、リンパ手技、ファシリテイティッド・ポジショナル・リリーステクニック、高速低振幅（HVLA）手技、頭蓋骨オステオパシー、スティルテクニックなど数多くの手技を網羅し、手技の手順については1000枚以上のカラー写真を用いて解説している。さらに、手技の説明文と写真に示された矢印により、読者は手技で用いられる力の方向が容易に理解できるよう工夫されているのも本書の大きな特徴である。この第3版では、これまでの画像に加えて動画で手技を確認できるようになっている。そして、骨格筋の構造検査、可動性検査、触診検査、脊柱と骨盤の分節間検査など、読者が臨床場面で実践できるように症状の診断基準と治療手技が関連付けられるようになっている。

　本書が、多くの医療関連職種の卒前教育におけるオステオパシーあるいはマニュアルセラピーの教科書として、あるいは卒後教育における数多くの手技を復習する自己研鑽のテキストとして、活用されることを祈念するとともに、多くのクライアントにおける機能障害を改善する手技として、有用であることが実感されるよう期待いたします。

　最後に、編集作業および発刊においてご尽力いただいた 医道の日本社東京編集部 山口智史様に心より感謝の意を表します。

2019年4月
埼玉医科大学大学院教授　赤坂清和

もくじ

献辞 iii
はじめに iv
第3版のはじめに vi
謝辞 vii
監訳者のことば viii
手技一覧 x

第1部

診断におけるオステオパシーの原理　　1

第1章	オステオパシー検査の原理 5
第2章	オステオパシーにおける筋骨格の静的検査 9
第3章	脊柱の可動性 19
第4章	オステオパシー触診 35
第5章	分節間可動性検査 41

第2部

オステオパシー手技　　87

第6章	オステオパシー手技の原則 91
第7章	軟部組織テクニック 97
第8章	筋筋膜リリーステクニック 143
第9章	カウンターストレイン 167
第10章	マッスルエナジーテクニック 265
第11章	高速低振幅手技 377
第12章	ファシリテイティッド・ポジショナル・リリーステクニック（FPR）......... 441
第13章	スティルテクニック 457
第14章	靱帯張力バランス・靱帯性関節ストレイン 477
第15章	内臓テクニック 507
第16章	リンパ手技 529
第17章	関節手技と混合手技 571
第18章	頭蓋骨オステオパシー徒手医学 595

索引 617
ウェブ動画を観る手順について 624

手技一覧

第3章　脊柱の可動性
- 自動屈曲および伸展（前屈および後屈） 21
- 他動屈曲および伸展（前屈および後屈） 22
- 自動および他動屈曲 23
- 自動および他動回旋 24
- T1～T4　他動側屈 25
- T5～T8　他動側屈 26
- T9～T12　他動側屈 27
- T9～T12　自動回旋 28
- T9～T12　他動回旋 29
- 自動屈曲および伸展（前屈および後屈） 30
- 自動側屈 31
- 自動ヒップドロップ検査 32

第5章　分節間可動性検査
- L1～L5　回旋、短てこ法（例：L4） 45
- L1～L5　側屈、短てこ法、並進法（例：L4） 46
- L1～L5　伸展・屈曲、腹臥位スフィンクス・座位
  （例：L1タイプ2［非中立機能障害］） 47
- L1～L5　屈曲・伸展、長てこ法（例：L5） 48
- L1～L5　側屈、長てこ法（例：L5） 50
- L1～L5　屈曲・伸展、スプリング法
  （例：L4［胸椎でも施術可］） 51
- T1～T4　屈曲・伸展、側屈・回旋、長てこ法 52
- T1～T4　側屈、長てこ法（例：T2） 54
- T1～T12　屈曲・伸展、短てこ法、
  並進法（例：T6） 55
- T1～T12　側屈、短てこ法、並進法（例：T6） 56
- T1～T12　回旋・屈曲、短てこ法（例：T7） 57
- T1～T12　屈曲、長てこ法（例：T12） 58
- T8～T12　側屈、長てこ法（例：T12） 59
- 肋骨のメカニクス 60
- 第1・第2肋骨 63
- 第1肋骨　挙上 64
- 上位第3～第6肋骨 65
- 下位第7～第10肋骨 66
- 浮遊第11・第12肋骨 67
- 第3～第6肋骨　前方・後方・外側の並進法
  短てこ法 69
- 後頭環椎関節（C0/C1）タイプ1、
  カップリングモーション 71
- 環軸関節（C1/C2）回旋 73
- 環軸関節（C1/C2）屈曲代替法 74
- 第1～第7頸椎椎間関節　短てこ法、並進運動
  タイプ2モーション 75

- 第2～第7頸椎椎間関節　長てこ法、タイプ2
  モーション（例：C3のSRRRまたはSLRL） 76
- 仙骨に対する骨盤（腸骨仙骨）前後方回旋、
  長てこ法（脚の長さ） 77
- 仙腸関節・骨盤における機能障害屈曲検査（例：寛骨回旋、
  ずれ、インフレア、アウトフレア） 78
- 仙腸関節・骨盤における機能障害屈曲検査
  （例：骨盤［寛骨］あるいは仙骨） 79
- 仙腸関節運動：仙骨に対する骨盤（腸骨仙骨機能障害）
  の前後方回旋、長てこ法 80
- 仙腸関節運動：仙骨に対する骨盤（腸骨仙骨機能障害）
  インフレア、アウトフレア、長てこ法 81
- 腹臥位、長てこ法　前方／後方　回旋強調 82
- 仙腸関節運動：全般的制限　短てこ法 84
- 仙腸関節運動：全般的制限あるいは前後方回旋
  短てこ法 85

第7章　軟部組織テクニック
- 牽引 100
- 屈曲　前腕てこ法 101
- 屈曲　両側てこ法 102
- 対側の牽引 103
- クレードリング牽引 104
- 後頭下リリース 105
- 回旋 106
- 指先クレードリング 107
- 母指を支柱にした手技 108
- 肩甲帯を固定した頸部側方牽引　側屈回旋法 109
- 肩甲帯を固定した頸部側方牽引　側屈回旋法 110
- 牽引　下肢支援法 111
- クレードルしながら牽引　頭部を胸部に当てる方法 ... 112
- 押圧 113
- 両手による押圧（キャットウォーク） 114
- 押圧とカウンタープレッシャー 115
- 体側てこ法 116
- 両母指押圧 117
- 僧帽筋の抑制押圧 118
- 肩甲帯を固定した上位胸椎 119
- 肩甲帯を固定した中位下位胸椎 120
- 上位胸椎伸展　アンダーアンドオーバーテクニック ... 121
- 中位胸椎伸展 122
- 伸展（肋骨リフト） 123
- 押圧 124
- 牽引　腰仙法 125
- 両母指押圧 126

シザーズテクニック	127
押圧とカウンタープレッシャー	128
押圧	129
伸展	130
膝を利用した長てこカウンターラテラル	131
左腰部傍脊柱筋スパズム（筋筋膜過緊張）	132
坐骨直腸窩および骨盤隔膜への股関節の内旋　直接法による抑制押圧	133
肩甲挙筋の過緊張　直接法による抑制強調	134
小円筋の過緊張　直接法による抑制強調	135
上腕骨中部カウンターラテラル牽引	136
腰帯筋の過緊張　直接法による抑制強調（例：左梨状筋）	137
腸脛靭帯の緊張　カウンタープレッシャー	138
腸脛靭帯の緊張　軽擦法／揉捏法	139
足底筋膜の過緊張　縦のストレッチ	140
足底筋膜の過緊張　内側縦アーチとカウンターフォースのスプリング強調	141

第8章　筋筋膜リリーステクニック

クレードリング	147
前頸部および鎖骨　直接法	148
胸郭出入口　ハンドル法	149
傍脊柱部	150
胸筋、胸椎、胸郭　長てこ牽引による直接法	151
直接法	152
両仙腸関節に対する前腕押圧	154
傍脊柱部	155
骨間膜	156
手関節、手根管　直接法	157
腓腹筋の過緊張　直接法牽引および関節法牽引	158
下肢牽引	159
足底腱膜炎　直接法	160
頭蓋筋膜　直接法および間接法	161
各種筋筋膜リリーステクニック	162

第9章　カウンターストレイン

前頸部圧痛点	174
前頸部AC1（下顎・横突起）	176
前頸部AC2 〜 AC6	178
前頸部AC7（胸鎖乳突筋）	179
前頸部AC8	180
後頸部圧痛点	181
PC1イニオン	182
PC1 〜 PC2	183
PC2，PC4 〜 PC8棘突起（正中）	184
PC3棘突起（正中）	185
PC3 〜 PC7外側	186
前胸部の圧痛点	187
AT1 〜 AT2	188
AT3 〜 AT6	189
AT7 〜 AT9	190
AT9 〜 AT12	191
胸部と腰部の解剖学	192
背部の圧痛点	193

PT1 〜 PT12正中	194
PT1 〜 PT9棘突起（下外側）	196
PT4 〜 PT9横突起	198
PT10 〜 PT12棘突起（下外側）　PT10 〜 PT12横突起	199
前肋骨の圧痛点	200
呼気と下制（第1〜第2肋骨）　AR1 〜 AR2	201
呼気と下制（第3〜第10肋骨）　AR3 〜 AR10	202
後肋骨の圧痛点	203
吸気と挙上（第1肋骨）　PR1	204
吸気と挙上　第2〜第10肋骨	205
骨盤前部の圧痛点	206
AL1	207
AL2	208
AL3 〜 AL4	209
AL5	210
腰部前部の圧痛点	211
大腰筋	212
腸骨筋	213
腸骨下部（小腰筋）	214
鼠径靭帯（恥骨筋）	215
腰部後部の圧痛点	216
PL1 〜 PL5	217
PL1 〜 PL5（代替法）	218
腰方形筋	219
骨盤後部の圧痛点	220
下極L5（LPL5）	221
上極 L5（UPL5）	222
腸骨高位仙腸関節	223
腸骨高位フレア（尾骨筋）	224
PL3殿筋外側とPL4殿筋外側	225
梨状筋	226
仙骨の圧痛点	227
PS1両側	228
PS2 〜 PS4正中	229
PS5両側	230
下肢の圧痛点	231
大腿筋膜張筋	232
大転子外側（腸脛靭帯）	233
外側ハムストリング	234
外側半月板　外側側副靭帯	235
内側ハムストリング	236
内側半月板　内側側副靭帯	237
前十字靭帯	238
後十字靭帯	239
膝窩筋	240
腓腹筋	241
足部内側（前脛骨筋）	242
足部外側　長腓骨筋、短腓骨筋、第3腓骨筋	243
足底方形筋	244
上肢の圧痛点	245
棘上筋	246
棘下筋	247
肩甲挙筋	248

小菱形筋／大菱形筋 249
肩甲下筋 250
上腕二頭筋（長頭） 251
上腕二頭筋（短頭）　烏口腕筋 252
小胸筋 253
橈骨頭外側（回外筋） 254
内側上顆（円回内筋） 255
手関節背側（橈側手根伸筋） 256
手関節背側（尺側手根伸筋） 257
手関節掌側（橈側手根屈筋） 258
手関節掌側（尺側手根屈筋） 259
第1手根中手骨（短母指外転筋） 260
咬筋 261
下顎角（内側翼突筋） 262

第10章　マッスルエナジーテクニック

僧帽筋スパズム（長期制限）
　　等尺性収縮後リラクセーション 269
左胸鎖乳突筋スパズム（急性斜頸）　相反抑制 270
左胸鎖乳突筋拘縮（慢性）
　　等尺性収縮後リラクセーション 271
頸部可動性眼球頸部反射 272
後頭環椎関節（C0/C1）機能障害
　　等尺性収縮後リラクセーション
　　（例：C0 ESLRR） 273
後頭環椎関節（C0/C1）機能障害
　　等尺性収縮後リラクセーション
　　（例：C0 FSLRR） 275
環軸関節（C1/C2）機能障害
　　等尺性収縮後リラクセーション（例：RL） 277
C2〜C7機能障害　等尺性収縮後リラクセーション
　　（例：C3 FSRRR） 278
T1〜T4機能障害　等尺性収縮後リラクセーション
　　（例：T4 ESRRR） 279
T1〜T6機能障害　等尺性収縮後リラクセーション
　　（例：T4 FSRRR） 281
T5〜T12「中立」機能障害
　　等尺性収縮後リラクセーション
　　（例：T8 NSRRL） 283
T5〜T12機能障害
　　等尺性収縮後リラクセーション
　　（例：T8 ESRRR） 285
右第1肋骨吸気機能障害　呼吸補助 287
右第1肋骨吸気機能障害　呼吸補助 288
右第1〜第2肋骨吸気機能障害
　　斜角筋緊張緩和による
　　等尺性収縮後リラクセーション 289
右第1〜第2肋骨吸気機能障害
　　斜角筋緊張緩和による
　　等尺性収縮後リラクセーション 290
右第2〜第6肋骨吸気機能障害　呼吸補助 291
右第7〜第10肋骨吸気機能障害　呼吸補助 292
右第11〜第12肋骨吸気機能障害　呼吸補助 293
斜角筋の構造 294

右第1〜第2肋骨呼気機能障害
　　斜角筋収縮による肋骨モビライゼーション 295
小胸筋 296
第3〜第5肋骨呼気機能障害
　　小胸筋収縮による肋骨モビライゼーション
　　（例：右第3肋骨） 297
前鋸筋 298
右第6〜第8肋骨呼気機能障害
　　前鋸筋収縮による肋骨モビライゼーション 299
広背筋 300
右第9〜第10肋骨呼気機能障害
　　広背筋収縮による肋骨モビライゼーション 301
腰方形筋 302
右第11〜第12肋骨呼気機能障害
　　腰方形筋収縮による肋骨モビライゼーション 303
右第11〜第12肋骨呼気機能障害　呼吸補助 304
タイプ1機能障害
　　等尺性収縮後リラクセーション
　　（例：L2 NSLRR） 306
タイプ2機能障害
　　等尺性収縮後リラクセーション
　　（例：L2 ERRSR） 308
タイプ1機能障害
　　等尺性収縮後リラクセーション
　　（例：L4 NSLRR） 310
タイプ2機能障害
　　等尺性収縮後リラクセーション
　　（例：L4 E/FSRRR） 312
右寛骨後方偏位機能障害A
　　相反抑制と筋収縮法の併用による
　　関節モビライゼーション 314
右寛骨後方偏位機能障害B
　　相反抑制と筋収縮法の併用による
　　関節モビライゼーション 315
右寛骨後方偏位機能障害C
　　相反抑制と筋収縮法の併用による
　　関節モビライゼーション 316
右寛骨前方偏位機能障害A
　　相反抑制と筋収縮法の併用による
　　関節モビライゼーション 317
右寛骨前方偏位機能障害B
　　相反抑制と筋収縮法の併用による
　　関節モビライゼーション 318
右寛骨前方偏位機能障害C
　　相反抑制と筋収縮法の併用による
　　関節モビライゼーション 319
右仙腸関節上方偏位 320
右寛骨アウトフレア機能障害
　　等尺性収縮後リラクセーション 321
右寛骨インフレア機能障害
　　等尺性収縮後リラクセーション 322
右恥骨上方偏位機能障害
　　筋収縮による関節モビライゼーション 323
右骨盤下方偏位機能障害

筋収縮による関節モビライゼーション 324
恥骨結合の圧縮（恥骨内転）
　　筋収縮による関節モビライゼーション 326
恥骨結合の離開（恥骨外転）
　　筋収縮による関節モビライゼーション 327
股関節部　大腰筋と小腰筋 328
股関節部　腸骨筋 329
股関節部　腰筋の急性機能障害　相反抑制 330
股関節部　腰筋の亜急性あるいは慢性機能障害
　　等尺性収縮後リラクセーション 331
梨状筋 332
股関節部　梨状筋の急性機能障害　相反抑制 333
股関節部　梨状筋の急性機能障害　相反抑制 334
股関節部　梨状筋の亜急性あるいは慢性機能障害
　　等尺性収縮後リラクセーション 335
股関節部　梨状筋亜急性機能障害
　　等尺性収縮後リラクセーション 336
左傾斜軸に対する前方捻転（左・左）
　　相反抑制と筋収縮法の併用による
　　関節モビライゼーション 338
右傾斜軸の前方捻転（右・右）
　　相反抑制と筋収縮法の併用による
　　関節モビライゼーション 340
左傾斜軸の後方捻転（右・左）
　　相反抑制と筋収縮法の併用による
　　関節モビライゼーション 342
右傾斜軸の後方捻転（左・右）
　　相反抑制と筋収縮法の併用による
　　関節モビライゼーション 344
仙骨捻転機能障害の概要 346
左仙骨屈曲　呼吸補助 348
左仙骨伸展　呼吸補助 350
両側仙骨屈曲　呼吸補助 352
両側仙骨伸展　呼吸補助 354
胸鎖関節機能障害　右鎖骨内側前方等尺性収縮後
　　リラクセーションと筋収縮の併用による
　　関節モビライゼーション 355
胸鎖関節機能障害　右鎖骨内側上方等尺性収縮後
　　リラクセーションと筋収縮の併用による
　　関節モビライゼーション 356
胸鎖関節機能障害　右鎖骨内側下方等尺性収縮後
　　リラクセーションと筋収縮の併用による
　　関節モビライゼーション 357
肩鎖関節内転機能障害　外転制限に対する
　　等尺性収縮後リラクセーション 358
肩鎖関節外旋機能障害　内旋制限に対する
　　等尺性収縮後リラクセーション 359
肩鎖関節外旋機能障害　内旋制限に対する
　　等尺性収縮後リラクセーション 360
橈骨頭後方偏位による回内機能障害
　　等尺性収縮後リラクセーション 361
橈骨頭前方偏位による回外機能障害
　　等尺性収縮後リラクセーション 362
手関節：橈骨手根関節内転／尺側偏位
　　等尺性収縮後リラクセーション
　　（例：左手関節） 363
手関節：橈骨手根関節外転／橈側偏位
　　等尺性収縮後リラクセーション
　　（例：左手関節） 364
手関節：橈骨手根骨屈曲機能障害
　　等尺性収縮後リラクセーション 365
手関節：橈骨手根骨伸展機能障害
　　等尺性収縮後リラクセーション 366
腓骨頭後方偏位機能障害
　　等尺性収縮後リラクセーション 367
腓骨頭前方偏位機能障害
　　等尺性収縮後リラクセーション 368
脛骨：前内側グライドを併用した外旋
　　等尺性収縮後リラクセーション 369
脛骨：前内側グライドを併用した外旋
　　等尺性収縮後リラクセーション 370
脛骨：後外側グライドを併用した内旋
　　等尺性収縮後リラクセーション 371
脛骨：後外側グライドを併用した内旋
　　等尺性収縮後リラクセーション 372
下顎機能障害等尺性収縮後リラクセーション
　　（例：左下顎偏位） 373
そしゃく筋の過緊張による開口制限
　　等尺性収縮後リラクセーション 374
そしゃく筋の過緊張による閉口制限
　　等尺性収縮後リラクセーション 375

第11章　高速低振幅手技

後頭環椎関節（C0/C1, OA）機能障害
　　（例：OA, F/EまたはN-SLRR） 381
環軸関節（C1/C2, AA）機能障害（例：C1 RL） 383
C2～C7機能障害　短てこ、回旋強調
　　（例：C4 FSLRR） 384
C2～C7機能障害　長てこ、回旋強調
　　（例：C5 ESRRR） 385
C2～C7機能障害　短てこ、側屈強調
　　（例：C5 NSLRL） 386
T1～T12中立機能障害　短てこ、回旋強調（例：T5 NSRRL） 387
T1～T12屈曲機能障害　短てこ、伸展強調
　　（例：T4 FSLRL） 388
T1～T12伸展機能障害　短てこ、屈曲強調
　　（例：T9 ESRRR） 390
T1～T6伸展機能障害　長てこ法、屈曲強調
　　（例：T4 ESRRR） 392
T1～T8屈曲機能障害　短てこ法、伸展強調
　　（例：T2 FSLRL） 393
T3～T8屈曲機能障害　短てこ法、側屈と伸展強調
　　（例：T6 FSRRR） 394
T1～T4屈曲機能障害　長てこ法、回旋強調
　　（例：T2 FSRRR） 395
T1～T4屈曲機能障害　短てこ法、側屈と回旋強調
　　（例：T3 NSRRL） 396

T8～T12伸展機能障害　短てこ法、回旋強調
　　（例：T9 ESRRR）.. 397
T8～T12伸展機能障害　長てこ法、回旋強調
　　（例：T10 ESRRR）.. 398
T4～T12屈曲機能障害　短てこ法、伸展と回旋強調
　　（例：T6 FSRRR）... 399
T4～T12伸展機能障害　短てこ法、屈曲と回旋強調
　　（例：T7 ESRRR）.. 400
右第1肋骨吸気機能障害　短てこ法、呼気強調
　　（例：右第1肋骨、吸気と拳上）.......................... 401
第1～第2肋骨吸気機能障害　短てこ法、呼気強調
　　（例：左第1肋骨、吸気と拳上）.......................... 402
第3～第10肋骨吸気機能障害　短てこ法、呼気強調
　　（例：左第6肋骨、吸気と拳上）.......................... 403
第3～第10肋骨呼気機能障害　短てこ法、呼気強調
　　（例：左第8肋骨、吸気と拳上）.......................... 404
第11～第12肋骨呼気機能障害　短てこ法、吸気強調
　　（例：右第12肋骨、吸気と背側運動）................ 405
第11～第12肋骨呼気機能障害　長てこ法、吸気強調
　　（例：右第12肋骨、吸気、腹側運動）................ 406
L1～L5タイプ1ニュートラル機能障害　長てこ法、
　　回旋と側屈の強調（例：L5 NSLRR）.................. 407
L1～L5タイプ2非中立機能障害　長てこ法、
　　回旋と側屈の強調（例：L4 FRRSR）................... 408
L1～L5機能障害と根症状の併存　長てこ法、
　　牽引とギャップの強調（例：左L5/S1神経根炎）... 409
L1～L5伸展中立機能障害　長てこ法、回旋強調
　　（例：L4 NSLRR）.. 410
L1～L5機能障害　短てこ法、回旋強調
　　（例：L2 ESRRR）.. 411
L1～L5機能障害　長てこ法、回旋強調
　　（例：L2 ESRRR）.. 412
腸仙（寛骨）機能障害　短てこ法、前方回旋強調
　　（例：左寛骨後方回旋偏位）................................ 414
腸仙（寛骨）機能障害　牽引、前方回旋強調
　　（例：右寛骨後方回旋偏位）................................ 416
腸仙（寛骨）機能障害　支点ありの長てこ法、回旋強調
　　（例：左寛骨後方回旋偏位）................................ 417
腸仙（寛骨）機能障害　短てこ法、回旋強調
　　（例：左寛骨前方回旋偏位）................................ 418
腸仙（寛骨）機能障害　牽引、後方回旋強調
　　（例：右寛骨前方回旋偏位）................................ 419
手関節：手根屈曲機能障害　短てこ法、伸展強調
　　（例：遠位手根、屈曲［背側］）......................... 420
肘関節：腕尺関節屈曲機能障害　短てこ法、伸展強調
　　（例：右腕尺関節屈曲）.. 421
肘関節：腕尺関節伸展機能障害　短てこ法、屈曲強調
　　（例：右腕尺関節伸展）.. 422
肘関節：前橈骨頭機能障害　長てこ法（支点）、回内強調
　　（例：右橈骨頭、前方［回外］）......................... 423
肘関節：後橈骨頭機能障害　長てこ法（支点）、回外強調
　　（例：右橈骨頭、前方［回内］）......................... 424
肘関節：腕尺関節外転機能障害　長（短）てこ法、
　　内転（外側）強調
　　（例：右尺骨、内側滑り併用外転）..................... 425
肘関節：腕尺関節内転機能障害　長（短）てこ法、
　　外転（内側）強調
　　（例：右尺骨、外側滑り併用内転）..................... 426
膝関節：前脛骨近位機能障害　短てこ法、脛骨後方強調
　　（例：右脛骨、前方［大腿骨後方］）................. 427
膝関節：前脛骨近位機能障害　短てこ法（牽引）、
　　後方強調（例：右脛骨、前方［大腿骨後方］）....... 428
膝関節：後脛骨近位機能障害　短てこ法、脛骨前方強調
　　（例：左脛骨、後方［大腿骨前方］）................. 429
膝関節：後脛骨近位機能障害　短てこ法、脛骨前方強調
　　（例：右脛骨、後方［大腿骨前方］）................. 430
膝関節：前腓骨近位機能障害　短てこ法、
　　後方と内返し強調（例：右腓骨、前方）............. 431
膝関節：腓骨頭機能障害　長てこ法、
　　支点（外返し）強調（例：左腓骨頭、後方）...... 432
膝関節：内側半月板機能障害　長てこ法、牽引強調
　　（例：右前内方、内側半月板）............................ 433
足関節：前脛骨遠位機能障害　短てこ法、牽引強調
　　（例：左距骨に対する前脛骨）............................ 434
足関節：後脛骨遠位機能障害　短てこ法、牽引強調
　　（例：左距骨に対する後脛骨）............................ 435
足部：楔状骨底屈機能障害　短てこ法（Hiss Whip）、
　　背屈強調（例：右内側楔状骨足底方）................ 436
足部：中足骨底屈機能障害　支点ありの長てこ法、
　　背屈強調（例：左第5中足骨足底方）................. 437
足部：立方骨底屈機能障害　短てこ法（Whip）、
　　背屈強調（例：右足底回旋）................................ 438

第12章　ファシリテイティッド・ポジショナル・リリーステクニック（FPR）

右後頭下筋過緊張 444
C2～C4機能障害（例：C4 FSRRR）............................ 445
T4～T12機能障害（例：T6 ESRRR）........................... 446
右僧帽筋過緊張 447
第1肋骨上方偏位機能障害　非生理学的モデル、
　　筋筋膜強調
　　（例：左第1肋骨、上方偏位［後方］）............... 448
第3～第10肋骨吸気機能障害（例：左第7肋骨、
　　吸気［上方偏位］）.. 449
L1～L5中立・伸展機能障害（例：L3 NSLRR）.......... 450
L1～L5機能障害（例：L4 FSRRR）............................. 451
左脊柱起立筋過緊張 452
腸仙（寛骨）機能障害（例：左寛骨前方回旋偏位）.... 453
腸仙（寛骨）機能障害（例：左寛骨後方回旋偏位）.... 454

第13章　スティルテクニック

後頭環椎関節（C0/C1、OA）機能障害
　　（例：C0 ESRRL）... 459
環軸関節（C1/C2）機能障害（例：C1 RL）.............. 460
C2～C7機能障害（例：C4 ESRRR）............................ 461
T1～T2機能障害（例：T1 ERRSR）.............................. 462
T1～T2機能障害（例：T2 FRLSL）............................... 463
T3～T12機能障害（例：T5 NSLRR）............................ 464
第1肋骨上方偏位機能障害　非生理的、下制強調
　　（例：右第1肋骨後上方偏位）............................. 465

第1または第2肋骨呼気機能障害　肩関節分廻し運動、
　　吸気強調（例：左第1肋骨、呼気［下制］）............ 466
第1肋骨呼気機能障害　頭頸部てこ、吸気強調
　　　（例：右第1肋骨、呼気［下制］）........................ 467
L1～L5機能障害　骨盤股関節、分廻し運動強調
　　　（例：L4 NSRRL）... 468
L1～L5機能障害　側屈・回旋（例：L3 ESRRR）...... 469
腸仙（寛骨）機能障害　後方回旋強調
　　　（例：右寛骨前方回旋偏位）...................................... 470
腸仙（寛骨）機能障害　前方回旋強調
　　　（例：右寛骨後方回旋偏位）...................................... 471
肘関節：橈尺関節回内機能障害　橈骨頭、回外強調
　　　（例：左橈骨頭、回内）.. 472
肘関節：橈尺関節回外機能障害　橈骨頭、回内強調
　　　（例：左橈骨頭、回外）.. 473
肩鎖関節機能障害（例：右鎖骨遠位、上方偏位）........ 474
胸鎖関節機能障害（例：右鎖骨近位、上方偏位）........ 475

第14章　靱帯張力バランス・靱帯性関節ストレイン

後頭環椎関節（C0/C1, OA）機能障害
　　　（例：C0/C1 ESLRR）.. 481
環軸関節（C1/C2, AA）機能障害（例：C1 RR）....... 482
環軸関節（C1/C2）機能障害
　　　（例：右C1の外側並進）.. 483
C2～C7機能障害（例：C4 ESRRR）............................ 484
T1～T2機能障害（例：T1 FSRRR）............................. 485
T4～T12中立機能障害（例：T6 NSRRL）.................. 486
T4～T12中立（伸展）機能障害
　　　（例：T8 NSLRR）... 487
T3～L4伸展機能障害（例：T12 ESLRL）................... 488
T8～L5機能障害　脊椎仙骨連結強調
　　　（例：L5 FSRRR）... 489
第1肋骨非生理的機能障害　非生理的（無呼吸性）強調
　　　（例：左第1肋骨、後上方偏位）................................ 490
呼吸横隔膜機能障害
　　　（例：右第8肋骨、呼気［下制］）............................ 491
第4～12肋骨　呼気の機能障害
　　　（例：右第7肋骨、呼気［下制］）............................ 492
腸仙（寛骨）機能障害　一般的な代償パターン強調
　　　（例：左寛骨後方回旋偏位）...................................... 493
胸鎖関節機能障害　直接法
　　　（例：左鎖骨近位、圧縮）.. 494
肩甲上腕関節機能障害　局所制限、リンパ強調
　　　（例：右線維性癒着性関節包炎）.............................. 495
橈尺関節または腕尺関節機能障害　複合、
　　直接（間接）強調
　　　（例：左橈骨頭後方併用肘関節屈曲）...................... 496
手根中手関節機能障害　複合、
　　直接（間接）強調（例：左手根管症候群）............... 497
腓骨（内反）機能障害（例：左腓骨頭後方）................ 498
靱帯損傷を伴う脛骨大腿関節機能障害
　　回旋（捻転）強調（例：十字靱帯損傷）................... 499
足（距腿）関節機能障害
　　　（例：左脛骨後方［距骨前方］）............................... 500

足部と足関節機能障害　ブートジャック手技
　　　（例：左踵骨底屈）.. 501
内側足根中足（楔状骨中足骨）関節機能障害
　　　（例：右中足骨屈曲）.. 502
指関節伸展機能障害　圧縮、捻挫に続発する
　　　（例：右足母指、背屈）.. 503
顎関節（TMJ）機能障害
　　　（例：両側顎関節、クローズ）.................................. 504
顎関節（TMJ）機能障害
　　　（例：両側顎関節、オープン）.................................. 505

第15章　内臓テクニック

後頭乳突縫合圧迫... 514
交代性圧迫法　左第2肋骨... 516
吃逆（しゃっくり）.. 518
肋骨上方偏位.. 520
仙骨ロック.. 521
結腸刺激.. 522
脾臓刺激.. 523
胃リリース.. 524
肝臓リリース.. 525
胆嚢リリース.. 526
腎臓リリース.. 527

第16章　リンパ手技

前頸部弯曲　舌骨・輪状軟骨リリース................................ 533
頸部鎖ドレナージ手技.. 534
顎下リリース.. 535
下顎ドレナージ　ガルブレス手技.. 536
耳部ドレナージ手技.. 537
鼻部交代性押圧手技.. 538
三叉神経刺激手技.. 539
上顎ドレナージ　軽擦法.. 541
前額部・側頭下顎ドレナージ　軽擦法................................ 542
胸郭出口　筋筋膜リリース
　　　（間接法あるいは直接法）　ハンドル手技............. 543
胸郭出口　筋筋膜リリース（直接法）................................ 544
ミラー胸郭ポンプ（リンパポンプ）.................................... 545
ミラー胸郭ポンプ（リンパポンプ）　呼吸誘発法............ 546
胸郭ポンプ（リンパポンプ）　体側代替法........................ 547
胸郭ポンプ（リンパポンプ）　無気肺代替法.................... 548
胸筋牽引　大胸筋、小胸筋、三角筋前部............................ 549
肋骨挙上　左右胸郭上部に対する代替法............................ 550
横隔膜ドーム.. 551
小腸　腸間膜リリース.. 553
上行結腸　腸間膜リリース.. 555
下行結腸　腸間膜リリース.. 557
骨盤前部リリース（直接法あるいは間接法）.................... 559
マリアンクラークドレナージ.. 560
坐骨直腸窩リリース.. 561
坐骨直腸窩リリース.. 562
ペダルポンプ（ダルリンプル手技）.................................... 563
ペダルポンプ（ダルリンプル手技）　代替法.................... 564
膝窩リリース.. 565
下肢　腸脛靱帯（ITB）軽擦法

（例：左ITB、鬱血または炎症） 566
腰部　LAS/BLT（間接法） 567
前腋窩ひだリリース　大胸筋／三角筋前部
　　（例：左、軟組織抑制） 568
後腋窩ひだリリース　大胸筋／三角筋前部
　　（例：右、軟組織抑制） 569

第17章　関節手技と混合手技

肩甲帯　スペンサー手技 573
肩甲帯：スペンサー手技　第1段階
　　（肘関節屈曲位での肩関節伸展） 574
肩甲帯：スペンサー手技　第2段階
　　（肘関節伸展位での肩関節屈曲） 575
肩甲帯：スペンサー手技　第3段階
　　（肘関節屈曲位で軽圧しながら分回し運動） 576
肩甲帯：スペンサー手技　第4段階
　　（肘関節伸展位で牽引しながら分回し運動） 577
肩甲帯：スペンサー手技　第5A段階
　　（肘関節屈曲位での肩関節外転） 578
肩甲帯：スペンサー手技　第5B段階
　　（肘関節屈曲位での肩関節内転と外旋） 579
肩甲帯：スペンサー手技　第6段階
　　（肩関節外転、後ろ手位での肩関節内旋） 580
肩甲帯：スペンサー手技　第7段階
　　（上肢伸展位での牽引） 581
肩甲上腕関節：肩関節唇　外転、外転、分回し運動
　　（例：左肩、90度屈曲） 582
肩甲帯：3段階の牽引
　　（例：左肩の制限［関節包炎］） 583
骨盤帯：スペンサー手技　第1段階（股関節屈曲） 584
骨盤帯：スペンサー手技　第2段階（股関節伸展） 585
骨盤帯：スペンサー手技　第3～第4段階
　　（分回し運動） 586
骨盤帯：スペンサー手技　第5～第6段階
　　（内旋と外旋） 587
骨盤帯：スペンサー手技　第7～第8段階
　　（外転と内転） 588
肘関節橈尺関節回内機能障害　長てこ法、回外、
　　マッスルエナジー（HVLA）
　　（例：右橈骨頭、回内） 589
肘関節橈尺関節回外機能障害　長てこ法、回内、
　　マッスルエナジー（HVLA）
　　（例：右橈骨頭、回外） 590
腸仙（寛骨）機能障害　HVLA（牽引）、呼吸補助
　　（例：右寛骨前方回旋偏位） 591
C2～C7機能障害（例：C3 NSRRRまたはSSLRL） 592
T1～T4機能障害　直接（FSRRR）タイプ2
　　（例：T1 ESLRL） 593

第18章　頭蓋骨オステオパシー徒手医学

頭蓋骨アーチホールド 602
前頭後頭ホールド 603
後頭顆減圧 604
後頭環椎減圧 605
第4脳室加圧 606
頭頂間縫合解放（V字拡張） 608
縫合スプレッド（V字拡張、体液方向手技） 609
静脈洞ドレナージ 610
側頭部　片側ロック、外旋あるいは内旋
　　（例：右側頭骨） 612
前頭骨リフト 613
頭頂骨リフト 614
仙骨ホールド 615

PART 1

診断における
オステオパシーの原理

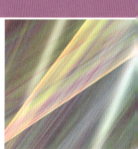

オステオパシー診断は古典的な身体検査法をすべて含み（例：視診、触診、聴診）、対症療法としては一般にあまり用いられない、独特な手技を用いることがある。また、組織の繊細な触感評価や主軸（X軸、Y軸、Z軸）を基本にして脊椎の可動性を調べる分節間評価などを基盤にしている。視診および触診の両方でこれら3軸における特定の指標となる対称性、非対称性を検査および評価する方法は、**三次元診断**として後の章で紹介する。

【訳者注：本書では患者の頭のほうを「頭側」、足のほうを「尾側」と表現しています。「頭側の手」は患者の頭に近いほうの施術者の手を意味し、「尾側の手」は患者の足に近いほうの施術者の手を意味しています】

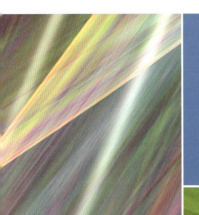

オステオパシー検査の原理 1

オステオパシーの原理（哲学）

全米オステオパシー医学カレッジ協会（American Association of Colleges of Osteopathic Medicine）のオステオパシー原理教育協議会（ECOP：Educational Council on Osteopathic Principles）の第一の目標は、生体力学、神経科学とオステオパシー原理と実践分野における最新の知識を評価することである。協議会は最新のトレンドと基本的な科学データベースを研究し続け、この分野の教育において広く活用されているオステオパシーの専門用語集作成にあたっている。当初、この用語集は全米のオステオパシー医学学校で、ある1つの用語を統一するために作られた。著者の父らが本書を出版した理由の1つはその試みを助けるためであった。父と父のパートナーであるデビッド・ヘーリング（David Heilig, DO, FAAO：オステオパシー医学博士、全米オステオパシー協会フェロー）は協議会の発足当時からの会員であり、当時からのスポンサーの1つであるフィラデルフィア・オステオパシー医学カレッジ（PCOM）の代表者であった。この用語集を検討するための委員会であるECOPは、長い年月をかけて、オステオパシー専門用語集『Glossary of Osteopathic Terminology』を頻繁にアップデートし、毎年、全米オステオパシー協会の年鑑とオステオパス名簿に掲載するようになった[1]。現在、用語集は『Foundations for Osteopathic Medicine』に掲載されている[2]。

ECOPの専門用語集の定義によると、オステオパシーの哲学とは、「人体の構造（解剖学）と機能（生理学）を調和させた概念を包含する科学的知識を拡張させることで裏付けられるヘルスケアの概念」である。

オステオパシー哲学では以下の原理を強調している。
(a) 人体全体は1つのユニットである。
(b) 身体は本来、自己治癒能力を持つ。
(c) 構造と機能は相互に関与し合っている。
(d) 合理的な治療は上記の3原理に基づくものである[1]。

本書で紹介する診断および治療手技はすべてこれらの原理に基づいている。

構造的要素

構造と機能

筋膜および筋骨格系の関節部分の構造と機能の概念は、オステオパシーにおける診断と治療の手技を理解する上で欠かせない。例えば、筋の起始と停止（機能的解剖学）の知識はマッスルエナジーテクニックを行う際に不可欠である。脊椎関節を理解することは脊椎の構造を評価したり、高速低振幅（HVLA）のような手技でどちらの方向に力を入れるかを判断するときに重要となる。また、それらの知識は頚椎小関節面や連動する関節運動を考慮すべきかどうか判断するのに役立つ。

バリアの概念

バリアはオステオパシー手技を理解し、実践

5

する上で重要な概念である。オステオパシー医学では昔から通常の生理学的可動域内の様々な可動範囲の特徴について述べられてきた。

ある特定の部位における最大の可動範囲は**解剖学的**な可動範囲であり、その静的制限は**解剖学的バリア**と呼ばれる[1]。このバリアを理解することは最も重要である。なぜならばこの限界点を超えた動きは組織を損傷し、亜脱臼や脱臼を引き起こすからである。オステオパシー手技では決して、その限界点を超えた動きを行ってはならない。

一方、**生理学的**な最終可動域は、正常な解剖学的構造、関節、筋膜や骨要素によって制限される動的可動域のバリアである[1]。生理学的可動範囲の限界点は**生理学的バリア**と呼ばれる。**弾性バリア**という言葉は生理学的かつ解剖学的バリアの間の動きを表し、筋膜と靱帯の他動的ストレッチで用いられる[1]。

機能障害が起きると動きや機能の低下が起こり、生理学的バリアの間の**制限バリア**が見られるようになる[1]。制限バリアは一般的な機能障害に見られる主な症状で、オステオパシー治療により除去あるいは軽減化することができる。マニピュレーション手技を用いて制限バリアを除去しようと力をかけるときにはできる限り、生理学的バリアを超えないように注意しなければならない。**病理学的バリア**はさらに長期化する。それは軟部組織内の拘縮、骨棘の形成や他の変性（例：変形性関節症）に由来することがある。

診断中あるいは治療中に患者のけがを悪化させないために、施術者は正常な組織コンプライアンスや限界を理解している必要がある。そして、上記の異なるバリアを完全に理解しなければならない。なぜならば、その結果によって治療手技を変更する可能性があるからである（例：間接法から直接法への変更）。あるいは治療中に組織や関節に対する動きを制限することが必要となる場合がある。

オステオパシーの原理では、脊椎の構造における主要な運動力学を表す体系は、自由度に影響を及ぼす位置あるいは運動の非対称性に基づいている[1]。以前は、これらの非対称性について異なる説明がなされていた。動きが制限されている方向を確認することは最も一般的な方法であった。また、関節が開いているか閉じているかの方法などもあり、これらは触診でわかる力学的所見であった。今日用いられている体系では、どちらの方向に制限あるいは非対称性があるか、どちらの方向により自由に動くか、という点に基づいた生体力学的な所見に、名称がつけられている。自由な動きは、イーズ（弛緩）、フリー（自由）、ルース（不安定）と呼ばれる。筋膜診断の所見では、自由性と制限を対として使用する（例：ルース〔不安定〕とタイト〔緊張〕、イーズ〔弛緩〕とバインド〔拘縮〕、フリー〔自由〕とリストリクト〔制限〕）。しかし、これらの用語は、実際のケースで見られるように、どちらの方向に対称的か、あるいは制限されているのかという問題には適用できない。

診断と治療の最も重要な原理の1つは、組織や関節、その他の構造を正常な可動範囲内でコントロールすることである。それゆえに、治療手技における動きは正常な生理学的範囲内に抑えられるべきである。そして決して解剖学的制限を超えてはならない。生理学的範囲内に動きを抑えるということは私たちの哲学であり、そうすることによって高い有効性を維持しながらも、安全な治療を行うことができる。解剖学的限界点に近づけば危険性が増すばかりで有効性は高められない。

例えば、HVLA手技では制限バリアを必ず守らなければならない。万一制限バリアを超える場合、正常な生理学的限界点には5〜6度の遊びがあるが、最大でも1〜2度に留めるべきである。

体性機能障害

体性機能障害はオステオパシーの診断基準であり、その治療法として用いられるのがオステオパシーマニピュレーションである。ECOPによる体性機能障害の定義は以下のとおりである。

「体性系（身体の構造）の機能障害および異常。

すなわち、骨、関節、筋膜などの構造およびそれらと関連する血管、リンパ系、神経系の構成要素を包含する体性要素が障害を受け、機能異常に陥った状態をさす。オステオパシー手技により治療が可能である。体性機能障害を位置的および可動性の点から診断するには、以下の3つのうち、少なくとも1つのパラメーターを用いる。(a)触診および隣接する構造との比較により特定した病変の位置。(b)どちらの方向への可動性が大きいか。(c)どちらの方向への可動性が少ないか。」[1]

体性機能障害の検査には以下の要素（TART）がある。組織の触感異常（tissue texture abnormality）、位置の非対称性（asymmetry of position）、可動制限（restriction of motion）、そして圧痛（tenderness）である。オステオパシー専門用語集には、診断の際にそれらのいずれかが所見されるはずであると書かれている。体性機能障害の診断に用いる第一の所見は、可動性の減少（またはそれに伴う非対称の動き）と組織の触感変化である。触診の際に患部が押圧されることや患者が施術者に痛みを訴えたい心理が作用する場合があるため、圧痛（あるいは過敏性）を過信して診断することは避けたい。また圧痛は、一次的機能障害から遠位の部位に起きる関連痛である可能性がある。そのため、圧痛（過敏性あるいは痛み）は前述の診断基準の中では最も下位に置かれ、主にカウンターストレインを施術する際に限定して用いられることが多い。

急性あるいは慢性の特定の機能障害には、共通の基準がある。急性症状には、体温、湿度、高浸透圧などの上昇。慢性症状には体温の低下、乾燥、萎縮、筋膜組織の線維化が共通して見られる。

筋膜および関節要素

体性機能障害の症状は、筋膜および関節の要素を含む可能性が大きいため、診断には触診検査が重要な位置を占める。触診は一次筋膜あるいは関節の要素があるか、またはその両者が存在するかを特定するのに役立ち、最適な治療プランの作成へと導いてくれる。障害の種類により最も適する手技は関連付けられている。例えば、一次筋膜組織に異常がある場合、最も効果のある手技は筋筋膜リリースなどであり、HVLAなどの手技では効果が期待できない。逆に、関節機能障害の場合、HVLAなどの手技が最も効果的で、筋筋膜リリースでは効果が見られない。

内臓および自律神経系要素

機能障害の中には、特定の部位に直接影響を及ぼすものがある（例：小腸の癒着）。一方、間接的な影響を及ぼす機能不全もある（例：不整脈—体性内臓反射）。体性機能障害は自律神経系に作用し、身体部位において臨床症状を呈したり、内臓疾患を引き起こしたりする[3]。

検査手順

オステオパシー検査の手順としては、まず患者の病歴と症状の観察から始める。一般的に、患者の身体的影響、組織の反応度や二次的反射刺激が最も少ない検査から始めることが最善である。

全般的な視診

まず施術者は患者が静止した姿勢の視診から始め、次に身体の動作（歩行と患部の動き）を視診する。安全を期すために、自動可動性検査を行い、患部の機能と可動性を調べることから始めるのが好ましい。次に施術者は他動可動性検査（ROM）で患部の状態を詳しく触診するかどうかを判断する。他動可動性検査は一般的に自動可動性検査で得られる値よりも、やや大きくなる。非対称性や異質性があるかについても視診したのち、次の触診に進むことが肝要である。

各層の触診

触診は病変の血管運動や皮膚の異常、および発生学的異常がないかを観察することから始める。次に体温の評価に進む。施術者は患部に直接触れて、体表層から深層まで組織触感の評価を行う。このアプローチにより、施術者は機能障害に陥っている部位および病変の程度を特定するために、浅部から深部まで解剖学的層の明確な観察を行うことができる。指または手のひらで少しずつ強く加圧しながら、徐々に深い層の組織を触診していく。組織の質感、体液循環、組織コンプライアンスの変化も観察する。内臓の上の触診を行う際は、臓器の可動性および自動力も評価する。

他に一般的に用いられる方法にはスクリーニング検査がある。患者は座位あるいは腹臥位になる。施術者は、傍脊柱筋群に沿って筋組織の上を打診して各脊椎部における筋の鼓音を確認する。胸郭部および腰部で起きる鼓音反応は、旋回要素が関係していると考えられる。

ここまでの検査手順で、肉眼による組織変化および微細な触感変化に加え、患者の姿勢や病変の動きに見られる問題点を評価する。最後に、病変に関与する関節要素があるかどうかを見極める。関節を制御しながら、通常の可動域の範囲内で小さな弧を描くように動かす（分節間可動性検査）。動きが正常で対称的であるか、あるいは病変が可動性を減少させているか、回転軸に対して対称的な動きであるかを確認するため、3軸方向の動きを検査する。例として、C1部分に回旋障害が起きると、左右両方向へ対称的な回旋可動域の減少が起きるか（例：左右30度）、あるいは左右非対称に障害が出る（例：右30度、左40度）。前述のとおり、体性機能障害においては非対称の制限が起きることが大半であるが、中には対称的な制限を呈する臨床ケースも見られる。

段階的な層ごとの触診検査を行い、分節間可動性検査を完了して初めて、施術者は機能障害を起こしている具体的な組織を特定し（例：筋、靱帯、関節包）、さらにその範囲（例：部分的、広範囲）、また経過が急性、亜急性、あるいは慢性であるかを見極めることができる。これらの結果をもとに施術者は体性機能障害の最も適切な治療プランを立てる。

参考文献

1. Glossary Review Committee, Educational Council on Osteopathic Principles of the American Association of Colleges of Osteopathic Medicine. Glossary of Osteopathic Terminology. http://www.aacom.org

2. Chila AG, exec.ed. Foundations of Osteopathic Medicine. 3rd ed. Baltimore, MD: Lippincott Williams & Wilkins, 2011.

3. Nicholas AS, DeBias DA, Ehrenfeuchter W, et al. A somatic component to myocardial infarction. Br Med J 1985;291:13–17.

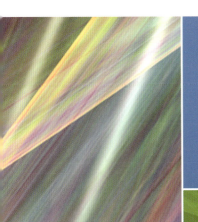
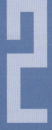

オステオパシーにおける筋骨格の静的検査

オステオパシーの構造的検査には静的要素と動的要素の両方がある。通常、骨と筋膜の起始・停止に顕著な構造的非対称性がないかを識別するためには静的検査を用い、その結果から機能に影響を及ぼしている原因を探る。したがって視診のみで、それ以降に行う動的検査が何を引き起こすかを推定することができる。

まず患者に診察室の中を歩かせ、その観察から静的検査を始めるとよい。腰と膝の変形性関節症、腰椎の椎間板変性症、捻挫や挫傷など急性の症状など、変位による痛みが原因で非対称性が起きていないかを見る。歩行観察とそれに関する静的検査（歩行検査の前後のいずれに行ってもよい）は患者の医学的および心理的状態を把握するのに役立つ。さらに患者にとって痛みを伴い有害な検査を避けることもできる。このような静的な精査は、実際に患者の身体に触り、痛みやダメージを与える可能性のある動的検査よりも安全である。

例として、図2.1（p.10）の非対称性の所見を示す患者を診てみよう。腰椎が左に変位し、胸骨中部が右に変位しているこの患者の場合、胸椎と腰椎に可動制限があり、非対称性を示すことは容易に推定できる。これらの所見から、広背筋、腰筋、脊柱起立筋の左右に非対称性の拘縮を引き起こし、腰、骨盤と肩甲帯の可動性に影響を及ぼしていることが推測できる（図2.1）。

したがって、施術者は次の検査を行う前に、患者の後面、前面と側面（矢状面および前額面）を観察し、どのような問題があるかを完全に理解する。これらの観察は、尾側かあるいは頭側のいずれかから行うのがよいだろう。通常は、重力のかかる尾側から始めるほうがよい。

筋骨格（構造的）の静的検査では、"木を見て森を見る"ために身体の表層にある解剖学的な指標を用いる。わずかな非対称性は見過ごされがちだが、2、3の指標を手がかりにすれば、非対称性がはっきりと浮かび上がってくるはずだ。解剖学的指標のいくつかは脊椎の位置を見つけるために重要である。肩甲棘は通常T3の高さにあり、肩甲骨の下角は通常、T7の棘突起とT8の横突起の高さにある（図2.2）。指標のいくつかは病理学的に重要な指標を探し当てる役目を果たす。初心者は乳様突起と下顎角を見つけることで、C1の横突起を触診することができる（図2.3）。また、烏口突起、上腕骨二頭筋溝、上腕骨大結節、上腕骨小結節などは腱の識別に役立つため、肩回旋筋腱板症候群と他の体性問題を区別するのに役立つ（図2.4）。最も頻繁に用いられる指標は、水平方向の対称性を調べるためのものである（図2.5～図2.10）。脛骨粗面、上前腸骨棘、上後腸骨棘、腸骨稜、乳頭、肩鎖関節、耳垂、目などは水平面での対称性を調べるため、しばしば用いられる。

非対称性は体性機能障害（圧痛、精神的な過敏症）の3つの測定可能な要素の1つである。したがって、体性機能障害の診断を進める上で基本的なステップの1つなのである。

第1部 ┃ 診断におけるオステオパシーの原理

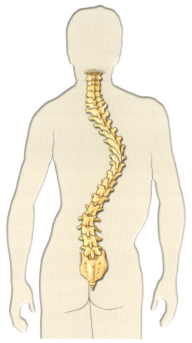

図2.1　非対称の脊柱側弯
(Anatomical Chart Company より許可を得て転載。
『Human Spine Disorders Anatomical Chart.』
Baltimore: Lippincott Williams & Wilkins, 2004)

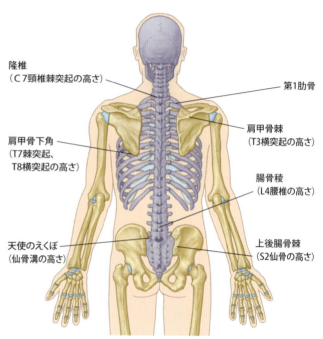

図2.2　肩甲骨周辺の指標と脊柱各部との位置関係
(Moore KL, Aur AMR, Dalley AF より許可を得て掲載。『Essential Clinical Anatomy.』Baltimore: Lippincott Williams & Wilkins, 2015)

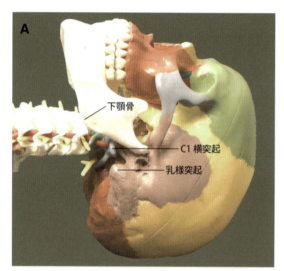

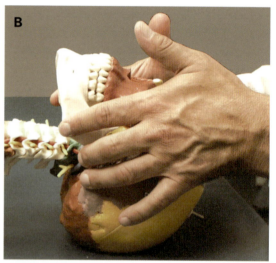

図2.3　C1横突起を見つけるための指標（A）、指標とC1横突起の触診方法（B）

第 2 章 | オステオパシーにおける筋骨格の静的検査

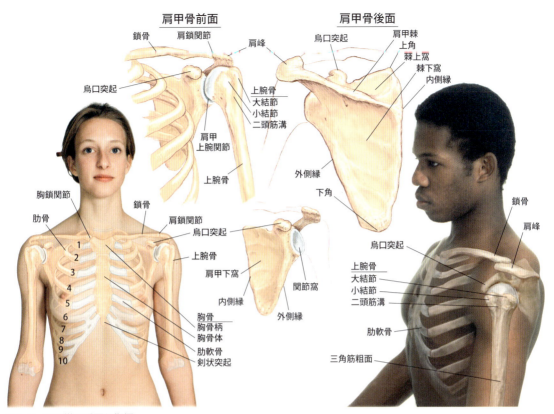

図2.4　肩甲帯の重要な指標
（Clay JH, Pounds DM より許可を得て転載。『Basic Clinical Massage Therapy: Integrating Anatomy and Treatment.』Baltimore: Lippincott Williams & Wilkins, 2003）

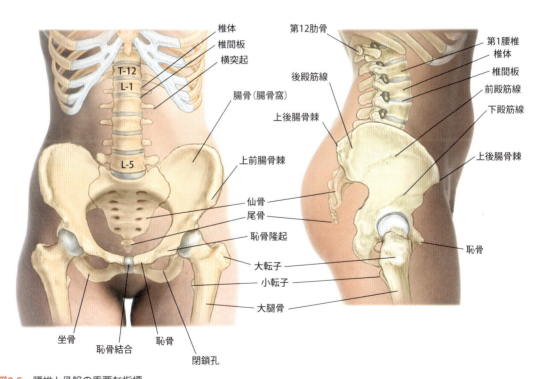

図2.5　腰椎と骨盤の重要な指標
（Clay JH, Pounds DM より許可を得て転載。『Basic Clinical Massage Therapy: Integrating Anatomy and Treatment.』Baltimore: Lippincotto Williams & Wilkins, 2008）

11

第 1 部 ┃ 診断におけるオステオパシーの原理

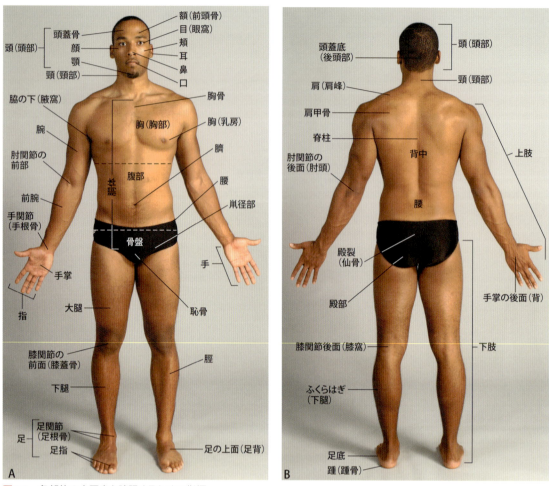

図2.6 各部位の水平度を確認するための指標
(Premakur K.『Anatomy and Physiology, 2nd ed.』Baltimore: Lipppincott Williams & Wilkins, 2004 より許可を得て転載)

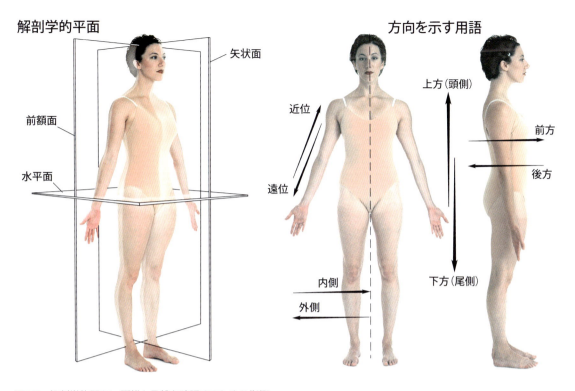

図2.7　解剖学的平面。腰椎と骨盤を確認するための指標
(Clay JH, Pounds DM より許可を得て転載。『Basic Clinical Massage Therapy: Integrating Anatomy and Treatment.』Baltimore: Lippincott Williams & Wilkins, 2008)

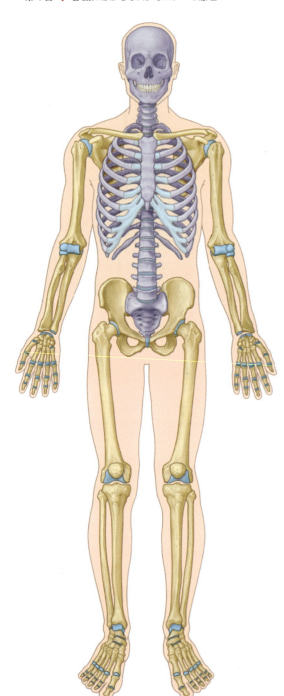

> **検査のポイント**
> - 正中重力線
> - 体側線
> - 足の位置
>   ◦ 回内
>   ◦ 回外
>   ◦ 脛骨粗面の水平度
> - 膝蓋骨の水平度
> - 上前腸骨棘
>   ◦ 高さは左右同じか？
>   ◦ 前後、回旋、隆起
> - 腰部の隆起
> - 腸骨稜および水平度
> - 腸骨稜上の膨張度
> - 前腕と腸骨稜の位置関係
>   ◦ 長さ
>   ◦ 前後の関係
>   ◦ 胴体への近さ
> - 肋骨弓の隆起
> - 胸郭の対称性
> - 胸骨角の隆起
> - 肩甲帯の位置
>   ◦ 水平度
>   ◦ 前後の位置
> - 鎖骨の胸骨側端の隆起
> - 胸鎖乳突筋の隆起
> - オトガイ結合の方向
> - 顔の対称性（頭部脊柱側弯症がないか？）
> - 鼻の弯曲
> - 口の角度
> - 目の高さ
> - 眉弓の高さ（眉毛）
> - 肩と体幹に対する頭の位置

図2.8 身体前面の検査ポイント
(Premakur K.『Anatomy and Physiology, 2nd Ed.』Baltimore：Lippingcott Williams& Wilkins 2004 より許可を得て修正)

第 2 章 | オステオパシーにおける筋骨格の静的検査

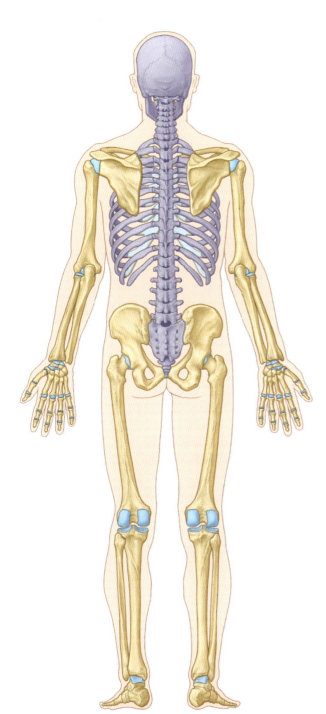

検査のポイント
- 正中重力線
- アキレス腱
  ◦ 真っ直ぐか？
  ◦ 弯曲が見られるか？
- 足の位置
- 正中に対する脊柱の向き（弯曲など）
- 仙棘筋の隆起
- 左右ふくらはぎの対称性
- 左右大腿部の対称性（しわを含む）
- 左右殿部の対称性
- 体側線
- 大転子の水平度
- 上後腸骨棘の隆起
- 上後腸骨棘の水平度
- 腸骨稜の水平度
  （背臥位、腹臥位、座位、立位）
- 腸骨稜上の膨張度
- 肩甲骨の隆起
- 肩甲骨および肩甲骨各部位の位置
- 指先の身体に対する位置と水平度
- 腕（他部位との関係）
- 肩の水平度
- 頸と肩の角度
- 耳垂の水平度
- 乳様突起の水平度
- 正中に沿って伸ばした垂直な線に対する身体の位置
- 後頸筋の量（隆起がある、等しい、など）
- 頭の位置：外側への傾斜

図2.9　身体後面の検査ポイント
(Premakur K.『Anatomy and Physiology, 2nd Ed.』Baltimore：Lippingcott Williams& Wilkins 2004 より許可を得て修正)

15

第 1 部 ┃ 診断におけるオステオパシーの原理

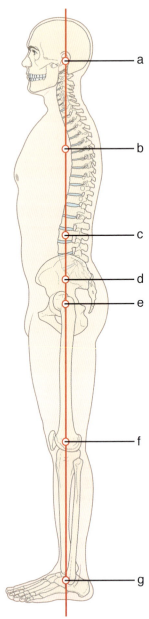

図2.10　身体側面の検査ポイントと重力線
（AACOMより許可を得て修正）

検査のポイント

- 側面重力線
    - a　外耳道
    - b　上腕骨大結節
    - c　第3腰椎
    - d　第3仙骨前部
    - e　大腿骨大転子
    - f　膝の外側顆
    - g　外果
- 前面および後面の身体ライン
- 足：アーチの角度あるいは扁平度
- 膝：屈曲あるいは伸展角度
- 脊柱弯曲：増加、減少、正常
    - 頸椎前弯：後部の凹性
    - 胸椎後弯：後部の凸性
    - 腰椎前弯：後部の凹性
    - 仙骨、腰仙角
- 上肢：身体に対する位置
- 腹部：隆起あるいは平坦
- 胸骨角
- 胸部：隆起あるいは平坦
- 肩と体幹に対する頭の位置

映像2.1
前頭蓋骨 (Anterior Skull)

映像2.2
外側頭蓋骨 (Lateral Skull)

映像2.3
後頭蓋骨 (Posterior Skull)

映像2.4
ルシュカ関節 (Joints of Luschka)

映像2.5
前肩 (Anterior Shoulder)

映像2.6
後肩 (Posterior Shoulder)

映像2.7
前胸郭 (Anterior Rib Cage)

映像2.8
後胸郭 (Posterior Rib Cage)

映像2.9
前骨盤 (Anterior Pelvis)

映像2.10
後骨盤 (Posterior Pelvis)

映像2.11
肘 (Elbow)

映像2.12
手首 (Wrist)

映像2.13
前膝・後方からの画像 (Knee, Anterior/Posterior View)

映像2.14
足・足関節、前方・後方からの画像 (Foot/Ankle, Anterior/Posterior View)

映像2.15
足・足関節、外側からの画像 (Foot/Ankle, Lateral View)

映像2.16
足・足関節、内側からの画像 (Foot/Ankle, Medial View)

映像2.17
足・足関節、背面からの画像 (Foot/Ankle, Dorsal View)

映像2.18
前方からの画像 (Anterior View)

映像2.19
後方からの画像 (Posterior View)

映像2.20
外側からの画像 (Lateral View)

　身体の非対称性は、体性機能障害（圧痛や感度はもっと主観的なもの）を測定できる3つの要素のうちの1つである。そのため、非対称性は体性機能障害を診断する上の基本的なステップの1つである。

脊柱の可動性

3

　局所的な可動性検査は主要運動軸に沿った患者の動きを評価するための検査である。さらに、痛み、変形性関節症、筋緊張、炎症、挫傷、捻挫などの症状を伴いながらも、どこまで動かせるかがわかる。静的検査の結果には、後の章で行う分節間可動性検査における動きのパターンに対するヒントが得られる可能性がある。体格が正常な可動範囲を決める大きな要因であるため、患者ごとに可動範囲は異なる。

　一般的に、中胚葉型の患者の可動範囲は中間、外胚葉型(やせ型)は大きく、また内胚葉型(がっちり型)であれば小さい。

　患者によって体格は様々であり、筋肉のタイプや弾性も異なる可能性があることを自覚しておくと、総合的な機能障害の状態をよく理解できる。こういった認識は、機能障害の患者にどのようなオステオパシーの手技を適用するか決定する場合において重要なだけでなく、機能障害の予防策としてアスリートが行うべきエクササイズやトレーニングでも重要である。例えば、背中を曲げてつま先に触れることができない人々もいる一方で、過度な可動性があって関節不安定症を抱えている人々もいる。

　このタイプの可動性検査では、脊柱上で特定の部位を構成する分節部分を評価する。そのため検査プロセスでは、移行ゾーンで検査対象の部位の一番下の椎骨と連結するすぐ下の部位の一番上の椎骨が関節結合しているか(例:頸椎のC7と胸椎のT1)観察すべきであり、対象部位の可動性のみを検査すべきである。そうでなければ、正しくない可動性が生じる恐れがある。以下の手技でも実証されているように、施術者は2カ所の分節の連結部分を動かしながら触診し、下の分節が動いてしまうポイントで動かすのを止めることになる。

　このプロセスでは、施術者には2つの選択肢がある。患者自身に検査対象部分を動かしてもらうか(自動運動)、患者には体に筋収縮を加えずにリラックスしてもらったまま、施術者が患者の解剖領域を様々な主要軸で動かす(他動運動)。可動性検査を行う前には患者の病歴や医療上の禁忌がないことを確認してから、最初に自動運動を始めていくのが最もよい。自動運動による検査では、たいていの場合、患者は症状が悪化する前に体の動きを止めようとする。他動運動による検査では、たいていの場合、自動運動に比べて可動範囲は大きくなる。両方のやり方で評価すると、検査時に観察される可動域に影響を与えている症状の全体像が得られることがある。

　患者の局所的な可動域を評価すると、施術者は体性機能障害に関する非対称性と可動性制限を診断できるようになる。可動性検査は、最も客観的かつ再現性のある検査方法でもある。診察のたびに角度計や分度器などの計測器を用いて可動域を測定することもできるので、治療に対する患者の動作反応を見極めやすい。そのため、可動性検査は患者の状態を評価したり診断したりする最も重要な方法ともいえる。さらには、オステオパシーによる治療の有効性や回復の予後予測を判断する目立った要素でもある。

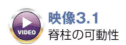
映像3.1
脊柱の可動性

映像3.2
頸部の可動性

映像3.3
胸郭の可動性

頚椎 座位

自動屈曲および伸展
（前屈および後屈）

 映像3.4

1. 患者を座位にする。

2. 施術者は患者の側方に立つ。

3. C7とT1の棘突起の間（図3.1）、あるいは棘突起を触診する（図3.2と図3.3）。

4. 痛みや無理がなく動かせる範囲で患者に頭と頸を屈曲してもらう（図3.4）。

5. 屈曲角度を記録する。**頚椎の屈曲正常範囲は45度から90度である。**

6. 続いて、痛みや無理がない生理学的制限範囲内で患者に頭と頸を伸展してもらう（図3.5）。

7. 伸展角度を記録する。**頚椎の伸展正常範囲は45度から90度である。**

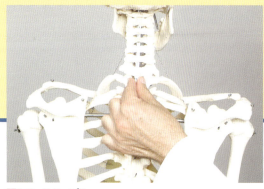

図3.1　ステップ3

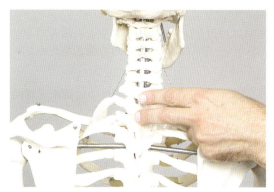

図3.2　ステップ3

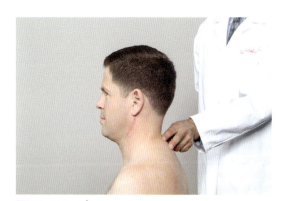

図3.3　ステップ3

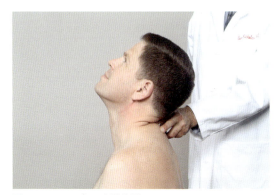

図3.5　ステップ6　自動伸展

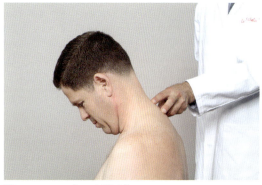

図3.4　ステップ4　自動屈曲

頸椎 座位
他動屈曲および伸展
（前屈および後屈）

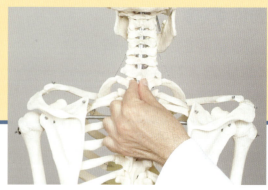

図3.6　ステップ3

1. 患者を座位にする。

2. 施術者は患者の側方に立つ。

3. C7とT1の棘突起の間（図3.6）、あるいは棘突起を触診する（図3.7と図3.8）。

4. C7とT1に注意しながら、患者の頭と頸を屈曲させ、T1に動きを感じたら動きを止める（図3.9）。

5. 屈曲角度を記録する。**頸椎の屈曲正常範囲は45度から90度である。**

6. 次にC7とT1に注意しながら患者の頭と頸を伸展させ、T1に動きを感じたら動きを止める（図3.10）。

7. 伸展角度を記録する。**頸椎の伸展正常範囲は45度から90度である。**

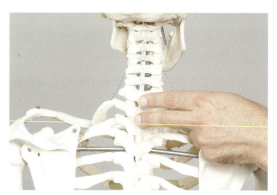

図3.7　ステップ3

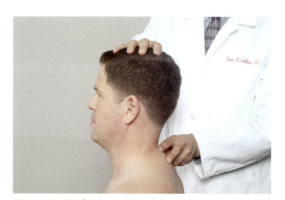

図3.8　ステップ3

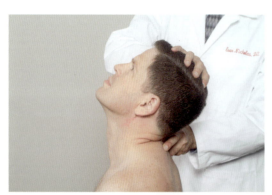

図3.10　ステップ6　他動伸展

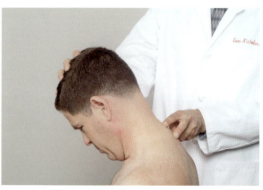

図3.9　ステップ4　他動屈曲

頸椎 座位
自動および他動側屈
 映像3.5

1. 患者を座位にする。
2. 施術者は患者の側方に立つ。
3. C7とT1の横突起を触診する（図3.11）。
4. 痛みや無理がなく動かせる範囲で患者に頭と頸を右側屈してもらう（図3.12）。同様に左側屈してもらう（図3.13）。
5. 次に、施術者はC7とT1に注意しながら、患者の頭と頸を右側屈させる。T1に動きを感じたら動きを止める（図3.14）。同様に左側屈を行う（図3.15）。
6. 自動および他動側屈の角度を記録する。**頸椎の側屈正常範囲は45度から90度である。**

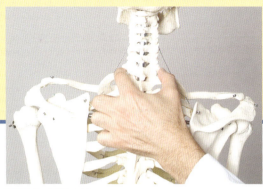
図3.11　ステップ3

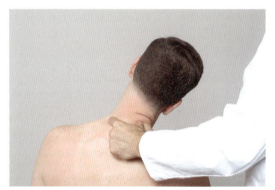
図3.12　ステップ4　自動右側屈

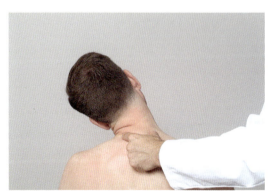
図3.13　ステップ4　自動左側屈

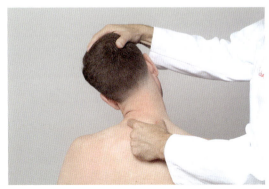
図3.15　ステップ5　他動左側屈

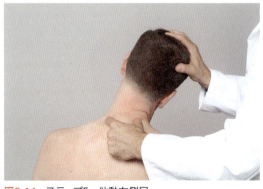
図3.14　ステップ5　他動右側屈

頸椎 座位

自動および他動回旋

 映像3.2

1. 患者を座位にする。
2. 施術者は患者の側方に立つ。
3. C7とT1の横突起を触診する（図3.16）。
4. 痛みや無理がなく動かせる範囲で患者に頭と頸を右回旋してもらう（図3.17）。同様に左回旋してもらう（図3.18）。
5. C7とT1に注意しながら、患者の頭と頸を右回旋させる、T1に動きを感じたら動きを止める（図3.19）。左回旋も同様に行う（図3.20）。
6. 自動および他動回旋の角度を記録する。**頸椎の回旋正常範囲は70度から90度である。**

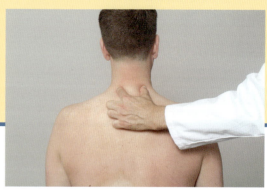

図3.16　ステップ3

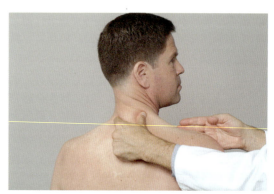

図3.17　ステップ4　自動右回旋

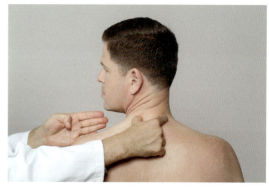

図3.18　ステップ4　自動左回旋

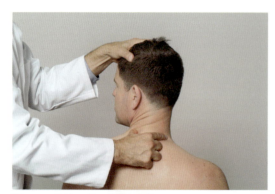

図3.20　ステップ5　他動左回旋

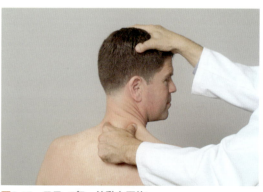

図3.19　ステップ5　他動右回旋

胸椎 座位
T1 ～ T4
他動側屈

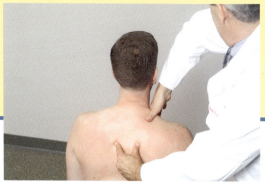

図3.21　ステップ3

1. 患者を座位にする。

2. 施術者は患者の後方に立つ。

3. 施術者は左示指または母指でT4とT5の横突起、あるいは横突起間を触診して動きを観察する。右示指と母指の間の水かき部分を患者の右肩の最も正中寄りでT1の高さに置く（図3.21）。

4. T4がT5側に動くのを感じるまで、T4椎体に向けてやさしく指をバネのように動かして力を加える。この際、施術者は前腕を一直線にしてベクトルの方向をT4椎体に向ける（図3.22）。同様に対側も行う（図3.23と図3.24）。

5. 両側の他動側屈角度を記録する。**T1 ～ T4の側屈正常範囲は5度から25度である。**

〔訳者注：⇨ は（一度だけ）押すか動かす。
⇢ は断続的に押すか動かすことを意味している〕

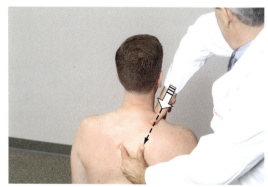

図3.22　ステップ4　右側屈

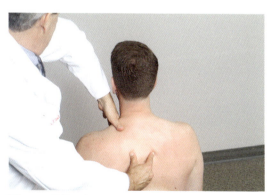

図3.23　ステップ4

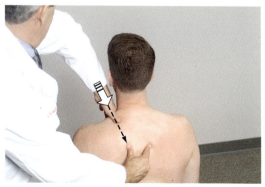

図3.24　ステップ4　左側屈

胸椎 座位
T5 〜 T8
他動側屈

1. 患者を座位にする。
2. 施術者は患者の後方に立つ。
3. 左手でT8とT9の横突起、あるいは横突起間を触診して動きを観察する。右示指と母指の間の水かき部分を患者の頸の付け根と右肩峰の中間に置く（図3.25）。
4. T8がT9側に動くのを感じるまで、T8椎体に向けてやさしく指をバネのように動かして力を加える。この際、施術者は前腕を一直線にしてベクトルの方向をT8椎体に向ける（図3.26）。同様に対側も行う（図3.27と図3.28）。
5. 両側の他動側屈角度を記録する。T5 〜 T8の側屈正常範囲は10度から30度である。

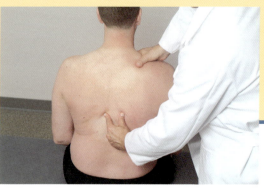

図3.25　ステップ3

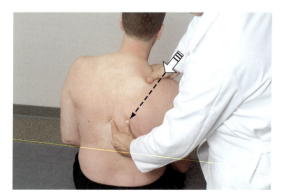

図3.26　ステップ4　右側屈

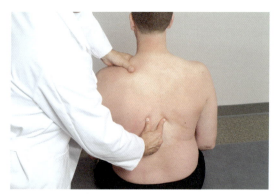

図3.27　ステップ4

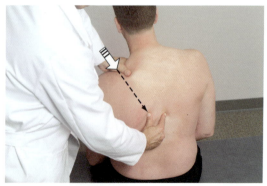

図3.28　ステップ4　左側屈

胸椎 座位
T9〜T12 他動側屈

1. 患者を座位にする。

2. 施術者は患者の後方に立つ。

3. 左手でT12とL1の横突起、あるいは横突起間を触診して動きを観察する。施術者の右示指と母指の間の水かき部分を患者の肩鎖関節付近の肩上に置く（図3.29）。

4. T12がL1側に動くのを感じるまで、T12椎体に向けてやさしく指をバネのように動かして力を加える。この際、施術者は前腕を一直線にしてベクトルの方向をT12椎体に向ける（図3.30）。同様に対側も行う（図3.31と図3.32）。

5. 両側の他動側屈角度を記録する。T9〜T12の**側屈正常範囲は20度から40度である。**

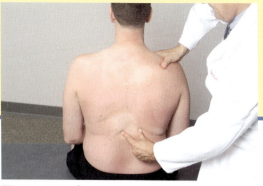

図3.29　ステップ3

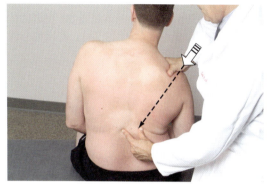

図3.30　ステップ4　右側屈

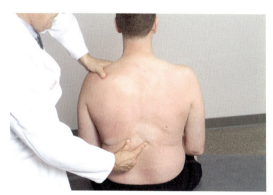

図3.31　ステップ4

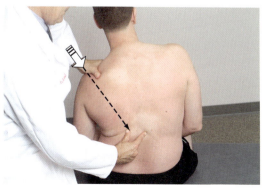

図3.32　ステップ4　左側屈

胸椎 座位
T9〜T12
自動回旋

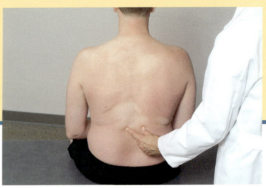

図3.33　ステップ2

1. 患者は両肘がV字になるように腕を組んで座る。

2. 施術者は患者の側方に立ち、回旋動作を観察するために、T12とL1の横突起を触診する（図3.33）。

3. 痛みや無理がなく動かせる範囲で、患者に体幹を右回旋してもらう（図3.34）。左回旋も同様に行う（図3.35）。

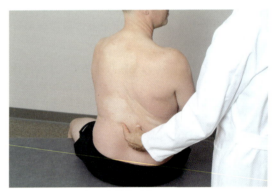

図3.34　ステップ3　自動右回旋

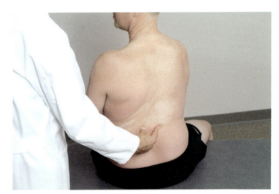

図3.35　ステップ3　自動左回旋

胸椎 座位
T9〜T12 他動回旋

1. 患者は両肘がV字になるように腕を組んで座る。

2. 施術者は患者の側方に立ち、回旋動作を観察するために、T12とL1の横突起を触診する（前頁の図3.33参照）

3. 他動右回旋検査を行う。施術者は右手を患者の対側の肘か肩の上に当てる。T12〜L1の動きを観察しながら、患者の体を回旋させる（図3.36）。対側も同様に行う（図3.37）

4. 他動および自動回旋角度を記録する。T9〜T12の回旋正常範囲は70度から90度である。

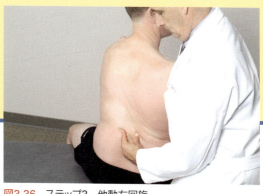

図3.36　ステップ3　他動右回旋

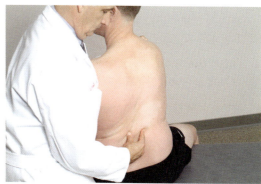

図3.37　ステップ3　他動左回旋

腰椎 立位
自動屈曲および伸展
（前屈および後屈）

 映像3.6

1. 患者は脚を肩幅に開き、真っ直ぐな姿勢で立つ。
2. 施術者は患者の矢状面が観察できるよう、側方に立つ（図3.38）。
3. 患者に膝を曲げずに痛みや無理がなく動かせる範囲内で脚の指に手が届くように上体を屈曲してもらう（図3.39）。
4. 自動屈曲角度を記録する。**腰椎の屈曲正常範囲は70度から90度である。**
5. 続いて、腰椎の伸展検査を行う。患者は脚を肩幅に開き、真っ直ぐな姿勢で立つ。痛みや無理がなく動かせる範囲まで伸展してもらう（図3.40）。その際に、施術者は患者の体幹を支えてもよい。
6. 自動伸展角度を記録する。**腰椎の伸展正常範囲は30度から45度である。**

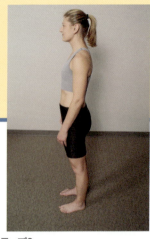

図3.38　ステップ2

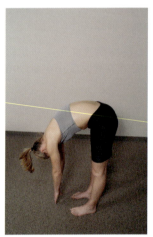

図3.39　ステップ3　自動屈曲

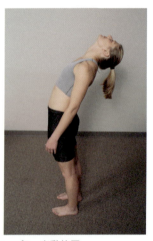

図3.40　ステップ5　自動伸展

腰椎 立位
自動側屈
 映像3.7

1. 患者は脚を肩幅に開き、真っ直ぐな姿勢で立つ。
2. 施術者は患者の前額面が観察できるように後方に立つ（図3.41）。
3. 患者に痛みや無理がなく動かせる範囲内で右手が膝に届くように側屈してもらう（図3.42）。対側も同様に行ってもらう（図3.43）。
4. 自動側屈角度を記録する。**腰椎の側屈正常範囲は25度から30度である。**

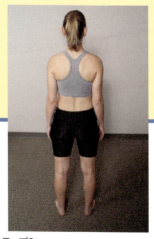

図3.41　ステップ2

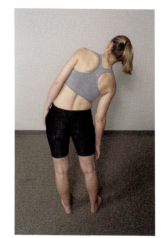

図3.42　ステップ3　自動右側屈

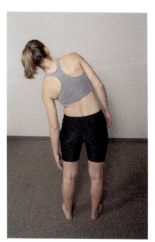

図3.43　ステップ3　自動左側屈

腰椎 立位
自動ヒップドロップ検査
 映像3.8

1. 患者は脚を肩幅に開き、真っ直ぐな姿勢で立つ。
2. 施術者は患者の前額面が観察できるよう、後方に立つ。施術者は目線が腰椎と同じ高さになるようにする（図3.44）。
3. 患者は両足の左右均等に体重がかかるように気をつけながら、素早く右膝を曲げる。その結果、右側の仙骨底が下がり、骨盤が左側に移動する（図3.45）。対側も同様に行ってもらう（図3.46）。
4. 腰椎の側屈角度を記録する。**腰椎の側屈正常範囲は25度から30度である。**

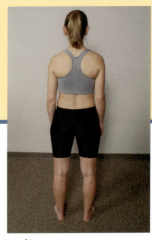

図3.44　ステップ2

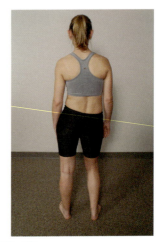

図3.45　ステップ3
右仙骨底の下方傾斜に伴う腰椎左側屈

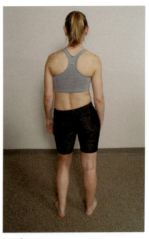

図3.46　ステップ3
左仙骨底の下方傾斜に伴う腰椎右側屈

表3.1 自動および他動可動性検査のための脊柱可動性正常値

	恒久的障害評価の ための参考値（AMA）[1]	アンガス キャシー （Angus Cathie）, DO [2]			修正PCOM [3]		
		頸椎可動範囲の正常値					
屈曲	50	90			45〜90		
伸展	60	45			45〜90		
側屈	45	30〜40			30〜45		
回旋	80	90			70〜90		
		胸椎可動範囲の正常値					
		T1〜3	T4〜8	T8〜L1	T1〜4	T5〜8	T9〜12
屈曲	45						
伸展	0						
側屈	45	35	45		5〜25	10〜30	20〜40
回旋	30			90			70〜90
		腰椎可動範囲の正常値					
屈曲	60以上				70〜90		
伸展	25				30〜45		
側屈	25	25			25〜30		
回旋							

屈曲＝前屈、伸展＝後屈

1) Rondinelli RD. Guides to the Evaluation of Permanent Impairment. 6th ed. New York, NY: American Medical Association, 2009.

2) Cathie A; Philadelphia College of Osteopathy. From Dr. Cathie's PCOM (OPP) notebook, published in THE D.O., June 1969 and reprinted in the 1974 Yearbook of the American Academy of Osteopathy. Colorado Springs, CO: American Academy of Osteopathy, 1974:72.

3) Nicholas A. Osteopathic Manipulative Medicine Manual. Philadelphia, PA: Philadelphia College of Osteopathic Medicine, 2014.

オステオパシー触診

触診の原理

触診は、オステオパシーの検査のなかで最も重要な部分である。体性機能に障害があるかどうかの判断は、観察を除くと、すべて触診によって行われる。体性機能の障害には、急性疾患や慢性疾患に関連して発生する組織の質感変化だけでなく、自律神経障害や内臓神経障害による質感変化も含まれる。組織の相対的な健康状態を決定する要素には、温度、相対湿度、色合い、栄養価値、膨圧、弾性特性などがある。これらはすべて触診の際に確認できるもので、患者の健康状態に関する手がかりとなる[1]。

触診は、検査の対象となる体の部位や組織の深度によって、母指や示指、中指の特定の部位を使いながら行っていく。肘頭突起で腱（梨状筋）の筋肉といった深い層の組織を触診することもある。施術者の関節と機械的受容器が刺激されて、触診につながっていく。検査のやり方については、患者の病歴や触診の対象部位によって異なる。患者と施術者は触診に対する反応を交互に連続して行うので（サイバネティックループ、Korr）、たいていの場合、検査は観察から始まり、温度の評価に移行する。この手順では、後から触診を受ける組織と、患者の反応を最小限に抑えることができる[2]。施術者は患者と身体的な接触を行って体細胞組織の様々な層に触れていくので、触診の際に用いる感覚受容器と、その位置（例：機械的受容器や温度受容器）を理解することが重要である。そして、感覚受容器は、様々な場所や深さにあって大きさも異なり、指腹や掌、母指球や小指球に存在する。触診で患者の情報を集めるには、複雑な体性感覚が必要であり、筋肉の筋緊張や組織の浮腫といった質感の変化を読み取れるようになる。感覚受容器には、よく名前が挙がるような以下の触覚受容器も含まれており、塊の深度や大きさ、圧力に対する抵抗力、流動性か固定性かどうか、脈動性、温かさ、冷たさなどの評価ができる[3]。

1. 自由神経末
2. マイスナー小体
3. メルケル円盤
4. ルフィニ小体
5. パチニ小体
6. クラウゼ小体

したがって、オステオパシーの触診検査では、組織や深度の質を調べるのに指先を使うこともあるが、温度を評価するのに手首の内側や小指球を使うこともある。施術者が対象部位の表面から深い層までを触診していき、分節間（脊椎）や大きな領域に触診範囲を移していくと、三次元の触診が可視化される。このような筋肉の感覚によるスキルは、練習を重ねるごとに上達するものであって、筋骨格系の検査のレベルが上がるだけでなく、腹部やその他の体の部位の検査にも役に立つ。

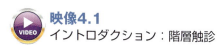

映像4.1
イントロダクション：階層触診

第 1 部 ｜ 診断におけるオステオパシーの原理

 映像4.2
検査：階層触診

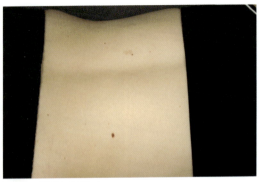

図4.1　患者の視診

検査順序

1. 視診
2. 体温
3. 皮膚の状態と質感
4. 筋膜
5. 筋
6. 腱
7. 靱帯
8. 摩擦紅斑

視診

　患者の身体に触れる前に、患部に外傷、感染症、異常、顕著な非対称性、皮膚病変あるいは解剖学的異常がないかを確認する。検査の途中で支障が出ないように患者に楽な姿勢を取らせる。この時点で最も注意すべき点は体性機能障害と自律神経系の影響で起こる変化である。患部に体性機能障害のヒントが隠れていないかを視診する（例：充血、体毛の異常、母斑、毛包性発疹）（図4.1）。

体温

　施術者は手首の手掌面か小指球の背面で患者の体温を評価する。その際、手首か手を患部から数センチ上に置いて体温を調べる。さらに両手で左右双方向から同時に傍脊柱部を評価する（図4.2）。代謝過程、外傷などの二次的影響として（急性線維性炎症、あるいは慢性線維性炎症）、熱分配の変化を触診する可能性がある。身体の他の部分に熱放射が触診できる場合もある（例：手足、腹部）。もし、この方法で患部の熱状態を断定するのが難しい場合は、触診を行う手の適切な部分を用いて患者の身体に軽く触れる。

皮膚の状態と質感

　非常に軽いタッチで行うこと。手掌側面の指先で軽く触れるだけで十分である。そのまま皮膚を引っ張らずに（摩擦を起こさずに）、指腹をやさしく滑らせる。施術者の爪床の色が変わるほど力を入れてはならない。患者の身体に触れるときは、患者に検査の目的を説明して許可を得ること。専門家として自信を持った態度で手を動かすことができるように、精神的な準備をしておくことが重要である。

　皮膚の状態と質感は皮膚の湿度、油分、肥厚、表皮の状態などで評価する。

筋膜

　筋膜評価では、手で患者の皮膚が動く程度の力をかける。爪床の色がやや赤くなる程度の力がよい。施術者は患者の頭側、尾側、左右、時計回り、時計と逆回りの方向に手をやさしく動かして、動きと弛緩・拘縮といった緊張バリアの質を探る（図4.3）。筋膜の各層を評価するためには押圧する力に注意するとよい。必要最低限の力を意識する。

第4章 | オステオパシー触診

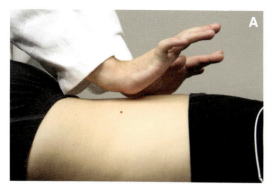
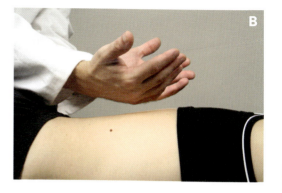

図4.2　AとB：体温の対称性評価

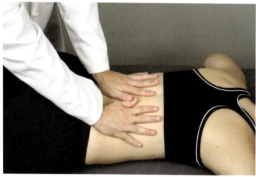

図4.3　弛緩と拘縮の非対称性がないかを確認するための筋膜評価

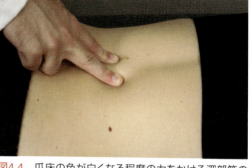

図4.4　爪床の色が白くなる程度の力をかける深部筋の触診

筋

筋は深部組織であるため、さらに強い力で触診する。やや力を強めて筋の均質性を評価し、硬結、押圧に対する反発力、線維性拘縮などがないかを確認する。施術者の爪床の色がやや白くなる程度の力をかける（図4.4）。

腱

骨への付着部分および筋へつながる部分を探る。線維性肥厚、弾力性の変化などがあれば記録する。

靱帯

関節可動性の制限、過可動性（関節弛緩症）、痛みなどが起きている場合は、靱帯を考慮しなければならない。靱帯には異なる種類があり、解剖学的位置に応じて触診のしやすさが変わる。

摩擦紅斑

最後のステップは摩擦法である。施術者は示指か中指の指腹を傍脊柱部に置き、患者の頭側から尾側に向けて脊椎に沿って2、3回素早く下ろす。脊椎の分節ごとに血管運動性変化が起きて青白くあるいは赤くなっていないか評価する。変化がある場合、それは機能障害の副次的要素である可能性がある。この方法は通常手足には行わない。これは、あくまで分節の障害に関係する脊柱部の自律神経系に変化がないかを確認するための検査である（図4.5）。

37

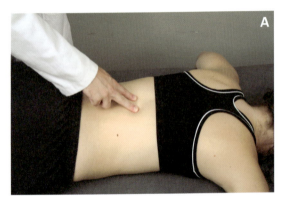
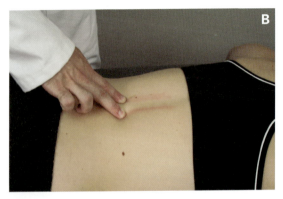
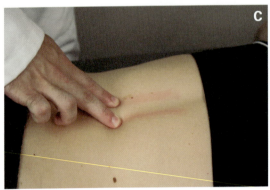

図4.5　AからCへ向けて反復する摩擦法

打診

　打診は、熟練した触診のスキルがなくても、簡単ですぐに行える手技である。通常、胸郭部分に見られる心臓障害や肺障害を検査する身体検査や、腹部検査に用いられる手技として扱われる。また、組織の質感変化や筋緊張・弛緩症を含む筋膜の変化に対する階層触診アプローチのバリエーションとして、オステオパシーの構造検査で用いられることもある。ウィリアム・ジョンストン (Personal Communication, May 2000) は、しばしば打診のメソッドを用いて、後胸郭や腰部傍脊柱部に見られる最も大きな緊張部分を迅速に特定していた。ジョンストンは「動作に基づいた手技」として打診による診察を行い、患者に動作を行わせて、機能障害の緊張した組織に関連して変化がないかどうか観察していた[4]。この検査のときには、患者は直立状態でもいいし座位や腹臥位でも構わない。施術者は示指や中指を使って指や手首を弾くよう

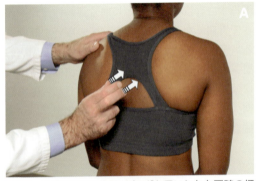

図4.6　手首や指によるタッピングを用いた左右同時の打診

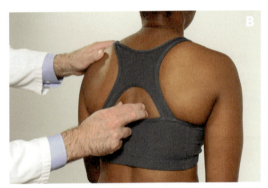

図4.7　接触検知による組織の緊張度の変化

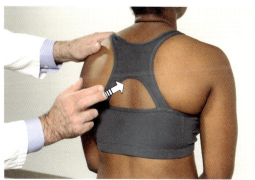

図4.8　手首や指によるタッピングを用いた片方ごとの打診

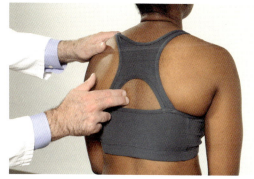

図4.9　接触検知による組織の緊張度の変化

に動かし、深部腱反射を引き出すように組織の打診を行う。この動作は左右片方ずつ行うこともできるし、左右の差を素早く検査することもできる。傍脊柱筋膜の部分に示指と中指の指腹を合わせて添え、同時に母指を反対側の部位の同じ位置に置きながら、左右同時に傍脊柱組織を繰り返しながら軽く叩く（図4.6、図4.7）。例えば、施術者はT1を左右同時に打診しながら、打診するごとに下位の分節に指をずらしていき、最終的にはL5の高さまで指を下げていく。打診の際に片方がもう一方よりも硬いか厚みがあることが明らかになった場合、施術者は問題がある側に指をずらして、この変化の程度を検査することができる（例：左側のT2からT7）（図4.8、図4.9）。組織の質感を区別することが難しい場合や、施術者の好みによって、検査対象の部位を軽く叩いた際に出る音の高さを聞いてみると、通常の緊張や弛緩が見られる部位（張りのないドラムのように、低い音）と筋緊張が見られる部位（ピンと張ったドラムのように、高い音）の違いを聞き分けることができる。このような違いは、胸壁を軽く叩いて空気の有無や質量、水の溜まり具合を評価するのに音の響きを確認するのと似ている。

参考文献

1. Nicholas A. Palpation in osteopathic medicine. Osteopath Ann 1978;6(7):36–42.

2. Korr IM. Osteopathic research: the needed paradigm shift. J Am Osteopath Assoc 1991;91(2):156.

3. Guyton A, Hall J. Textbook of Medical Physiology. 12th ed. Philadelphia, PA: Saunders, 2011.

4. Johnston WL, Friedman HD. Functional Methods: A Manual for Palpatory Skill Development in Osteopathic Examination and Manipulation of Motor Function. Indianapolis, IN: American Academy of Osteopathy, 1994.

胸部横断面

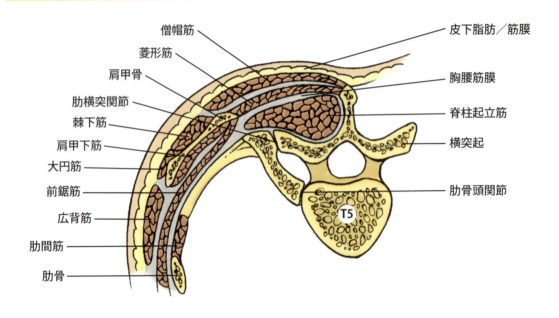

腰部横断面

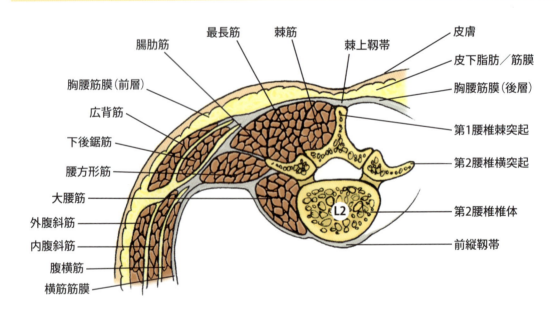

分節間可動性検査

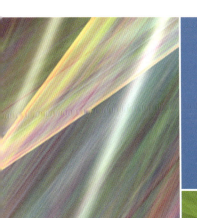

5

　分節間可動性検査は、昔から脊椎関節（小関節面）の可動性評価と考えられているが、この章では、脊椎、骨盤、肋骨または手足の関節部の可動性についても調べる手技として紹介する。関節の部分によって、屈曲と伸展、回旋、側屈、側屈と回旋の複合運動（カップリング）、前方・後方・側方への並進運動〔訳者注：物体を押したとき、物体が回転運動を起こさず、押された方向に運動すること〕、関節面の離開や接近、そして捻転といった運動を含む。

　このタイプの触診で重要な要素は、検査している分節の対称性、非対称性や運動量だけでなく、可動域全体に見られる運動の質を評価することである。解剖学的バリア、生理学的バリア、限定的バリアによるアプローチの運動量の質は「エンドフィール（終末感覚）」と呼ばれる[1-3]。正常な感覚と異常な感覚を区別するため、関節包エンドフィール、骨性エンドフィール、靱帯性エンドフィール、軟部組織接触性エンドフィール、弾性エンドフィール、無抵抗エンドフィールなど、エンドフィールには様々な種類が定義されている[4]。もともとクライアックスが標準的なエンドフィールとして定義していたのは、骨性エンドフィール（硬くて、弾力性なし）、軟部組織接触性エンドフィール（弾力性があって圧力を受ける）、軟部組織伸張性エンドフィール（硬いか頑丈、弾力性がある）などである[4]。メネルはこのようなエンドフィールに関連があるものとして「関節の遊び」を取り上げ、自発的な筋収縮とは関係なく起こるものだと説明した[3]。「関節の遊び」は、患者の病状を正確に評価しようとする際に、臨床的な影響を及ぼす。患者の病歴と合わせて「関節の遊び」を検査する際、施術者は関節の動きを邪魔する理由を評価しやすくなるので、患者にとって最も安全で有効性のある治療プロトコルを展開することができる。

　脊椎可動性検査では、三次元の動きを観察し、側屈と回旋の関係（複合運動）を判別するように努める。複合運動の組み合わせと関節部の体性機能障害がタイプ1（対側）であるかタイプ2（同側）であるかを判断する（図5.1と図5.2）。胸部や腰部では、機能障害がタイプ1の場合、検査はそこで終了である。なぜならば、その分節は正常な複合運動であると判断できるからである。一方、機能障害がタイプ2の複合タイプである場合、障害による複合運動と屈曲または伸展運動のいずれかと関連があるかどうかの検査を続けて行わなければならない。一方、頸椎ではそれらの複合関係は、胸部や腰部とは異なるバイオメカニクス（生体力学）の規則に従う〔訳者注：頸椎における側屈と回旋の複合運動は通常同方向に生じる〕。頸椎では、屈曲、伸展および中立な要素はタイプ1かタイプ2の複合運動が生じる可能性があるが、C1～C2の動きでは、複合運動は存在しない可能性がある。

　臨床家の中には、屈曲と伸展の検査から始め、その後、回旋および側屈の検査をして、タイプ1かタイプ2のどちらの障害であるかを決めるカップリングを調べることを好む人もいる。生体力学的パターンは特定の部位によりそれぞれ異なるため、最も簡便に検査できる運動は部位により異なる。例えば、C2からC7の部分においては、最初に側屈検査をするのが最適である

41

ことが多いが、複合分節に関しては、常に一緒に検査し、複合検査の前か後に屈曲や伸展要素を検査するのが最適である。このことは、三次元におけるすべての治療が必要となる場合にマッスルエナジーテクニックのようなオステオパシー手技（OMT：osteopathic manipulative techniques）を行う際にも同様である。複合運動は常に一体として考えなければならない。

関節の可動性検査（質と量）には様々な方法がある。本書では、短いインパルス〔訳者注：インパルスとは施術者によって加えられる短い期間の力を意味する〕を利用して骨指標（例：頸椎関節突起）に直接触れる方法で、関節に対して直接的な動きを加える方法を行う。この運動検査で可能性があった場合を**陽性**と呼ぶ。陽性可動性検査の例として、機能障害を起こしている腰部屈曲と伸展要素のスプリング検査が挙げられる。さらに、インパルスによる運動の効果は、触診により運動と位置を正確に判断することができる。

また視覚的な手がかりを用いる方法もよく行われる。この方法では、患者が自動運動を続けている間、施術者は表面の解剖学的な指標の関係（対称あるいは非対称）に変化が起きるかどうかを見つける。この検査法を私たちは**仮定法**と呼んでいる。仮定可動性検査の例として、仙腸関節部障害の立位と座位の屈曲検査（前屈）が挙げられる。この可動性検査の方法では、患部の関節の可動域に制限があるか、あるいは非対称性を起こしているか（障害）についての診断の精度は前述の方法よりも低くなる。なぜならば、関節の可動障害以外に姿勢の要素が絡み、この種類の検査の真偽性に不確実性が生じるからである（例：仙骨底のゆがみとハムストリング筋の短縮）。そのため、我々は視覚的な手がかりだけによる検査は最小限となるように注意している。

分節間可動性検査における検査結果を記録す

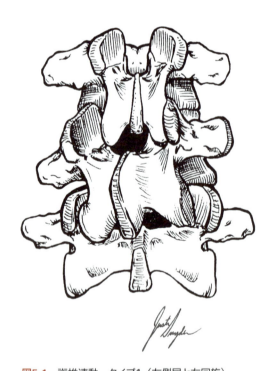

図5.1 脊椎連動 タイプ1（左側屈と右回旋）
〔訳者注：胸腰椎では側屈と回旋が反対方向となる複合運動が通常生じる〕

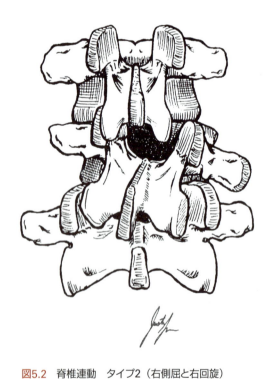

図5.2 脊椎連動 タイプ2（右側屈と右回旋）
〔訳者注：胸腰椎で側屈と回旋が同方向の複合運動が生じているときには、屈曲あるいは伸展のいずれかによる影響を受けている可能性がある〕

る際、オステオパシー界では**三次元**診断のX軸、Y軸、Z軸要素を示す略語が広く用いられている。以下の章でも下記の略語を用いる。

屈曲（Flexion）＝F
伸展（Extension）＝E
中立（Neutral）＝N
右側屈（Sidebending right）＝SR
左側屈（Sidebending left）＝SL
右回旋（Rotation right）＝RR
左回旋（Rotation left）＝RL

どのような可動制限や弛緩・拘縮の非対称性が見られるのかを評価したあとには、関節機能障害を記録しなければならない。オステオパシー学会が筋骨格系の問題に関する専門用語を「オステオパシー障害」から「体性機能障害」に変更すると決定した際、機能障害を説明する方法についても変更を加えた。それまでは、オステオパシーの施術者が障害（機能障害）を説明するのに、痛みを引き起こす可動制限の向きを用いていた。だが、「体性機能障害」という用語が採用された際、三次元（X、Y、Zによる主要軸）の説明が一般的となった。この三次元は、機能障害を起こしている椎骨とその上にある分節の位置関係に基づいて説明できるものである。さらに位置関係による診断は、最も自由な可動パラメーターと関連性があることも判明している。その際には、最も機能障害が少ないパラメーターを用いて体性機能障害を説明することとなった。これがきっかけで、経験の浅い学生や他の徒手医学施術グループ（例：ヨーロッパの整体医学の専門家）のように、機能の喪失や痛みに基づいた旧式の「制限」表記に慣れ親しんでいる人々には混乱を招いている。

現在のアメリカ式オステオパシーメソッドを使って機能障害の研究結果を記録する方法を発展させるのに、オステオパシーの施術者はNSRRLなどのような数々の略称を使ってきた。もともと、可動パラメーターは様々な脊髄レベルでタイプ1（対側の複合）やタイプ2（同側の複合）と関連しているため、タイプ1の中立な機能障害を説明するには先に側屈の要素を記述し、次に回旋の要素を記述してT5のNSLRR（中立、左側屈、右回旋）と表記するのが一般的だった。一方のタイプ2の機能障害に関しては、最初に屈曲か伸展の要素を記述し、次に回旋、最後に側屈の要素と続くので、T5のFRRSR（屈曲、右回旋、右側屈）やERRSR（伸展、右回旋、右側屈）などと表記される。現在では、もともとのあり方を伝えようとする指導者がこのような表記の仕方で学生に指導を続けている。様々な場合で、屈曲や伸展、中立の要素を記述したあとに、回旋や側屈がオステオパシーの手技（例：マッスルエナジー）に関連する最初のバリアとなるべきだと指導されている。

こういった複合運動の触診をしてみたり、中立・非中立なバイオメカニクス（生体力学）ごとに回旋や側屈がどのように作用し合うのかを観察したりするのは、視点や軸がどのように発達するのかを理解する上で役に立つ。施術者によっては、もっと省略した形での表記を好む者もいて、非中立の要素を最初に表記し、次に動作の自由度や向き、そして略語の最後の文字を表記するやり方がある。例えば、ERSR（ESRR）だと伸展、右回旋、右側屈となり、FRSL（FSRL）だと屈曲、左回旋、左側屈となる。中立な機能障害だと、NSRLで中立、右側屈、左回旋となる。しかし、施術者は正しく省略を行うために、中立なバイオメカニクスでの複合関係を完全に理解していなければならない。国家試験のような状況では、このような略語による表記がないこともよくある。機能障害すべてが完全に表記されていて、「中立、右側屈、左回旋」となっていることもある。

複数の分節による機能障害と単一の分節による機能障害

脊髄体性機能障害を抱えている患者が、タイプ1かタイプ2である場合、これらのタイプに見られる症状には微妙な違いがあることを知っておくべきである。タイプ1の機能障害については、1つ以上の分節に及んでいる集合体あるいは「グループカーブ」型の機能障害（胸郭と腰部）だと説明されてきた[1]。このような機能障害には共通の姿勢運動や、代償性の筋膜パ

ターン、あるいは中程度から軽度の身体的ストレスが見られることがある。タイプ2の機能障害は、単一の分節によるものが多く、複数の分節に及ぶことは少ないと説明されてきた。タイプ2の機能障害（胸郭と腰部）については、複合運動の他に屈曲や伸展の動きを伴うので、中立姿勢のときよりも長てこ法を使った方が大きな力が加わる。このやり方は、ときによってタイプ2の機能障害の強い症状や強い痛みを引き出してしまう場合もある。

肋骨の機能障害

肋骨の機能障害においては、専門用語の統一が若干難しいものと認識されている。肋骨の機能障害は、呼吸運動や生理学的運動、非生理学的運動や位置運動のパターンによって説明されてきた。吸入時や呼気時といった呼吸運動に関連する動作の自由度で機能障害を表現するのを好む者もおり（例：第1肋骨、右の吸入）、この場合は、体の他の部分を使って機能障害を表現する方法に近い。一方で、肋骨の詰まり具合で同じ症状を表現するやり方を好む者もいる（例：右第1肋骨、吸入時に詰まり）[1]。臨床医によっては、肋骨の位置の変化で機能障害を表現する者もいて、挙上、下制、前方、後方と表現されることもある。

肋骨の機能障害はたいていの場合、脊髄の機能障害を伴うものなので、この部位に単体の分節か複数の分節による機能障害が見られる可能性もある。また、脊椎と肋骨の機能障害が同じ高さで起こる場合、脊椎の機能障害だけを治療するのが効果的な場合も多い。というのも、肋骨の機能障害は脊椎体性要素に対する副次的な反応かもしれないからだ。しかし我々の臨床経験からすると、第1肋骨と第12肋骨（浮遊肋骨）に見られる機能障害はたいていの場合、脊椎とは関係なく起こる症状だと考えられる。

腰部分節間可動性検査 　腹臥位
L1 ～ L5
回旋、短てこ法
（例：L4） 　映像5.1と映像5.2

1. 患者を腹臥位にして、診察台に顔穴がある場合、頭は真っ直ぐに、ない場合は楽な方向に向ける。顔が向いている方向に他動回旋効果が強くなる点に注意する。

2. 施術者は診察台のどちら側でもよいので患者の側方に立ち、L4の横突起（腸骨稜の高さ）を母指腹で触診する（図5.3と図5.4）。

3. L4横突起の右と左を交互に押す。このとき、患者の腹側に向けてインパルスが届くようにしっかり押し、自由に左右回旋するかを評価する（図5.5と図5.6）。

4. 右横突起の前方（内側）への動きが容易で、左横突起に抵抗がある場合、その分節はより自由に左回旋する（図5.7）。

5. 左横突起の前方（内側）への動きが容易で、右横突起に抵抗がある場合、その分節はより自由に右回旋する（図5.8）。

6. この例のL4の左横突起は、左回旋障害の静的（層ごとの）触診により、隆起（後方偏位）していた可能性がある。

7. ここまでのステップを腰椎の各分節に対して行い、回旋動作の可動性について記録する。

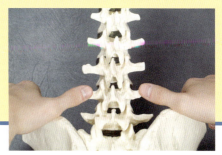

図5.3　ステップ2　骨格標本を使った指の位置

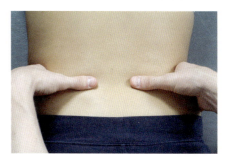

図5.4　ステップ2　患者を使った指の位置

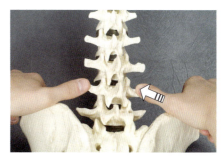

図5.5　ステップ3　骨格標本の左回旋

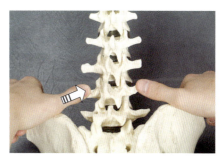

図5.6　ステップ3　骨格標本の右回旋

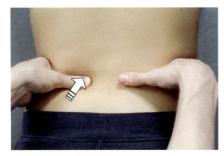

図5.8　ステップ5　右回旋

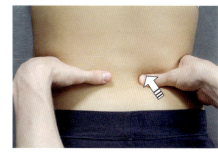

図5.7　ステップ4　左回旋

腰部分節間可動性検査 腹臥位
L1 ～ L5
側屈、短てこ法、並進法
（例：L4） 映像5.3と映像5.4

1. 患者を腹臥位にし、診察台に顔穴がある場合、頸は真っ直ぐに、ない場合は楽な方向に向ける。
2. 施術者は両母指を横突起の後外側面に置く（図5.9と図5.10）。
3. 交互に並進的に指をずらして左右に自由に側屈するかを評価する。
4. 左から右へより自由に動く場合、**左側屈**と呼ばれる（図5.11と図5.12）。
5. 右から左へより自由に動く場合、**右側屈**と呼ばれる（図5.13と図5.14）。
6. ここまでのステップを腰椎の各分節に対して行い、側屈動作の可動性について記録する。

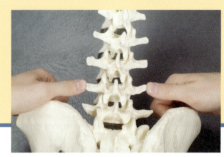

図5.9　ステップ2　骨格標本を使った手の位置

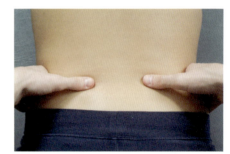

図5.10　ステップ2　患者を使った手の位置

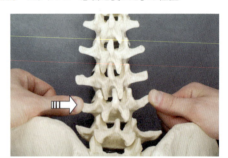

図5.11　ステップ4　骨格標本の左側屈

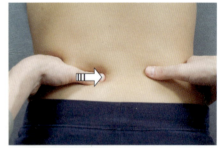

図5.12　ステップ4　患者の左側屈

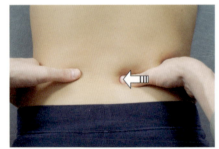

図5.14　ステップ5　患者の右側屈

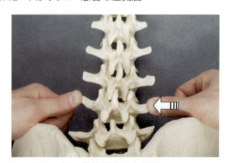

図5.13　ステップ5　骨格標本の右側屈

腰部分節間可動性検査　腹臥位
L1 〜 L5
伸展・屈曲、腹臥位スフィンクス・座位
（例：L1タイプ2［非中立機能障害］）

1. まず、回旋および屈曲要素がタイプ2（弛緩方向が同じ型）のように連動することを確認する。患者を腹臥位にして、両母指を横突起の後外側面に置く（図5.15）。

2. 肘で体を支えながら胸を診察台から起こして胸腰部を伸展させるよう患者に指示する。さらに、脊柱起立筋をリラックスさせるために、頭部の力を抜いて両手で支えてもらう。（図5.16）。

3. その状態で回旋および屈曲要素を検査する。静止のときと動いているときの要素の非対称性が増していれば、屈曲あるいは中立の機能障害である（図5.17）。もっと積極的な検査を行う場合は、患者に座位の姿勢を取ってもらい、後ろに向かって伸展してもらう（天井のほうを見上げるような体勢）と、同じように機能障害の要素を再評価することができる。

4. 診察台の上に座らせて、施術者は患者の後ろに立つか座る。施術者は、機能障害の分節の横突起の上に両母指か両示指を置く。ゆっくりと体を丸めるように指示を出し、機能障害の改善、もしくは悪化を確認する。対称性が増している場合は屈曲機能障害で、非対称性が増している場合は伸展機能障害である（図5.18）。患者の膝と胸部を近づけさせた姿勢で屈曲を強めて、障害のある回旋と屈曲要素を再検査する方法もあるが、多くの患者にとって困難なものと思われる。

5. タイプ2のカップリングパターンが見られる場合のみ、これらいずれかの方法を行う。患者にとって無理のない方法を選ぶ。

6. 可動性検査の結果をカルテに記録する。

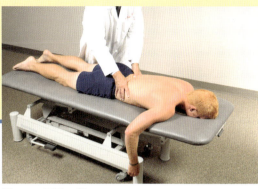
図5.15　ステップ1

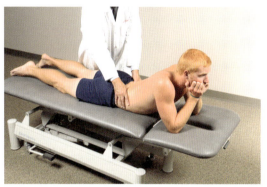
図5.16　ステップ2　腰部スフィンクスのポーズ

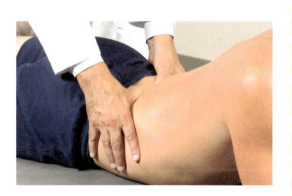
図5.17　ステップ3　伸展

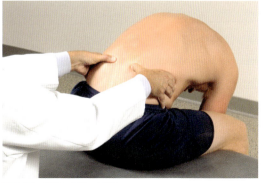
図5.18　ステップ4　屈曲

腰部分節間可動性検査 側臥位
L1～L5
屈曲・伸展、長てこ法
（例：L5） 映像5.5

1. 患者を側臥位（横臥位）にする。
2. 施術者は診察台の側面で患者の正面に立つ。
3. 頭側の手指腹でL5とS1の棘突起（図5.19）あるいはL5とS1の棘突起間（図5.20）を触診する。
4. 尾側の手で患者の足を屈曲させ保持し、大腿部を患者の脛骨粗面に密着させ安定したバランスを保つ（図5.21）。

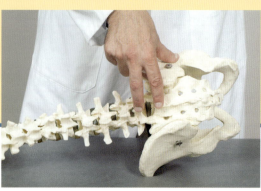

図5.19　ステップ3　棘突起の触診

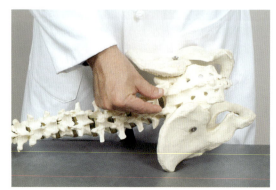

図5.20　ステップ3　L5/S1棘突起間の触診

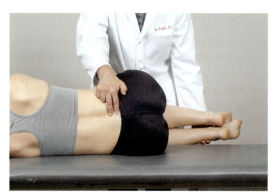

図5.21　ステップ4

第 5 章 | 分節間可動性検査

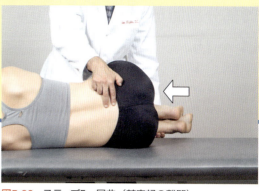

図5.22　ステップ5　屈曲（棘突起の離開）

5. 尾側の手と太ももでゆっくりと患者の腰を屈曲、伸展させる。そのとき、頭側の手で棘突起の動きを触診してS1に対してL5がどのくらい自由に屈曲・伸展するかを常時判断する（図5.22と図5.23）。

6. 下位に対する上位分節の屈曲と伸展の可動性を評価する。S1に対してL5が均等に（対称的に）屈曲、伸展すればL5は中立といえる。2つの分節の動きに非対称性が見られる場合は、上位分節の動きに自由な方向に機能障害があると定義する（例：L5の屈曲がより大きい場合、L5は**屈曲機能障害**であり、伸展がより自由な場合、L5は**伸展機能障害**である）。

7. ここまでのステップを腰椎の各分節に対して行う。

8. 可動性検査の結果をカルテに記録する。

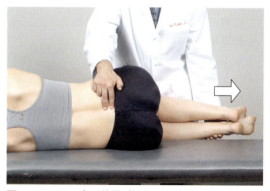

図5.23　ステップ5　伸展（棘突起の接近）

腰部分節間可動性検査 側臥位
L1～L5
側屈、長てこ法
（例：L5） 映像5.6

1. 患者の腰をおよそ90度に曲げて、足の先をやさしく診察台の上から下ろす（図5.24）。

2. L5がS1に対して中立な位置となるまで、ゆっくり患者の腰を屈曲、伸展させる。

3. 頭側の手指腹でL5の左右横突起あるいは横突起間を触診する（図5.25）。

4. 尾側の手でゆっくり患者の足と足関節を持ち上げる。そのとき、持ち上げている足側の横突起間の近づき方を頭側の手で触診する。あるいは、診察台に対して下側の横突起の間隔がどのくらい広がるかを触診する（図5.26）。

5. 患者の足と足関節を下ろす。そのとき、頭側の手で下側の横突起の診察台への近づき方を触診する。あるいは、上側の横突起の間隔がどのくらい広がるかを触診する（図5.27）。

6. 上位分節（L5）の左屈と右屈の可動性を検査する。この検査では動かしている足と足関節側に側屈が起きる。

7. ここまでのステップを腰椎の各分節に対して行う。

8. 可動性検査の結果をカルテに記録する。

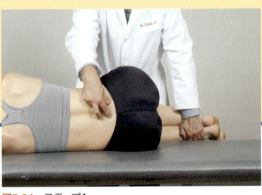

図5.24　ステップ1

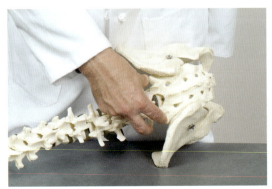

図5.25　ステップ3　L5横突起の触診

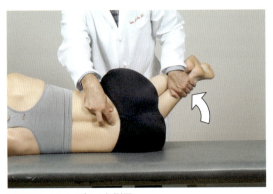

図5.26　ステップ4　右側屈

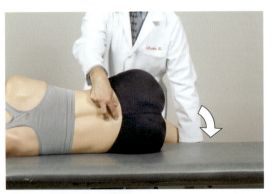

図5.27　ステップ5　左側屈

腰部分節間可動性検査 腹臥位
L1 〜 L5
屈曲・伸展、スプリング法
（例：L4［胸椎でも施術可］）

1. まず、回旋および屈曲要素がタイプ2（弛緩方向が同じ型）であることを確認する。患者を腹臥位にして、施術者は片方の手の母指と示指を傍脊椎と椎骨部棘突起の間に置く（上と下の分節）。あるいは、両母指を椎骨部棘突起の間に置く（上と下の分節）（図5.28Aと図5.28B）。

2. 腹部（診察台に向かって）に向かって、素早くバネのようなインパルスを与える（図5.29）。この動きは、仙骨の機能障害が前後のどちらにあるのかを検査する腰仙部のスプリング検査の手技と似ている。

3. 施術している部分の抵抗が増し、分節が簡単に伸展しなければ、タイプ2に連動する機能障害の要素は屈曲である。

4. 施術している部分の抵抗が少ないか、抵抗が見られずに、分節が簡単に伸展しなければ、タイプ2に連動する機能障害の要素は伸展である。

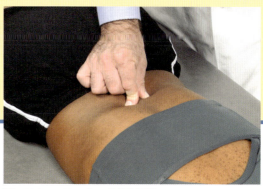

図5.28A　ステップ1　母指と示指

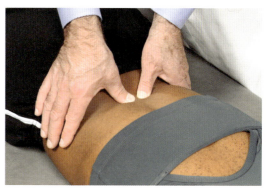

図5.28B　ステップ1　両母指

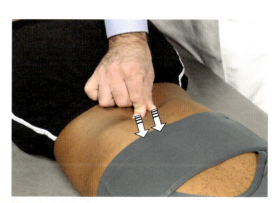

図5.29　ステップ2

胸部分節間可動性検査 座位
T1〜T4
屈曲・伸展、側屈・回旋、長てこ法 映像5.7

1. 患者を座位にして、施術者は患者の後方に立つ。

2. 施術者は片手で患者の頭を押さえ、もう一方の手の示指と中指でT1とT2の棘突起を触診する。

3. 上位分節が検査方向へ自由に動く範囲を観察しながら、患者の頭をゆっくりと前後に動かす（図5.30と図5.31）。

4. 患者の頭を押さえながらT1とT2の左横突起を触診する。患者の頭を左肩の方へ傾けながら、左T2横突起に近づく左T1横突起の可動性を評価する。左側屈を評価し（図5.32）、右側屈も同様に行う（図5.33）。

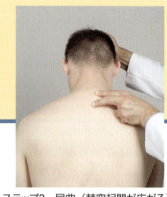

図5.30　ステップ3　屈曲（棘突起間が広がる）

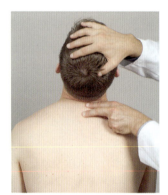

図5.31　ステップ3　伸展（棘突起間が狭まる）

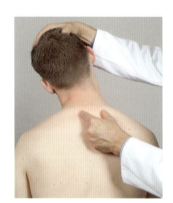

図5.32　ステップ4　左側屈

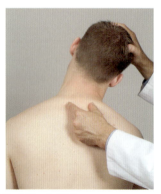

図5.33　ステップ4　右側屈

5. 左横突起に注意しながら、患者の頭をゆっくりと左に回旋させる。横突起が同じ方向へ同時に後方移動するのを触診し、左回旋を評価する（図5.34）。右側も同様に行う（図5.35）。

6. ここまでのステップをT2とT3、T3とT4、そしてT4とT5についても行う。

7. 可動性検査の結果をカルテに記録する。

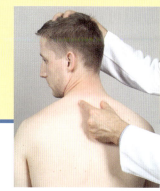

図5.34　ステップ5　左回旋

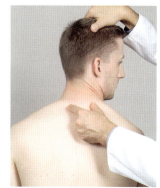

図5.35　ステップ5　右回旋

第 1 部 | 診断におけるオステオパシーの原理

胸部分節間可動性検査 側臥位
T1 ～ T4
側屈、長てこ法
（例：T2） 映像5.8

1. 患者は背中が診察台の端となるように側臥位になる。

2. 施術者は診察台の側面で患者の正面に座る。

3. 尾側の手指腹を障害のある横突起、あるいは横突起間の上に置く。そのとき、頭側の手を患者の頭の下に入れ、患者の頭を注意しながら診察台から持ち上げる（図5.36）。

4. 患者の頭をやさしく持ち上げながら、障害のある分節の横突起あるいは横突起間を触診する。側屈は頭を動かす方向に起きる。すなわち上側の横突起間が接近し、対側（診察台側）の横突起の間隔が広がることを意味する（図5.37）。

5. 患者の頭をやさしく診察台の上に下ろす（図5.38）。そのとき、下側（診察台側）の横突起間の近づき方、および対側の分節間の広がり具合を調べる。**胸椎の側屈は頭が動いているのと同じ方向に起きることを忘れないこと。**

6. T1からT4まで同じ検査を行い、側屈の可動性を調べる。カルテに所見を記録する。

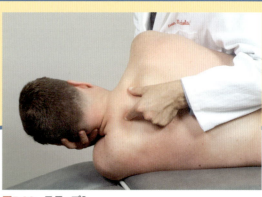
図5.36　ステップ3

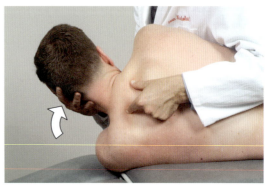
図5.37　ステップ4　右側屈

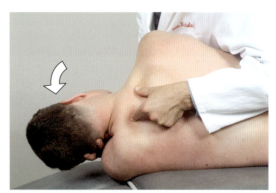
図5.38　ステップ5　左側屈

第 5 章 | 分節間可動性検査

胸部分節間可動性検査 座位
T1～T12
屈曲・伸展、短てこ法、並進法
（例：T6） ▶ 映像5.9

1. 患者を座位にして、施術者は患者の斜め後ろに立つ。

2. 施術者は片手の母指と示指をT6とT7の棘突起間に置いて触診する。あるいは示指と中指でT6とT7の棘突起を1つずつ触診する（図5.39）。

3. 患者に体の前で両腕をV字に組ませる。施術者は左手をT6とT7の間に置いたまま、右腕を患者の組んだ肘の下に当てる（図5.40）。

4. 患者に前腕の上に額を乗せて完全に力を抜いて前傾させる。左手でT7に対するT6の屈曲を触診する（棘突起間の広がり）。患者は完全に力を抜いてリラックスしていなければならない（図5.41）。

5. 背中側の手で患者の棘突起あるいは棘突起間を前方に向けてやさしく押すか指を滑らせる。その際、もう一方の腕で患者の肘を少し押し上げてT7に対するT6の接近具合を評価する。これで棘突起間の近づき方がわかる（図5.42）。患者は完全に力を抜いてリラックスしていなければならない。過伸展を起こさないよう注意する。

6. ステップ4と5を胸椎の各分節間で行う。

7. 可動性検査の結果をカルテに記録する。

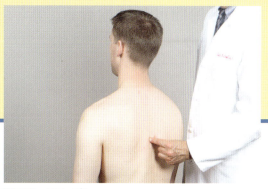

図5.39　ステップ2

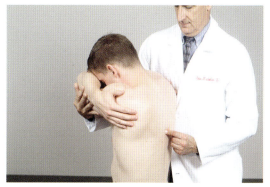

図5.40　ステップ3

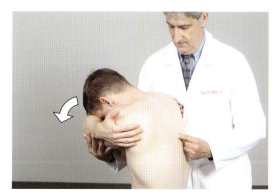

図5.41　ステップ4　屈曲（棘突起間が広がる）

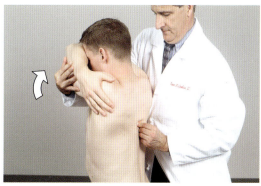

図5.42　ステップ5　伸展（棘突起間が狭まる）

55

胸部分節間可動性検査 座位
T1～T12
側屈、短てこ法、並進法
（例：T6） 映像5.10

1. 患者を座位にして、施術者は患者の斜め後ろに立つ。

2. 施術者は左母指と示指をT6とT7の棘突起間に置く（図5.43）。あるいは左母指と示指でT6の棘突起を触診する。

3. 右腕を患者の胸の前に回して手を左肩の上に置き、右腋窩を患者の右肩の上に当てる（図5.44）。

4. 右腋窩で患者の右肩を下に押す。同時に左手でT6とT7の棘突起間を左へ滑らせるかあるいは押して左へ並進運動を起こし、T6のT7への右側屈を生じさせる（図5.45）。

5. 右手で患者の左肩を下に押す。同時に左手でT6とT7の棘突起間を右へ滑らせる。これはT6のT7への左側屈を生じさせる（図5.46）。

6. ここまでのステップを胸椎の各分節に対して行う。

7. 可動性検査の結果をカルテに記録する。

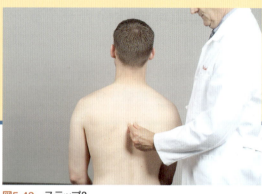

図5.43　ステップ2

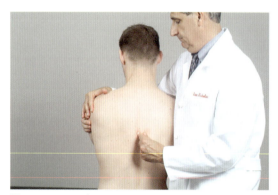

図5.44　ステップ3

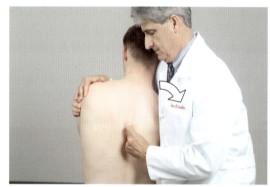

図5.45　ステップ4　右並進側屈

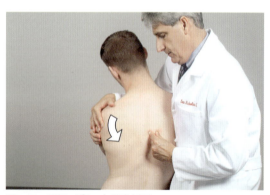

図5.46　ステップ5　左並進側屈

胸部分節間可動性検査 腹臥位
T1〜T12
回旋・側屈、短てこ法
（例：T7）

1. 患者の頸を真っ直ぐにして腹臥位にさせる。もしそれが不可能であれば、患者は楽な方向に頸を向けてもよい。

2. 施術者は患者の側方に立ち、両母指または示指の指腹でT7横突起を触診する。

3. 交互にT7左右横突起を押して可動性を評価する。

4. 右横突起が前方（内側）へより自由に動くようであれば、その分節はより自由に左回旋する。逆方向も同様である（図5.47と図5.48）。

5. ステップ4の症状がある患者に層ごとの触診を行えば、左横突起の方が隆起（後方へ）していることがわかるだろう。

6. 続いて、両母指で横突起の最も外側を触診する。左右交互に並進して滑らせ側屈検査を行う。

7. 分節が左から右へより自由に動くことを母指で感じたら、左側屈機能障害が起きている。その逆方向も同様である（図5.49と図5.50）。

8. ここまでのステップを胸椎の各分節に対して行い、左右の回旋および側屈を評価する（T1/T2、T2/T3、T3/T4以下、T11/T12まで同様）。

9. 可動性検査の結果をカルテに記録する。

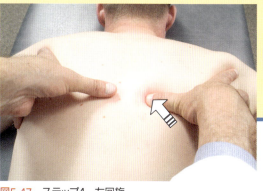

図5.47　ステップ4　左回旋

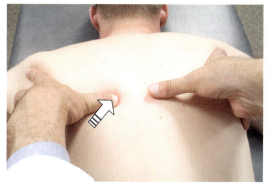

図5.48　ステップ4　右回旋

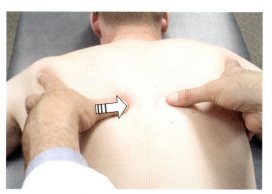

図5.49　ステップ7　左側屈

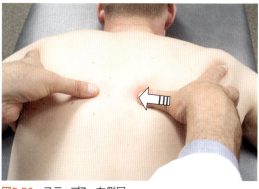

図5.50　ステップ7　右側屈

胸部分節間可動性検査 　側臥位
T1～T12
屈曲・伸展、長てこ法
（例：T12）　映像5.11

1. 患者の腰と膝を曲げた状態で側臥位にする。
2. 施術者は診察台の側面で患者の正面に立つ。尾側の手で患者の膝の脛骨粗面を保持する。
3. 頭側の示指および中指でT12とL1の棘突起あるいは棘突起間を触診する（図5.51）。
4. ゆっくり患者の膝を胸に近づけて腰を曲げさせる。このとき、頭側の手で棘突起の間隔が広がるのを触診する（図5.52）。
5. 患者の膝を胸から離して腰を伸展させる。このとき、頭側の手で棘突起の間隔が狭まるのを触診する（図5.53）。
6. ここまでのステップを胸椎の各分節に対して行い、屈曲および伸展を評価する。
7. 可動性検査の結果をカルテに記録する。

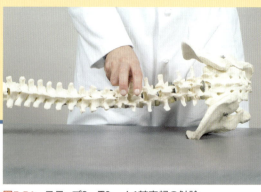

図5.51　ステップ3　T2～L1棘突起の触診

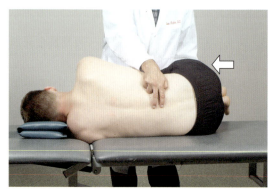

図5.52　ステップ4　屈曲

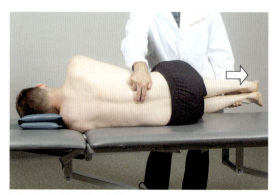

図5.53　ステップ5　伸展

胸部分節間可動性検査 　側臥位

T8 ～ T12
側屈、長てこ法
（例：T12） 映像5.12

1. 患者の腰と膝を曲げた状態で側臥位にする。

2. 施術者は診察台の側面で患者の正面に立つ。尾側の手で患者の膝の脛骨粗面を保持する〔訳者注：頭側の示指と中指でT12とL1の横突起あるいは横突起間を触診する〕。

3. 施術者は患者の足の先を診察台から出し、横突起の動きに注意しながら、ゆっくりと足を天井に向けて持ち上げてから床に向けて下ろす（図5.54）。

4. 足を動かす側に向かって横突起の間隔が狭まるのを触診して側屈を評価する（例：足を右へ動かしたときは右側屈）（図5.55と図5.56）。

5. ここまでのステップを胸椎の各分節に対して行い、左右の側屈を評価する。

6. 可動性検査の結果をカルテに記録する。

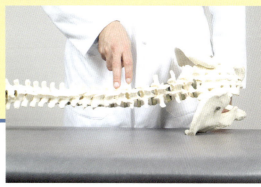

図5.54　ステップ3

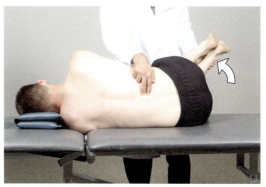

図5.55　ステップ4　右側屈

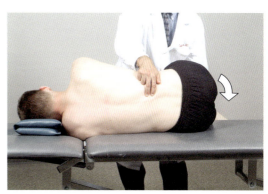

図5.56　ステップ4　左側屈

肋骨可動性検査
肋骨のメカニクス

呼吸時には、胸骨と肋骨は連動して動く。吸気で胸部の直径が前後左右に大きくなり、呼気で小さくなる。吸気で胸骨と第1〜第10肋骨が頭側へ上がり、呼気で尾側に下がる（図5.57）。

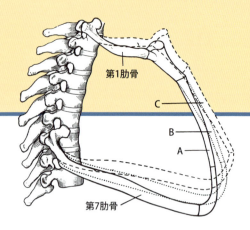

図5.57　第1〜第7肋骨の側面図。胸骨と肋骨の動きを示す。Aは通常の呼気。Bは安静吸気。Cは深吸気
(Clemente CD.『Gray's Anatomy, 30th American ed.』Baltimore: Lippincott Williams & Wilins, 1985. より許可を得て転載)

吸気に伴う肋骨の動き

正常な吸気時には、脊椎と胸骨の付着部分が連動して特定のベクトル力を強め、胸郭が拡張する。この拡張には2つの主な動きがある。それは、第1〜第6肋骨ではポンプハンドル軸を通る動きと第7〜第10肋骨で起きるとバケツハンドル軸を通る動きである（図5.58と図5.59）。

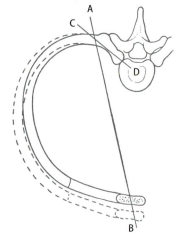

図5.58　胸椎と胸骨に付着する肋骨の運動軸（ABとCD）。破線は吸気の肋骨の位置を示す
（AACOMより許可を得て転載）

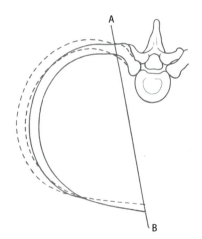

図5.59　胸椎と肋軟骨に付着する肋骨の運動軸（AB）。破線は吸気の肋骨の位置を示す
（AACOMより許可を得て転載）

第1肋骨と第6肋骨の回旋軸の傾斜角

肋横突関節と肋椎関節が付着する脊椎の位置により肋骨が動く回旋軸の角度が定まる。つまり、肋骨は特定の回旋軸により動き、その角度は肋骨の高位により変化する。角度は身体の前後面と身体の側線に関係しているため、通常の呼吸時に肋骨の動きが最も大きくなる部分は、鎖骨中線上となるか、鎖骨外側・腋窩中部による線上となるかが決まる。第1～第10肋骨の各回旋軸には、共通の可動パラメーターが存在する。しかしながら、上位肋骨の可動パターンは主に前額軸との関係が顕著で、下位肋骨は前額ではなく、矢状軸との関係が大きい。そのため、上位肋骨ではポンプハンドル運動が生じ、下位肋骨においてはバケツハンドル運動が生じる（図5.60と図5.61）。

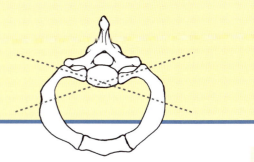

図5.60　第1肋骨：前面が最も大きいため、最も顕著なポンプハンドル運動が見られる

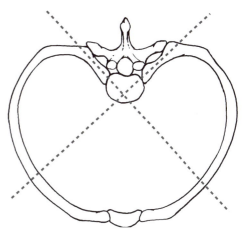

図5.61　第6肋骨：前面が少ないため第1肋骨よりもバケツハンドル運動を起こしやすい

ポンプハンドル運動

「ポンプハンドル運動」は、水くみポンプの持ち手の動きからとった言葉で肋骨の動きを表す。片側が固定され、対側の端は自由に空間を動いて軸の周りを回旋する動きである（図5.62）。

バケツハンドル運動

「バケツハンドル運動」はバケツの持ち手の動きからとった言葉で肋骨の動きを表す。すなわち、バケツの持ち手が持ち上げられ、バケツの縁から離れてまた同じ側に戻される動きである。この動きはハ

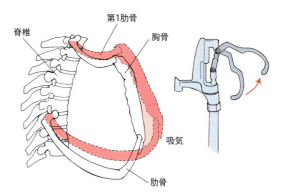

図5.62　ポンプハンドル運動
(Clay JH, Pounds DM. 『Basic Clinical Massage Therapy: Integrating Anatomy and Treatment』Baltimore:Lippincott Williams & Wilins, 2003. より許可を得て転載)

ンドルの両端が固定されているため、回旋軸が空間の2点間の領域を動くだけである（図5.63）。

「カギとなる肋骨」の機能障害

「カギとなる障害（機能障害）」という言葉の定義は、「他の副次的な機能障害を含む総合的な機能障害のパターンを維持する体性機能障害」である[2]。この原則を普及させるにあたり、「カギとなる肋骨」という言葉がマッスルエナジーテクニックのセミナーで紹介された。セミナーでは、複数の肋骨に顕著な機能障害が見られる場合、どの肋骨を最初に治療すべきなのかというテーマが取り上げられた[5]。カギとなる障害の原則は必ずしも正しいとは言い切れない。なぜなら体性機能障害は数多くの症状が重なって起こることもあるからだ。引っ張った方向と反対の動きを制限する筋膜の牽引感、関節可動域の制限に伴う運動の阻害や、組織の硬化や浮腫などが、肋骨の動きを制するバリアとなる。例えば、筋膜に関する病気の原因は、肋骨が一定の後ろ方向に引っ張られて反対方向への動きを制限していることかもしれない。あるいは、動きが制限されている方向に壁が存在しているかのように、特定の方向への動きを阻害する関節の可動制限よるものとも考えられる。

カギとなる肋骨の前提条件は、例えば直接法（例：マッスルエナジー）で治療される複数の吸入機能障害で、制限がある方向に矯正力を加えることだ。この場合は、呼気の方向に矯正力を加える。そのため、呼気の方向に向かって可動を改善している場合、一番下の肋骨を最初に治療すると、それ以外の上にある肋骨を連続して簡単に動かせるようになる。一方で、呼気の機能障害の場合は、吸入の方向に向かって可動を改善するので、一番上の肋骨を先に治療すると、それ以外の下にある肋骨を連続して動かせる

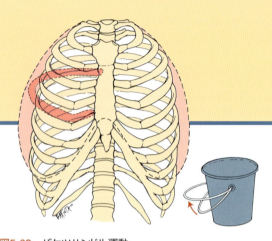

図5.63　バケツハンドル運動
（Clay JH, Pounds DM.『Basic Clinical Massage Therapy: Integrating Anatomy and Treatment』Baltimore:Lippincott Williams & Wilins, 2003. より許可を得て転載）

ようになる。それゆえ、吸入と呼気の肋骨機能障害でカギとなる肋骨は、吸入の機能障害の場合は一番下の肋骨で、呼気の機能障害の場合は一番上の肋骨となる[5]。別の表現で言えば、直線上を行進する行列をイメージして、行列の先頭にいるリーダーがカギとなる肋骨に匹敵する。リーダー（カギとなる肋骨）が行進で定められた方向に向かって最初に移動すると、その他の人々が後に続く。正しくない例としては、並べられた複数のドミノが次々と倒れていくようなものだろう。

肋骨可動性検査　背臥位
第1・第2肋骨

1. 患者を背臥位にして、施術者は診察台の頭側に立つ、あるいは座る（患者を座位にしてもよい）。

2. 鎖骨下の第1肋骨両側の胸鎖関節を触診する（鎖骨上でもよい）（図5.64）。

3. 左右両側の上部（頭側）と下部（尾側）を観察し、障害を起こしている肋骨が隆起していないか、あるいは上下に偏位していないかを確認する。

4. 患者に口で深呼吸をさせ、左右の第1肋骨が上下に動くかを観察する。

5. 障害を起こしている肋骨が静止した状態で頭側に上がっており、吸気で頭側により大きく動く（呼気で尾側に大きく動かない）場合は肋骨の吸気障害（肋骨吸気機能障害）と診断される（図5.65）。

6. 患部側の肋骨が静止した状態で尾側に下がっており、吸気で頭側への動きが少ない（呼気で尾側に大きく動く）場合は肋骨の呼気障害（肋骨呼気機能障害）と診断される（図5.66）。

7. 次に第1肋骨から指一本下外側にある第2肋骨を触診し、ステップ3から6を繰り返す（図5.67）。

8. 障害のある側で最も自由に動いた肋骨の動きをカルテに記録する。

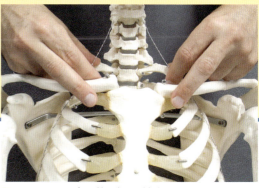

図5.64　ステップ2　第1肋骨の触診

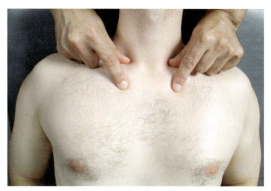

図5.65　ステップ5　吸気時の肋骨機能障害

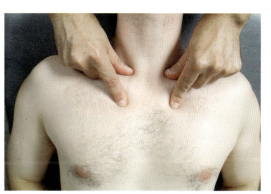

図5.66　ステップ6　呼気時の肋骨機能障害

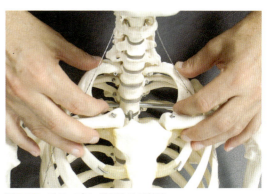

図5.67　ステップ7　第2肋骨の触診

肋骨可動性検査 座位
第1肋骨
挙上　映像5.13

1. 患者を座位にして、施術者は患者の後方に立つ。

2. 肋横突関節のすぐ外側にある第1肋骨両側の骨幹後側部を触診する（図5.68と図5.69）。注意：触診のために僧帽筋縁を後方に引っ張らなければならない場合がある。

3. 両母指でしっかり押圧しながら、第1肋骨に対して下方（尾側）に左右交互に力を加える（図5.70と図5.71）。

4. 左右肋骨の頭側と尾側の関係を観察し、障害がある側の肋骨がもう一方と比べて上方に隆起していないかを確認する。

5. 片方の肋骨がもう一方と比べて下方に向けて押したときに、隆起していて痛みがあり、スプリング（運動）が少ない場合は挙上した肋骨機能障害と診断される。

6. 第1肋骨隆起障害とカルテに記録する。これは呼吸には関与しない機能障害である。

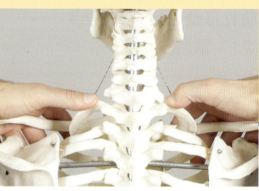

図5.68　ステップ2　第1肋骨の触診

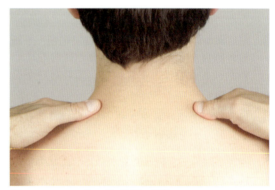

図5.69　ステップ2　第1肋骨の触診

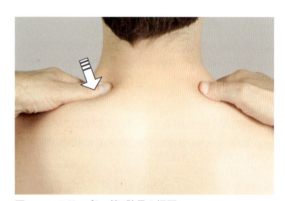

図5.70　ステップ3　第1肋骨の押圧

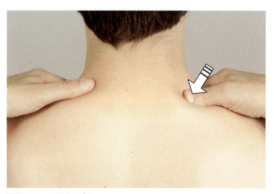

図5.71　ステップ3

第 5 章 | 分節間可動性検査

肋骨可動性検査 背臥位
上位第3～第6肋骨
▶ 映像5.14

1. 患者を背臥位にして、施術者は側方に立つ。

2. 両母指を用いて第3肋骨肋軟骨関節におけるポンプハンドル運動、中腋窩線の位置で、両示指か中指を用いてバケツハンドル運動をそれぞれ触診する（図5.72）。

3. 左右肋骨の頭側と尾側の関係を観察し、障害がある側の肋骨が隆起していたり、上下に偏位していないかを確認する。

4. 患者に口で深呼吸をさせ、左右の肋骨の動きを両母指と指先で触診する（図5.73）。

5. 障害がある側の肋骨が静止した状態で頭側に上がっており、吸気で頭側により大きく動く（呼気で尾側に大きく動かない）場合は、**肋骨吸気機能障害**と診断される（図5.74）。

6. 患部側の肋骨が静止した状態で尾側に下がっており、吸気で頭側に大きく動かない（呼気で尾側により大きく動く）場合は、**肋骨呼気機能障害**と診断される（図5.75）。

7. 次に第4から第6肋骨肋軟骨末端を上から順番に両母指で、中腋窩線の位置では示指か中指の両指腹を使って触診する。ステップ3からステップ6を繰り返す。

8. 障害がある側で最も自由に動く肋骨の動きをカルテに記録する。

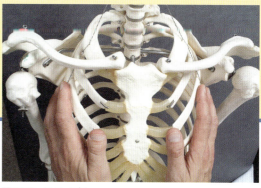
図5.72　ステップ2

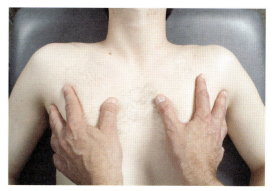
図5.73　ステップ4

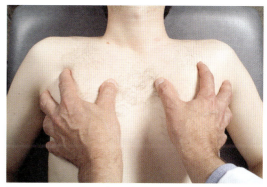
図5.74　ステップ5　肋骨吸気機能障害

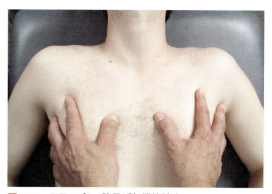
図5.75　ステップ6　肋骨呼気機能障害

65

肋骨可動性検査 背臥位
下位第7～第10肋骨
▶ 映像5.15

1. 患者を背臥位にして、施術者は側方に立つ。

2. 両母指を用いて第7肋骨肋軟骨関節を左右にポンプハンドル運動、中腋窩線の位置では両示指か中指を用いてバケツハンドル運動を触診する（図5.76と図5.77）。

3. 左右肋骨の頭側と尾側の関係を観察し、患部側の肋骨が隆起していたり、上下に偏位していないかを確認する。

4. 患者に口で深呼吸をさせ、両側肋骨の上下の動きを母指と指先で触診する。

5. 障害がある側の肋骨が静止した状態で頭側に上がっており、吸気で頭側により大きく動く（呼気で尾側に大きく動かない）場合は、**肋骨吸気機能障害**と診断される（図5.78）。

6. 障害がある側の肋骨が静止した状態で尾側に下がっており、吸気で頭側に大きく動かない（呼気で尾側により大きく動く）場合は、**肋骨呼気機能障害**と診断される（図5.79）。

7. 次に第8から第10肋骨肋軟骨末端を上から順番に両母指で、中腋窩線の位置では指腹を使って触診する。ステップ3～6を繰り返す。

8. 障害がある側で最も自由に動く肋骨の動きをカルテに記録する。

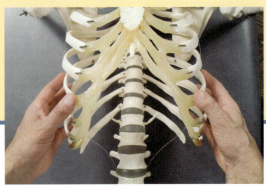

図5.76　ステップ2

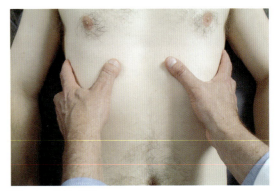

図5.77　ステップ2

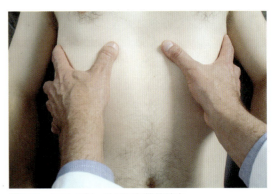

図5.78　ステップ5　肋骨吸気機能障害

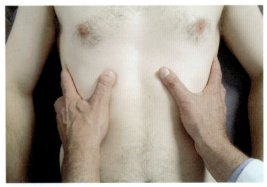

図5.79　ステップ6　肋骨呼気機能障害

肋骨可動性検査 腹臥位
浮遊第11・第12肋骨
▶ 映像5.16

1. 患者を腹臥位にして、施術者は側方に立つ。
2. 母指と母指球で左右第11肋骨の骨幹を触診する（図5.80と図5.81）。
3. 患者に口で深呼吸をさせる。
4. 各肋骨が非対称な動きをしていないか観察する。

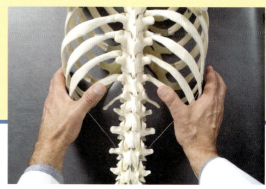

図5.80　ステップ2

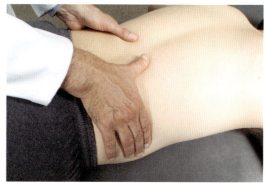

図5.81　ステップ2

5. 患部側の肋骨がもう一方の肋骨よりも、吸気で後下方への動きが大きく、呼気で前上方への動きが小さい場合は、**肋骨吸気機能障害**と診断される（図5.82）。

6. 患部側の肋骨がもう一方の肋骨よりも、呼気で前上方への動きが大きく、吸気で後下方への動きが小さい場合は**肋骨呼気機能障害**と診断される（図5.83）。

7. 診断の結果をカルテに記録する。

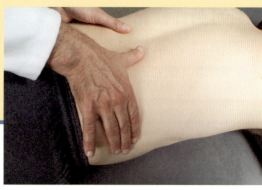

図5.82 ステップ5　肋骨吸気機能障害

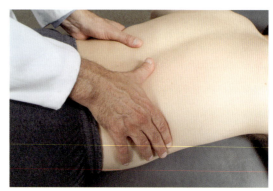

図5.83 ステップ6　肋骨呼気機能障害

肋骨可動検査 背臥位
第3～第6肋骨
前方・後方・外側の並進法
短てこ法

1. 患者は診察台の上に背臥位になる。
2. 両手の母指と示指を使って左右両方の肋骨の輪郭に触れ、評価できる状態にする。
3. 接点は、鎖骨中央線と腋窩中線の間になる（図5.84）。
4. ゆっくりとしたインパルスを前方から後方にかけて加え、肋骨の前方移動を評価する。インパルスへの抵抗があれば、前方移動となる（図5.85）。

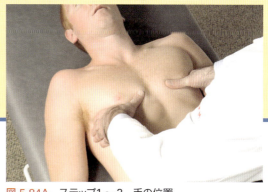

図 5.84A　ステップ1～3　手の位置

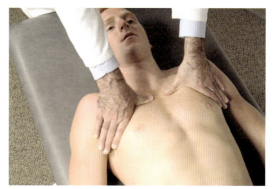

図 5.84B　ステップ1～3　手の位置のバリエーション

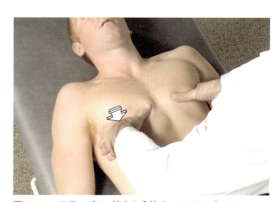

図 5.85　ステップ4　前方から後方へのインパルス

5. 次に、施術者は外側から正中の方向に向かって静かなインパルスを加え、肋骨の外側移動を評価する。インパルスへの抵抗があれば、外側移動となる（図 5.86）。

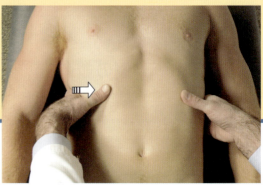

図5.86　ステップ5　外側から内側へのインパルス

6. 患者を腹臥位にする。

7. 両手の母指と示指を使って左右両方の肋骨の輪郭に触れ、評価できる状態にする。

8. 接点は、肋骨角と腋窩中線の間になる。

9. ゆっくりとしたインパルスを後方から前方にかけて加え、肋骨の後方移動を評価する。インパルスへの抵抗があれば、後方移動がある（図 5.87）。

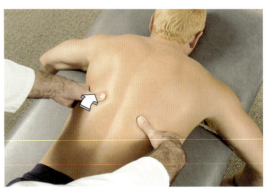

図5.87　ステップ9　後方から前方へのインパルス

10. これらのステップでは、可動の自由度や弛緩が機能障害のタイプを決定づけるが、インパルスを加えたときの抵抗が一般的に最も触診しやすい。それゆえ、肋骨の機能障害のカテゴリーは、可動制限の方向とは逆に名付けられる。

頸部分節間可動性検査 背臥位
後頭環椎関節（C0/C1）
タイプ1、カップリングモーション
▶ 映像5.17と映像5.18

1. 患者を背臥位にする。
2. 施術者は診察台の頭側に座る。
3. 示指と中指の指腹でC1の横突起を触診する（図5.88）。
4. ロッキングチェアのような動きで、ゆっくりと患者の頭を前後に動かす。後頭部よりも下の分節まで動かさないように注意する（図5.89）。

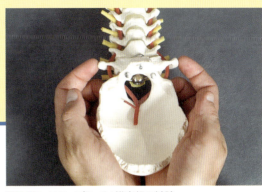

図5.88　ステップ3　C1横突起の触診

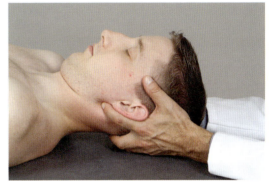

図5.89A　ステップ4　屈曲

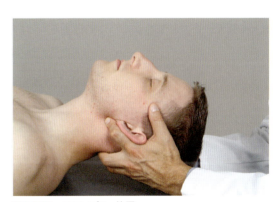

図5.89B　ステップ4　伸展

第 1 部 ｜ 診断におけるオステオパシーの原理

5. 患者の頭をゆっくりと診察台から上げ下げして前後に並進運動を行う。この際も後頭部よりも下の分節を動かさないように注意する（図5.90）。

6. C1 ～ C7を動かさずに、C1より上の後頭部を左右に交互に小さく平行に動かし、側屈と回旋を評価する（図5.91と図5.92）。

7. 一方向へより大きく側屈したり、反対方向へより大きく回旋したり、一方へより自由に屈曲および伸展するといった非対称性な動きのパターンがないか評価すること。屈曲、中立、伸展のポジションで繰り返し行う。この運動を行うのは、どの要素が機能障害の複合運動と関係しているのかを検査するためである（動きの非対称性が一番小さいポジションが、機能障害の要素となる）。

8. 可動性検査の結果をカルテに記録する。

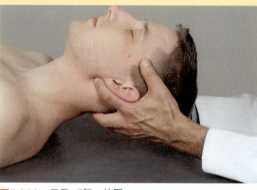

図5.90A　ステップ5　伸展

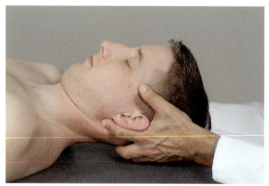

図5.90B　ステップ5　屈曲

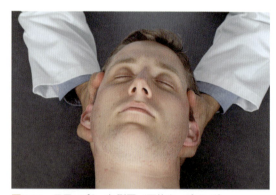

図5.91　ステップ6　左側屈／回旋カップリング

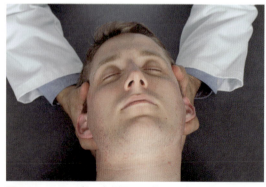

図5.92　ステップ6　右側屈／回旋カップリング

第 5 章 ｜ 分節間可動性検査

頸部分節間可動性検査 背臥位
環軸関節（C1/C2）
回旋

 映像5.19

1. 患者を背臥位にして、施術者は診察台の頭側に座る。

2. 示指の指腹で環椎（C1）の横突起を触診し、中指と薬指の指腹で軸椎（C2）の関節突起を触診する（図5.93）。

3. ゆっくりと一方向へ患者の頭を回旋させる。その際、側屈や伸展が加わらないよう注意する（図5.94）。これは、下位の脊椎を動かさずに動きをこの高さに保つために重要である。

4. 頭を回旋させながら、軸椎に動きがないか観察する。もし動きがあったらそこで止める。そこが環軸関節の最終可動域である（図5.95）。

5. ステップ4を反対の方向にも繰り返す（図5.96）。

6. 可動性検査の結果をカルテに記録する。

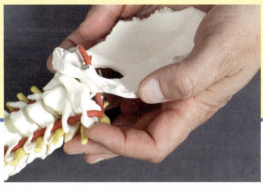

図5.93　ステップ2　C1横突起とC2関節突起の触診

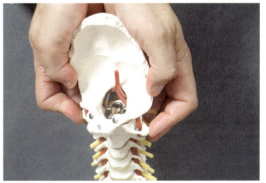

図5.94　ステップ3　右回旋

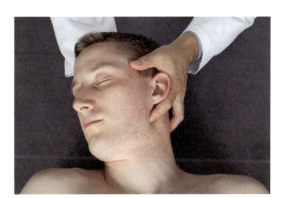

図5.95　ステップ4　C2の動きを感じたら止める

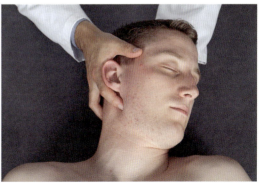

図5.96　ステップ5　対側への回旋

頸部分節間可動性検査 背臥位
環軸関節（C1/C2）
屈曲代替法
 映像5.20

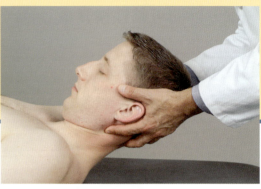

図5.97　ステップ3　頭部の屈曲

1. 患者を背臥位にする。
2. 施術者は診察台の頭側に座る。
3. 患者の頭と頸を無理のない程度に最終可動域までゆっくりと屈曲させ、後頭環椎とC2からC7の各分節が自由にカップリングモーションを行わないように運動させる（図5.97）。
4. 患者の頭を無理のない程度にゆっくり左右交互に最終可動域まで回旋させる（図5.98と図5.99）。
5. 制限および非対称性な回転動作がないか注意する。
6. もし非対称性な動きがあれば記録する（例：C1－RRまたはC1－RL）。
7. 注意：決して頭や頸を伸展させてこのタイプの検査を行ってはならない。この検査は精度が高くないため推奨されていない。頭を中立にして行う前述のC1回旋検査の方がより正確で患者にとっても安全である。

〔訳者注：C1/C2の屈曲・伸展を特に頭部の屈曲・伸展という〕

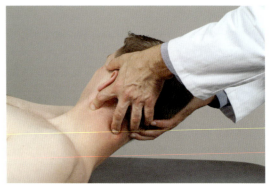

図5.98　ステップ4　頭部を屈曲させ、C1の右回旋

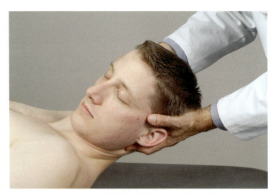

図5.99　ステップ4　頭部を屈曲させ、C1の左回旋

頸部分節間可動性検査 背臥位
第1〜第7頸椎椎間関節
短てこ法、並進運動
タイプ2モーション 映像5.21

1. 患者を診察台の上に背臥位にして、施術者は診察台の頭側に座る。

2. 中指と薬指の指腹でC2〜C7の関節突起を触診する（図5.100と図5.101）。

3. 側屈の非対称性を評価するために、関節柱に対して左から右へ並進動作を行う（図5.102：左側屈）。続いて右から左へ並進運動を行う（図5.103：右側屈）。

4. 頸椎の各分節が屈曲、伸展、中立のどの位置で最も対称的になるか評価する。

5. 可動性検査の結果をカルテに記録する。

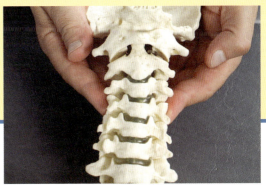

図5.100　ステップ2　骨格標本における関節突起の触診

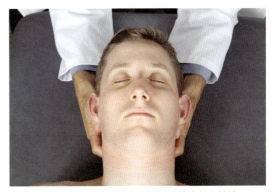

図5.101　ステップ2　患者における関節突起の触診

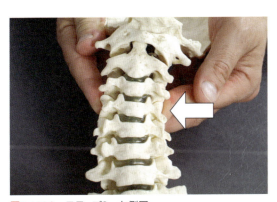

図5.102A　ステップ3　左側屈

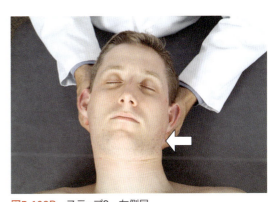

図5.102B　ステップ3　左側屈

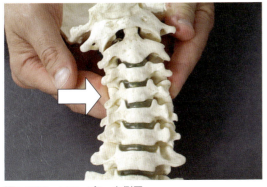

図5.103A　ステップ3　右側屈

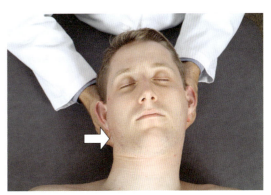

図5.103B　ステップ3　右側屈

頸部分節間可動性検査 背臥位
第2〜第7頸椎椎間関節
長てこ法、タイプ2モーション
（例：C3のSRRRまたはSLRL）

SRRR：Sidebending Right, Rotation Right

SLRL：Sidebending Left, Rotation Left

1. 頸椎分節間の可動性は長てこ法でも評価できる。弓を描くように耳を肩に近づけて障害がある分節の高さまで頭を側屈させ、その可動性を調べる（図5.104）。
2. 側屈の限界まで来たら、側屈している方向へわずかに回旋を加える（図5.105）。
3. さらに頭部をC2に対して中立にすると、下方の分節による屈曲は約5〜7度増える。関節突起は右側屈／右回旋となるまで動かし、その後は最終可動域に達するまで左に動かす（図5.106と図5.107）。
4. 矢状面にかかわらず、C2からC7は同じ方向に側屈、回旋するため、屈曲と伸展に偏位がないか、あるいは屈曲、伸展、中立の位置で各分節（C2〜C7）の対称性が改善するかについて調べる。
5. 三次元すべての平面に対する可動性検査の結果をカルテに記録する（F、EまたはN。屈曲あるいは伸展に偏位がない場合、SRRRあるいはSLRLの偏位）。

〔訳者注：屈曲で対称性が改善すればF、伸展で対称性が改善すればE、中立で対称性が改善すればNと表記する〕

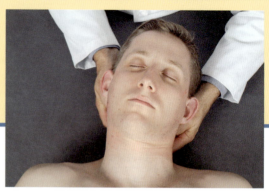

図5.104　ステップ1　左側屈

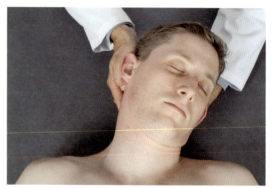

図5.105　ステップ2　左側屈にわずかに左回旋を加える

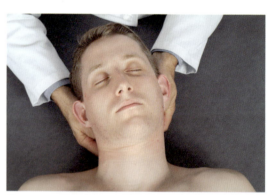

図5.106　ステップ3　頭部をC2に対して中立にする

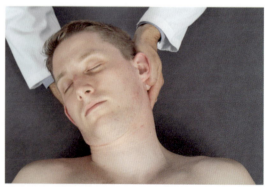

図5.107　ステップ3　右側屈／右回旋

仙腸関節可動性検査 背臥位
仙骨に対する骨盤（腸骨仙骨）前後方回旋、長てこ法（脚の長さ）

1. 患者を背臥位にする。
2. 施術者は診察台の側面で患者の腰の位置に立つ。
3. 患者の上前腸骨棘（ASIS）とその内果を触診し、左右の関係を調べる（頭側あるいは尾側への偏位、対称性あるいは非対称的なパターン）（図5.108）。
4. 患者の片側股関節と膝関節を屈曲させる。施術者は手で患者の膝と足関節を保持する（図5.109）。
5. 患者の股関節を130度まで屈曲し、外旋、伸展させる。そして中立な開始位置に戻す（図5.110）。
6. 検査側の上前腸骨棘が元の位置よりも頭側にあるかどうかを確認する。上前腸骨棘が頭側に移動していれば、後方回旋の二次的な変化であると考える。
7. 次に患者の股関節を90度まで屈曲し、内旋、伸展させる。そして中立な開始位置に戻す（図5.111）。
8. 検査側の上前腸骨棘が元の位置よりも尾側にあるかどうかを確認する。上前腸骨棘が尾側に移動していれば、前方回旋の二次的な変化であると考える。
9. 他側下肢についても同様の手順にて後方回旋と前方回旋の可動性検査を行い、可動域制限の有無を調べる。
10. 可動性検査の結果をカルテに記録する。

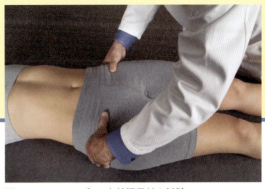

図5.108　ステップ3　上前腸骨棘の触診

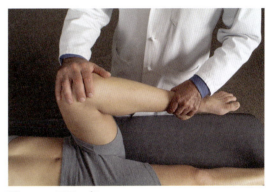

図5.109　ステップ4

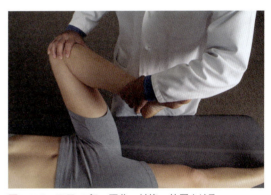

図5.110　ステップ5　屈曲、外旋、伸展させる

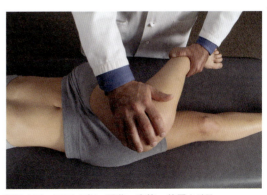

図5.111　ステップ7　屈曲、内旋、伸展させる

仙腸関節可動性検査 立位
仙腸関節・骨盤における機能障害 屈曲検査
（例：寛骨回旋、ずれ、インフレア、アウトフレア）

1. 患者は立位となり、両足を肩幅で開く。

2. 施術者は患者の後方に立つ。あるいは膝をつき、目の高さが患者の上後腸骨棘（PSIS）の位置となるようにする。

3. 両母指を上後腸骨棘の下部に当てる。上後腸骨棘をしっかり押圧しながら皮膚や筋膜を引っ張らずに骨指標の動きを触診しながら追従する（図5.112）。

4. 患者に痛みがない程度でつま先に触れるまで屈曲するように努力してもらう（図5.113）。

5. 最終可動域付近で母指（上後腸骨棘）が頭側に大きく動く側を陽性とする（図5.114）。立位屈曲検査の陽性は、左右どちら側の仙腸関節に機能障害があるかを示すものである。またこの検査の陽性は、仙腸関節機能障害の可能性を示唆する。座位屈曲検査の結果と比較することにより、仙腸関節の機能障害の疑いを検討することができる。

6. この方法では、仙腸関節機能障害に関連すると考えられる非対称性が現れる可能性があり、仮定的な要素が強い。そのため、より局所的な可動性検査を追加することで、確定的な評価を行う必要がある。

7. 可動性検査の結果をカルテに記録する。

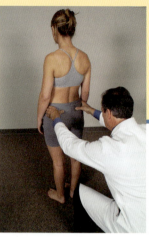

図5.112　ステップ3

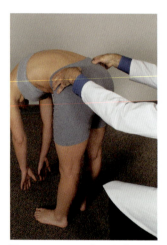

図5.113　ステップ4　屈曲

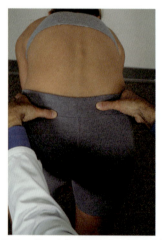

図5.114　ステップ5　立位屈曲検査（右側陽性）

仙腸関節可動性検査　座位
仙腸関節・骨盤における機能障害 屈曲検査
（例：骨盤［寛骨］あるいは仙骨）

1. 患者は椅子か診察台に座り、足を床につける。

2. 施術者は患者の後方に立つ。あるいは膝をつき、目の高さが患者の上後腸骨棘（PSIS）の位置となるようにする。

3. 両母指を上後腸骨棘の下部に当てる。上後腸骨棘をしっかり押圧しながら皮膚や筋膜を引っ張らずに動きを触診しながら追従する（図5.115）。

4. 患者に痛みがない程度に屈曲してもらう（図5.116）。

5. 最終可動域付近で母指（上後腸骨棘）が頭側に大きく動く側を陽性とする（図5.117）。座位屈曲検査の陽性は、左右どちら側の仙骨（仙腸関節あるいは骨盤に対する仙骨［仙骨腸骨］）に機能障害があるかを示すだけである。検査陰性は仙骨に対する骨盤（腸骨仙骨）の機能障害、つまり寛骨回旋の可能性があることを意味する。

6. この方法では、仙腸関節機能障害に関連すると考えられる非対称性が表れる可能性があり、仮定的な要素が強い。そのため、より局所的な可動性検査を追加することで、確定的な評価を行う必要がある。

7. 可動性検査の結果をカルテに記録する。

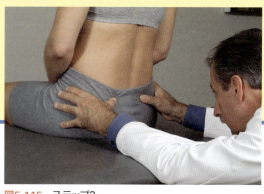

図5.115　ステップ3

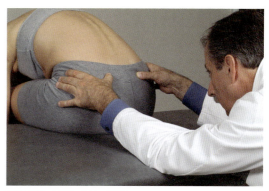

図5.116　ステップ4　屈曲

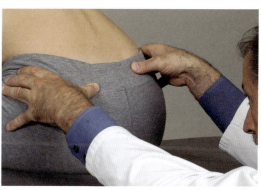

図5.117　ステップ5　座位屈曲検査

仙腸関節可動性検査 【腹臥位】
仙腸関節運動：仙骨に対する骨盤（腸骨仙骨機能障害）の前後方回旋、長てこ法

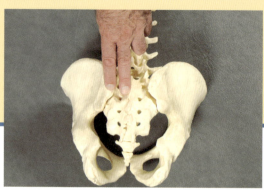

図5.118 ステップ3

1. 患者を腹臥位にする。
2. 施術者は患者の股関節の位置で側方に立つ。
3. 頭側の手を患者の仙腸関節の上に置き、示指と中指の指腹を仙骨と上後腸骨棘に当てる。あるいは、母指を仙骨の上に置いて示指を上後腸骨棘に当てる（図5.118）。対側の触診も同じ指標を用いて行う。
4. もう一方の手で完全に真っ直ぐに伸展させた下肢の脛骨粗面を保持する（図5.119）。
5. 下肢を伸展させたままやさしく持ち上げ、わずかに下ろす。その際、仙骨と連動する上後腸骨棘の動きを触診する（図5.120）。また、患者の下肢を正中まで持っていって（図5.121）外側に戻してもよい（図5.122）。動きの質と量の関係を触診により調べる。
6. 対側も同様に行う。
7. この検査で関節の動きの制限および非対称性（例：仙腸関節の可動制限、後方回旋の可動性）を確認できる可能性がある。
8. この方法は仮定的な立位・座位屈曲検査に比べて精度の高い検査である。
9. 可動性検査の結果をカルテに記録する。

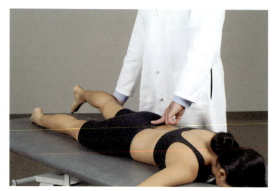

図5.119 ステップ4

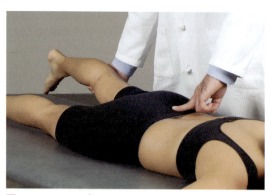

図5.120 ステップ5

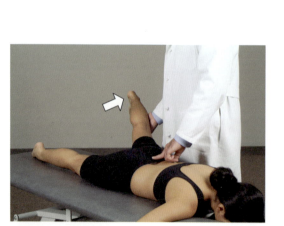

図5.122 ステップ5

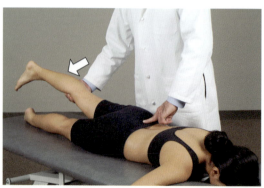

図5.121 ステップ5

仙腸関節可動性検査　腹臥位
仙腸関節運動：仙骨に対する骨盤（腸骨仙骨機能障害）
インフレア、アウトフレア、長てこ法

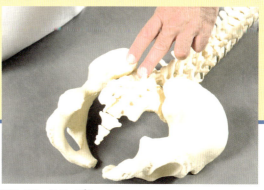

図5.123　ステップ3

1. 患者を腹臥位にする。
2. 施術者は患者の股関節の位置で側方に立つ。
3. 頭側の手を患者の仙腸関節の上に置き、示指と中指の指腹を仙骨と上後腸骨棘に当てる。あるいは、母指を仙骨の上に置いて示指を上後腸骨棘に当てる（図5.123）。対側の触診も同じ指標を用いて行う。
4. 膝関節を90度屈曲させ、足関節を保持する（図5.124）。
5. 足関節を内側、外側に動かして股関節を外旋と内旋させる（図5.125と図5.126）。そのとき仙腸関節は近づいたり（アウトフレア）、離れたり（インフレア）する。
6. 対側も同様に行う。
7. この検査で関節の動きの制限および非対称性（例：仙腸関節の可動制限、インフレアの可動性）を確認できる可能性がある。
8. 可動性検査の結果をカルテに記録する。

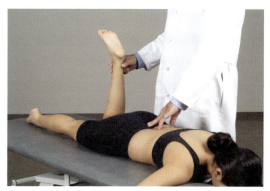

図5.124　ステップ4

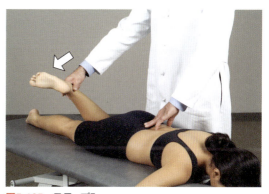

図5.125　ステップ5

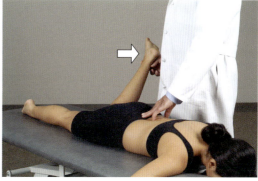

図5.126　ステップ5

腸骨仙骨（寛骨）機能障害 腹臥位
長てこ法
前方／後方 回旋強調

1. 患者を腹臥位にする。

2. 施術者は患者の股関節の位置で側方に立つ。

3. 施術者は頭側の手を患者の仙腸関節（SIJ）に置き、示指と中指の指腹で仙骨とPSISに触れるか、示指をPSISに触れさせながら母指で仙骨に触れる（図5.127）。反対の仙腸関節に触れる場合、上記で説明した部分の上を反対側の指腹で触る。

4. 施術者は患者に下腿（膝）を約90度の角度に屈曲させるよう指示を出し、足関節をつかむ（図5.128）。

5. 下腿を軽く上下にすばやく動かしながら、PSISに指が触れた状態で、仙腸関節における前方および後方の寛骨の動きの質と運動量を触診してみる（図5.129）。

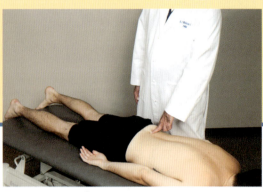

図5.127　ステップ3

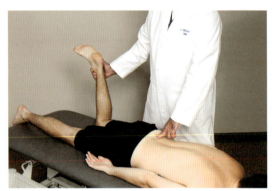

図5.128　ステップ4

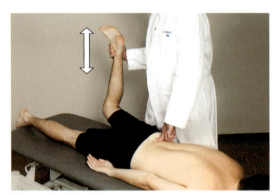

図5.129　ステップ5

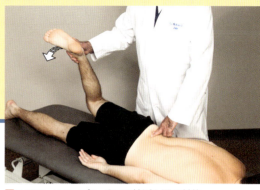

図5.130　ステップ6　SIJの接近と腰の外旋

6. この動きは、足関節を内側（股関節外旋）や外側（股関節内旋）に素早く振動させて繰り返す。仙腸関節で下肢と寛骨からムチ状の効果（図5.130と図5.131）を起こし、仙腸関節での動作の質と運動量を評価する。

7. この動きを反対側の脚で繰り返す。

8. 仙腸関節に動作の機能障害があると評価された場合、施術者は骨盤の指標を観察して見られる非対称性に基づいて、どのタイプの機能障害があるのか評価する（回旋、ずれなど）。

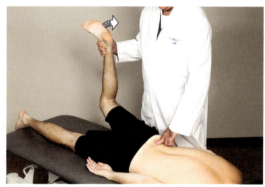

図5.131　ステップ6　SIJの分離（乖離）と腰の内旋

仙腸関節可動性検査　腹臥位
仙腸関節運動：全般的制限
短てこ法

1. 患者を腹臥位にする。
2. 施術者は患者の股関節の位置で側方に立つ。
3. 両母指球を患者の上後腸骨棘に当てる（図5.132）。
4. 左右交互に軽〜中程度の力で上後腸骨棘周辺を押す（図5.133）。
5. 両側の動きの質（終末感覚）と量を調べる。
6. これは左右どちらの仙腸関節が最も制限されているかを調べる検査であり、障害のタイプを示すものではない。
7. 可動性検査の結果をカルテに記録する。

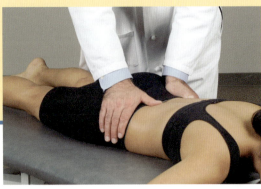

図5.132　ステップ3

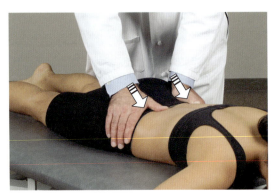

図5.133　ステップ4　母指球押圧による短てこ法

仙腸関節可動性検査 　背臥位
仙腸関節運動：全般的制限あるいは前後方回旋
短てこ法

1. 患者を背臥位にする。
2. 患者の股関節の位置で側方に立つ。
3. 両手掌あるいは母指球を患者の上前腸骨棘の下に当てる（図5.134）。
4. 左右交互に軽～中程度の力で上前腸骨棘周辺を押す（後方あるいはやや頭側に向けてもよい）（図5.135）。
5. 両側の動きの質（終末感覚）と量を調べる。
6. これは左右どちらの仙腸関節が最も制限されているかを調べる検査である（前方回旋あるいは後方回旋）。
7. 寛骨後方偏位がある場合、障害側の上前腸骨棘は頭側に大きく動く（図5.136）。
8. 寛骨前方偏位がある場合、障害側の上前腸骨棘は尾側に大きく動く（図5.137）。
9. 可動性検査の結果をカルテに記録する。

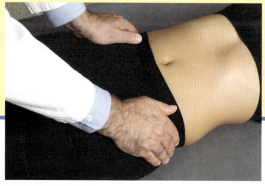
図5.134　ステップ3

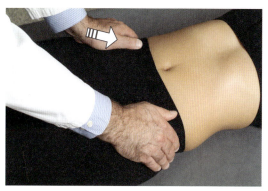
図5.135A　ステップ4　右側への母指球押圧による短てこ法

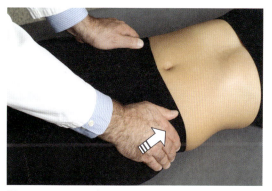
図5.135B　ステップ4　左側への母指球押圧による短てこ法

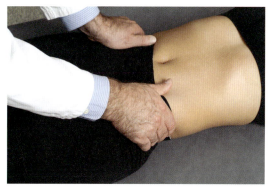
図5.137　ステップ8

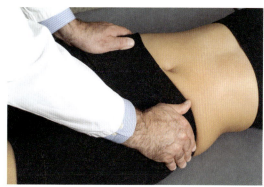
図5.136　ステップ7

参考文献

1. Chila AG, exec. ed. Foundations of Osteopathic Medicine. 3rd ed. Baltimore, MD: Lippincott Williams & Wilkins, 2011.

2. Glossary of Osteopathic Terminology, Educational Council on Osteopathic Principles of the American Association of Colleges of Osteopathic Medicine, www.aacom.org

3. Greenman P. Principles of Manual Medicine. 3rd ed. Philadelphia, PA: Lippincott Williams & Wilkins, 2003.

4. Magee DJ. Orthopedic Physical Assessment. 5th ed. St. Louis, MO: Saunders, 2008.

5. Mitchell F Jr. The Muscle Energy Manual. Vol. 2, Evaluation and Treatment of the Thoracic Spine, Lumbar Spine, & Rib Cage. East Lansing, MI: MET Press, 1998.

PART 2

オステオパシー手技

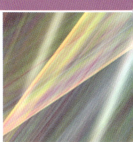

1950年代後半や1960年代半ば前には、アメリカのオステオパシーのカリキュラムに収められていた主要な手技は3〜4つ程度だった。一部のテクニック（例：間接法、長てこ関節技法）は早くから用いられていたかもしれないが、オステオパシーの原理や初期のオステオパシー医学校の練習カリキュラムを開発する上では考慮されていなかった。他のオステオパシーの施術者は他のスタイル（サザーランド、チャップマン、フーバーなど）で原理や手技を開発していたが、大半のオステオパシースクールで教えられていたフォームは、軟部組織、関節技法、HVLA、そしてリンパ管や内臓を重視した手技ばかりだった。新たな手技が普及したり、非常に多くの施術者がオステオパシー医学校の指導者となったりしたため、教授される手技の数は膨大に跳ね上がった。以前はオステオパシーの徒手療法に耐えることができなかった患者も、今では、より安全で効果的な治療を受けられるようになったりした。

オステオパシー手技の原則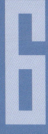

オステオパシー手技（OMT：osteopathic manipulative techniques）の数は多い。その中には、複数の名前が付いている手技や古典的手技が改良され新たな手技となったものもある。また、長年見過ごされていた手技が見直されて、新たに復活したものもある。それらの手技は、表現の上で大きな変化を遂げてきたが、オステオパシー原理教育協議会（ECOP）の設立とその用語集『Glossary of Osteopathic Terminology』の完成により、ようやく本書で述べられている体系に標準化された。

直接および間接手技

手技がどのバリアと解剖学的部位に最も影響を与えるかに従ってOMTの原則を理解するとわかりやすいだろう。1番目の原則は、制限バリアの性質と方向に関係する。この原則に照らせば、大半の手技は直接法か間接法に分けられる。つまり、最も制限のあるバリア（拘縮、緊張）に対して行う手技は直接法に、最も制限の少ないバリア（弛緩、不安定）に対して行う手技は間接法に分類される。

2番目の原則は、機能障害がどのような解剖学的部位に最も顕著に表れているか（例：筋か、それとも関節か）である。2番目の原則に従うならば、筋が第一の機能障害であることを確認するためには、高速低振幅（HVLA）手技や頭蓋骨オステオパシーなどよりも、軟部組織テクニックやマッスルエナジーテクニックを行う。

一般的に直接法は最も制限のあるバリアに行

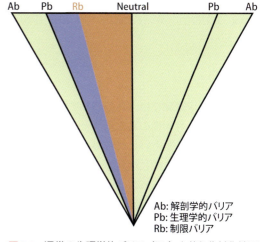

図6.1　通常の生理学的バリア（Pb）を伴う非対称性可動域で、一側には制限バリア（Rb）がある。非対称性のある動きのパターンでは、中立なポイントは最も動かしやすい範囲に向かって動いていくことに注意すること

い、間接法は最も制限の少ないバリアに対して行うが、そのバリアとは一般的に、生理学的バリアの限界点である（図6.1）。

しかしながら、間接法が適応となる機能障害は、正常な中立の両端のどちら側にも制限バリアを頻繁に生じさせる。両側にできた制限バリアは中立から見て通常、非対称性になるが、等間隔で対称性な場合もある（図6.2と図6.3）。これらの図は二次元的な表現での解説であり、施術者はこの表現をもとに患者に見られる三次元的な（主要軸の）動きを推定しなければならない。

図6.2と図6.3が示すバリア検査は、触診検査で見出された、拘縮あるいは弛緩のどちらの制限バリアに対しても治療が可能であることを示

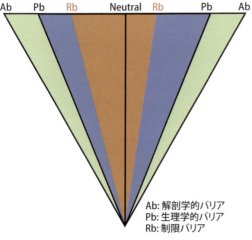

図6.2 非対称性に制限された2つの制限バリア（Rb）

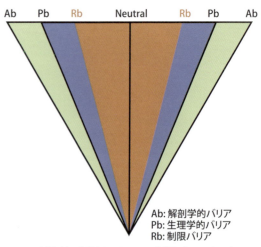

図6.3 対称性に制限された2つの制限バリア（Rb）

す。
　我々の臨床経験では、他のバリアが対称性のある動きや非対称性のある動きと、相関関係にあることを発見した。これらのバリアは、解剖学的バリアと一般的に生理学的なバリアと呼ばれるものの間に見られる「中程度の生理学的バリア」を示している患者に見られる。これらのバリアは、一般的に「過度な可動性」と表現されており、患者に大きな可動性が見られることと関連している。
　これらの過度な可動性のバリアには対称性が見られることもあれば（図 6.4）、非対称性が見られることもある（図6.5）。また過度な可動性のバリアが見られるのは片方の範囲だけで、一方は通常の生理学的範囲が見られる場合がある（図 6.6）。あるいは、通常の生理学的範囲の中で過度な可動性による制限が反対側に見られる場合もある（図 6.7）。このように過度な可動性に関連するバリアは、通常の結合組織を持つ患者に見られることもある。エーラー・ダンロス症候群などのような結合組織の異常がある患者や、変形性関節疾患や変形円盤疾患などに続発するトラウマや不安定な性質を経験した患者などだ。
　オステオパシーの手技を実践するにおいて理解すべきなのは、安全性や成功を決定する原理

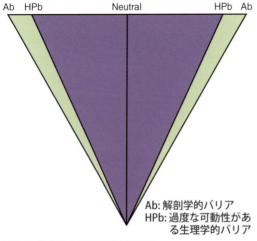

図6.4 対称性のある過度な可動性
HPb:過度な可動性のある生物学的バリア

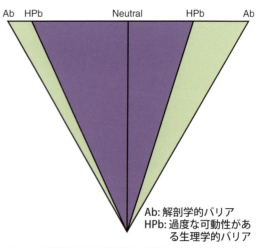

図6.5 非対称性のある過度な可動性

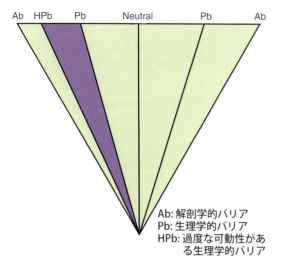

図6.6 片側に過度な可動性バリア（HPb）があるため、反対側の範囲に制限バリアがあって非対称性があるように見えるが、実際のところは生理学的バリア（PB）である。

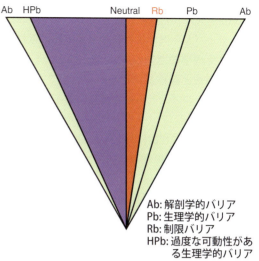

図6.7 片側の動きには過度な可動性バリア（HPb）があり、反対側には中立バリアと生理学的バリア（Pb）の間に制限バリアがある。

（例：第11章 HVLA）だ。また、制限バリアに三次元上で直接的なアプローチを加えるのか、三次元上のバリアの「羽毛の端」で直接的なアプローチを加えるのか、間接的に同じやり方をするのかを決める原理も重要である。さらに、直接的なバリアと間接的なバリアの間のバランスが求められることもある。この場合、組織や関節は適切な場所に配置されているので、バランスのポイントに達すると、バランスのポイントから離れた動きがすべての方向で同じ抵抗（と動きの制限）を受ける。機能障害が起きていない状況では、バランスのポイントは生理学的バリアの間にある中立点に位置している。機能障害の状況では、もともとの中間点が制限バリアから離れて弛緩バリアや間接的なバリアの方向に動く（図 6.8）。定義上は、機能障害の状態でバランスのポイントにアプローチする手技は間接法となる。しかし、機能障害の解剖学的な位置によっては（例：筋膜対関節）、治療している機能障害のコントロールを手にするために、組織の1つの層のバリアから直接動かないとバランスのポイントに取り組めない場合もある。機能障害がコントロールされれば、施術者は機能障害のある組織や関節を弛緩する方向へ持っていき、バランスのポイントの位置を決定する。

それゆえ定義上では、機能障害の弛緩バリアや拘縮バリアに手技の方向を向けると、機能障害のコントロールを得る前に何が起こるかではなく、手技が間接法なのか直接法なのかがわかる。

脊椎の動きの生理学的原則については多くの著述があるが、ハリソン ファイエット（Harrison

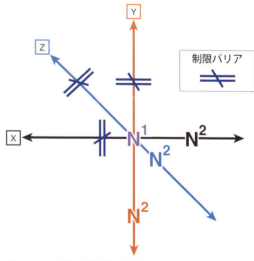

図6.8 三次元の概略図。簡略化された主要軸（X,Y,Z）の表現では、機能障害のない関節（N1）にある中立（中間）点が制限バリアから離れて機能障害の弛緩生理学的バリア（N2）の方向に向かっていく状態をイラスト化したもの。間接法の手技を実践するにあたり、施術者は様々な新しいN2の中立な（均一な）ポイントで分節のコントロールを手に入れようとする

Fryette, DO) の原則が最も頻繁に引用され、オステオパシー医学校の初等教育で教えられている（生理学的運動の第1原理と第2原理）。これらは胸椎と腰椎部に特有のルールであるが、頸椎のメカニズムと直接の関係にある。私たちの同僚のうち、アメリカ人以外のオステオパスたちはFryetteの理論に対して反論を唱えているが、これらの所見原理については同意しており、それを用いた他の理論（例：White & Panjabiの組み合わせ運動〔Coupled Motion〕）[1) も存在する。

C.R.ネルソン（C.R.Nelson）の言葉（彼の運動原理は、3つある生理学的運動の原理において、3番目の原理と考えられている）を言い換えるならば、一平面上における脊椎の動きは他のすべての平面上の動きに影響を及ぼす[2)]。オステオパシーの教本にはこの原理が書かれているが、1つの関節における非対称性に制限された可動性を呈する制限バリアという文脈の中だけで語られてきた。この言葉を医学的に拡大解釈することにより、図6.2と図6.3に相互関連が生まれる。このことは、HVLAのような古典的に直接法とされてきた手技を間接法（これまで世界中で教えられ行われてきた）に適用させることを可能にする。「直接法あるいは間接法のどちらか」を決める最も重要な基準は検査する部位や障害のある部位の正常な生理学的運動とその組織のコンプライアンス（例：機能障害が急性なのか、それとも慢性なのか）であることを理解しなければならない。

体性機能障害

前述のとおり、体性機能障害はOMTの診断基準である。患者の身体検査から引き出した様々な所見は、ある部位の機能障害の性質が他の部位の機能障害とは異なることを教えてくれることがある。したがって、部位が異なれば、機能障害に用いる手技は異なることがある。患者に局所的な動きの制限があるものの分節間の動きは正常である場合には、適用となる解剖学的関節面に対する手技は存在しないことがある。あるいは、患者が頸部痛を訴えているものの検査では傍脊柱筋の過緊張と全体的な痛みがある場合にも、局所的な圧痛点を示さないことがある。このような場合には、筋筋膜手技が有効である可能性があるが、圧痛点が見られないためカウンターストレインは適当ではないだろう。

内臓疾患による体性症状がある場合、治療効果は限られるだろう。原発性体性機能障害と続発性内臓症状がある患者の場合は、特定のOMTが（体性的および内臓的に）有効となる可能性がある。治療計画を立てる際の思考過程は、体性機能障害の他の要素に左右されることがある。内臓的および解剖学的影響、リンパ節障害や強い浮腫がある場合、複数の手技が有効である可能性があるため、OMTの見直しを行う必要があるだろう。

禁忌

新しいあるいは改良された手技、また病気のプロセス解明の進歩により、私たちが施術を始めたときからOMTの禁忌事項は大幅に変化した。直接的あるいは間接的なアプローチに加え、力の強弱を調整する方法に至るまでOMTが発展を遂げたことで適用段階での選択肢が増えた。つまり、一般的に医学的所見による症例ごとに対する判断を行えるようになった。この概念により、手技を受ける患者の体位の選択を変えることは多いが、全手技の分類を禁忌と考えないことがある。骨折、脱臼、腫瘍、感染症や骨髄炎に関しては、患部に直接OMTを行うことは禁忌である。しかしながら、患部の近位、遠位にある関連する体性機能障害に関してはその限りではない。

OMTの適応を判断し、変更の可能性が考えられる他の条件は、ダウン症、関節リウマチ、クリッペル・ファイル症候群、軟骨無形成症性低身長症、妊娠、筋挫傷や捻挫、急性椎間板ヘルニア、炎症のある急性症状、解剖学的に不安定な状態、関節の過可動性、人工関節、重症の内臓疾患などである。このような症状がある場

合はOMTをすべて禁忌とするか、あるいは局部的に特定の手技の使用を禁忌とするのがよいだろう。OMTが適切かどうかの最終判断において最も重要なのは、施術者の医学的判断と手技に関する完全な理解である〔訳者注：特に頸部への施術は危険を伴うことがあるため、本書では特に危険なものを要注意手技として、その手技のタイトル部分の下地の色をピンク色に変更している〕。

オステオパシー手技治療の処方

手技選択の第一のヒントは体性機能障害の性質と最も顕著な症状にある。本書ではオステオパシー手技を12章に分けた。各章は、手技について具体的な紹介文から始まり、施術の原則と適応について述べる。治療プランを立てるにあたり、治療部位は（関節、筋筋膜、内臓、血管、リンパ管など前述のとおり）、医学的所見に応じて、特定の手技を使うかどうかの判断の決め手となる（例：HVLA、マッスルエナジーテクニック、ファシリテイティッド・ポジショナル・リリーステクニック、筋筋膜リリースか、あるいは複数のコンビネーションか）。これについては各手技の章でより具体的な詳細に触れることにする。

OMTの処方は薬理学的処方に似ている。つまり、手技の種類は、薬剤の使用方法に類似している。OMT手技で選択する方法あるいは肢位は薬の服用方法と比較することができる。OMTにおける力と直接的あるいは間接的に行うか否かについては、薬の強さと服用量の関係に匹敵する。そして、OMTの反復回数、タイミングと時間の長さは投薬量と服用頻度に比較できる。

例えば、腰部椎間板に起因する脊椎症、腰部脊柱管狭窄症、腰部体性機能障害の続発性症状で慢性的な腰背部の痛みを訴えている70歳の患者は、数週間から数ヵ月にわたり毎週、関節および筋膜に対する軟部組織テクニックの治療を受ける可能性がある。しかし、フットボールの練習中の捻挫で腰背部に急性の痛みを生じている16歳の患者には、2～4週間の間、2～3日おきに間接的筋筋膜リリース、マッスルエナジーとカウンターストレインを組み合わせて治療するだろう。

OMTを始めるにあたり、簡単なルールを最もうまく説明しているのは『Foundations for Osteopathic Medicine』（日本語版『オステオパシー総覧』）[2]である。一般的に理解しなければならない重要な点は、機能障害の性質、他の医学的症状、重症度、エネルギー消耗効果、患者の年齢と症状が急性か慢性なのか、である。基本原則は基礎がしっかりしたリスク便益理論と一般的な医学的常識である。

参考文献

1. White A, Panjabi M. Clinical Biomechanics of the Spine. 2nd ed. Philadelphia: Lippincott Williams & Wilkins, 1990.

2. Ward R (ed). Foundations for Osteopathic Medicine. Philadelphia: Lippincott Williams & Wilkins, 2003.

軟部組織テクニック

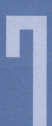

手技の原則

オステオパシー原理教育協議会（ECOP）の定義によると軟部組織テクニックは、「直接法であり、通常、触診で組織の反応と動きの変化を観察しながら外側へのストレッチ、線形ストレッチ、深部押圧、牽引あるいは筋の起始や停止の引き離しを行い、筋膜テクニックとも呼ばれる」と書かれている[1]。軟部組織テクニックの手順のいくつかは、物理的状況を変化させ（ゲル・ゾル）、組織の反応を起こす（筋膜クリープ）熱力学効果という観点において、筋筋膜リリースと類似している。しかしながら、それらの反応を生じさせる具体的な手技はやや異なる。筋筋膜リリーステクニックと軟部組織テクニックの最大の違いは、筋筋膜リリーステクニックのほうが患者の深部に向けてリズミカルで変化に富んだ（加圧をしたり緩めたりを繰り返す）力をかける点である。

この手技を施術している間は常にフィードバックが起こるので、施術者は患者からの反応や施述している機能障害の要素の範囲や深度を検査することができる。リズミカルなスタイルで組織を扱うので、施術者の力加減やリズムは変わってくることもあるし、施術している部位の関節にも触れることになる。施術者が加える力やリズムによって、軟部組織テクニックはリンパ手技（第16章）の範囲にまで広がることもあるし、関節手技や混合手技（第17章）に広がることもある（第16章、第17章を参照）。

患部の組織に働きかけるためには深く力をかけることが必要であるが、同時に患者にとっては軽〜中程度の心地よい力で治療が行われなければならない。このルールの唯一の例外は抑制押圧のスタイルで、これは継続的に一定の時間をかけて深い押圧を行う（例：30秒以上、あるいは組織がリリースするまで〔前述のとおり、長さを伸ばし緊張を減らすことによる〕）[2]。

手技の分類

直接法

直接法は筋膜組織を制限バリア（拘縮、緊張）の方向に動かす。直接法を行うために施術者は、筋腱の起始・停止、筋や筋膜の深さ、筋の種類など患部の解剖学的関係を理解していなければならない。患部の部位は解剖学的な相違により、方向と深さ、力の強さが異なる。

手技のスタイル

平行トラクション（牽引）

平行トラクションでは患部の筋膜構造の起始・停止に接触し、筋腱の軸に対し平行に力をかけて構造の長さ全体を伸ばす。起始または停止に近位の手で、あるいは同時に起始と停止の方向に両手を動かして力をかけてもよい。いずれの方法でも筋膜の長さをストレッチすることで障害の治療を行う。

垂直トラクション（牽引）

垂直トラクションでは患部の筋膜構造の起始・停止の中立に接触し、筋の長軸に対して垂直に力をかける。

直接抑制押圧

直接抑制押圧は緊張過度の筋膜構造の筋腱部分に接触し、その内部に向けて力をかける。しかしながら、筋腹を深く押圧するのは痛みを伴い、あざを作る可能性がある。したがって押圧は腱か筋腱付着部に向けて行うべきである。このフォームの軟部組織テクニックが特に有効なのは、痛みを伴う緊張過度の状態にある梨状筋、中殿筋、肩甲挙筋や腸脛靭帯のような他の組織である。軟部組織テクニックのこのバリエーションでは、リズミカルで変化に富んだ（加圧をしたり、やめたりを繰り返す）力を使わず、むしろ、穏やかな加減の力で施術を始め、患者に我慢してもらって、ゆっくりと力の浸透を加えていくというやり方を用いる。このバリエーションは、妖精組織の反応（解放）を触診できるまで続ける。

適応

1. 可動制限、組織変化および過敏な部分を素早く見つけるため、筋骨格スクリーニング検査の一環として行う。
2. 筋の過緊張、筋緊張、筋膜の緊張および筋スパズムを減少させる。
3. 局部的あるいは分節間の可動性を改善するために、萎縮して弾力性が減少あるいは線維化した筋膜構造をストレッチさせて、弾力性を向上させる。
4. 生理学的および熱力学的効果、あるいは反射作用により遠位の血液循環を向上させて、患部の血液循環をよくする（例：体性間反射あるいは体性内臓反射）。
5. 静脈とリンパの排出を促して、患部あるいは遠位の腫脹や浮腫を解消し、全体的な免疫反応を向上させる。これにより、局部組織の栄養吸収、酸素化、代謝廃棄物の除去につながる。
6. 低緊張を起こしている筋の伸張反応を刺激する。
7. 患者をリラックスさせる。
8. 他のオステオパシー手技や追加の治療行為に対する患者の警戒心を和らげる。
9. 他のオステオパシー手技の効果を高める。
10. この手技は基本的に患者にとって心地よいものであるため、施術者と患者の信頼関係を強化する。

禁忌

相対的禁忌

一般的な医学常識がルールであり、注意深く治療を行う。例えば、年齢の高い患者を腹臥位にして胸郭と骨盤部の上から軟部組織を押圧することは避けたほうがよく、側臥位のほうがより安全に治療が行える。また、筋筋膜、靱帯、関節包構造の急性の捻挫や筋挫傷に対してストレッチを行うことにより症状が悪化する可能性があるため注意が必要である。軟部組織テクニックは組織の損傷や炎症が鎮静化してから行ったほうがよいだろう。

軟部組織テクニックにおけるその他の注意事項は下記のとおりである。

1. 急性の捻挫や筋挫傷。
2. 骨折や脱臼。
3. 神経あるいは血管の損傷。
4. 骨粗鬆症や骨減少。
5. 悪性腫瘍。悪性腫瘍患部の治療は忌避すべきだが、悪性腫瘍の種類あるいはリンパ系の関連の有無によっては、遠位の部分には治療を行う場合もある。
6. 感染症（例：骨髄炎）。伝染性のある皮膚病、痛みを伴う発疹や腫瘍、急性筋膜炎、皮膚の接触を妨げるその他すべての症状。
7. 感染症、閉塞症、新生物に続発する臓器肥大病。
8. 診断未確定の内臓病変、内臓の痛み。

絶対的禁忌

施術するのは患部の上下や近位の部分であり、効果を出すために患者の姿勢や手技を変更して行うことができるので、絶対的禁忌はない。

一般的に考慮すべき点とルール

1. 患者は心地よくリラックスしていなければならない。
2. 施術者は施術しやすい場所に位置し、手の力ではなく体重を利用して力をかけることで疲労を最小限に留めなければならない。
3. 最初はやさしい力でゆっくりとリズミカルに行わなければならない。組織が温まるとともに反応し始めたら、医療的に効果があると思われ、患者に耐性がある場合は力を強めてもよい。しかし速度は常にゆっくりとリズミカルであるべきである。
4. 力は心地よい程度に抑え、痛みを与えないようにする。患者が気持ちよく感じることが目標とする効果である。
5. 骨に対して直接力を加えてはならない。また筋腹に対しても力を加減すること。
6. マッサージや摩擦手技ではないため、決して患者の皮膚を手で摩擦してはならない。施術者の手は皮膚に密着させ、力をかけるときに皮膚の上を滑らせてはならない。
7. 力をかける方向は下記のとおりである。
   a. 筋腱構造を牽引するため、長軸方向に垂直に押すか引く。
   b. 筋線維の起始と停止の長さを伸ばすために長軸方向に平行に牽引する。

第 2 部 | オステオパシー手技

頸部 背臥位
牽引

 映像7.1

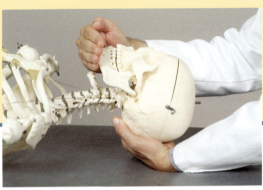

図7.1　ステップ3　骨格標本での手の位置

1. 患者を治療台に背臥位にする。
2. 患者の頭側に座るか立つ。
3. 片手の母指と示指の間で患者の後頭部をゆっくりと保持する。もう一方の手は患者の額の上か顎の下に置く（図7.1と図7.2）。側頭下顎骨関節［TMJ］障害を持つ患者には注意が必要である。
4. 患者の頭を伸展させずに真っ直ぐ、あるいは少し屈曲させて両手で牽引する。後頭部を締め付けたり、後頭乳突縫合を圧迫しないように注意する（図7.3）。
5. ゆっくりと力を緩める。力は患者の耐性に応じて加減すること。
6. 長い間続けて牽引を行ってもよい。
7. 十分な効果を得るためには2分から5分連続して行った方が有効であることがある。特に変形性椎間板の患者には効果があると思われる。
8. 側頭下顎関節障害の患者に対しては、顎ではなく額を保持した方がよい（図7.4）。
9. この手技の効果を判定するために組織の緊張を再評価する。

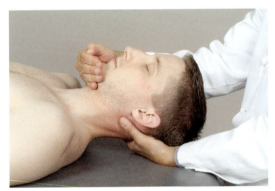

図7.2　ステップ3　患者での手の位置

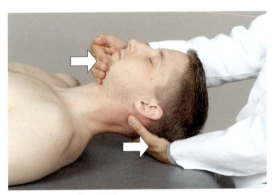

図7.3　ステップ4　牽引

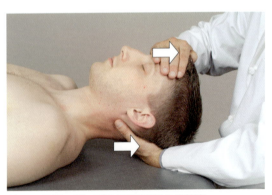

図7.4　ステップ8　手の位置を変えた代替法

頸部 背臥位
屈曲
前腕てこ法
映像7.2

1. 患者を治療台に背臥位にする。
2. 患者の頭側に座る。
3. 片手で患者の頸部をゆっくりと屈曲させ、もう一方の手掌を下に向けて患者の頸部と対側の肩の下に滑り込ませる（図7.5）。
4. 施術者の前腕から肘の部分に沿って患者の頭をゆっくりと回旋させ、頸部傍脊柱筋群を片側に伸展させる（図7.6）。
5. 十分な効果が得るまで必要な回数を繰り返す。通常は2〜3分間行う。
6. 対側も同様に行う。治療台に置いた施術者の手を患者の肩へ上げてもよい（図7.7）。ステップ4と5を対側にも繰り返す（図7.8）。
7. この手技の効果を判定するために組織の緊張を再評価する。

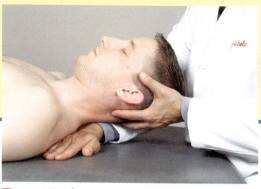
図7.5　ステップ3

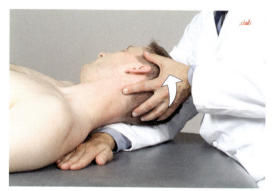
図7.6　ステップ4　右回旋

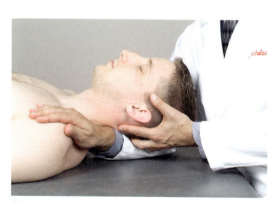
図7.7　ステップ6　手の位置を変えた代替法

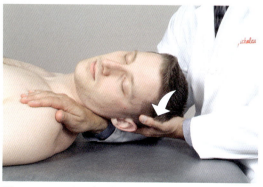
図7.8　ステップ6　左回旋

頸部 背臥位
屈曲
両側てこ法

 映像7.2

1. 患者を治療台に背臥位にする。
2. 患者の頭側に座る。
3. 両腕をクロスさせて患者の頭の下に入れ、手掌を肩甲帯に置く（図7.9）。
4. 前腕で患者の頸をゆっくりと屈曲させ、頸部傍脊柱筋群の長軸伸張を行う（図7.10）。
5. ゆっくりとリズムよく、あるいは持続的に行ってもよい。
6. この手技の効果を判定するために組織の緊張を再評価する。

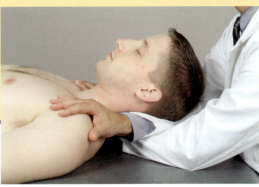

図7.9　ステップ3

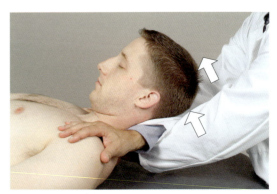

図7.10　ステップ4

頸部 背臥位
対側の牽引
 映像7.3

1. 患者を治療台に背臥位にする。
2. 施術者は患部と対側面に立つ。
3. 尾側の手を患者の頸の周りに置き、指腹で遠位の頸部傍脊柱筋群に触れる（図7.11）。
4. 頭側の手で患者の額を保持して頭を固定する（図7.12）。
5. 尾側の腕を真っ直ぐに保ちながら傍脊椎筋を天井（図7.13　白矢印）に向けてゆっくりと引っ張り、頸椎をわずかに伸展させる。
6. ゆっくりとリズムよく行うか、揉捏動作的あるいは持続的に行ってもよい。
7. この手技の効果を判定するために組織の緊張を再評価する。

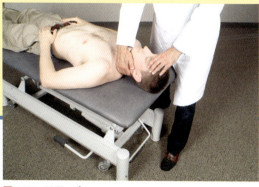
図7.11　ステップ3

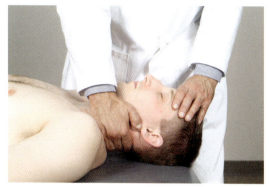
図7.12　ステップ4

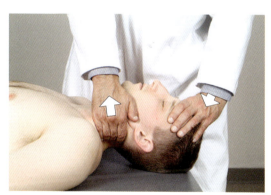
図7.13　ステップ5

頸部 背臥位
クレードリング牽引

 映像7.4

1. 患者を治療台に背臥位にする。
2. 患者の頭側に座る。
3. 両指を患者の頸の両側に置き、指先を頸部棘突起の外側に向けて指腹を椎間関節を覆う頸部傍脊柱筋群に置く（図7.14）。
4. 軟部組織とともに頭部を腹側に持ち上げ、軽〜中等度の力にて長軸牽引効果（伸展）が得られるように頭側へ伸展させる（図7.15と図7.16）。
5. 頸部筋群の牽引動作をゆっくりと緩める。
6. 頸椎の各分節にステップ4と5を行い、頸部傍脊柱筋群を多分節にわたり伸展させる。
7. ゆっくりとリズムよく行うか、揉捏動作的あるいは持続的に行ってもよい。
8. この手技の効果を判定するために組織の緊張を再評価する。

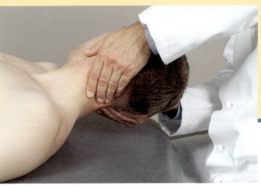

図7.14　ステップ3

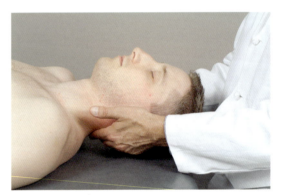

図7.15　ステップ4

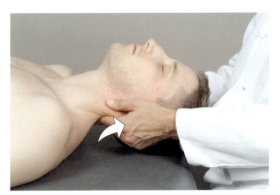

図7.16　ステップ4

頸部 背臥位
後頭下リリース

 映像7.5

1. 患者を治療台に背臥位にする。
2. 患者の頭側に座る。
3. 手掌を上に向け指腹を患者の後頭部に当て、僧帽筋とそのすぐ下の筋組織に触れる（図7.17）。
4. 数秒間、組織を天井に向けてゆっくりと押し上げ、力を緩める（図7.18と図7.19）。
5. 組織の触感に変化が得られるまで、あるいは2分間、押圧とリリースをゆっくりとリズミカルに繰り返すとよい。30秒〜1分間持続的に押圧してもよい。

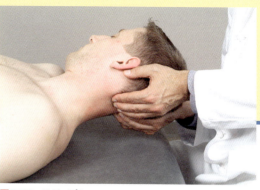

図7.17　ステップ3

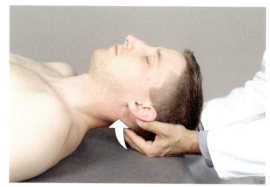

図7.18　ステップ4

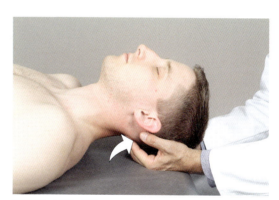

図7.19　ステップ4

頸部 背臥位
回旋

 映像7.6

1. 患者を治療台に背臥位にする。
2. 患者の頭側に座る。
3. 両手掌を丸めて患者の側頭下顎骨に当てる。その際に外耳道を圧迫しないように注意する（図7.20）。
4. 患者の頭をゆっくりと左へ回旋させ、静的弾力性がある制限バリアに到達したらそのまま3秒～5秒間保持する（図7.21）。
5. 次にゆっくり右へ回旋させ、静的制限バリアに到達したらそのまま3～5秒間保持する（図7.22）。
6. 組織の緊張が解ける、あるいは可動性の向上が得られるまで両側の回旋を繰り返す。

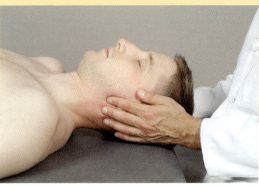

図7.20　ステップ3

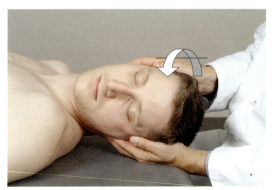

図7.21　ステップ4

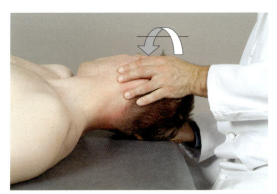

図7.22　ステップ5

頸部 背臥位
指先クレードリング

 映像7.7

1. 患者を治療台に背臥位にする。
2. 患者の頭側に座るか、あるいは立つ。
3. 両手で側頭部を持ち（耳に圧力を加えないようにする）、指を関節突起に隣接した頸部傍脊柱筋群に置く（図7.23）。
4. 頭をわずかに伸展させた後、側屈させながら一側に回旋させる。後方の頸部組織を指腹で押圧しながら対側にも回旋させる（図7.24と図7.25）。
5. 組織の緊張が解けるまで、あるいは可動性の向上が得られるまでゆっくりリズミカルに繰り返す。通常は2〜3分間行う。

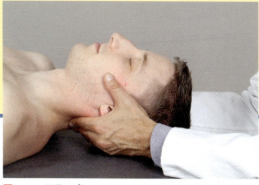
図7.23　ステップ3

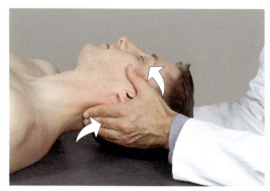
図7.24　ステップ4

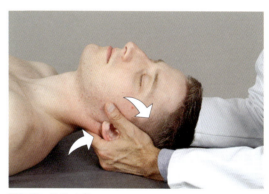
図7.25　ステップ4

頸部 背臥位
母指を支柱にした手技
映像7.8

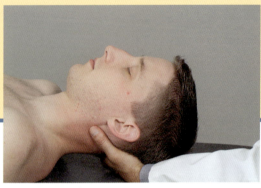

図7.26　ステップ3

1. 患者を背臥位にさせる。頭の下に枕を入れてもよい。
2. 治療台の頭側に座るか、あるいは立つ。
3. 手掌を上に向け、丸めて患者の後頭部を保持する（図7.26）。
4. もう一方の手を側頭と前頭部に置き、ゆっくりと伸展させて、母指方向に回旋させる（図7.27と図7.28）。
5. 動きは最小限に抑えること。
6. 圧はゆっくりと緩め、ゆっくりと繰り返す。
7. 代替法として対側（手指の方向）に押圧を行ってもよい。
8. この手技の効果を判定するために組織の緊張を再評価する。

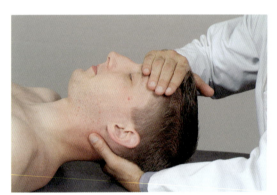

図7.27　ステップ4

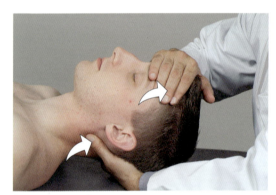

図7.28　ステップ4

頸部 背臥位
肩甲帯を固定した頸部側方牽引側屈回旋法

 映像7.9

1. 患者を治療台の上に背臥位にし、施術者は頭側に座るか、あるいは立つ。
2. 施術者は片手を患部側の肩鎖関節の上に置く（図7.29）。
3. もう一方の手を正中を越えた位置に置き、ゆっくりと頭を対側に押す（図7.30）。
4. 静的弾力性がある制限バリアに到達したら、そのまま3～5秒間保持してゆっくりと頭を中立に戻す。
5. 組織の緊張が解けるまで、あるいは可動性の向上が得られるまで繰り返す。
6. 代替法として片手を後方から差し入れて行うこともある。

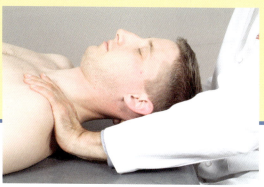

図7.29　ステップ2

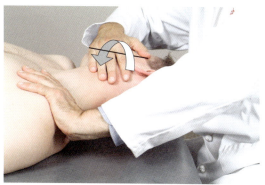

図7.30A　ステップ3と4　前方で頭部をコントロール

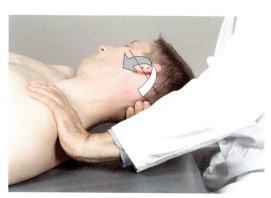

図7.30B　ステップ3と4　代替法として後方で頭部をコントロールしてもよい

頸部 座位
肩甲帯を固定した頸部側方牽引側屈回旋法

 映像7.10

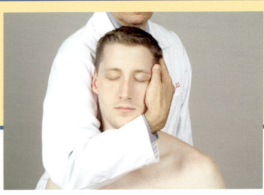

図7.31　ステップ3

1. 患者を治療台の上に座らせる。
2. 施術者は患者の右斜め後に立ち、患者に力を抜き施術者の胸に寄りかからせる。
3. 患者の顎の下を包むように右腕を回し、手掌を丸めて左耳周辺にやさしく当てる（図7.31）。
4. 左手を患者の僧帽筋上部と鎖骨上の左肩に置く（図7.32）。
5. 右手でゆっくりと患者の頭を右へ回旋させて頭部の牽引を行う。その際、左手は患者の左肩を尾側に向けてやさしく押さえる（図7.33）。
6. ゆっくりとリズムよく行うか、持続的に行ってもよい。
7. 必要に応じて対側も行う。
8. この手技の効果を判定するために組織の緊張を再評価する。

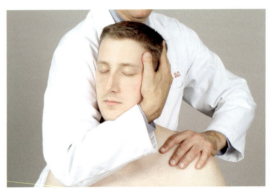

図7.32　ステップ4

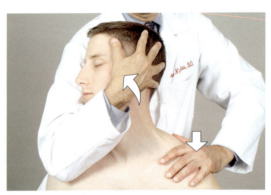

図7.33　ステップ5

頸部 座位

牽引
下肢支援法

▶ 映像7.11

1. 患者を治療台の上に座らせる。
2. 施術者は患者の左斜め後に立つ。
3. 施術者は腰と右膝を曲げて足を治療台の上に乗せる。
4. 右肘を右大腿部に乗せる。
5. 右手の母指と示指で患者の後頭部を保持し、左手は患者の額を押さえる（図7.34と図7.35）。
6. 右足の踵をゆっくり上げ（底屈）右大腿部を押し上げて、患者の頸部の牽引を行う（図7.36）。
7. 右足の踵をゆっくりと元の位置に戻して牽引を終える（図7.37）。
8. ゆっくりとリズムよく行うか、持続的に行ってもよい。
9. この手技の効果を判定するために組織の緊張を再評価する。

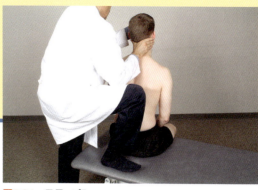

図7.34　ステップ5

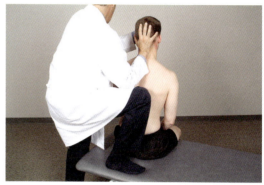

図7.35　ステップ5　代替法。手の位置を縦にしてもよい

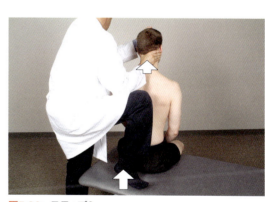

図7.36　ステップ6

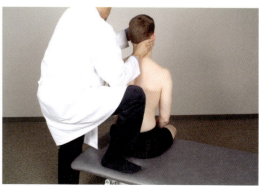

図7.37　ステップ7

頸部 座位
クレードルしながら牽引 頭部を胸部に当てる方法

 映像7.12

1. 患者を治療台の上に座らせる。
2. 施術者は患者の正面に立ち、前後に足を開いてバランスを取る。
3. 患者の前額部を施術者の鎖骨下窩あるいは胸骨に当てる（図7.38）。
4. 指腹を椎間関節上の頸部傍脊柱筋群の内側面に置く（図7.39）。
5. 後方に体重をかけて患者を引き寄せ、軟部組織に働きかけながら頭部を前方へゆっくりと牽引する。この方法で縦軸方向の牽引効果（伸展）が得られる（図7.40）。
6. やさしくリズムよく行うか、揉捏あるいは持続的に行ってもよい。
7. この手技の効果を判定するために組織の緊張を再評価する。

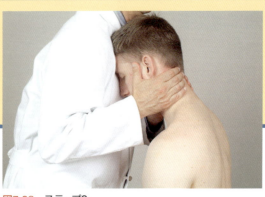

図7.38　ステップ3

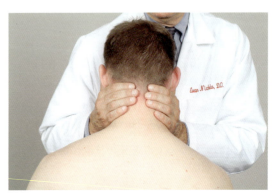

図7.39　ステップ4

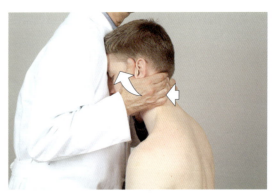

図7.40　ステップ5

後背部 腹臥位

押圧

 映像7.13

1. 患者を腹臥位にして、できれば顔を施術者側に向けてもらう（治療台に顔穴がある場合は、頸は真っ直ぐでもよい）。

2. 施術者は患部と対側の側面に立つ。

3. 遠位の横突起上にある胸部傍脊柱筋群の内側面に片手の母指と母指球を置く（図7.41）。

4. 母指を外転させ、もう一方の手の母指球をその上に乗せる。あるいは手全体の上に置く（図7.42）。

5. 肘を伸ばして体重を利用し、腹側（地面）へゆっくりと力をかけ軟部組織に働きかけて、胸部傍脊柱筋群を外側に向けて押す（図7.43）。

6. その状態を数秒間保持したのち、ゆっくりと緩める。

7. ステップ5と6をゆっくりとリズミカルで揉捏のような動作で数回繰り返す。

8. 手を他の胸椎分節に移動させて、胸部傍脊柱筋群の各部にステップ5～7を行う。

9. 深く持続的な押圧を加えてもよい。

10. この手技の効果を判定するために組織の緊張を再評価する。

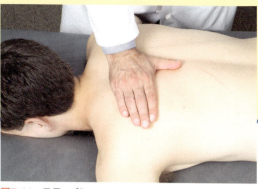

図7.41　ステップ3

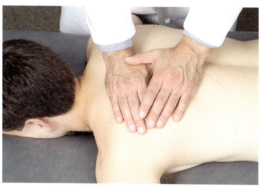

図7.42　ステップ4

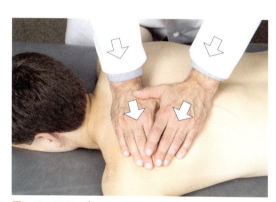

図7.43　ステップ5

後背部 腹臥位
両手による押圧（キャットウォーク）

1. 患者を腹臥位にして、できれば顔を施術者側に向けてもらう（治療台に顔穴がある場合は、頭は真っ直ぐでもよい）。
2. 施術者は患部と対側の側面に立つ。
3. 遠位の横突起上にある胸部傍脊柱筋群の内側面に、手掌を下に向け両手を並べて置く（図7.44）。
4. 尾側の手で地面の方向へ十分な力をかけて筋膜と筋組織に働きかける（図7.45）。
5. 静的弾力性がある制限バリアに到達するまで筋膜構造を外側へ押す（図7.46）。
6. その状態を数秒間保持したのち、ゆっくりと緩める。
7. 尾側の手の押圧を緩めながら、今度は頭側の手を下外側に向けて押圧し始める（図7.47）。
8. 下外側への押圧とリリースを両手で交互に繰り返す。
9. 押圧と緩和の動作は数秒ごとにリズミカルに行う。
10. この手技の効果を判定するために組織の緊張を再評価する。

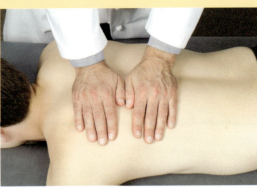

図7.44　ステップ3

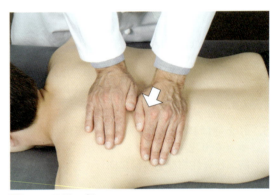

図7.45　ステップ4

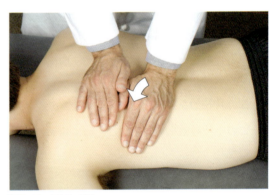

図7.46　ステップ5

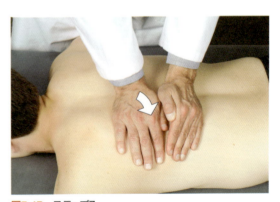

図7.47　ステップ7

後背部 腹臥位
押圧とカウンタープレッシャー
 映像7.14

1. 患者を腹臥位にして、できれば顔を施術者側に向けてもらう（治療台に顔穴がある場合、顔は真っ直ぐでもよい）。

2. 施術者は治療台の側面に立つ。

3. 遠位の横突起上にある胸部傍脊柱筋群の内側面に尾側の母指と母指球を置く。指先は頭側に向ける。

4. 近位の横突起上にある胸部傍脊柱筋群の内側面に頭側の小指球を置く。指先は尾側に向ける（図7.48と図7.49）。

5. 両手の指先で腹側へ力をかけ軟部組織に働きかけて、それぞれの指先の方向に向けて筋膜を引き離すように力を加える（図7.50）。

6. 胸郭の外傷を引き起こす可能性があるため（例：骨粗鬆症）、腹側と縦軸方向へのストレッチの強度は患者のコンディションに応じて変える。

7. ゆっくりとリズムよく行うか、揉捏あるいは深く持続的な動作で行ってもよい。

8. 手の位置を変えて患部すべてに同様の動作を行う。頭側と尾側の手を入れ替えてもよい。

9. この手技の効果を判定するために組織の緊張を再評価する。

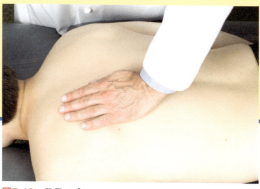
図7.48　ステップ4

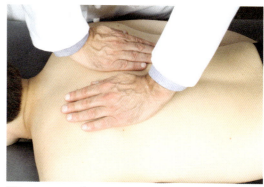
図7.49　ステップ4

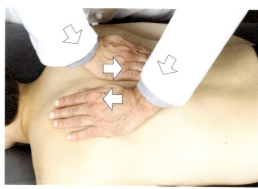
図7.50　ステップ5

後背部 側臥位
体側てこ法
 映像7.15

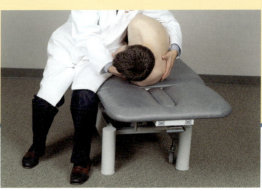

図7.51　ステップ3

1. 治療する側を下にして患者を側臥位にする。
2. 施術者は患者の正面側で治療台の上に座る。
3. 尾側の手を患者の背中に回し、母指と母指球を下側の横突起上にある傍脊柱筋群の内側面に置く（図7.51）。
4. 頭側の手を患者の耳周辺に当てて頭を保持する（図7.52）。
5. 尾側の手でゆっくりと腹側かつ外側に力をかけ軟部組織に働きかけながら、頭側の手でゆっくりと患者の頭を引き上げて頸部と胸上部の側屈を行う。筋膜の静的弾力性がある制限バリアまでわずかに屈曲させてもよい（図7.53）。
6. ステップ5を数回繰り返す。その際、ゆっくりとリズムよく行うか、揉捏あるいは深く持続的な動作で行ってもよい。
7. 尾側の手をすべての胸椎上部分節に移動させて、胸椎上部傍脊柱筋群の各部にステップ5と6の側屈動作を行う（図7.54）。
8. この手技の効果を判定するために組織の緊張を再評価する。

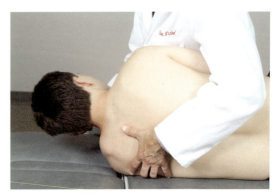

図7.52　ステップ4

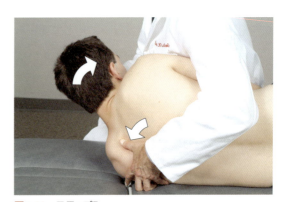

図7.53　ステップ5

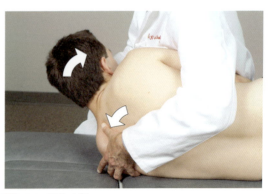

図7.54　ステップ7

後背部 腹臥位
両母指押圧
 映像7.16

1. 患者を腹臥位にして、できれば顔を施術者側に向けてもらう（治療台に顔穴がある場合は、頸は真っ直ぐでもよい）。施術者は頭側に立つ。

2. T1の横突起上にある傍脊柱筋群の上に両母指を並べて置き、他の指は扇状に外側に広げる（図7.55）。

3. 両母指でゆっくりと腹側に力をかけ軟部組織に働きかけて、尾側かつ少し外側に向けて、筋膜の静的弾力性がある制限バリアに到達するまで力を加える（図7.56）。**決して皮膚をこすって刺激を与えてはならない。**

4. その状態を数秒間保持したのち、ゆっくりと緩める。ゆっくりとリズムよく、揉捏のような動作を繰り返す。

5. 両母指をすべての胸椎分節（T2/T3からT12まですべて）の横突起に移動させて、胸椎後弯頂（通常、T7/T8）までリズミカルで揉捏のような動作を行う。

6. 続いて患者と同じ向きに立ち直して骨盤の位置に両手を置く。両母指をT12の横突起上の傍脊柱筋群に置く。母指の指先は頭側に向けて他の指は外側に扇状に広げる（図7.57）。

7. T12からT1に向けて揉捏あるいは深く持続的な押圧を行う（図7.58）。

8. この手技の効果を判定するために組織の緊張を再評価する。

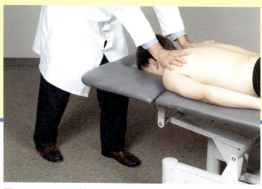
図7.55　ステップ2

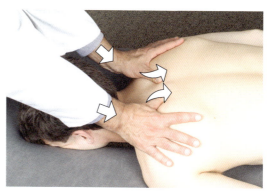
図7.56　ステップ3

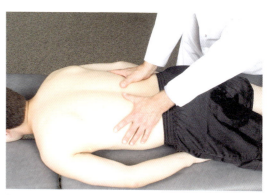
図7.57　ステップ6

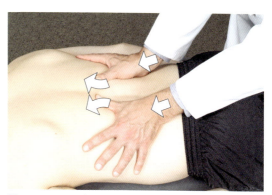
図7.58　ステップ7

胸部 背臥位
僧帽筋の抑制押圧
 映像7.17

1. 患者を治療台に背臥位にする。
2. 施術者は頭側に座る。
3. 両手を患者の両側の僧帽筋に置く。両母指（指腹が上向き）を僧帽筋の後縁から母指約2本分内側に置く。示指と中指（指腹が下向き）を僧帽筋の前縁から指2本内側に置く（図7.59）。施術しやすいように母指と他の指の位置を逆にしてもよい（図7.60）。
4. 母指と他の指でゆっくりと僧帽筋をつかむ（図7.61）。
5. 組織の触感に変化を感じるまで、あるいは1～2分間保持する。

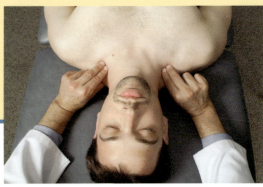
図7.59　ステップ3

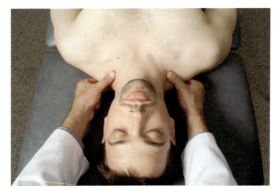
図7.60　ステップ3　手指の位置を逆にした代替法

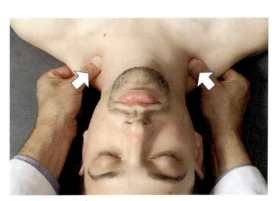
図7.61　ステップ4

後背部 側臥位
肩甲帯を固定した上位胸椎
 映像7.18

1. 治療する側を上にして患者は側臥位になる。

2. 施術者は患者の正面で治療台の側面に立つ。

3. 尾側の手を患者の腕の下に通し、指腹を胸椎横突起上の傍脊柱筋群の内側面に置く（図7.62）。

4. 効果的に反対向きの力をかけられるように頭側の手を肩の前部に置く（図7.63）。注：患者の腕を約120度に屈曲して施術者の腕の上に寄りかからせてもよい（図7.64）。

5. 尾側の手で軟部組織をゆっくりと腹側に押さえながら胸椎傍脊柱筋群を外側に向けて伸展させる（図7.65）。

6. 伸展させた状態を数秒間保持したのち、ゆっくり緩める。

7. ゆっくりとリズミカルかつ揉捏のような動作でステップ5と6を繰り返す。

8. 尾側の手を偏位しているすべての胸椎分節に移動させて、ステップ5～7の動作を繰り返す。

9. この手技は深く持続的な動作で行ってもよい。

10. 効果を判定するために組織の緊張を再評価する。

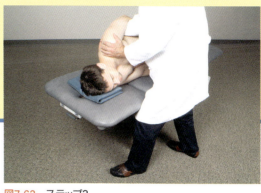
図7.62　ステップ3

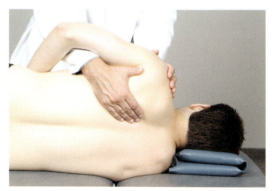
図7.63　ステップ4

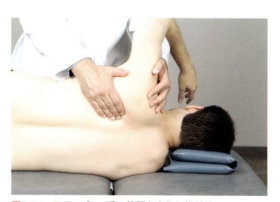
図7.64　ステップ4　手の位置を変えた代替法

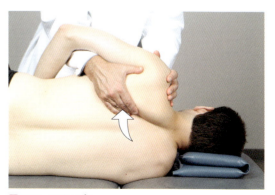
図7.65　ステップ5

後背部 側臥位
肩甲帯を固定した中位下位胸椎
映像7.19

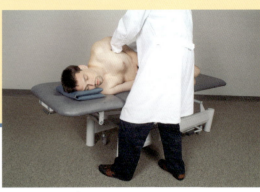

図7.66　ステップ3

1. 治療する側を上にして患者を側臥位にする。
2. 施術者は患者の正面で治療台の側面に立つ。
3. 両手を患者の腕の下に通し、指腹を胸椎横突起上の傍脊柱筋群の内側面に置く（図7.66と図7.67）。
4. ゆっくりと腹側に力をかけながら軟部組織に働きかけて、胸椎傍脊柱筋群を外側方向へ伸展させる（図7.68）。
5. 伸展させた状態を数秒間保持したのち、ゆっくり緩める。
6. ゆっくりとリズミカルで揉捏のような動作でステップ4と5を繰り返す。
7. 尾側の手を偏位している各胸椎分節に移動させて、胸椎傍脊柱筋群にステップ4〜6の動作を繰り返す。
8. この手技は深く持続的な動作で行ってもよい。
9. 効果を判定するために組織の緊張を再評価する。

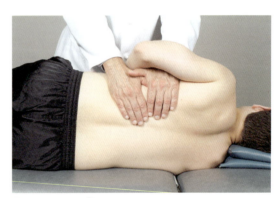

図7.67　ステップ3

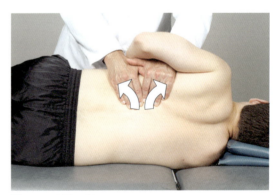

図7.68　ステップ4

胸椎 座位
上位胸椎伸展
アンダーアンドオーバーテクニック
🎬 映像7.20

1. 患者を座位にさせ、腕をクロスして両母指を肘前窩に引っかける（図7.69）。

2. 施術者は患者の正面に立つ。

3. 施術者の両手は患者の前腕の下を通って肩の上に置き、患者の額を前腕に乗せさせる。

4. 両手の指腹を横突起状の胸椎傍脊柱筋群に当てる（図7.70）。

5. 片足を少し後ろに引きバランスを取りながら、後ろ足に体重をかけ患者を手元に引き寄せる。同時に患者の前腕を押し上げ、てこの作用を利用して胸椎傍脊柱筋群をわずかに伸展させる（図7.71）。

6. 両手の指腹でゆっくりと腹と頭側に力をかけ軟部組織に働きかけて、胸椎傍脊柱筋群の長軸に沿って縦方向に伸展させる（図7.72）。

7. ステップ5と6はゆっくりとリズミカルで揉捏あるいは深く持続的な動作を繰り返してもよい。

8. 効果を判定するために組織の緊張を再評価する。

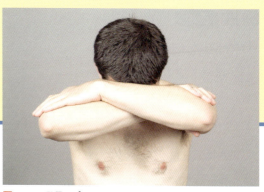
図7.69　ステップ1

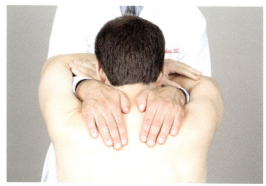
図7.70　ステップ4

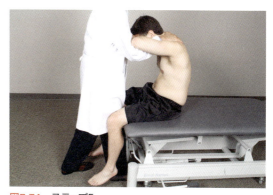
図7.71　ステップ5

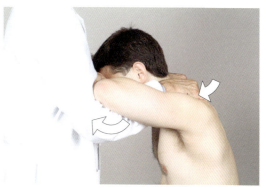
図7.72　ステップ6

胸椎 座位
中位胸椎伸展
映像7.21

1. 患者は手を頸の後ろで組み、治療台の端に座る。
2. 施術者は患者の側面に立つ。
3. 患者の上腕の下から遠いほうの肘をつかむ。患者のもう一方の肘を施術者の肘前窩付近の前腕に置く。
4. 施術者はもう一方の手指を丸めて頭側に向け、胸椎棘突起の上に置く。母指球を胸椎傍脊柱筋群の片側に当て、小指球を対側の胸椎傍脊柱筋群に当てる（図7.73と図7.74）。
5. ゆっくりと腹側および頭側に力をかけ、軟部組織に働きかけて長軸の縦方向に伸展させ、もう一方の手で患者の肘を押し上げてわずかに胸椎を伸展させる（図7.75）。**注：棘突起の上を直接押したり、胸椎を伸展させすぎてはならない。**
6. ゆっくりとリズミカルな動作、または深く持続的な動作でもよい。
7. 背中側の手を他の胸椎分節に移動させて、胸椎傍脊柱筋群にステップ5〜6の動作を繰り返す。
8. 効果を判定するために組織の緊張を再評価する。

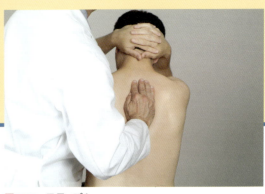
図7.73　ステップ4

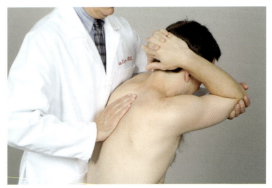
図7.74　ステップ4

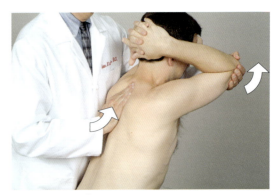
図7.75　ステップ5

胸椎 背臥位
伸展（肋骨リフト）

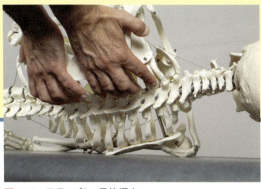

図7.76　ステップ2　骨格標本

通常手術後に内臓体性反射の体性要素を治療する際にこの手順を用いる（麻痺性腸閉塞）。

1. 患者を治療台または病院のベッドの上に背臥位にして、施術者は治療する部位の側に座る。

2. 手掌を上にして患者の胸椎に置き（図7.76）、指腹を棘突起と近位の横突起の間にある胸椎傍脊柱筋群に当てる（図7.77）。

3. 軟部組織に働きかけて胸椎傍脊柱筋群に対して垂直方向である腹側にゆっくりと力をかける。治療台に肘をつき、手関節部と手により、てこの原理を利用して軟部組織に働きかけて、肘を支点として下方に力をかけると楽にできる。同時に両手指を施術者の方向に引いて胸椎傍脊柱筋群を外側方向にストレッチさせる（図7.78）。

4. ストレッチさせた状態を数秒間保持したのち、ゆっくり緩める。

5. ゆっくりとリズミカルで揉捏のような動作でステップ3と4を繰り返す。

6. 両手を各胸椎分節に移動させて、胸椎傍脊柱筋群にステップ3〜6の動作を繰り返す。

7. この手技は深く持続的な動作で行ってもよい。

8. 効果を判定するために組織の緊張を再評価する。

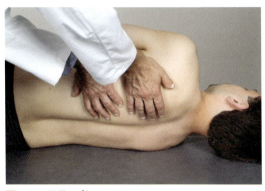

図7.77　ステップ2

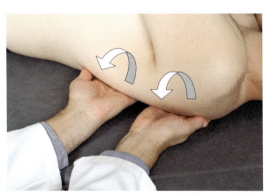

図7.78　ステップ3

腰部 腹臥位
押圧

映像7.22

1. 患者を腹臥位にして、顔を施術者側に向けてもらう（治療台に顔穴がある場合は、頭は真っ直ぐにする）。
2. 施術者は患部と対側となる治療台の側面に立つ（図7.79）。
3. 対側にある横突起上の傍脊柱筋群の内側面に片手の母指と母指球を外転させて置く（図7.80）。
4. その母指、あるいは手の上に、もう一方の手の母指球を置く（図7.81）。
5. 肘を伸ばし体重を利用して、腹側に向けゆっくりと力をかけて軟部組織に働きかける。腰部傍脊柱筋群を外側に向けて押す（図7.82）。
6. その状態を数秒間保持したのち、ゆっくり緩める。
7. ゆっくりとリズミカルで揉捏のような動作でステップ5と6を数回繰り返す。
8. 手を各腰椎分節に移動させて、ステップ5〜7を腰部傍脊柱筋群の各部に行う。
9. この手技では深く持続的な押圧を加えてもよい。
10. この手技の効果を判定するために組織の緊張を再評価する。

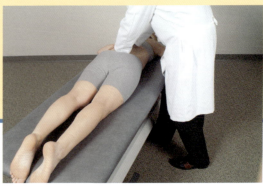

図7.79　ステップ2

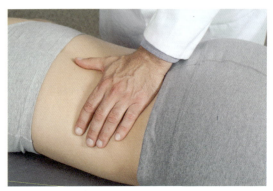

図7.80　ステップ3

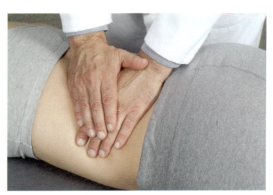

図7.81　ステップ4

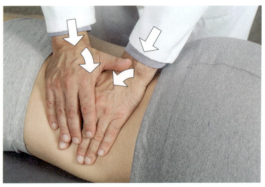

図7.82　ステップ5

腰部 腹臥位

牽引
腰仙法

 映像7.23

1. 患者を腹臥位にして、顔を施術者側に向けてもらう（治療台に顔穴がある場合は、頭は真っ直ぐにする）。

2. 施術者は治療台の側面で患者の骨盤の位置に立つ。

3. 頭側の手の指先を尾側に向け、手根部を患者の仙骨の上に置く（図7.83）。

4. 施術者は以下のいずれかあるいは両方を行う。

    a. 尾側の手を腰椎棘突起の上に置き、指先は頭側へ向けて母指球と小指球を傍脊柱の軟部組織に当てる（図7.84）。

    b. 手を脊柱の片側に置いて母指球を遠位の腰傍脊柱の軟部組織に当て、小指球を近位に当ててもよい。

5. 両手で腹側に力をかけ、軟部組織に働きかけて、左右の指先が向いている方向に筋膜を引き離すように力を加える（図7.85）。決して棘突起の上を直接押してはならない。

6. ゆっくりとリズミカルに行うか、揉捏のような動作、あるいは深く持続的な動作で行う。

7. 尾側の手を各腰椎分節に移動させて、ステップ4〜6の動作を行う。

8. この手技の効果を判定するために組織の緊張を再評価する。

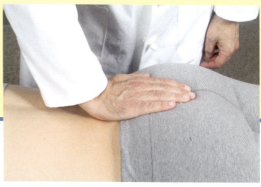

図7.83　ステップ3

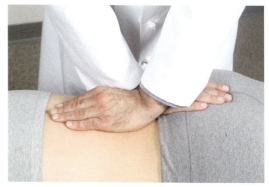

図7.84　ステップ4a

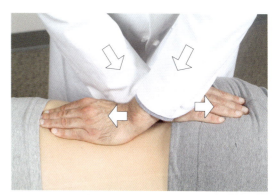

図7.85　ステップ5

腰部 腹臥位
両母指押圧
映像7.24

1. 患者を腹臥位にして、顔を施術者側に向けてもらう（治療台に顔穴がある場合は、頸は真っ直ぐにする）。

2. 施術者は治療台の側面で患者の大腿部、あるいは膝の位置に立つ。

3. 両母指を脊椎の両側に置き、L5の横突起上の傍脊柱筋群に当てる。他の指は外側に向けて扇状に広げる（図7.86）。

4. 両母指で頭側に力をかけ、軟部組織に働きかけて、筋膜の静的弾力性がある制限バリアに到達するまで外側へゆっくりと力を加える（図7.87）。親指で皮膚をこすって刺激を与えてはならない。

5. その状態を数秒間保持したのち、ゆっくり緩める。ゆっくりとリズムよく、揉捏のような動作を繰り返す。

6. 母指を他の腰椎分節の横突起（L4、L3、そしてL1）に移動させて、ステップ4と5の動作を腰部傍脊柱筋群の各部に行う。

7. この手技は深く持続的な動作で行ってもよい。

8. 効果を判定するために組織の緊張を再評価する。

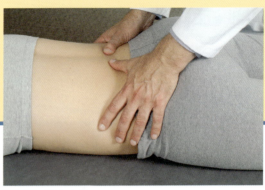

図7.86　ステップ3

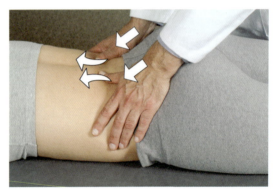

図7.87　ステップ4

第 7 章 | 軟部組織テクニック

腰部 腹臥位
シザーズテクニック
 映像7.25

1. 患者を腹臥位にして、顔を施術者側に向けてもらう（治療台に顔穴がある場合は、頭は真っ直ぐにする）。

2. 施術者は治療する部位と対側に立つ（図7.88）。

3. 尾側の手で治療する側の膝の辺り、または脛骨粗面を保持する（図7.89）。

4. 足を持ち上げ、腰を伸展させてシザーズ効果を得るようにもう一方の足に向けて内転させる（図7.90）。

5. 代替法として、尾側の前腕を施術者側の大腿後面に当て、手で対側の大腿前面を保持してもよい。

6. 頭側の母指球と小指球を腰椎棘突起上の傍脊柱筋群に置く。腹側で外側に力をかけ、軟部組織に働きかけて、腰の伸展と外転を行う（図7.91）。

7. その状態を数秒間保持したのち、ゆっくり緩める。

8. ゆっくりとリズミカルで揉捏のような動作でステップ6と7を数回繰り返す。

9. 頭側の手を他の腰椎分節に移動させて、ステップ6～8を繰り返して腰部傍脊柱筋群の各部位の伸展を行う。

10. この手技は深く持続的な動作で行ってもよい。

11. この手技の効果を判定するために組織の緊張を再評価する。

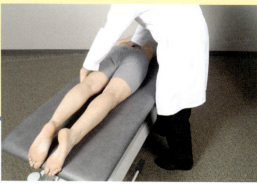

図7.88　ステップ2

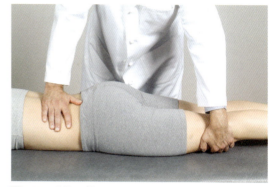

図7.89　ステップ3

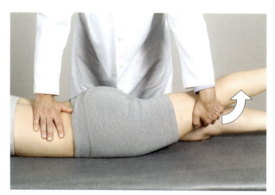

図7.90　ステップ4

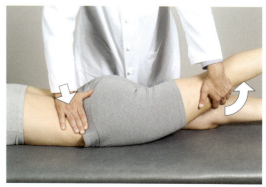

図7.91　ステップ6

127

腰部 腹臥位
押圧とカウンタープレッシャー
 映像7.26

1. 患者を腹臥位にして、顔を施術者側に向けてもらう（治療台に顔穴がある場合は、頭は真っ直ぐにする）。
2. 施術者は治療する部位と対側に立つ（図7.92）。
3. 対側の腰部横突起上の傍脊柱筋群内側面に頭側の母指と母指球を置く。
4. 尾側の手を治療する側の上前腸骨棘の上に当て、ゆっくりと天井に向けて引き上げる（図7.93）。
5. 頭側の手で腹側と外側にゆっくりと力をかけ、軟部組織に働きかけて、腰部傍脊柱筋群を外側に向けて加圧する（図7.94）。
6. その状態を数秒保持したのち、ゆっくりと緩める。
7. ゆっくりとリズミカルで揉捏のような動作でステップ4と6を数回繰り返す。
8. 頭側の手を各腰椎分節に移動させ、ステップ6～8を繰り返して腰部傍脊柱筋群の各部位の伸展を行う。
9. この手技は深く持続的な動作で行ってもよい。
10. この手技の効果を判定するために組織の緊張を再評価する。

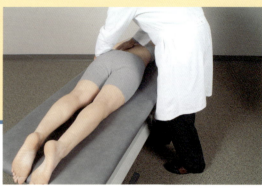

図7.92　ステップ2

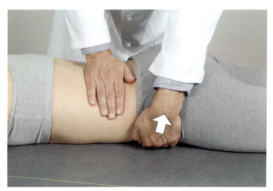

図7.93　ステップ4

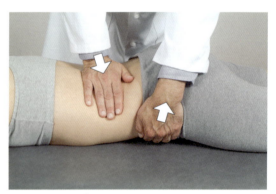

図7.94　ステップ5

第7章 | 軟部組織テクニック

腰部 側臥位
押圧
映像7.27

1. 治療する側を上にして患者を側臥位にする。
2. 施術者は患者の正面で治療台の側面に立つ。
3. 患者に腰と膝を曲げさせ、膝蓋骨下縁付近を施術者の大腿部に密着させる（図7.95）。
4. 指腹を腰椎横突起上の傍脊柱筋群の内側面に置く（図7.96）。
5. ゆっくりと腹側で外側に力をかけ、軟部組織に働きかけて腰椎傍脊柱筋群を外側方向にストレッチさせる（図7.97）。
6. 施術者の大腿部を患者の膝に密着させるのは単に固定するためだけでなく、脊柱筋群に対して弓状で外側方向のストレッチを強化する働きもある。この手技は、ゆっくりとリズミカルに行うか、揉捏あるいは深く持続的な動作で行ってもよい。
7. 代替法として、尾側の手で上前腸骨棘を固定し、頭側の手で傍脊柱筋群を腹側に引く方法もある（図7.98）。
8. 手を各腰椎分節に移動させステップ4〜6を繰り返して、腰部傍脊柱筋群の各部位のストレッチを行う。
9. 効果を判定するために組織の緊張を再評価する。

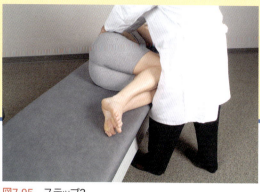
図7.95　ステップ3

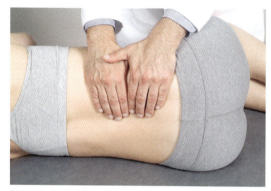
図7.96　ステップ4

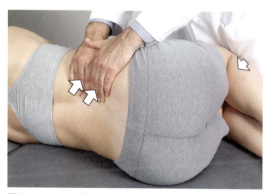
図7.97　ステップ5

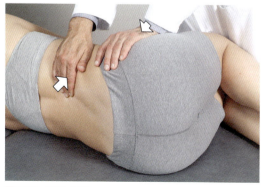
図7.98　ステップ7

129

腰部 背臥位
伸展

映像7.28

1. 患者を背臥位にする（腰と膝を曲げてもよい）。
2. 施術者は治療する部位の側に座る。
3. 手掌を上にして患者の腰椎の下に置き、指腹を近位の棘突起と横突起の間にある腰椎傍脊柱筋群に当てる（図7.99と図7.100）。
4. ゆっくりと腹側かつ外側に力をかけ、軟部組織に働きかけて腰椎傍脊柱筋群を外側方向にストレッチさせる。治療台に肘をつき、手関節部と手により、てこの原理を用いて軟部組織に働きかけて、肘を支点として上方に力をかけると楽にできる（図7.101）。
5. 同時に両手指を施術者の方向に引いて腰椎傍脊柱筋群に対して外側方向にストレッチさせる。
6. 伸展させた状態を数秒間保持したのち、ゆっくり緩める。
7. ゆっくりとリズミカルで揉捏のような動作でステップ4～6を数回繰り返す。
8. 両手を他の腰椎分節に移動させて腰椎傍脊柱筋群の各部位に対してステップ3～6の動作を繰り返す。
9. この手技は深く持続的な動作で行ってもよい。
10. 効果を判定するために組織の緊張を再評価する。

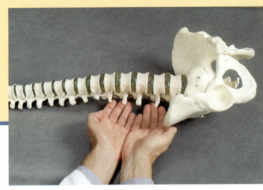
図7.99　ステップ3

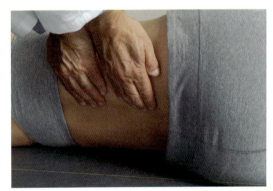
図7.100　ステップ3

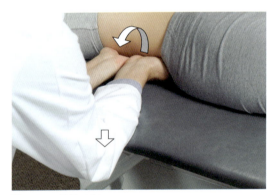
図7.101　ステップ4

腰部 背臥位
膝を利用した長てこ カウンターラテラル
▶ 映像7.29

1. 患者を治療台の上で背臥位にさせる。
2. 尾側の手で患者の腰と膝を約90度に曲げさせる（図7.102）。
3. 頭側の手を患者の障害の起きている部位の下に入れる。
4. 患者の両足の脛骨粗面を保持し、ゆっくり膝を施術者に近づけるように動かす（図7.103）。
5. 膝を動かしながら腰部傍脊柱の軟部組織の緊張を調べる。
6. 次にゆっくりでありながら、しっかりと上方（前方）に向けて、腰部傍脊柱の軟部組織の静的弾力性がある制限バリアに達するまで引っ張る（図7.104）。
7. さらに、膝を施術者にわずかに遠ざけ外旋させ数秒間保持したのち、ゆっくり緩める（図7.105）。
8. リズミカルにストレッチとリリースを繰り返して組織の緊張が解けるまで、あるいは最長2分間続ける。

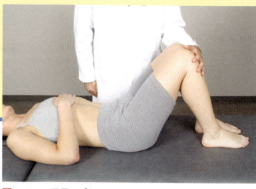
図7.102　ステップ2

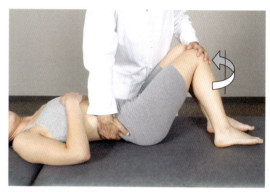
図7.103　ステップ4

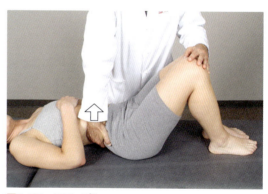
図7.104　ステップ6

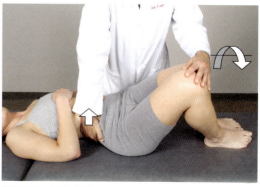
図7.105　ステップ7

腰部 座位

左腰部傍脊柱筋スパズム（筋筋膜過緊張）

 映像7.30

1. 患者を治療台の端に座らせ、施術者は患部の対側で患者の右斜め後ろに立つ。
2. 患者に、左手を頸の後ろに当て、右手で左肘をつかむよう指示する。施術者の右手は患者の右腋窩の下を通り、左上腕をつかむ（図7.106）。
3. 施術者は左母指と母指球を患者の腰椎横突起上にある左傍脊柱筋群の内側面に置く（図7.107）。
4. 患者にリラックスしたまま前にかがんでもらう。その際、患者の体重が施術者の右腕にかかるようにする。
5. 左手で腹側かつ外側にゆっくりと力をかけて軟部組織に働きかけながら外側方向にストレッチさせる。その際、右腕を使って患者を右回旋させる（図7.108）。
6. その状態を数秒間保持したのち、ゆっくり緩める。
7. ゆっくりとリズミカルで揉捏のような動作でステップ5と6を数回繰り返す。
8. 左手を障害のある他の腰椎分節に移動させてステップ5〜8を繰り返す。
9. この手技は深く持続的な動作で行ってもよい。
10. この手技の効果を判定するために組織の緊張を再評価する。

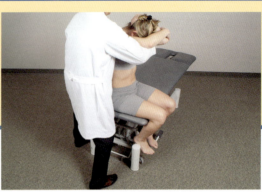

図7.106　ステップ2

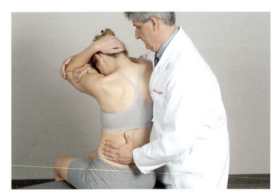

図7.107　ステップ3

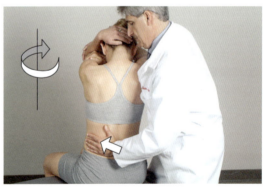

図7.108　ステップ5

骨盤 　腹臥位
坐骨直腸窩および骨盤隔膜への股関節の内旋
直接法による抑制押圧

1. 患者を腹臥位にし、施術者は診察台の足側に立つ。

2. 患者の膝を約90度の角度に屈曲させ、腰部を最小限に内旋させる。

3. 患者の脚の間に手を置き、坐骨結節に対して内側で少し頭側に位置している坐骨直腸窩（図7.109）を母指で触診する。

4. 坐骨直腸窩に向かってゆっくりかつしっかりと押圧（矢印の方向）を加えていき、骨盤横隔膜の制限バリアに達するまで続ける。

5. 施術者は、仙骨の下外側角（ILA）に向かって母指で力を加えていく（図7.110）。

6. この圧力は解放が評価されるまで加えていく。患者には施術者が母指で力を加え続けている間、咳をするように指示を出す。

7. 上記の手順は、3～5回繰り返してもよい。

8. 組織間緊張を再評価して、この手技の有効性を評価する。

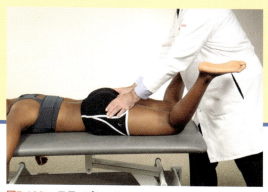

図7.109　ステップ1～3

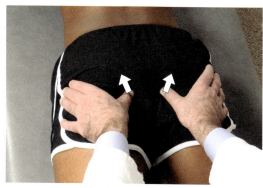

図7.110　ステップ5

上肢 座位
肩甲挙筋の過緊張
直接法による抑制強調

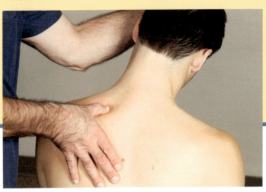

図7.111　ステップ2

1. 患者を座位にする。施術者は機能障害がある側で患者の後ろに立つ。

2. 肩甲骨の上側の内側縁近くにある肩甲挙筋の筋腱の下部を見つける（図7.111）。

3. 母指か肘頭を、肩甲骨の付着点から頭側にある肩骨挙筋の筋腱部分に置く（図7.112と図7.113）。

4. 筋腱にゆっくりと力を入れていくか、筋腱連結の端を垂直に押していくと、組織の抵抗が見つかる。

5. 施術者は、バリアを効率よく見つけるために、下側や内側、外側に力を加えていってもよい。

6. 施術者は、スパズムの解放が見つかるまで、一定の力を20秒〜1分間加え続ける。

7. 組織の質感と機能障害に関連した他の要素（TART）を再評価する。

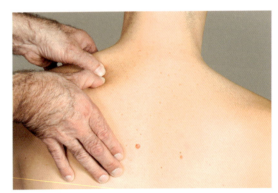

図7.112　ステップ3　母指

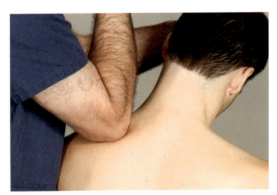

図7.113　ステップ3　肘頭

上肢 座位
小円筋の過緊張
直接法による抑制強調

1. 患者を座位にするか、損傷したほうの肩を上にして側臥位にする。
2. 施術者は、患者の後ろで診察台の端に立つ。
3. 後腋窩ヒダにある小円筋を探す。
4. 母指の指腹を、筋繊維の過緊張が一番高いポイントに対して直角の位置に置く（母指による圧力は、筋肉に対して平行に加える）（図7.114）。
5. スパズムの解放が見つかるまで、一定の圧力を加え続ける。圧力は上側、内側、そしてわずかに前方（矢印の方向）に加える（図7.115）。
6. 組織の質感と機能障害に関連した他の要素（TART）を再評価する。

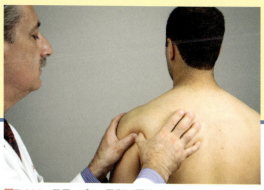

図7.114　ステップ4　母指は緊張が一番大きいポイントに置く

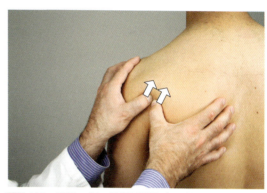

図7.115　ステップ5　母指は緊張が一番大きいポイントに置く

上肢 背臥位
上腕骨中部 カウンターラテラル牽引

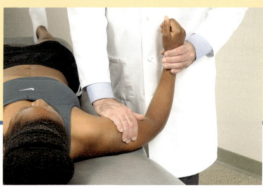

図7.116　ステップ3

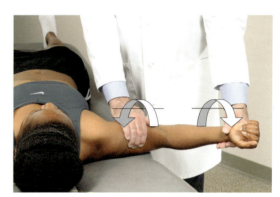

図7.117　ステップ4

1. 患者を診察台の上で背臥位にする。

2. 患者の右腕を60〜90度の角度に外転させ、施術者は患者の腕と胴体の間に立つか座る。

3. 患者の上腕の三角筋が付着する高さに、右掌を下に向けて置く。左手で、患者の右前腕および手首をつかむ（図7.116）。

4. 患者の肘を45〜90度の角度で屈曲させ、施術者は患者の肩および腕をゆっくりと外旋させる。一方で、三角筋の腱の付着部に力を加え、患者の体に向かって内旋の方向で筋膜を牽引する（図7.117）。

5. 制限のある筋膜バリアに到達した際、施術者は患者の肩を内旋させてゆっくりと緊張を解放させ、上腕への力を緩める。肩の回旋は、力を解放するのに十分な程度で行い、必ずしも腕を中立の状態に戻さなくてもよい。

6. この動きは、患者の腕を外転させるのと同時に、上腕筋膜に内向きの力を加えることを繰り返して行う。

7. この手順は、ゆっくりとリズミカルな動きで2〜5分繰り返してもよい。もっと長時間のストレッチが望ましいとされる場合は、筋膜バリアを見つけて力を10〜20秒間加える。

8. 組織間緊張を再評価して、この手技の有効性を評価する。

下肢 側臥位
腰帯筋の過緊張
直接法による抑制強調
（例：左梨状筋）

1. 患者の症状が見られる側を上にして、側臥位にする。両股関節は、90〜120度の角度で屈曲させる。

2. 患者の膝は約100度の角度に屈曲させる。

3. 施術者は、診察台に向かい、患者の腰の位置で患者の目の前に立つ。

4. 大転子の上部の少し後方下側で、過緊張か痛みのある梨状筋を探す。

5. 母指の指腹でしっかりとした圧力を梨状筋の内側（診察台の方に向かって）に加え続け、解放が触診できるまで行う（図7.118）。

6. オプション：施術者は母指の代わりに肘頭を使ってもよい（図7.119）。肘頭は圧力（矢印の方向）に敏感で、腱の抵抗や施術部位の異なる解剖学を評価できる。このスタイルの手技は母指に負担がかかるので、肘頭を使った方が楽である。

7. 施術者は組織の質感と機能障害に関連する他の要素（TART）を再評価する。

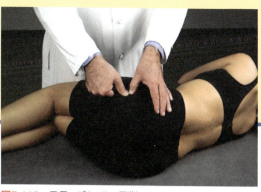

図7.118　ステップ1、5　母指

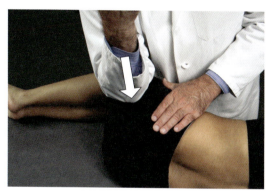

図7.119　ステップ6　肘頭

下肢 腹臥位
腸脛靭帯の緊張 カウンタープレッシャー

1. 患者を腹臥位にして、施術者は患者の左側に立つ。
2. 患者の右膝を90度の角度に屈曲させる。
3. 右手で患者の右足か下腿をつかみ、一方で患者の右外腿に左掌を置く（図7.120）。
4. 患者の足と下腿を外側に向かって押し、同時に右手で患者の大腿に力を加えて腸脛靭帯（ITB）に触れ、後内側の制限バリアまで引く（図7.121）。
5. ITBの制限バリアに触れた際、施術者はこの緊張を10〜20秒間維持させて、ゆっくりと緊張を解放し、同じ動きを組織の最大の解放が見られるまで続ける。あるいは、この手技をゆっくりとリズミカルに行い、数分間続けるか、組織の質感が最大限に改善するまで続ける。
6. ITBの緊張をリリースするために、施術者は患者の足および下腿を正中に向かって引いていき、同時に大腿に加えていた力を弱める（図7.122）。
7. 組織間緊張を再評価して、この手技の有効性を評価する。

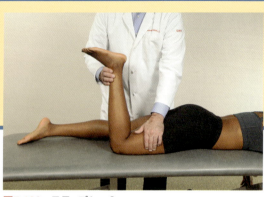

図7.120　ステップ1〜3

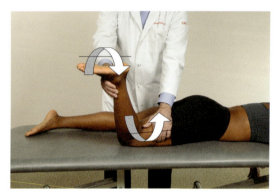

図7.121　ステップ4　ITBのストレッチ

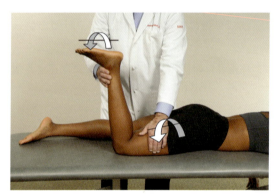

図7.122　ステップ6　ITBの緊張のリリース

下肢 　側臥位
腸脛靭帯の緊張
軽擦法／揉捏法

1. 患者を右側臥位にして、施術者は患者の目の前に立つ。

2. 患者の骨盤を安定させるために、患者の腸骨稜の後外側に左手を置く。

3. 右手で拳を作り、外腿の遠位にある基節骨を当てる（図7.123）。

4. 遠位のITBにわずかな圧力を加え、拳を転子の方へ動かしていく（図7.124）。

5. この手順を1〜2分間続けて、組織の質感を再評価し、この手技の有効性を評価する。

6. 施術者は大腿の遠位から近位と近位から遠位へ交互に拳で力を加え、遠位部分で施術を終える（図7.125）。

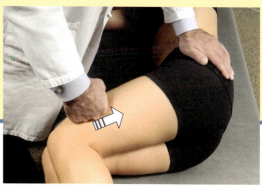

図7.123　ステップ1~3

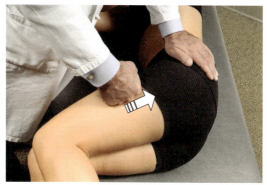

図7.124　ステップ4　末端から中心に向かっての軽擦

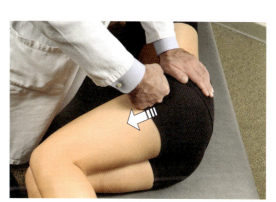

図7.125　ステップ6　中心から末端にむかっての軽擦

下肢 背臥位
足底筋膜の過緊張 縦のストレッチ

 映像7.31

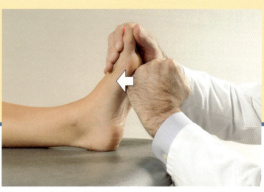

図7.126　ステップ2と3

【症状】
- 足底筋膜
- 後天的に硬直した扁平足

1. 患者を背臥位にして、施術者は診察台の端で座る。
2. 患者の足裏をコントロールおよび固定するために、片方の手を患者の足の甲に置く。
3. 拳をしっかりと握り、第5基節骨の平らな部分を患者の足裏の中足骨の近位に置く（図7.126）。
4. 施術者は、患者の足底腱膜に沿って基節骨の平らな部分を丸め、踵骨に向かって動かす（図7.127）。
5. 施術者は、患者の足底面で踵骨の遠位から近位に向かって適度な力を加えながらゆっくりと拳を動かしていき、一方で徐々に基節骨との接触を加えていく（例：第5基節骨→第4基節骨→第3基節骨→第2基節骨）（図7.128と図7.129）。
6. この動きは、ゆっくりとリズミカルに1〜2分間繰り返すか、患者が耐えられるまで繰り返す。
7. 組織間緊張と中足、前足の可動性を再評価し、この手技の有効性を評価する。

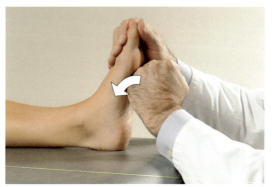

図7.127　ステップ4

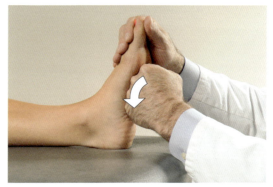

図7.128　ステップ5

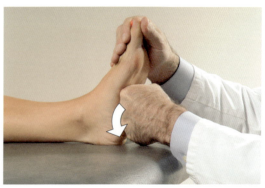

図7.129　ステップ5

下肢 背臥位
足底筋膜の過緊張
内側縦アーチとカウンターフォースのスプリング強調 映像7.32

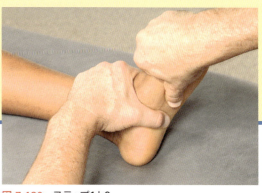
図 7.130　ステップ1と2

【症状】
- 扁平足
- 硬直した中足

1. 患者を背臥位にして、施術者は診察台の端に立つ。

2. 施術者は、患者の足の縦のアーチの下に両母指を置き、それ以外の指を足甲に扇状に広げる（図 7.130）。

3. 頭側の手と母指に力を入れてアーチを持ち上げ、足甲を外側方向に包み込む。

4. 尾側の手で足の内側方向に包み込み、アーチを作るようなカウンターフォースを作り出す。

5. 絞るような動きで両手を反対方向に回し、アーチを回復させる（図 7.131）。手を回しながらのストレッチは、望ましい効果が見られるまで行うか、患者が我慢できる範囲で行う。

6. 図 7.132と図7.133では手の置き方のバリエーションや、オプションとなる手の置き方を実践している。

7. 組織間基調と中足、前足の動きを再評価して、この手技の有効性を評価する。

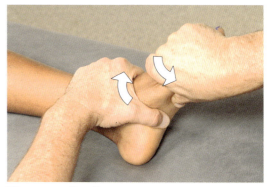
図 7.131　ステップ3〜5

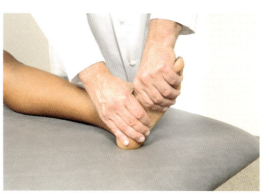
図 7.132　ステップ6

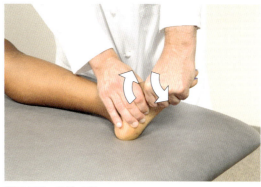
図 7.133　ステップ6

参考文献

1. Glossary of Osteopathic Terminology. Educational Council on Osteopathic Principles of the American Association of Colleges of Osteopathic Medicine, http://www.aacom.org

2. Chila AG, exec. ed. Foundations of Osteopathic Medicine. 3rd ed. Baltimore, MD: Lippincott Williams & Wilkins, 2011.

3. Greenman P. Principles of Manual Medicine. 3rd ed. Philadelphia, PA: Lippincott Williams & Wilkins, 2003.

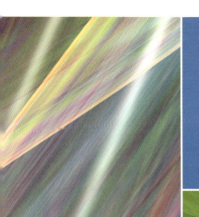
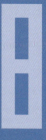

筋筋膜リリーステクニック

器官系としての筋膜

　筋膜が、長時間の学習が必要とする極めて重要な組織として、メディカルスクールで認識されるようになったのは最近のことである。グレイとホリンズヘッドの解剖学の教科書では、筋膜とは解剖学研究室や手術の間に解剖される組織だと大まかな説明で書かれており、「筋膜という用語は漠然と使われているものであり、肉眼でやっと見える程度の結合組織の集まりという意味にしか過ぎない」し、「筋膜という用語は、解剖学や外科で漠然と使われている」とされている。さらにホリンズヘットは、「ある意味、筋膜には始まりも終わりもなく、筋膜に関する説明はどうしても恣意的なものとなってしまう」[1)2)]と述べている。

　最近では、筋膜が器官系として健康管理と病気予防に重要であるという関心が高まり、2007年にハーバードメディカルスクールで第1回国際筋膜学会（FRC）が開催された。この会議で生まれた筋膜の国際的な定義は、これまでにオステオパシーの専門家が掲げてきた筋膜の定義と非常に似たものとなった。わかりやすくまとめると、「結合組織システムを構成する軟部組織で、切れ目なく、体全体に、三次元マトリックスの構造的な支柱を形成しながら人体に広がるもの。体組織の機能にユニークな環境を作り出しながら、あらゆる臓器や筋肉、骨、神経線維に広がって包み込んでいる。そのようなものとして、筋膜は線維化したあらゆる結合組織に広がっており、その中には腱膜、靭帯、腱膜、腱、支帯、関節包、血管膜、神経上膜、髄膜、骨膜、そしてあらゆる筋内膜抗体や筋筋膜の筋間線維が含まれている」。

手技の原則

　Wardは筋筋膜リリーステクニックを「軟部組織と関連する制限領域に対して、ストレッチおよび反射を利用してリリースさせる手技」と定義している[3)]。このスタイルのオステオパシー手技は、初期のオステオパシー治療や軟部組織テクニックと歴史的に強い結びつきがある。そのルーツは初期のオステオパスたちにさかのぼるが、Wardは他の多くの手技の原則を混ぜ合わせて独特な手技に発展させた[4)]。オステオパシー原理教育協議会（ECOP）の定義によると、筋筋膜リリーステクニックは、「アンドリュー・テイラー・スティル（Andrew Taylor Still）と当時の彼の生徒たちによって初めて提唱された診断と治療の体系であり、筋筋膜組織のリリースを得るまで継続して繰り返す方法」である[5)]。他の手技（特に軟部組織テクニック）と比較すると、手の位置と力を入れる方向が類似しており、様々な解剖学的組織や筋の起始と停止などに働きかけるという共通した重要な基盤がある。軟部組織テクニックは以前より直接法に分類されているが、一方、筋筋膜リリーステクニックは直接的と間接的のいずれかでも行うことができる。したがって、筋筋膜リリーステクニックは複合型手技として分類されることがある[2)]。組織を柔らかくする筋筋膜リリース

143

と比較した場合、その他の違いは、(a) 筋筋膜リリースの透過性圧力は、周囲の筋を取り囲む筋膜部分と連動するために十分深く行われるべきであるが、より深い軟部組織に対して行うものではない。そして、(b) 筋筋膜リリースにおけるバリアの圧力は一定であるが、一般的な軟部組織（抑制ではない）に対しては、圧力の強弱を交互に変化させる反復的な手技である。

また、筋筋膜リリーステクニックは片手あるいは両手のいずれでも行うことができる。臨床的には両手で診断と治療を行うほうがより効果的である。施術者は触診して軟部組織のコンプライアンス（不安定、弛緩、自由）と剛性（緊張、拘縮、制限）を識別する。しかしながら、機能障害を起こしている状態では全体的なバリア（制限）が存在し、そのため組織はコンプライアンスの非対称性を示していることがある。そのため、一方向か複数方向への自由性と他の方向への制限が起きている可能性がある。これらの非対称性は臨床用語として、「緊張」・「不安定」、あるいは「弛緩」・「拘縮」の関係を示していると表現される。Wardはまた、緊張・不安定の非対称性は緩い部分に臨床的関連性があり、その部分には痛みや不安定性が現れると指摘している[3]。したがって、施術者は以下に示す因果関係の可能性を認識していなければならない。(a) 緊張した、あるいは直接的なバリアは二次的に不安定性反応を引き起こす。あるいは (b) 不安定な部位は固定性に乏しく、そのバリアをどちらかの方向に緩めることは臨床的に推奨されない。

患者は静的あるいは動的なバリアを持っている可能性があるかもしれないし、また、以下の治療の代替法が適用となるだろう。呼吸補助法、特殊な等尺筋収縮法（例：拳を握りしめたり歯をかみしめる）により舌や眼球を動かしてもらい、その効果を増強させたりすることはよく行われる。これらは一般的にリリース促通メカニズム（REMs：Release-enhancing mechanisms）と呼ばれる（注：レム、急速眼球運動と混同しないこと）。REMsはまた、活性力としても説明されてきた。例えば、ホメオスタシスを保とうとする体の自然な動きに関する生得的な（本質的な）力や、咳き込む行為を含む呼吸系の力（連携／支援）、特定の筋肉を収縮することによる患者の協力や、施術者の指示による力、そして振動力（揺れを含む）もある[4]。

筋膜は深部で筋や体の他の部位とつながっているため、筋膜に向けて力を入れると、遠位にある靱帯や関節包組織や構造にも影響を及ぼす。そのため、筋筋膜リリースは広範囲にわたる反応を起こす可能性がある。例として、T7とT8周辺をリリースすると、僧帽筋を介して後頭下の症状を緩和できることがある。

Wardが示すように[3]、筋筋膜リリーステクニックでは、数々の生理学的かつ解剖学的な考え方が重要となっている。それはウォルフ（Wolff）の法則、フック（Hooke）の法則とニュートン（Newton）の第三の法則を含む。それらの法則は、変形や施術者と患者の身体的接触の強さは等しく反する力であるという事実など、力に関係する様々な反応と関連している。また、熱力学的法則とエネルギー保存理論を導入することにより、構造を加圧したとき、その組織に変化を生じさせることができる。ジュール（Joule）は生じたエネルギー量が熱に変換されることを発見した。その結果として起こる変化は、筋膜構造にだけ見られるものではなく、圧電気現象、メカノトランスダクション、ヒステリシスなど、様々な種類の物理現象や生体電気現象の結果として細胞成分にも見られるものである[6]。組織の質感にこのような変化が起こるので、施術者は触診により、組織の軟化や伸長、弛緩（リラクセーション）を感じ取ることができる。あるいは、手技の名前からもわかるように、組織の長さが同時に伸びることと関連した緊張のリリースもある[4,6]。この現象は、力の方向を変えることで起こるリリースとともに長時間続くこともあるが、施術者は直接法か間接法による適切な筋膜リリーステクニックを行って観察を続けるべきである。継続的な治療がこれらの組織に影響を与えている場合、弾性特性（可塑的変化）を恒久的に変えられるチャンスがあるかもしれない。オコンネルは、筋膜治療による効果を生み出せる原則として、圧電気現象を含めている。この理論には、メカノトラン

スダクションによるプロセスも含まれており、それゆえ機械的ストレスや機械的負荷が細胞レベルで（線維芽細胞、軟骨細胞、骨芽細胞）の反応を引き起こす生体電気反応を発達させることができる。研究により、この反応はコラーゲンの作用によって骨に生じることがわかっている。また、筋膜はコラーゲンが豊富な組織なので、筋膜に起こるこのプロセスを推定する理論は、ここ最近認められている[6]。

手技の分類

直接法、間接法、あるいは両手手技による複合法

　筋筋膜リリーステクニックは、制限バリア（緊張、拘縮）に対して直接法を実施してもよいし、緊張の緩い方向（不安定、自由）や運動の非対称における生理学的あるいは制限バリアに対して間接法を実施することもできる（第6章「オステオパシー手技の原則」を参照）。また、片手で拘縮のバリアにアプローチし、もう片方の手で弛緩のバリアにアプローチするといった直接法と間接法を同時に組み合わせて行ってもよい。また、直接法と間接法を交互に行う方法もある。さらに、施術者は直接法と間接法の手技を交互に行ったり、2つのバリアの両端の「中立」ポイントでバランスを取ったりしてもよい（機能的テクニックと似ている）。

手技のスタイル

力の強度（軽・中・強）

　筋筋膜リリーステクニックは様々なレベルの強度で行えるという点で興味深く非常に有益である。また、施術者は患部のバリアに向かって直接的にも、バリアから遠ざかるように間接的にも行うことができる。したがって、この手技は痛みの程度の異なる急性・慢性症状の両方に有効である。

指標

1. 可動制限と組織触感変化のある部分を素早く見つけるため、筋骨格スクリーニング検査の一環として行う。
2. 筋と筋膜の緊張を和らげる。
3. 患部と体節間の可動性を改善するために、弾力性が減少し、萎縮および線維化した筋膜構造を伸展させて弾力性を増やす。
4. 拘縮・弛緩の非対称性を減少させ、硬くなった組織の弾性を高めることで弛緩組織の安定性を改善する。
5. 生理学的および熱力学的効果、あるいは反射作用により遠位の血液循環を向上させることで患部の血液循環をよくする（例：体性間反射あるいは体性内臓反射）。
6. 静脈とリンパの排出を促して、患部および遠位の腫脹や浮腫を改善し、全体的な免疫反応を向上させる。
7. 他のオステオパシー手技の効果を高める。

禁忌

相対的禁忌

　筋筋膜リリーステクニックでは非常に弱い力で直接法、あるいは間接法を実施するため、効果の代償あるいは非代償の反応である運動後の筋痛に似た痛み以外には、治療による副作用の可能性はほとんどない。他の手技同様、治療後必要に応じて水分補給やアイスパックの使用で反応を軽減できるだろう。

　その他の注意事項は下記のとおりである。

1. 急性の捻挫や筋挫傷。
2. 骨折や脱臼。
3. 神経あるいは血管の損傷。
4. 骨粗鬆症や骨減少。
5. 悪性腫瘍。悪性腫瘍患部の治療は忌避すべきだが、悪性腫瘍の種類あるいはリンパ系の関連の有無によっては、遠位の部分には治療を行うことができる場合もある。

6. 感染症（例：骨髄炎）。

絶対的禁忌

この手技は非常に軽い力で行うため、絶対的禁忌はない。施術するのは患部の上下や近位の部分で、効果を上げるために患者の姿勢や手技を変えて行う。

一般的に考慮すべき点とルール

1. 施術者は各層ごとの触診原則にしたがい、患者の皮膚と皮下筋膜構造をとらえる程度の適正な力で触診する。軟部組織テクニックよりも一段階弱い加圧である。手を患者の皮膚の上を滑らせずに、皮膚を手と一緒に動かす。
2. 施術者は触診を行う手（片手または両手）をX軸とY軸を通って直線方向に（時計の針のように）ゆっくりと動かす。各層ごとの体心に向けた加圧で浅筋膜へアクセスし、Z軸に働きかける。
3. 組織コンプライアンスの対称性と非対称性は直線方向テストで調べる。
4. 施術者は360度の直線的動作、時計回りや時計と反対回りの回転動作を含めた上記以外の様々な方向の動作を追加してもよい。その際、再度、組織コンプライアンスの対称性と非対称性を記録する。
5. コンプライアンスを確認するため用いる加圧は、患者の医学的症状（急性の痛みか、それとも慢性の弱い痛みか）によって軽〜中程度に抑える。状況に応じて適正と思われる判断を下す。
6. 各方向の組織の拘縮・弛緩バリアを確認したのち、直接法で（拘縮方向に）ゆっくりと中程度の力で行うか、間接法を（弛緩方向に）適用するかを決定する。臨床的症状と検査結果に基づいて判断すること。通常最もやさしい力の方法が最も安全である。
7. 正しいバリアに向けて手をコントロールしながら筋膜組織をゆっくりと動かす。バリアに到達したらそこで力を抜かずに手を止める。約20〜30秒後に組織コンプライアンスの変化を感じるだろう。それは本来、バリアが消えて（クリープあるいは筋膜クリープ）、組織が動くことによって得られる感触である。
8. 変化を感じたのち、それ以上クリープが起きないとはっきりわかるまでその状態を保持する。この現象が終わるまでにコンプライアンスに複数の変化（クリープ）が生じることがある。
9. 組織コンプライアンスと質が改善したか否かを確認するため組織を再評価する。同じ部位あるいは別の部位で手技を繰り返してもよい。次回の治療は、患者の治療に対する反応度に応じて3日間かそれ以上の間隔を置くとよい。

様々な組織のレベルが存在することと、体性機能障害と網の目のような関係（テンセグリティー）にあるため、筋筋膜リリーステクニックを行う際の患者への接触方法や体位には無数の方法が考えられる。本書では最も一般的な手技の数々を紹介し、解説を省略したいくつかの代替法についても図説している。施術者はガイドラインに沿って患者に最も適した治療プランや方法を考えるとよいだろう。

頸部 背臥位
クレードリング

1. 患者を背臥位にして、施術者は治療台の頭側に座る。

2. 両手掌を上にして患部の高さの頸椎椎間関節に置く（図8.1）。

3. 皮膚と筋膜をしっかりとらえながら頸椎後部組織を押し上げる。その際、皮膚をひっかかないように気をつける。

4. 上下左右の回旋および捻転（ねじれ）の可動性を観察し、弛緩・拘縮の非対称性を調べる（図8.2）。

5. 弛緩・拘縮の非対称性がある場合、間接的あるいは直接的に弛緩・拘縮のいずれかのバリアに到達するまで力を加える（図8.3）。

6. 軽〜中程度の力で行う。

7. そのまま20〜60秒間、あるいはリリースを感じるまで保持する。施術者はそのままさらなるリリース（クリープ）が感じられるまで続け、再びそれが生じなくなるまで加圧を保持する。深呼吸や、その他にリリースを強化できるような方法があればそれを利用する。

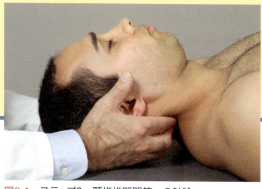

図8.1　ステップ2　頸椎椎間関節への触診

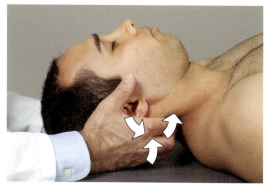

図8.2　ステップ4　バリアに到達するまで動かす

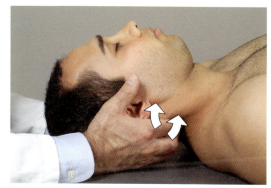

図8.3　ステップ5　間接的バリア

頸部 背臥位
前頸部および鎖骨 直接法

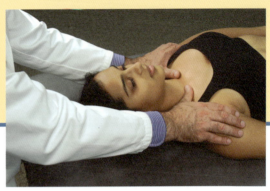

図8.4 ステップ1と2

1. 患者を背臥位にして、施術者は患者の頭側に立つか座る。

2. 両母指を外転させ、両母指と両母指球を胸鎖乳突筋のすぐ横にある鎖骨上窩の鎖骨の上に置く（図8.4）。

3. 施術者は、患者の足の方向に向かって下向きかつ、少し後方向き（矢印の方向、図8.5）に力を加える。

4. 両手を繰り返し左右に動かし（矢印の方向、図8.6）、制限バリアに到達する。

5. 対称性のある制限が見られる場合、両手を両側の制限の方向（矢印の方向、図8.7）に向けてもよい。

6. 制限が解放されたら、片方の母指か両母指をさらに外側に広げながら押してもよい。

7. 改善が見られなくなるまで、この圧力を加え続ける。

8. 施術者は機能障害（TART）の要素を再評価する。

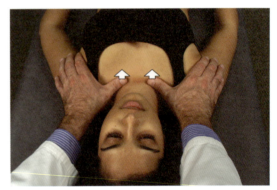

図8.5 ステップ3

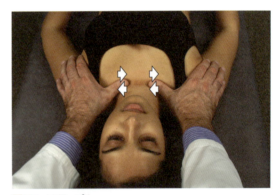

図8.6 ステップ4

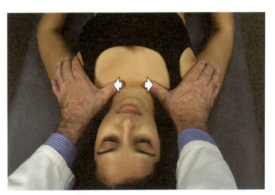

図8.7 ステップ5

胸部 座位
胸郭出入口 ハンドル法
▶ 映像8.1

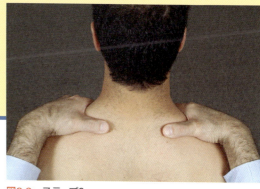

図8.8　ステップ2

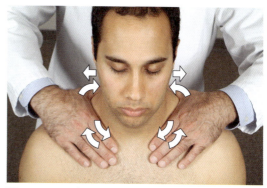

図8.9　ステップ3

1. 患者を座位にして、施術者は患者の後側に立つ。

2. 頸部と胸部の接点である肩甲帯付近に手掌を下にして手を置く（図8.8）。

3. 第1肋骨の後方に両母指を置き、胸鎖関節のところで、左右の示指と中指を鎖骨の上下に当てる（図8.9）。

4. 皮膚と筋膜をしっかりとらえながら頸椎後部組織を押し上げる。その際、皮膚をひっかかないように気をつける。

5. 上下左右の回旋および捻転（ねじれ）の可動性を観察し、弛緩・拘縮の非対称性を調べる。

6. 弛緩・拘縮の非対称性がある場合、間接的あるいは直接的に弛緩・拘縮のそれぞれのバリアに到達するまで力を加える。

7. 軽〜中程度の力で行う。

8. この加圧は20〜60秒間続けるか、リリースが感じられるまで続ける。施術者はそのままさらなるリリース（クリープ）が感じられるまで続け、再びそれが起きなくなるまで加圧を保持する。深呼吸や、その他にリリースを強化できるような方法があればそれを利用する。

胸部 腹臥位
傍脊柱部

1. 患者を治療台の上に腹臥位にする。
2. 施術者は患者の側面で、腸骨稜より少し頭側に立つ。
3. 両手掌を下にして傍脊柱の左右に指を少し広げて置く（図8.10）。
4. 皮膚と筋膜をしっかりとらえながら胸部組織を下方に押す。その際、皮膚をひっかかないように気をつける。
5. 上下左右の回旋および捻転（ねじれ）の可動性を観察し、時計回りあるいは時計と反対回りの弛緩・拘縮の関係を調べる（図8.11と図8.12）。
6. 弛緩・拘縮の非対称性がある場合、間接的あるいは直接的に弛緩・拘縮のそれぞれの制限バリアに到達するまで力を加える。
7. 軽～中程度の力で行う。
8. そのまま20～60秒間、あるいはリリースを感じるまで保持する。

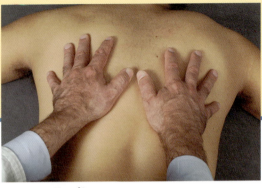

図8.10　ステップ3

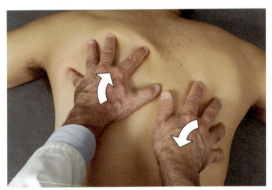

図8.11　ステップ5　下方と上方バリア

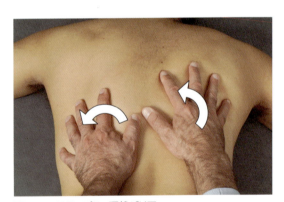

図8.12　ステップ5　環状バリア

胸部 　背臥位
胸筋、胸椎、胸郭
長てこ牽引による直接法

1. 患者を背臥位にし、施術者は患者の頭側に立つか座る。

2. 患者の腕を肘関節のところで伸展させ、肩のところからゆっくりと屈曲させて治療台の上の方まで持ち上げ、制限バリアに達するまで続ける（通常の屈曲は約180度）（図8.13と図8.14）。

3. 屈曲バリアを注意深く確認し、それから頭部の方向に向かって牽引力を加え、両肩を外転、内転させたり、上腕の回外運動や回内運動を行ったりすることで、複数の制限バリアがどこにあるのか検査する（図8.15と図8.16）。

4. 施術者は、肩甲帯近位だけでなく、上肢遠位、さらに胸郭や腹部、骨盤に制限バリアがないか検査する。筋膜の制限バリアを感じたら、優しく「直接」力を加え、この緊張を20秒から60秒間維持するか、リリースが触診できるまで続ける。

5. 反応を促進するには、患者に深く息を吸わせて5～10秒間息を止め、息を吐き出させる解放強調操作「release-enhancing maneuver」（REM）を用いることもある。

6. リリースが触診できたら、施術者は新たな制限バリアに牽引と回転の動きを加える。好みによっては、この手技を弛緩バリアに向かって間接的に行うこともできるが、我々の臨床経験では、直接的に行うと一番効果があると判明している。

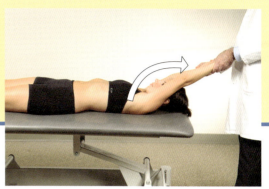
図8.13　ステップ1と2　外側からのイメージ

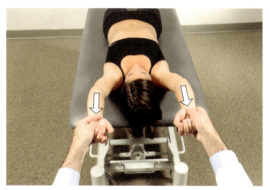
図8.14　ステップ1と2、頭部からのイメージ

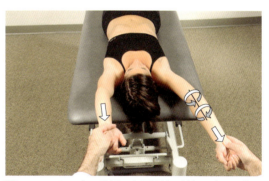
図8.15　ステップ3　牽引。左肩関節の外転。右肩関節の内旋と外旋

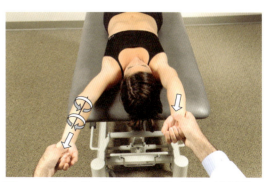
図8.16　ステップ3　牽引。右肩関節の外転。左肩関節の内旋と外旋

肩甲胸郭関節 側臥位
直接法

1. 患者の体の左側を下にして側臥位にして、施術者は患者と向かい合って立つ。

2. 右手を患者の右肩に置き、鎖骨を母指と示指の間でしっかりと支える。施術者の指腹は肩甲骨の上角で肩甲挙筋と菱形筋の付着部に触れている。

3. 施術者の左手は患者の右腕の下に置き、指腹は肩甲骨内側下縁に置く（図 8.17）。

4. 施術者は組織に優しく力を加え、患者の肩甲骨および胸部の関節と関連する筋膜の要素をコントロールする。次に肩甲骨の尾側（図8.18）と頭側（図8.19）をつかみ、弛緩・拘縮のバリア関係を評価する。

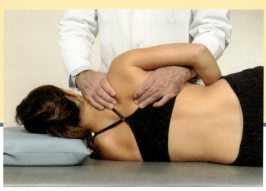

図8.17　ステップ1~3　手の置き方

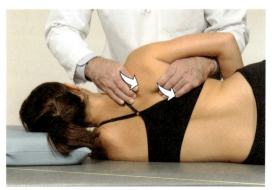

図8.18　ステップ4　尾側バリアを評価する

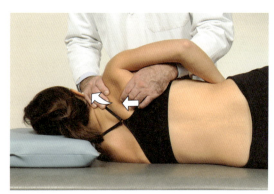

図8.19　ステップ4　頭側バリアを評価する

5. 次に、施術者は肩甲骨および胸部の関節を脊柱の正中（図8.20）と肩甲骨を外側（図8.21）に向かって動かし、弛緩・拘縮のバリアを評価する。

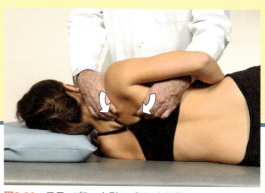
図8.20　ステップ5　内側のバリアを評価する

6. 弛緩・拘縮の複合関係を感じ取ったら、施術者は弛緩・拘縮の非対称性を最大限に引き起こした動きの組み合わせを検査し、制限バリアが一番大きく感じられるところで肩甲胸郭関節を保持する。筋膜の制限バリアを感じたら、優しく「直接」力を加え、この緊張を20〜60秒間維持するか、リリースが触診できるまで続ける。

7. 反応を促進するには、患者に深く息を吸わせて5〜10秒間息を止め、息を吐き出させる解放強調操作「release-enhancing maneuver」（REM）を用いることもある。

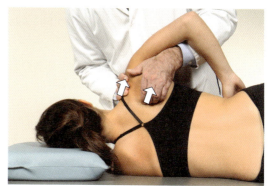
図8.21　ステップ5　外側のバリアを評価する

8. リリースが触診できたら、施術者は新たな制限バリアに牽引と回転の動きを加える。好みによっては、この手技を弛緩バリアに向かって間接的に行うこともできるが、我々の臨床経験では、直接的に行うと一番効果があると判明している。

骨盤・仙骨部 背臥位
両仙腸関節に対する前腕押圧

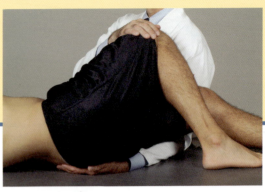

図8.22　ステップ3

1. 患者を治療台の上に背臥位にさせ、施術者は大腿骨の中間から膝にかけての側面に立つ。

2. 近位の膝を曲げてもらい、頭側の手で骨盤が治療台から離れるまで股関節を内旋させる。

3. もう一方の手掌を上に向け、仙骨の下に入れる（図8.22）。

4. 股関節を中立に戻し、頭側の前腕を患者の上前腸骨棘（ASIS）の上に置く（図8.23）。

5. 仙骨に当てた腕の肘に向かってかがむようにする。仙骨側の腕はリラックスさせ、前腕で左右の回旋の弛緩・拘縮の非対称性（図8.24）および左右捻転の可動性を観察する。

6. 弛緩・拘縮の非対称性がある場合、間接的あるいは直接的に弛緩・拘縮のそれぞれの制限バリアに到達するまで力を加える。

7. 軽～中程度の力で行う。

8. そのまま20～60秒間、あるいはリリースを感じるまで保持する。

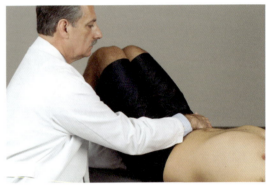

図8.23　ステップ4

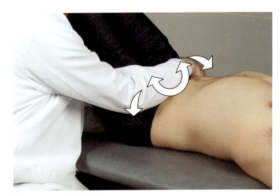

図8.24　ステップ5

腰部仙骨部 腹臥位
傍脊柱部

1. 患者を腹臥位にさせ、施術者は患者の側面に立つ。
2. 片手を腰部の下位分節（例：L4/L5）に置き、もう一方の手を上位分節（例：L1/L2）に置く（図8.25）。
3. 上下の滑り具合と左右の回旋、時計回りあるいは反時計回りの可動性を観察し、弛緩・拘縮の非対称性がないか調べる（図8.26）。
4. 弛緩・拘縮の非対称性がある場合、間接的あるいは直接的に弛緩・拘縮のそれぞれの制限バリアに到達するまで力を加える。
5. 軽〜中程度の力で行う。
6. そのまま20〜60秒間、あるいはリリースを感じるまで保持する。

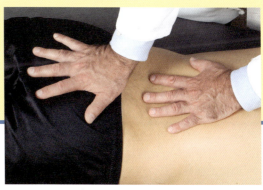

図8.25　ステップ2

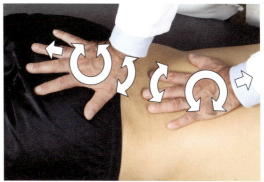

図8.26　ステップ3　弛緩・拘縮の非対称性を調べる

手足 座位
骨間膜

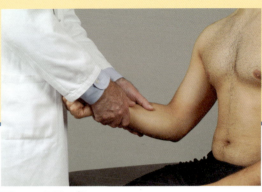

図8.27　ステップ3

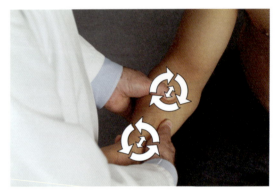

図8.28　ステップ4

1. 患者を座位か背臥位にさせ、施術者は患者の正面で患部側に立つか、あるいは座る。

2. 患部の骨間膜を触診し、緊張、線維帯、痛み、組織弾性の弛緩・拘縮の非対称性がないかを調べる。

3. 両母指を患部の骨間膜の前面に乗せ、手掌と指で弧を描くように押圧する（図8.27）。

4. 頭側と尾側、左右の回旋、そして時計回りあるいは反時計回りの動きの可動性と、弛緩・拘縮の非対称性をそれぞれ観察する（図8.28）。

5. 弛緩・拘縮の非対称性がある場合、間接的あるいは直接的に弛緩・拘縮のそれぞれの制限バリアに到達するまで力を加える。

6. 軽～中程度の力で行う。

7. そのまま20～60秒間、あるいはリリースを感じるまで保持する。

上肢 座位
手関節、手根管
直接法
 映像8.2

1. 患者は座位か背臥位にする。施術者は患者の前か横に立つ。

2. 「解剖学的位置」で患者の掌を上向きに置く。

3. 施術者の両母指は手根管靭帯の内外側付着部分に置く。母指球側には、舟状骨結節と大菱形骨結節がある。子指球側には、豆状骨と有鉤骨鉤がある（図8.29と図8.30）。

4. 施術者は指で手関節背側を包み込み、両母指で掌の付け根部分を押し、そのまま両母指を動かし（矢印の方向）ながら手根管に圧力を加える（特に屈筋支筋の部分）。このとき、皮膚の上で両母指を滑らせるのではなく、皮膚と浅筋膜を引っ張るようにする（図8.31）。

5. この圧力は20～60秒間続けるか、組織間緊張のリリースが触診できるまで続ける。

6. この手順を行っている最中に、患者の手根管に痛みや異常感覚があった場合、緊張は解放すべきである。症状が和らいだら、組織間緊張を20～60秒間続けるか、症状が悪化するまで続け、再び緊張を解放する。

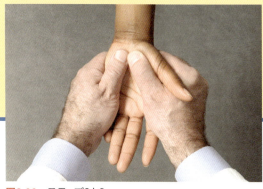

図8.29　ステップ2と3

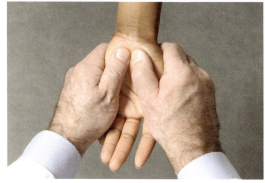

図8.30　ステップ2と3　手の置き方のバリエーション

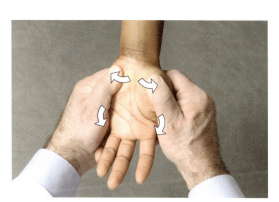

図8.31　ステップ4　屈筋支帯の直接ストレッチ

下肢 背臥位
腓腹筋の過緊張
直接法牽引および関節法牽引

1. 患者は背臥位の姿勢にする。施術者は治療台の頭側を向きながら、患者のふくらはぎに対して遠位の位置の診察台の横に座る（図8.32）。

2. 両手を腓腹筋の下に並べて置く。両手の指はわずかに曲げて（矢印の方向、図8.33）、患者には施術者の指先の上で足の力を抜いてもらう。

3. 両手の指で、腓腹筋に向かって上向き（左側の矢印の方向、図8.34）の力を加え、足の重さを利用して腓腹筋を圧を加えながら、腓腹筋を下方（右側の矢印の方向）に引っ張る。

4. リリースが起こるまで、この力を加え続ける。

5. 施術者は機能障害（TART）の要素を再評価する。

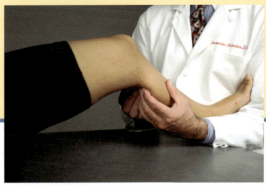

図8.32　ステップ1

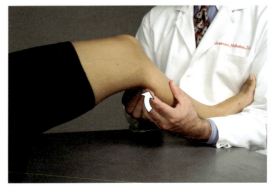

図8.33　ステップ2

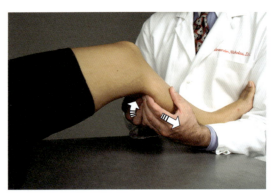

図8.34　ステップ3

手足 背臥位
下肢牽引

1. 患者を治療台に背臥位にさせ、施術者は患者の足部の近くに立つ。
2. 手掌を上にして患者のアキレス腱と踵骨部を保持する。
3. 両下肢を治療台から20 〜 30度の角度に持ち上げる（図8.35）。
4. 後方に体重をかけ、患者の足を牽引して下肢と腰、仙骨関節をゆっくりと牽引させる（図8.36）。
5. 内旋あるいは外旋、そして外転あるいは内転をさせ、骨盤、股、膝など、どの位置で弛緩・拘縮の非対称性が顕著であるかを調べる（図8.37）。
6. 弛緩・拘縮の非対称性がある場合、間接的あるいは直接的に弛緩・拘縮のそれぞれの制限バリアに到達するまで力を加える（図8.38）。
7. 軽〜中程度の力で行う。
8. そのまま20 〜 60秒間、あるいはリリースを感じるまで保持する。

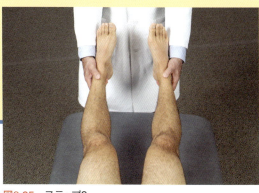

図8.35　ステップ3

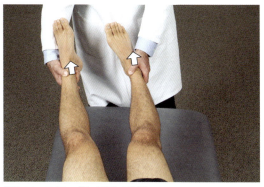

図8.36　ステップ4　下肢の牽引

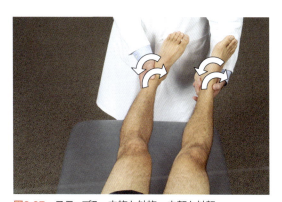

図8.37　ステップ5　内旋と外旋、内転と外転

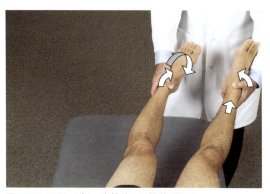

図8.38　ステップ6　直接的・間接的バリア

下肢 背臥位
足底腱膜炎
直接法

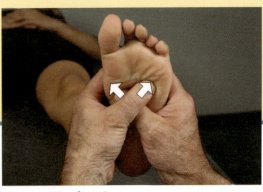

図8.39　ステップ1〜3

1. 施術者は背臥位にして、施術者は患者の足側に座る。

2. 施術者は両母指をクロスしてXのような形を作り、両母指の指腹は足底腱膜の症状が懸念される部分（足根骨から遠位中足骨）に置く。

3. 両母指から上向きの力（矢印の方向、図8.39）を遠位から外側に向かって加える。制限（拘縮）バリアが感じられるまで、力を加え続ける。

4. リリースが触診できるまで、力を加え続ける。

5. この手順は、底屈（図8.40）と背屈（図8.41）で交互に繰り返す。

6. 施術者は機能障害の要素（TART）を再評価する。

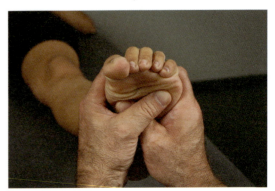

図8.40　ステップ5　底屈

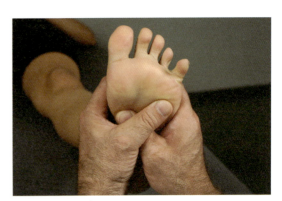

図8.41　ステップ5　背屈

頭蓋部 背臥位
頭蓋筋膜
直接法および間接法

1. 患者を背臥位にして、施術者は患者の頭側に座る。

2. 両掌で患者の頭を「アーチ状」につかむ（図8.42）。

3. 施術者は頭蓋軟部組織に優しく圧力を加えて、浅筋膜に触れる。

4. 施術者は軟部組織に右回旋、左回旋を加えて、筋膜に制限バリアや非対称バリアがあるか検査する（図8.43）。

5. 次に、両手を上下に動かしながら、側屈（図8.44）の要素がないか検査し、内側と外側に手首を滑らせながら、屈曲バリアと伸展バリアがないか確認する（図8.45）。

6. これらの動きは個別に扱うこともできるし、複数の制限バリアを検査しながら扱ってもよい。

7. 弛緩／拘縮の非対称性がないか検査すると、施術者は弛緩／拘縮バリアに間接的か直接的に触れることになる。

8. この手順で扱う力はとても弱くて優しいやり方で加えるものであり、施術者はリリースが触診できるまで（筋膜クリープ）続けるか、クリープが再発しなくなるまで続ける。この動きは、20〜60秒間続けるか、リリースが触診されるまで続ける。

9. 患者の筋膜バリアを再評価して陽性の変化が起こるか確認する。

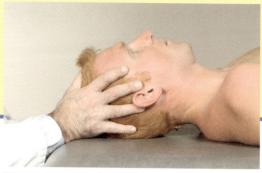

図8.42　ステップ1と2　外側からのイメージ。「アーチ状」のつかみ方

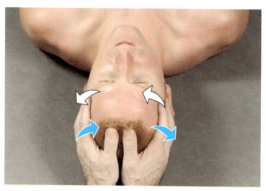

図8.43　ステップ4　回旋バリアを評価する

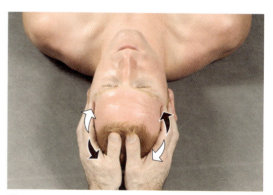

図8.44　ステップ5　側屈バリアを評価する

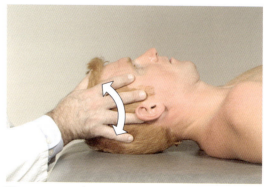

図8.45　ステップ5　屈曲・伸展バリアを評価する

第 2 部 | オステオパシー手技

各種筋筋膜リリーステクニック

図8.46 〜図8.56はその他の筋筋膜リリースの原則（直接、間接）を示すが、解説は省略する。様々な力の方向については矢印に従うこと。写真の部位の治療に有効である。

 映像8.3
（胸腰部）

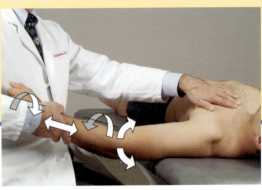
図8.46　胸鎖関節と上肢の牽引

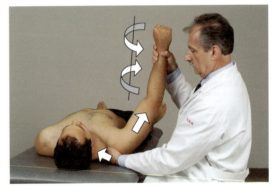
図8.47　長軸リリース

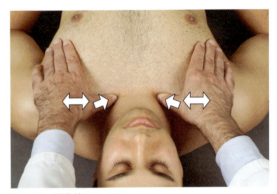
図8.48　斜角筋リリース

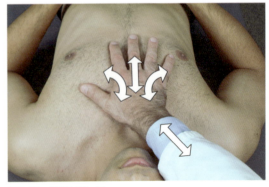
図8.49　胸骨リリース

第 8 章 筋筋膜リリーステクニック

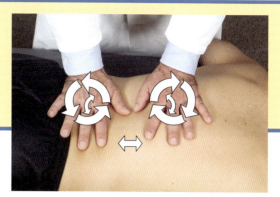

図8.50　胸腰筋筋膜リリース

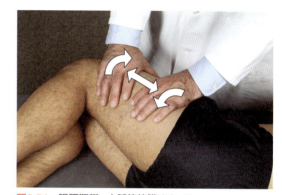

図8.51　腸脛靱帯−大腿筋筋膜リリース

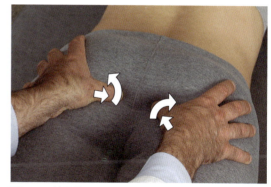

図8.52　仙尾骨リリース

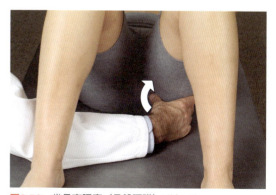

図8.53　坐骨直腸窩（骨盤隔膜）リリース

各種筋筋膜リリーステクニック

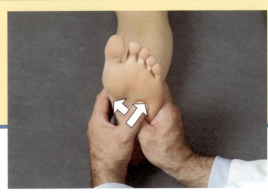

図8.54 足底腱膜リリース

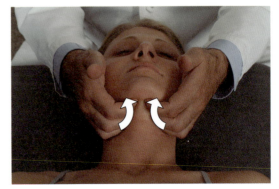

図8.55 顎下リリース

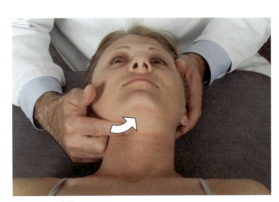

図8.56 舌骨リリース

参考文献

1. Williams PL, ed. Gray's Anatomy. 38th ed. London, UK: Churchill Livingstone, 1995.

2. Rosse C, Gaddum-Rosse P. Hollingshead's Textbook of Anatomy. 5th ed. Philadelphia, PA: Lippincott-Raven, 1997.

3. Ward R, exec. ed. Foundations for Osteopathic Medicine. 2nd ed. Philadelphia, PA: Lippincott Williams & Wilkins, 2003.

4. DeStefano L. Greenman's Principles of Manual Medicine. Baltimore, MD:Lippincott Williams & Wilkins, 2011.

5. Glossary of Osteopathic Terminology Educational Council on Osteopathic Principles of the American Association of Colleges of Osteopathic Medicine, www.aacom.org

6. Chila AG, exec. ed. Foundations of Osteopathic Medicine. 3rd ed. Baltimore, MD: Lippincott Williams & Wilkins, 2011.

カウンターストレイン

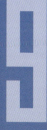

手技の原理

　カウンターストレインは、ローレンス H. ジョーンズ（Lawrence H.Jones, DO, FAAO：1912～1996）〔オステオパシー医学博士、全米オステオパシー協会フェロー〕が提唱した手技である。ジョーンズは、症状を緩和するためには患者が最も楽な姿勢を取るのがよいと考えていた。その理念を実践することにより驚くべき臨床結果を目の当たりにした彼は筋骨格系機能障害の性質を研究し、圧痛点は指先で刺激することで識別できるという確信を持った[1]。これらの圧痛点は最終的に圧痛の局部を示し、体性機能障害が生じている体節や筋骨格の部位に関係している。圧痛点は通常、腱の付着部、筋腹や靭帯にあることが多い。圧痛点は指先ほどの大きさで、触ると非常に痛く、硬く張り、水腫状で、体全体に点在するといわれる[2]。患者は圧痛点に痛みがあることに気づいておらず、圧痛点のごく近くの部位を触診しても比較的正常で痛みはないことがある。圧痛点は、シモンズ（Simons）とトラベル（Travell）[3]が提唱したトリガーポイントと関連はあるが、オステオパシー界においては一般的に区別して取り扱っている。

　この手技は「ストレイン＆カウンターストレイン」や「ストレイン／カウンターストレイン」「ポジショナル・リリース」や「ジョーンズテクニック」と様々な名称で呼ばれてきた。オステオパシー原理教育協議会（ECOP）の定義によると、"カウンターストレインは機能障害を継続的で異常なストレイン反射と考える診察と治療の体系であり、真逆の方向へ中程度のストレインを加えることで異常なストレイン反射を抑えることができる。また圧痛点に対しては特定のポジショニングを維持することで望ましい治療結果を達成できる"としている。手技がどのように作用するかについては諸説があるが、代表的なものはアルファ Ia 求心性神経とガンマ求心性神経の関係と痛覚[1)2)]が関与していると考えられている。他にもゴルジ腱紡錘、生体電気現象、リンパ液交換や間質液交換など体液の要素が考えられている。

　ジョーンズは、圧痛点を生み出す損傷メカニズムを仮定し、いかに手技が前述の生理学的原則に基づいて、よい反応を起こすかについて理論立てた。それは以下のとおりである[2)4)]。

1. ある出来事が、筋膜の要素に局所的、あるいは全体的に、急激な短縮を起こす。同時に、短縮が起こった部位と反対側の組織が伸長する。
2. 求心性のフィードバックは、挫傷による筋膜の損傷を示す。
3. 身体は伸長が生じた筋膜組織を急激に収縮させて（主動筋を短縮して）筋膜のダメージを避けようとする。
4. それが拮抗筋を伸長させる。
5. 拮抗筋上に異常反応による圧痛点が生み出される。
6. 最終的に、過緊張の筋膜組織と動きの制限が生み出される。

グローバーとレニーは、圧痛点を発達させるために、次のような神経生理学の原則を提案している[2]。

1. 外傷は、顕微鏡レベルや生化学レベルで筋膜組織に変化を生み出す。
2. 外傷の力が筋原線維と微小循環にダメージをもたらす。
3. 神経化学的な反応がきっかけで、さらなる組織の損傷が起きずに組織の修復が起こる。組織の酸素/pHが低いと、ブラジキニンが形成されてサブスタンスPが放出され、血管の拡張と組織浮腫につながる。プロスタグランジンが放出されて、炎症反応が促進される。
4. 組織の損傷で浮腫になると、細動脈、毛細血管、小静脈、リンパ管が圧迫され正常な血液循環ができなくなる。
5. 組織の損傷に加え、このような化学物質が生じると、機械的刺激に対する感作が低下する。
6. 組織破壊と、それに伴う代謝変化や化学変化が侵害作用を起こし、その結果、触れられたときの感受性が高まるか、圧痛点が増える。
7. 微小循環への損傷で筋肉内圧が変化し、細胞代謝が減るために筋肉が疲労する。
8. このような代謝変化は、筋原線維の周りの化学マトリックスに影響を与え、侵害作用を生み、圧痛につながる。

2014年4月に行われた年2回開催のECOP会議では、現在の研究や論文の見直しが行われ、その結果、圧痛点の発達に関する様々な理論やカウンターストレインの臨床効果に関するメカニズムを要約した合意文書が承認された。

固有受容理論では、体性機能障害が始まった際や損傷が起こった際に不適切な固有受容反応が起こるために、局部筋線維が過緊張の状態で維持されると圧痛点が発達すると提唱している。

圧痛点の発達には、以下の2つの段階がある。

1. 収縮した筋肉が急に伸張するか、過度の伸張が生じるか、過負荷がかかるか、過度の伸長が生じる。
2. 損傷を避けようとした際に、筋肉を自己防衛的に収縮させる。

筋肉A（例：二頭筋）が急に伸張すると、筋紡錘内線維も伸張してしまう。損傷を避けるために、筋肉Aはアルファ運動ニューロンの防衛反射によって反射的に収縮する。

二頭筋のような（そしてその協力筋）筋肉Aの反射的な収縮は、反対側にある筋肉B（三頭筋）の急激な伸長につながる。筋肉Bが急激に伸長すると反射的な収縮が起こる。

この変化した運動ニューロンの作用は、対になった2つの筋肉の収縮を維持し、筋肉AとBの圧痛点を引き起こす。この変化した作用は、もともとの損傷が治っても続く。

カウンターストレインの治療法では、正確な体の位置を使って、緊張した筋肉を引き締めたり、筋紡錘作用や筋肉AとBの異常な筋収縮を低下させ正常に近づけたりする。

持続的な異常代謝理論では、組織損傷が局部の体位を変え、局部の微小循環や組織の代謝にも影響を及ぼすと提唱している。ある程度の限局性虚血が起こるため、局部の栄養供給量が減ったり、代謝老廃物の除去が行われなくなったりする。そして炎症性サイトカインが増える。このような変化によって感覚ニューロンの閾値が下がり、局部的なニューロンの感作が起こる。触診の際には、このような変化が局部の浮腫や圧痛となってあらわれる。カウンターストレインで正確な体位が回復されると、局部の血管循環が改善し、局部で生み出される炎症性メディエータが減少する。

靱帯筋反射障害理論は、固有受容理論に似ている。しかしこの理論では、機能障害の扱いが異なり、靱帯や関連する筋膜構造に負担がかかった際に起こる防衛反射の結果、生じるものと提唱されている。靱帯にかかる負担は、負担を大きくする筋肉の収縮を反射的に抑制し、それと同時に負担を減らす筋肉の収縮を促進させる。

要約すると、カウンターストレインにおける圧痛点の感度は、局部と遠位での複数の潜在的な要因を示す筋膜組織の機能に見られる変化を現している。損傷が起こった後の防衛反応は、血液循環の変化や、筋緊張の増加、あるいは靭帯の損傷を伴う。これにより、ある程度の局所貧血が起こり、筋肉作業能力の低下や、組織感受性の増加、損傷した筋膜組織内での筋紡錘や固有常用性作用の変化により、圧痛点が生み出される。

カウンターストレインは、体性機能障害と関連のある圧痛点を特定し、治療するテクニックとして説明される。しかし、筋膜の要素を除く機能障害の大部分の要素は、このテクニックを使った場合にうっかりと見過ごされることがある。そのため、構造要素の非対称性、組織の質感変化の関係性（慢性、急性の症状）、そして最も重要な、局所の動きと体節間の動きの制限／非対称性は、このようなスタイルのオステオパシーの治療法では、「心地良さに基づく」体位とはみなされないことが多い。したがって、カウンターストレインはたいていの場合、筋膜の要素（圧痛点がある筋膜構造など）で評価されることが多く、同時にこの要素は古典的な治療の体位を決める要素としても使われている。

ジョーンズは、関節を最も楽な位置に置くことで継続的で異常な固有感覚活動を改善できると考えた。グローバー（Glover）とレニー（Rennie）の論文によると、ジョーンズは症状が体の後面に出ていたとしても、前面も評価すべきであると提唱していたことを報告している[2)5)]。そして、ジョーンズは体節あるいは筋筋膜の機能障害と関連する多くの圧痛点の位置を突き止め、図にまとめた。彼は、関節、姿勢、動きを元にした体性機能障害の定義（可動制限と非対称性）に共通する屈曲、伸展、回旋や側屈のX、Y、Z軸のパラメーターを用いることなしに、圧痛点の位置と機能障害の関係を示した。カウンターストレインは筋（筋筋膜）機能障害にも適用でき、2つのタイプの機能障害には重複する部分があるため、圧痛点が混同されやすい。実際、これまでにも混乱を招いてきた。「**例外の圧痛点**」という言葉などは昔ながらのポジションが必ずしも圧痛点を取り除くわけではないことを説明するために用いてきた。例えば過緊張を起こした頚部深筋では、頚椎の機能障害で生じた反射的圧痛点と同じような部位に痛みを生じることがあるが、痛みを緩和するポジションは真逆であることがある。したがって、この事実を認識することにより例外の圧痛点という所見は圧倒的に少なくなるだろう。そして、圧痛点を理解することは、関節の関係だけでなく、特定の筋における圧痛点を認識することでもある。ジョーンズは言及したいくつかの部位の筋の中でも、特に脊椎部における脊椎関節分節レベルの機能障害により焦点を当てていたようである。

臨床検査ではしばしば、機能障害がある体節に開かれた椎間関節（ストレッチされた面）に圧痛点が生じることが初見される。例えばC5のFSRRR〔訳者注：屈曲、右側屈、右回旋〕機能障害は頻繁に患者の左頚椎に圧痛点を生む。したがってFSRRR機能障害があると、右側の椎間関節が閉じて左の椎間関節が開いているということになる。この場合、圧痛点は制限されたカップルモーションにより見付けられる。

この手技において臨床的に重要だと思われるもう1つの基準は、機能障害のパターンが様々な機能障害の関節タイプにおける治療ポジションと対応していることである。中立と非中立の機能障害（タイプ1とタイプ2）には特定の圧痛点があり、そして圧痛点を和らげる姿勢や肢位がある。しかしながら、一般的に出版されている文献[1)2)4)-6)]には、回旋と側屈の対側のカップリング（タイプ1）と同側のカップリング（タイプ2）に関するポジションの変更についてはほとんど説明がない。屈曲障害は前方に圧痛点を生み出し、伸展障害は後方に圧痛点を作ると一般的に考えられている。それでは中立の機能障害はどちら側に圧痛点を生じるのだろうか。フィラデルフィア・オステオパシー医科大学ならびにヨーロッパのオステオパシーセミナーでオステオパシー手技医学の教鞭をとった長年の間に、私たちは出席者に簡単な調査を繰り返し行った。その調査では、中立の機能障害は前方と後方の両方に圧痛点を生じるという結果が出

た。これは今後も継続して調査研究すべき分野であると考えている。

　カウンターストレイン治療の数々のポジションを見直してみると、タイプ1機能障害の治療例には手前側への側屈と向こう側への回旋（STRA：sidebend toward, rotate away）があり、タイプ2機能障害の治療例には向こう側への側屈と回旋（SARA：sidebend away, rotate away）が考えられる。いかなる手技においても最も重要なことは診断である。診断が適切ではなく、主な機能障害の特定ができなければ、また原因要素が関節、筋膜それとも両方なのかの判断ができなければ、最善の治療は行えないだろう。

手技の分類

間接法

　以前説明したとおり、圧痛点を軽減するカウンターストレインテクニックにおける患者の姿勢は、異常な痛みを伴う反射（例：アルファ、ガンマ）が始まった緊張部分に由来する機能障害が生じている筋膜の要素を改善することができる。カウンターストレインで治療する際のアプローチとしては、伸長した筋膜構造（筋肉）や、X、Y、Z軸の自由な動きで関節機能障害の要素における緊張を軽減させることである。それゆえ、患者の姿勢は常に緊張ではなく、弛緩に向かうものとする。ECOPの定義では、この性質のために、カウンターストレインは間接法の治療に分類される。患者の姿勢を定める前に、患者の機能障害は筋膜の要素（例：腰筋の過緊張性が腰部の症状を引き起こす）の一次的なものなのか、二次的なものなのかは知っておくべきである。また、矯正のポジションは機能障害のタイプによって異なるため、一次的な関節機能障害のタイプ1とタイプ2のどちらがあるのかも知っておくべきである。

手技のスタイル

時間を基準にした方法、あるいはリリースを基準にした方法

　1つ目は時間を基準にするスタイルで、治療のポジションを90秒保持し、その後、再評価するため中立であるスタートポジションに戻す方法である。もう1つは、組織リリースの触診を基準にする方法であり、時間を基準にした方法の90秒よりも短い。リリース、リラックス、脈拍、あるいはそれらに類似した現象を感じたら、基準時間が来る前でも元のポジションに戻して再評価をする。

適応

1. 関節あるいは筋膜の起始・停止の急性、亜急性、慢性体性機能障害。
2. 体性機能障害による全身性疾患の補助治療（例：内臓体性反応関連の肋骨機能障害）。

禁忌と注意点

絶対的禁忌

1. 患者のポジショニングによってダメージを与える可能性がある損傷した組織（捻挫あるいは筋挫傷）。
2. 限られた体勢しか取れず、それが治療効果を制限するような重症。
3. 神経性あるいは血管性の副作用を招く可能性のある不安定な部位。
4. 脳底動脈不全や神経孔障害など、治療ポジションが病状を悪化させる恐れがある神経性あるいは血管性の症候群。
5. 局所的な脊椎癒合がある、または可動性が全くない重症の変形性脊椎症。

注意点

1. 患者が自然とリラックスできないような場合、正しいポジショニングは困難である。

2. 痛みの度合いを認識できない、またはポジショニングによる痛みの変化を感知できない患者。
3. 施術者の指示や質問を理解できない患者（例：6カ月の乳児）。
4. 関節炎、パーキンソン病など患部との関連がつながっている組織に病気がある患者。圧痛点の痛みを軽減するためのポジショニングにより、それとつながった遠位組織や関節炎などの病状を悪化させる可能性がある患者。あるいは可動性がなく、そのポジショニングを行うことが不可能な患者。

一般的に考慮すべき点とルール

施術者は体性機能障害とその症状の重症度、組織の位置とタイプ、そして下記の注意事項や禁忌が存在するかどうかを確認しなければならない。下記の手順が不可欠である。

1. 患者を中立で楽な体勢にさせて最も顕著な圧痛点を探す。
   a. 指腹か母指でしっかりと、しかしゆっくりと押圧し、前もって診断した体性機能障害と関連のある圧痛点を1カ所あるいは複数カ所見つける。
   b. 圧痛点が複数ある場合は、最も痛みの強い部位から治療する。圧痛点が並んでいる場合、まず中央の圧痛点から治療する。また、遠位より先に近位を治療する[2]。
   c. 100、10、または1ドルなどの通貨単位で圧痛点の痛みの程度を患者に表現してもらうとよい。私たちは、訓練中の施術者に通貨単位を使うように教えるのが最も有効だと考えている。なぜならば、痛みのアナログスケールは勘違いを起こしやすいからである。つまり、10段階の痛みを示してから患者に0から10の尺度で痛みを表してもらうはずが、アナログスケールを用いると"この痛みのレベルは10段階では？"と言わずに"痛みの強さは何ですか？"と尋ねてしまいがちである。通貨単位を用いれば、このような間違いは生じない。

2. ゆっくり注意深く、患者が最も楽なポジションにすること。
   a. まず、機能障害のレベルと圧痛点の位置によって一般的に推奨されたポジションにして、全体的な痛みを和らげる。それから小さな弧を描くような動きで痛みが完全になくなるまで微調整を行う。
   b. もし圧痛点が完全に除去できない場合であっても、痛みが70％軽減すれば治療効果が出たと判断してよい。しかしながら、残った痛みのレベルの数字が上がると、治療効果は失われていく。例えば、圧痛点が70％軽減した場合、治療の有効性は70％の可能性しかないと判断できる。70％以下である場合は治療が失敗した可能性が高い。ポジショニングでできる限り100％の痛みを除去するように努力する。
   c. 一般的に、前方の圧痛点はかかわっている体節の幅によって一定のレベルの屈曲を必要とする。一方、後方の圧痛点は関係する体節の幅によって一定のレベルの伸展を必要とする。
   d. 圧痛点が正中から離れれば離れるほど、より大きな側屈が必要となる。しかしながら、機能障害の性質（タイプ1かタイプ2）と動きのパラメーターで適正なポジショニングを決めることができる。

3. 原則として、90秒間ポジションを保持すること。肋骨機能障害では120秒必要だという報告がある。ECOPの様々な会員やジョーンズとともに仕事をした人々との個人的なやりとりによると、肋骨機能障害でも90秒でよいという意見もある。ジョーンズは、肋骨機能障害治療では患者がなかなかリラックスできないポジションであるため、リラックスするための追加の30秒が必要であると考えたようである。したがって、時間を基準にした方法では古典的に肋骨機能

障害については120秒が適当と考えられてきたが、臨床的には90秒で十分可能であることもある。90秒という時間は、現在では、カウンターストレイン・テクニックで扱うすべての機能障害に標準的なものである[7]。私たちの経験から言うと、時間を基準にした方法が、組織リリースを触感する方法よりも有効であると考える。ジョーンズは時間を増やしたりして様々な試みを行ったが、90秒間がポジションを保持する最も有効な数字であるには根拠が必要だと考えた。この手技を用いて診断し治療が成功したケースの大半は、以前に解明された神経学的フィードバックの初期化メカニズムが関係しているからだろう。そして私たちは、このメカニズムは臨床的に望ましい結果を出すまでに一定の時間を必要とすると考えている。カウンターストレインに類似して見える他の手技（例：ファシリテイティッド・ポジショナル・リリーステクニック）は異なる促通肢位開放メカニズムを使用しているため、カウンターストレインと完全に比較することはできない。

4. 効果的なポジションを保持している間、できる限り常に指腹を圧痛点付近に置いておく。そうすることで施術者は治療時間中、断続的に（約30秒ごとに）圧痛点の痛みのレベルを再確認することができる。

   a. 指腹で組織の内部に向けて押圧しない。
   b. いったん指腹を放してしまうと再び正確に圧痛点を見つけられない可能性があるため、圧痛点のコントロールを失い、元の評価を無駄にしてしまう。また、患者は施術者が最初と同じ圧痛点に触れていないと感じ、触診指の位置を疑問に思うことがしばしばある。患者が心配している様子であれば、間違いなく最初と同じ圧痛点であることを告げて患者を安心させること。
   c. 時間ではなく組織リリースマーカーを基準にする場合、施術者の指腹は組織反応を感じるために常に圧痛点の上に置いていなければならない。

5. 90秒経過後（時間を基準にした治療法）あるいは組織がリリースしたと感じたら（リリースを基準にした治療法）、最も抵抗の少ない経路を通って圧痛点があった最初の中立の位置に患者の体をゆっくり戻す。患者には体を任せるようにしてもらう。もし患者が元の位置に戻る動きを手伝っていると感じたら、力を抜いてリラックスするように言う。

6. 圧痛点を再度検査する。もし痛みがなくなっていたら、完全に痛みを除去した可能性は高い。しかしながら治療後に痛みが増してくることもある。治療前の痛みを10として、治療後の痛みが3であるならば、たった90秒間で70％の効果を出したことになる。そのまま患者の症状は改善することもあるが、数日後にまた評価と治療を行わなければならない。

7. 体勢機能障害の元のパラメーターを再チェックする（例：体節あるいは筋膜機能障害）。

ルールを簡単にまとめると下記のとおりである。

1. 機能障害に関連する圧痛点を見つける。
2. その圧痛点は100、10、あるいは1ドルに相当する痛みであると患者に言う。
3. 圧痛点を100％（最低でも70％）和らげる体勢に患者を置く。
4. そのポジションを90秒間保持する。
5. 患者に体の力を抜いてもらい、ゆっくりと最も抵抗のない経路を通って中立の位置に戻す。
6. 圧痛点と他の機能障害の診断的要素（ART）を再検査する。

通常、24時間から48時間後にかけて、治療の揉み返し反応が起きるかもしれない。私たちの臨床経験ではまれだが、他の臨床家は揉み返しについて報告している[1]。その報告によると、1回の診療で6ヵ所以上の圧痛点を治療したことがこの反応と関係している可能性がある。も

し反応が起きたら、患者に水分を補給し、必要あれば患部を3時間ごとに15分から20分アイスパックで冷やすように指示する。治療は施術者の医学的判断から行われるべきだが、3日間は間隔をあけることが適当であり、患者の反応を見て治療頻度を決定する。

カウンターストレインで使用する略語

イェーツ（Yates）とグローバー（Glover）は、特に学生が圧痛点の位置を簡単に覚えられるように略語を考案した。この略語は動きのタイプ（動きの方向）のイニシャルをとったもので、大文字と小文字で特定した方向への力の大小を表す。この方法による主な略語は以下のとおりである。

A：前方、P：後方、Fまたはf：屈曲、Eまたはe：伸展、SRまたはSr：右側屈、SLまたはSl：左側屈、RRまたはRr：右回旋、RLまたはRl：左回旋、IRまたはir：内旋、ERまたはer：外旋、ABまたはAb：外転、ADまたはAd：内転、SUPまたはsup：回外、PROまたはpro：回内。

その他、方向を表す略語は下記のとおり。

圧痛点の横から動きに向かうか（t-T）、動きから離れるか（a-A）を示す略語がある。大文字は大きな動きを表し、小文字は小さな動きを示す[6]。

そのほか、骨指標を示す略語は以下のとおり。
SP：棘突起、TP：横突起、CR：腸骨稜、OCC：後頭部

次に示すテクニックは、段階ごとの手順で紹介し、図示してある。カウンターストレインの手順はどの機能障害でも同じであるため、それぞれのテクニックを紹介する文章は短縮してある。それぞれの機能障害で異なる要素は、圧痛点の位置と典型的な治療の位置である。この最初のテクニックでは異なる要素のテクニックが強調されており、すべてのカウンターストレインの手順を図示する。以下に紹介するすべてのテクニックでは、特定の体性機能障害にのみ関連した情報と圧痛点を説明する。圧痛点の位置は、ジョーンズやその他[1]、レニーとグローバー[5]、イェーツとグローバー[6]、メイヤーズ[4]、スナイダーとグローバー[10]、そして我々の臨床所見から集められた説明である。

前頸部カウンターストレイン
前頸部圧痛点

前頸部（AC）カウンターストレイン圧痛点は**表9.1**と**図9.1**を参照。

表9.1　一般的な前頸部圧痛点

圧痛点	位置	古典的な治療位置	略語
前頸部1 AC1 下顎 AC1 横突起	耳垂の高さにある、下顎上行枝後方。 下顎枝と乳様突起の中間にある横突起外側。	大きな外旋。最低限の屈曲と対側への側屈で微調整。	RA
前頸部2〜6 AC2〜AC6	対応する頸椎横突起の前または後結節前外側。	障害体節の高さまで屈曲。対側への側屈、外旋。	F Sa Ra
前頸部7 AC7	胸鎖乳突筋の鎖骨部が付着する鎖骨後上方。	C7の高さまで屈曲。手前側への側屈、外側への外旋。	F St Ra
前頸部8 AC8	胸鎖乳突筋の胸骨部が付着する鎖骨内上方。	屈曲。AC7を超えないこと。対側への側屈、外旋。	f-F Sa Ra

〔訳者注：RAはp.170のとおり、rotate away（外旋）を意味する。SAは同じくsidebend away（向こう側への側屈）、STはsidebend toward（手前側への側屈）を意味する〕

第 9 章 | カウンターストレイン

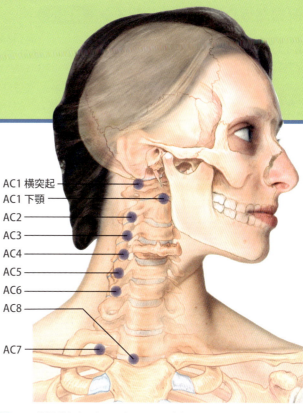

図9.1　前頸部カウンターストレイン圧痛点
（文献[8] の許可を得て編集。以下同）

前頸部カウンターストレイン 背臥位
前頸部AC1
（下顎・横突起）

映像9.1

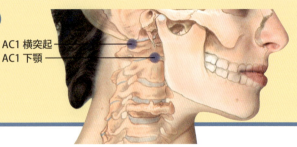

図9.2　AC1　圧痛点（文献[8]の許可を得て編集）

治療の適応
頸椎（C1）の体性機能障害。患者には前頭部頭痛や片頭痛、視野のぼやけの症状が見られることもあり、顎関節機能障害に似た症状を呈することもある[4) 5)]。

圧痛点の位置
AC1 下顎：下顎の上行枝後方か、耳垂のすぐ下にある前頭直筋[4)]（図9.2）後方から前方に向かって押す。

AC1 横突起：外側頭直筋とつながっている下顎枝と乳様突起の中間のC1横突起外側[4) 5)]。外側から正中に向かって押す。

カウンターストレインの手順

1. 患者を背臥位にして、施術者は治療台の頭側に座る。

2. 指腹で約30g程度の力をかけて圧痛点を押す、あるいは触診して、0から10の尺度で100％あるいは10が最大としたときの痛みの初期レベルを確認する。

3. 力を緩めるが、圧痛点に軽く接触したまま治療中ずっと患部の様子に注意する。

4. 治療の位置：患者の頭を圧痛点から対側へ90度回旋。

5. 小さな弧を描くような動きで（わずかに屈曲および対側へ側屈）微調整を行う。この動きを、圧痛が完全に緩和するか、できるだけ100％か最低でも70％程度軽減するまで続ける（図9.3〜図9.5）。

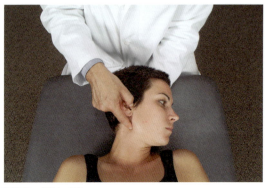

図9.3　AC1：RA

6. 患者を完全にリラックスさせて、少なくとも90秒間はこの姿勢を保つ。

7. 90秒後に最も抵抗の少ない経路を通りゆっくり中立に戻す。患者には完全に体の力を抜き、動きを施術者に任せてもらう。

8. 圧痛点と他の体性機能障害要素（TART）を再評価して、この手技の有効性を確認する。通常、少なくとも70％の痛みが軽減すれば障害治療は成功であるといえる。

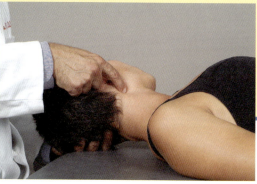

図9.4　AC1：RA

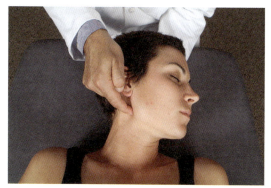

図9.5　AC1：f RA

前頸部カウンターストレイン 背臥位
前頸部AC2 〜 AC6
映像9.2

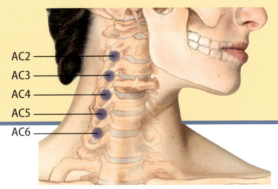

図9.6　AC2〜AC6　圧痛点（文献[8]の許可を得て編集）

治療の適応
頸椎（C2-C6）の体性機能障害。患者には後外側に頸部痛が見られることもある。

圧痛点の位置
患部頸椎の横突起の前・後結節前外側。AC2は中斜角筋と頸長筋と関連がある。AC3とAC4は前および中斜角筋と頭長筋、頸長筋と関連がある。AC5とAC6は斜角筋、頭長筋、頸長筋と関連がある。後方と内側を押す（図9.6）。

治療方法：F Sa Ra

1. 障害のある分節の高さまで頭と頸を屈曲させ、圧痛点から対側へ側屈および回旋させる（図9.7〜図9.10）。

2. 施術者は小さな弧を描くような動きで（屈曲、対側への側屈と外旋により）微調整を行う。この動きを、圧痛が完全に緩和するか、できるだけ100％か最低でも70％程度軽減するまで続ける。

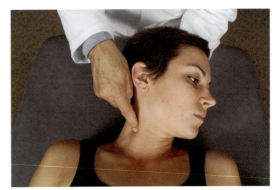

図9.7　AC4：F Sa Ra

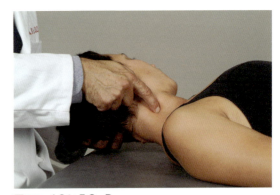

図9.8　AC4：F Sa Ra

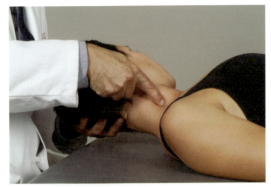

図9.10　AC6：F Sa Ra

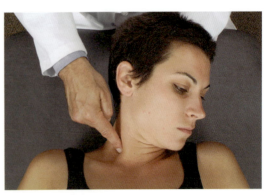

図9.9　AC6：F Sa Ra

前頸部カウンターストレイン 背臥位
前頸部AC7（胸鎖乳突筋）
 映像9.3

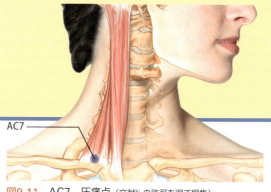

図9.11　AC7　圧痛点（文献[8] の許可を得て編集）

治療の適応
頸椎の体性機能障害。患者は下顎部に痛みが見られることもある。

圧痛点の位置
胸鎖乳突筋の鎖骨付着部にある鎖骨後上方。上方から下方に押す（図9.11）。

治療方法：F St Ra

1. C7の高さまで頭と頸を屈曲させて、頸部を圧痛点の対側へ回旋、そして同側へ側屈させる（図9.12〜図9.14）。

2. 施術者は小さな弧を描くような動きで（屈曲、同側への側屈、対側への外旋により）微調整を行う。この動きを、圧痛が完全に緩和するか、できるだけ100％か最低でも70％程度軽減するまで続ける。

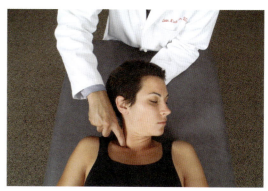

図9.12　AC7：F St Ra

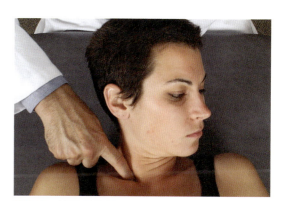

図9.13　AC7：F St Ra

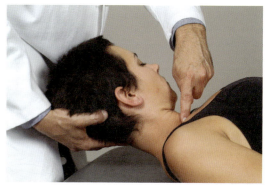

図9.14　AC7：F St Ra　代替法

第 2 部 | オステオパシー手技

前頸部カウンターストレイン 背臥位
前頸部AC8
 映像9.3

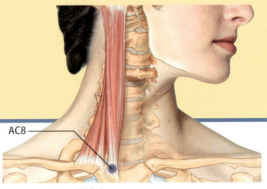

図9.15　AC8　圧痛点（文献[8]の許可を得て編集）

治療の適応
頸椎の体性機能障害。臨床的所見はAC7のものと似ている。

圧痛点の位置
胸鎖乳突筋の胸骨付着部にある鎖骨上内側端。後方、下方、外側を押す（図9.15）。

治療方法：f-F Sa Ra

1. AC7の高さを越えずに患者の頭と頸を屈曲させて、圧痛点の対側へ回旋および側屈させる（図9.16～図9.18）。
2. 施術者は小さな弧を描くような動きで（屈曲、側屈、外旋により）微調整を行う。この動きを、圧痛が完全に緩和するか、できるだけ100％か最低でも70％程度軽減するまで続ける。

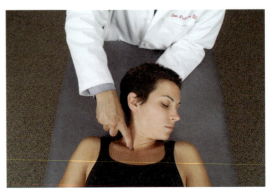

図9.16　AC8：f-F Sa Ra

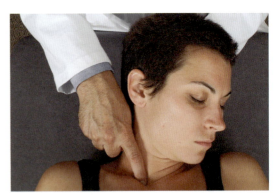

図9.17　AC8：f-F Sa Ra

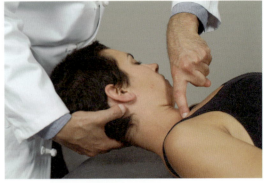

図9.18　AC8：f-F Sa Ra　代替法

後頸部カウンターストレイン
後頸部圧痛点

後頸部カウンターストレイン圧痛点は表9.2と図9.19を参照。

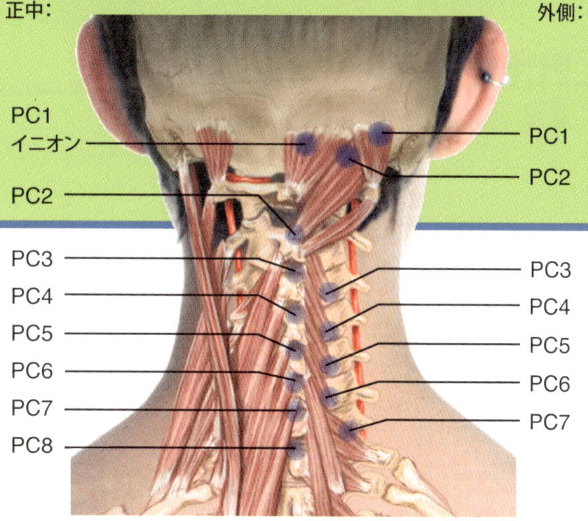

図9.19 後頸部カウンターストレイン圧痛点
（文献[8]の許可を得て編集）

表9.2 一般的な後頸部圧痛点

圧痛点	位置	古典的な治療位置	略語
PC1 イニオン	下項線でイニオンの外側。	環椎後頭関節の屈曲。同側への側屈、対側への外旋で微調整。	F St Ra
PC1（後頭部）	前頭直筋と大後頭直筋、小後頭直筋、上頭斜筋に関連する、イニオンと乳様突起の中間にある下項線[4) 5)]。	後頭部組織の筋膜緊張を緩和するため頭部への中程度の押圧しながら環椎後頭関節の伸展（必要に応じてわずかな側屈および対側への外旋を加える）。	e-E Sa Ra
PC2（後頭部）	大後頭神経に関連する、頭半棘筋の内側にある下項線[5)]。	上に同じ。	e-E Sa Ra
PC2 正中 棘突起	C2棘突起の上側面か上外側または先端。	上に同じ。	e-E Sa Ra
PC3 正中 棘突起	C2棘突起の下側面か下外側または先端。	屈曲、対側への側屈、外旋。	f-F Sa Ra
PC4～PC8 正中 棘突起	棘突起の下側または下外側。PC4はC3棘突起の下側。圧痛点がこのパターンとなる。	障害のある分節の高さまで、最低限から中程度の側屈と対側への外旋を加えながら伸展。	e-E Sa Ra
PC3～PC7 外側	障害分節と関連する関節突起の後外側面。	上に同じ。	e-E Sa Ra

〔訳者注：イニオンとは外後頭隆起の尖端を意味する〕

後頸部カウンターストレイン　背臥位
PC1イニオン
映像9.4

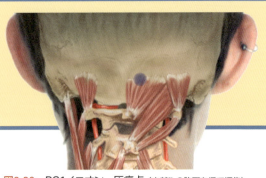

図9.20　PC1イニオン　圧痛点（文献[8]の許可を得て編集）

治療の適応
後頭部と頸椎の体性機能障害。患者は後頭下や前頭部、眼窩周囲の頭痛を訴えることもある[4)5)]。

圧痛点の位置
頭半棘筋と小後頭直筋の中点に関連する、イニオンから下外側にある下項線（図9.20）。前外側方向に筋腹を押し付ける。

治療方法：後頭部下（F St Ra）

1. 患者の後頭部を頭側へ牽引し、前頭部を尾側に向けて押しつけて、患者の頭を屈曲させる（図9.21〜図9.23）。

2. 施術者は小さな弧を描くような動きで（主に屈曲、最低限の同側への側屈、対側への外旋により）微調整を行う。この動きを、圧痛が完全に緩和するか、できるだけ100％か最低でも70％程度軽減するまで続ける。

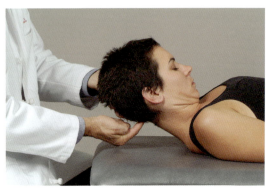

図9.21　PC1イニオン：後頭部下（F St Ra）

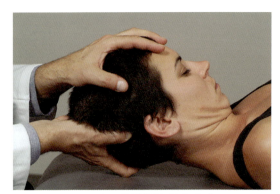

図9.22　PC1イニオン：後頭部下（F St Ra）

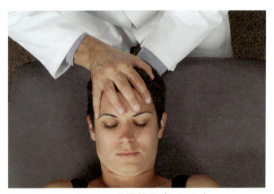

図9.23　PC1イニオン：後頭部下（F St Ra）

後頸部カウンターストレイン 背臥位
PC1 〜 PC2
 映像9.5

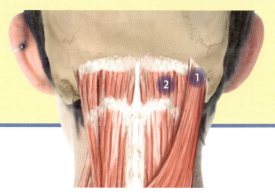

図9.24　PC1〜PC2後頭部　圧痛点
（文献8)の許可を得て編集）

治療の適応
後頭部と頸椎の体性機能障害。患者は後側部の頭痛と目の奥の痛みを訴えることもある。PC2はさらなる眼窩周囲の頭痛や一時的な頭痛の原因となる[4) 5)]。

圧痛点の位置
PC1（後頭部）：前頭直筋と大後頭直筋、小後頭直筋、上頭斜筋とつながっている、イニオンと乳様突起の中間にある下項線[4) 5)]。

PC2（後頭部）：大後頭神経に関連する、頭半棘筋の内側にある下項線[5)]。前方に押すこと（図9.24）。

治療方法：e-E Sa Ra

1. 障害のある椎骨の高さまで患者の頭を伸展させる。わずかに後頭部を押圧することが必要となることがある（図9.25と図9.26）。

2. 施術者は小さな弧を描くような動きで（主に伸展、わずかな対側への側屈、外旋により）微調整を行う。この動きを、圧痛が完全に緩和するか、できるだけ100％か最低でも70％程度軽減するまで続ける。

3. 代替法：伸展、対側への回旋、微調整（図9.27と図9.28）。

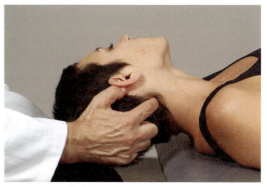

図9.25　PC1後頭部：e-E Sa Ra

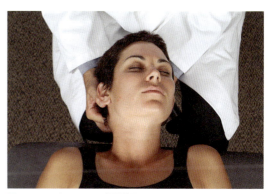

図9.26　PC1〜PC2後頭部：e-E Sa Ra

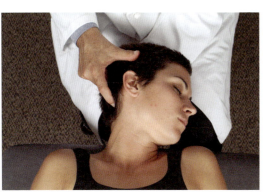

図9.28　PC1〜PC2後頭部：e Ra　代替法

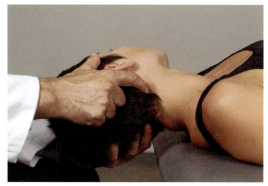

図9.27　PC1〜PC2後頭部：e Ra　代替法

後頸部カウンターストレイン 背臥位
PC2, PC4 〜 PC8棘突起（正中）

映像9.6

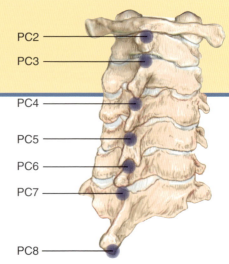

図9.29 PC2 〜 PC8　正中圧痛点
（文献[8]の許可を得て編集）

治療の適応
頸椎の体性機能障害。患者は、後頸部痛や、一般的な頭痛を訴えることもある。

圧痛点の位置
PC2 正中：C2の棘突起の上側面、上外側面または先端。解剖学的には、大後頭直筋や小後頭直筋[4]、下頭斜筋と関連することもある（図9.29）。

PC4 〜 PC8 正中：棘突起の下側面、下外側面または先端。PC4はC3棘突起、PC5はC4棘突起の下方。圧痛点に似たものがこのパターンとなる。解剖学的には、頭半棘筋、多裂筋、回旋筋と関連することもある[4) 5)]。

治療方法：e-E Sa Ra

1. 適正な高さまで患者の頭を伸展させる（図9.30 〜図9.33はそれぞれPC2、PC5、PC5、PC7）。最低限の側屈と回旋が必要な場合もある。

2. 施術者は小さな弧を描くような動きで（おおよその伸展、最低限の対側への側屈、外旋により）微調整を行う。この動きを、圧痛が完全に緩和するか、できるだけ100％か最低でも70％程度軽減するまで続ける。

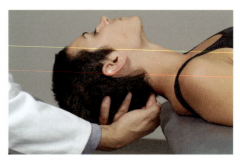

図9.30　PC2：e Sa RA

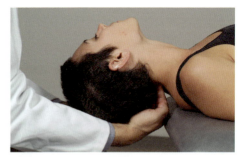

図9.31　PC5：e-E Sa Ra

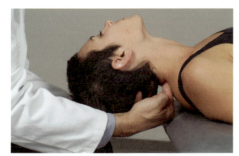

図9.33　PC7：e-E Sa RA

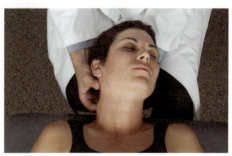

図9.32　PC5：e-E Sa Ra

後頸部カウンターストレイン 背臥位
PC3棘突起（正中）

 映像9.7

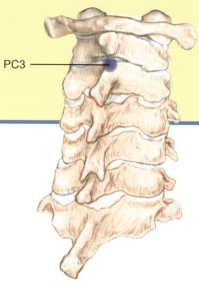

図9.34　PC3 正中圧痛点（文献8)の許可を得て編集）

治療の適応
頸椎の体性機能障害。患者は後頭下の頭痛や、耳痛、耳鳴り、目眩の症状を訴えることもある[4) 5)]。

圧痛点の位置
C2棘突起の下端や下外側面。解剖学的には、C3神経根による神経支配を受ける大後頭神経やC3神経と関連がある（例：中斜角筋、頭長筋、頸長筋）[5)]。後方から前方に向かって押す（図9.34）。

治療位置：f−F Sa Ra

1. 患者の頭は障害のある分節の高さまで伸展させ、圧痛点から最低限の側屈と対側への外旋を加える（図9.35）。

2. 施術者は小さな弧を描くような動きで（おおよその屈曲、側屈、対側への外旋により）微調整を行う。この動きを、圧痛が完全に緩和するか、できるだけ100％か最低でも70％程度軽減するまで続ける。

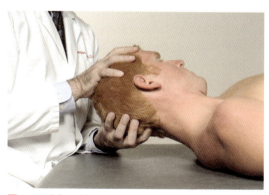

図9.35　PC3：f-F Sa Ra

後頸部カウンターストレイン 背臥位
PC3 〜 PC7外側

 映像9.6

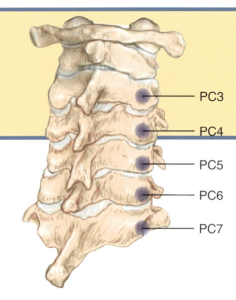

図9.36　PC3 〜 PC7　外側圧痛点
（文献[8]の許可を得て編集）

治療の適応
頸椎の体性機能障害。患者は頸痛や頭痛を訴えることもある。

圧痛点の位置
障害分節に関連する関節突起の下外側面。解剖学的には、横突棘筋群（頸半棘筋、頭半棘筋、多裂筋、回旋筋）と関連することもある[4)5)]（図9.36）。

治療方法：E Sa-A Ra-A

1. 障害を起こしている分節の高さまで患者の頭と頸を伸展させる。当該分節における軽〜中程度の力で対側へ側屈させ、回旋させる（図9.37〜図9.40はそれぞれPC3、PC3、PC6、PC6）。

2. 施術者は小さな弧を描くような動きで（主に伸展、側屈、外旋）微調整を行う。この動きを、圧痛が完全に緩和するか、できるだけ100％か最低でも70％程度軽減するまで続ける。

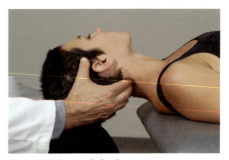

図9.37　PC3：e-E Sa Ra

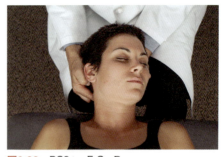

図9.38　PC3：e-E Sa Ra

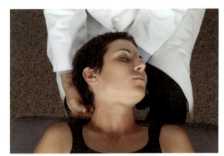

図9.40　PC6：e-E Sa Ra

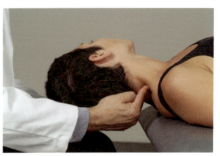

図9.39　PC6：e-E Sa Ra

前胸部カウンターストレイン
前胸部の圧痛点

前胸部カウンターストレイン圧痛点は**表9.3と図9.41**を参照。

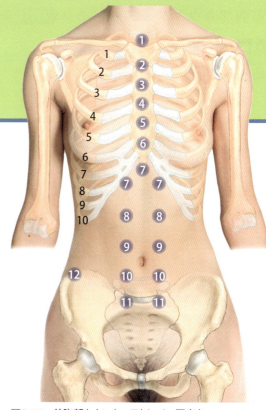

図9.41 前胸部カウンターストレイン圧痛点
（文献8) の許可を得て編集）

表9.3 一般的な前胸部圧痛点

圧痛点	位置	古典的な治療位置	略語
AT1 中点 AT2 中点	胸骨頸切痕の正中か外側。 胸骨柄と胸骨体の結合部（胸骨角）の正中か外側。	機能障害の高さまで屈曲。側屈と回旋で微調整。	f-F
AT3～AT6	肋骨の位置に該当する胸骨の位置（正中か外側から正中）。	上と同じ。	f-F
AT7～AT9	腹直筋白線の外側。 AT7：剣状突起の下と、剣状突起と臍から1/4離れたところ。 AT8：剣状突起と臍の中間。 AT9：剣状突起と臍から3/4離れたところ。	患者を座位にする。機能障害の高さまで屈曲。同側への側屈、対側への回旋。	F St Ra
AT10～AT12	AT10：臍と恥骨結合から1/4離れたところ。 AT11：臍と恥骨結合の中間。 AT12：中腋下線上の腸骨稜の上前側部。	患者は腰部と膝を屈曲させ、背臥位の姿勢にする。脊椎の高さまで屈曲させ、膝（骨盤）は対側への回旋。（足関節と足）同側への側屈。	F St Ra

前胸部カウンターストレイン　背臥位
AT1 ～ AT2
 映像9.8

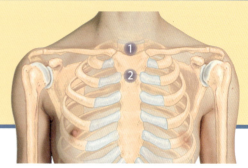

図9.42　AT1 ～ AT2　圧痛点（文献[8] の許可を得て編集）

治療の適応
胸椎の体性機能障害。患者は前胸部の痛みと、前頭部、頸部、上部胸椎後弯に関連する上背部の痛みを訴えることがある[5]。

圧痛点の位置
AT1：胸骨筋膜と大胸筋に関連する胸骨上切痕の正中か外側[5]（図9.42）。

AT2：胸骨筋膜と大胸筋に関連する胸骨柄と胸骨体の結合部（胸骨角）の正中か外側[5]。

治療方法：f-F

1. 患者を治療台の上に座位にして、手を頭の後ろで組ませる。

2. 施術者は患者の後側に立つ。腕を患者の体に回し、腋窩部と胸部を通って胸骨柄の上に手を置く。

3. 患者に施術者の腕と大腿部に寄りかかるように指示し、機能障害がある胸部分節の高さまで頸を著しく屈曲させる（図9.43 ～図9.45）。

4. 施術者は小さな弧を描くような動きで（主に屈曲。圧痛点が正中の左か右にある場合、最低限の側屈か回旋が必要になることもある）微調整を行う。この動きを、圧痛が完全に緩和するか、できるだけ100％か最低でも70％程度軽減するまで続ける。

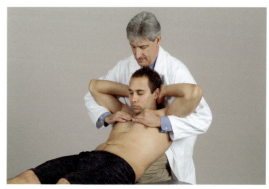

図9.43　AT1 ～ AT2：f-F

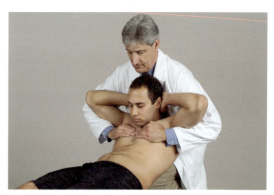

図9.44　AT1 ～ AT2：f-F

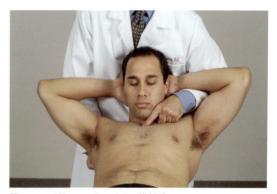

図9.45　AT1 ～ AT2：f-F　代替法

前胸部カウンターストレイン 背臥位
AT3〜AT6
 映像9.9

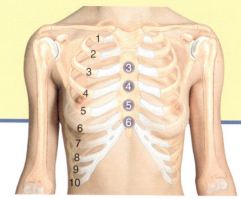

図9.46　AT3〜AT6　圧痛点（文献[8]の許可を得て編集）

治療の適応
胸椎の体性機能障害。臨床所見はAT1とAT2と似ており、胃食道逆流が含まれることもある[5]。

圧痛点の位置
AT3〜AT6：肋軟骨／肋骨（正中か外側から正中にかけて）とつながっている高さの胸骨で、胸骨筋膜と大胸筋とつながっていることもある[4,5]（図9.46）。

治療方法：f-F

1. 患者を背臥位にし、腕を治療台の上から外側へずらす。施術者の大腿部を患者の胸上部の後ろに密着させる。

2. 示指指腹で圧痛点を触診する。その際、大腿部で障害のある分節の高さまで患者の体を起こす。

3. もう一方の手を患者の頭と頸の後ろに置き、注意深く胸部を屈曲させる（施術者は手の代わりに胸か腹を使ってもよい）。力が正しい屈曲方向に向かっていれば、凹面ができるのが指先に感じられるはずである（図9.47と図9.48）。

4. 代替法：患者の両腕を診察台から降ろして背臥位にする。施術者は、患者の上胸の後ろに自分の胸を置く。施術者は胸と腹部を乗り出して前かがみになり、一方で患者の腕を後ろに引いて、望ましい位置まで胸椎を屈曲させる（図9.49）。ただし、このバリエーションでは、施術者は治療の手順の最中に圧痛点を観察できなくなる。

5. 小さな弧を描くような動きで（おおよその屈曲、最低限の側屈、回旋）微調整を行う。この動きを、圧痛が完全に緩和するか、できるだけ100％か最低でも70％程度軽減するまで続ける。

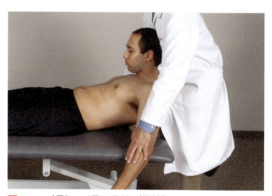

図9.47　AT3〜AT6：F IR（両腕）

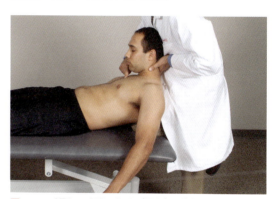

図9.48　AT3〜AT6：F IR（両肩）　代替法

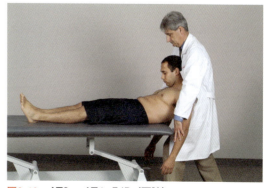

図9.49　AT3〜AT4：F IR（両腕）

前胸部カウンターストレイン 座位
AT7 〜 AT9
 映像9.10

治療の適応
胸椎の体性機能障害。患者は胸中部の痛みや、上腹部痛、側腹痛、胃食道逆流などの症状を訴えることもある。

圧痛点の位置
解剖学的には、腹直筋[4) 5)]、外腹斜筋、内腹斜筋、腹横筋と関連することもある[5)]（図9.50）。

AT7：剣状突起の下端、剣状突起から臍まで1/4離れた部位、白線外側部（図9.50）。

AT8：剣状突起と臍までの中間部と白線から外側部。

AT9：剣状突起から臍までの3/4離れた部位、白線から外側部。

治療方法：F St Ra

1. 患者を治療台に座らせ、施術者は患者の後側に立つ。
2. 施術者の片足を圧痛点と対側の治療台の上に置き、大腿部を枕のようにして患者の頭をもたれかからせる。
3. 患者を施術者の腹部に寄りかからせる。患者の圧痛点側の腕を胸部の前で内転させ、望ましい高さまで屈曲と回旋を行う（図9.51）。
4. 施術者は大腿部で患者の圧痛点側の肩を押し上げて、胸椎を圧痛点がある同側への方向に側屈させる（図9.52）。
5. 小さな弧を描くような動きで（屈曲、側屈と回旋）微調整を行う。この動きを、圧痛が完全に緩和するか、できるだけ100％か最低でも70％程度軽減するまで続ける。

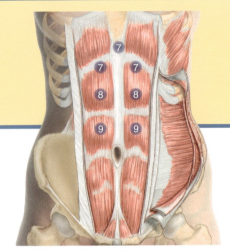

図9.50　AT7〜AT9　圧痛点（文献[8)]の許可を得て編集）

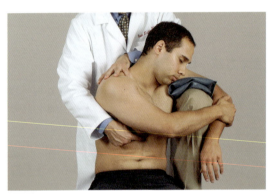

図9.51　AT7〜AT9：F St Ra

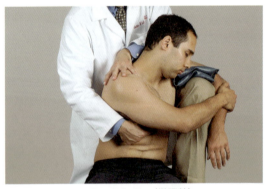

図9.52　AT7〜AT9：F St Ra（微調整）

第9章 | カウンターストレイン

前胸部カウンターストレイン 背臥位
AT9 ～ AT12
 映像9.11と映像9.12

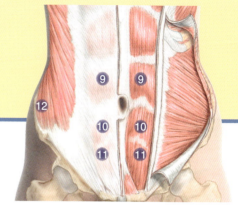
図9.53　AT9 ～ AT12 圧痛点（文献8)の許可を得て編集）

治療の適応
　胸部と腰部の体性機能障害。患者は胸部下部や腰上部、下腹部の痛み、あるいは側腹痛を訴えることもある[5]。

圧痛点の位置
　解剖学的には、腹直筋[4) 5)]、外腹斜筋／内腹斜筋、腹横筋と関連があることもある[5]（図9.53）。

AT9：臍の端と臍から3/4離れた、白線の外側。
AT10：臍と恥骨結合から1/4離れた、白線の外側。
AT11：臍と恥骨結合の中間で、白線の外側。
AT12：中腋下線上の腸骨稜の前側部。

治療方法：F St (足関節) RT（膝／股関節）Ra（体幹）

1. 患者は背臥位にして、施術者は圧痛点側に立ち、片方の足を診察台の上に置く。

2. 患者の股関節と膝関節を屈曲させ、施術者の膝の上に置き、それから望ましい高さまでさらに屈曲させる。診察台の端を挙上させるか、患者の骨盤の下に枕を置いて、屈曲を加えやすくする。

3. 患者の膝を圧痛点側に動かして、骨盤と下位分節を圧痛点側に回旋させるとともに、体幹と上位分節を対側へ回旋する。

4. 患者の足関節部を圧痛点側に動かして、機能障害の分節を圧痛点側に側屈させる（AT9 ～ AT11〔図9.54〕、AT12〔図9.55と図9.56〕）。側屈の要素はどの筋膜構造が関係しているかによって変わることがあり、筋線維の向きや、機能障害に関節の要素があるかどうかなどによる。

5. 小さな弧を描くような動きで（おおよその股関節屈曲、回旋、側屈）微調整を行う。この動きを、圧痛が完全に緩和するか、できるだけ100％か最低でも70％程度軽減するまで続ける。

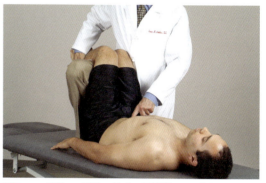
図9.54　AT9 ～ AT11：F St (足関節) RT（膝／股関節）Ra（体幹）

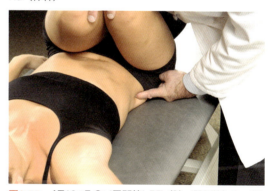
図9.55　AT12：F St (足関節) RT（膝／股関節）Ra（体幹）

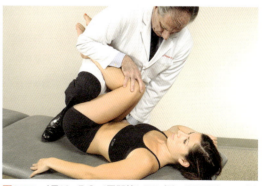
図9.56　AT12：F St (足関節) RT（膝／股関節）Ra（体幹）

背部カウンターストレイン
胸部と腰部の解剖学

　胸部と腰部の筋層は、図9.57〜図9.59に示されている。上部胸椎の4つの筋付着部は、図9.60に示されている。

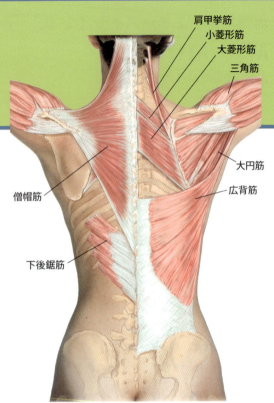

図9.57　浅背筋

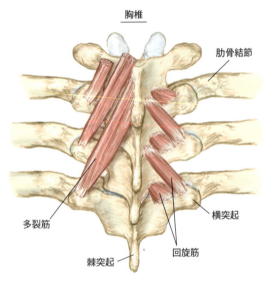

図9.59　胸椎の多裂筋と回旋筋

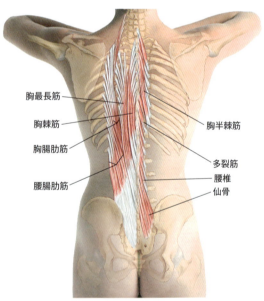

図9.58　PT1〜PT4　中間層背筋

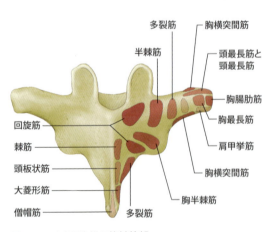

図9.60　上部4胸椎の筋付着部

背部カウンターストレイン
背部の圧痛点

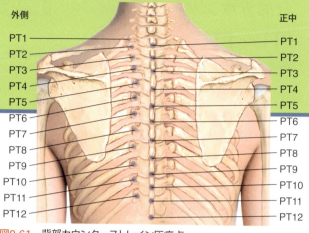

図9.61 背部カウンターストレイン圧痛点
（文献8）の許可を得て編集）

背部カウンターストレイン圧痛点は表9.4と図9.61を参照。

表9.4 一般的な背部圧痛点

圧痛点	位置	古典的な治療位置	略語
PT1 〜 PT12 正中	機能障害分節の棘突起の下面または下端。	機能障害のある高さまで伸展させる。回旋と側屈は最小限に抑える。後頭環椎と頸部の伸展を避ける。	e-E
PT1 〜 PT12 後方	機能障害分節の弯曲した棘突起の下外側面か端。※椎骨の回旋は、棘突起と反対側に偏位する。	機能障害のある高さまで伸展、側屈、対側への外旋。	e-E SA RA
PT1 〜 PT12 横突起	機能障害分節の横突起の後外側面。	伸展、対側へ側屈、同側への回旋。	e-E SA RT

193

背部カウンターストレイン 腹臥位
PT1～PT12正中
▶ 映像9.13と映像9.14

治療の適応
胸椎の体性機能障害。患者は背部中央の痛みや、胸椎後弯の平坦化を訴えることもある[5]。

圧痛点の位置
機能障害分節の棘突起下端。棘上靭帯、胸棘間筋、胸棘筋、胸半棘筋と関連することもある[5]（図9.62）。

治療方法：e-E

1. 患者を腹臥位にして、施術者は診察台の頭側に立つ。体のコントロールを取りつつ、無理なく施術できるように、診察台の患者の隣に膝や太腿を置いてもよい。

2. 患者の両腕を治療台の側方から下ろす。顎と頭頸部を保持して、障害のある胸椎分節の高さまで頸と胸椎をゆっくりと引き上げて伸展させる（図9.63と図9.64）。

3. 側屈と回旋は最小限に留めるか、または行わない。

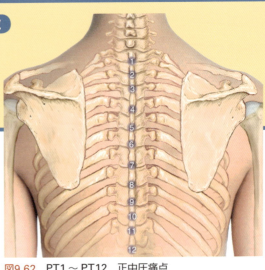

図9.62　PT1～PT12　正中圧痛点
（文献[8] の許可を得て編集）

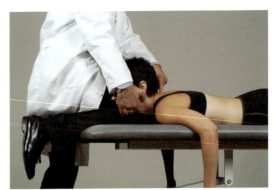

図9.63　PT3：e-E

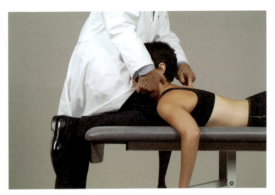

図9.64　PT6：e-E

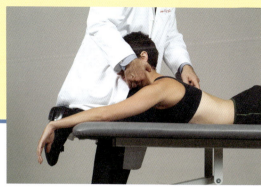

図9.65　PT9：E

4. 胸部下部の正中を施術しているときには、患者の両腕と両肩は診察台に向かって平行に伸展させる。施術者の一方の太腿は、必要な伸展を加えるために適切な位置に置く（図9.65）。

5. 後頭環椎（O-A）と上頸部の過度な伸展を避けるため、患者を背臥位にした施術もできる。コントロールが取りやすく、患者にとっても楽な方法として好まれることもある（図9.66）。

6. 小さな弧を描くような動きで（おおよその伸展）微調整を行う。この動きを、圧痛が完全に緩和するか、できるだけ100％か最低でも70％程度軽減するまで続ける。

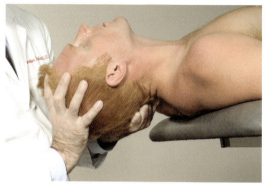

図9.66　PT1～PT4：e-E

背部カウンターストレイン　背臥位／腹臥位
PT1～PT9棘突起（下外側）

映像9.15

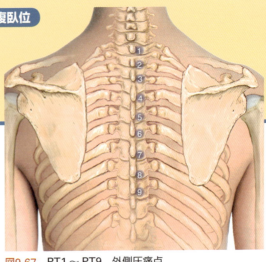

図9.67　PT1～PT9　外側圧痛点
（文献[8]の許可を得て編集）

治療の適応
胸部の体性機能障害。

圧痛点の位置
機能障害分節の弯曲した棘突起の下外側面（図9.67）。45度の角度で、下方から上方に向かって押す。

過緊張の右の胸半棘筋と多裂筋により脊椎が右側に側屈し、左側に回旋し、棘突起を右側に偏位させる[5]。

治療方法：E Sa Ra
PT1～PT4（例：T2の圧痛点はT2棘突起の右下外側、右側に偏位している）。

1. 患者を背臥位にして、診察台の端から頭部と上背を下ろす。

2. 施術者は診察台の頭側に座って患者の頭部を支えながら、後頭環椎と頸部の過度な伸展を防ぐ。

3. 施術者は機能障害のある高さまで伸展させ、側屈や対側への回旋で微調整を続ける。この動きを、圧痛が完全に緩和するか、できるだけ100％か最低でも70％程度軽減するまで続ける（図9.68）。

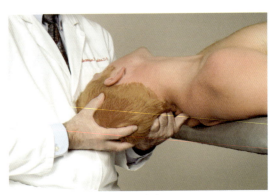

図9.68　PT2　右棘突起の圧痛点

PT5 ～ PT9（例：T6の圧痛点はT6棘突起の右下外側、右側に偏位している）。

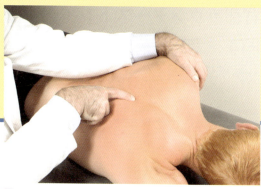

図9.69　PT6　右棘突起の圧痛点

1. 患者は腹臥位にして、施術者は圧痛点の近くで立つか座る。

2. 患者は頸部を左側に向かって回旋させる（圧痛点の反対側）。

3. 患者の右肩（圧痛点の横）を屈曲させ、頭部の横で楽にさせ、左腕は体の横に沿わせる。

4. 患者の左肩を後尾側方向に引っ張ると、圧痛点と偏位した棘突起より伸展、対側への回旋、対側への側屈が起こる（図9.69）。

5. 小さな弧を描くような動きで（主に伸展、回旋、側屈）微調整を行う。この動きを、圧痛が完全に緩和するか、できるだけ100％か最低でも70％程度軽減するまで続ける。

第2部 | オステオパシー手技

背部カウンターストレイン 腹臥位
PT4～PT9横突起
 映像9.16

治療の適応
胸椎の体性機能障害。

圧痛点の位置
横突起の後外側面で、胸最長筋、肋骨挙筋、胸半棘筋、多裂筋、回旋筋と関連がある[5]（図9.70）。

治療方法：E Sa RT

1. 患者は腹臥位にし、圧痛点側に頭部を回旋させる。施術者は診察台の頭側に座る。施術者の前腕は、圧痛点側の脇の下に置き、もう片方の腕は後外側面の胸壁に置く。施術者は、前腕で患者の肩を持ち上げて圧痛点側に伸展と回旋を起こし、さらに肩関節を外転させて体幹の側屈を行う（図9.71）。

2. 患者は腹臥位にし、頭部を圧痛点側に回旋させる。施術者は圧痛点の対側に立つ。患者の体幹は対側に側屈させ、圧痛点側の腕を外転させ、対側に向かってさらに側屈を行う。患者の左肩を尾部の後方に向かって引っ張り、伸展と圧痛点側から対側の側屈と同側への回旋を行う（図9.72）。

3. 側屈の要素は、どの特定の筋膜構造が関係しているかによって変わることがあり、筋線維の向きや、機能障害に対する関節要素があるかどうかなどが決め手となる。

4. 小さな弧を描くような動きで（主に伸展、回旋、側屈）微調整を行う。この動きを、圧痛が完全に緩和するか、できるだけ100％か最低でも70％程度軽減するまで続ける。

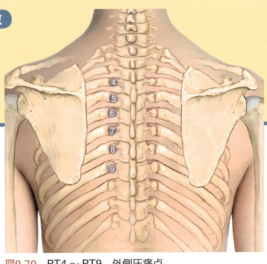

図9.70　PT4～PT9　外側圧痛点
（文献[8]の許可を得て編集）

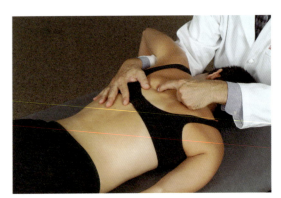

図9.71　PT6　e-E Sa-A Rt-T

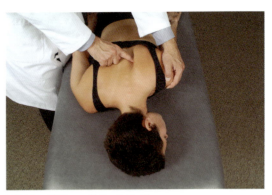

図9.72　PT6　e-E Sa-A Rt-T

背部カウンターストレイン 腹臥位
PT10～PT12棘突起（下外側）
PT10～PT12横突起

 映像9.17

治療の適応
胸部の体性機能障害。

圧痛点の位置
PT10～PT12 棘突起（下外側）
機能障害分節の弯曲した棘突起下外側（図9.73）。

PT10～PT12横突起
機能障害分節の横突起後外側面（図9.73）。

治療方法：e-E Sa Rt（骨盤）Ra（体幹）

T10～T12（例：T11圧痛点左、T11棘突起、左側に偏位、右回旋）。

1. 患者は腹臥位になり、施術者は圧痛点側にかかわらず立つか座る。患者の両足は、痛みが大きく減少する側に置く。側屈の要素はどの筋膜構造が関係しているかによって変わり、筋線維の向きや、機能障害に関節の要素があるかどうかなどが決め手となる。施術者は圧痛点がある側の上前腸骨棘（ASIS）をつかむ。背中を反らせ、ゆっくりと持ち上げながら、圧痛点側に胸椎の伸展と骨盤を同側へ回旋（下位分節）する。体幹を対側へ回旋する（上位分節）（図9.74）。

T10～T12（例：T11圧痛点右、T11横突起、右回旋）。

1. 患者は腹臥位になり、施術者は圧痛点側にかかわらず立つか座る。患者の両足は、痛みが大きく減少する側に置く。側屈の要素はどの筋膜構造が関係しているかによって変わり、筋線維の向きや、機能障害に関節の要素があるかどうかなどが決め手となる。施術者は圧痛点がある側の上前腸骨棘（ASIS）をつかむ。背中を反らせ、ゆっくりと持ち上げながら、圧痛点側に胸椎を伸展させ、骨盤を対側へ回旋（下位分節）する。体幹を同側へ回旋する（上位分節）（図9.75）。

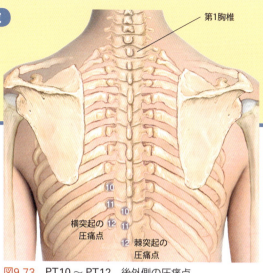

図9.73 PT10～PT12 後外側の圧痛点
（文献8）の許可を得て編集）

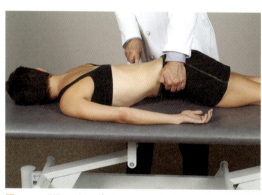

図9.74 PT11 タイプ1：e-E Sa Rt（骨盤）Ra（体幹）

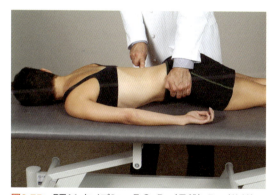

図9.75 PT11 タイプ2：e-E St Rt（骨盤）Ra（体幹）

2. 小さな弧を描くような動きで（伸展、回旋、側屈）微調整を行う。この動きを、圧痛が完全に緩和するか、できるだけ100％か最低でも70％程度軽減するまで続ける。

前肋骨カウンターストレイン
前肋骨の圧痛点

前肋骨カウンターストレイン圧痛点は**表9.5**と**図9.76**を参照。

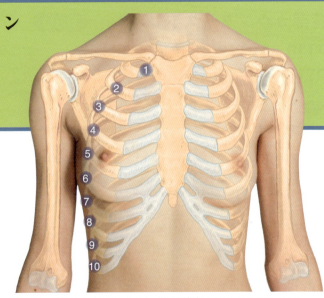

図9.76 前肋骨カウンターストレイン圧痛点（文献8)の許可を得て編集）

表9.5 一般的な前肋骨圧痛点（ジョーンズ用語「下制肋骨」）

圧痛点	位置	古典的な治療位置	略語
AR1	鎖骨下の第1胸肋軟骨結合。	患者は背臥位。頸椎〜胸椎を使い、伸展、側屈、圧痛点側に回旋。	f-F St RT
AR2	鎖骨中線上の第2肋骨。	上と同じ。	上と同じ。
AR3〜AR10	障害肋骨の前腋下線上。	患者は座位。屈曲、側屈、圧痛点側に回旋。	f-F ST RT

第9章 | カウンターストレイン

前肋骨カウンターストレイン 背臥位
呼気と下制（第1～第2肋骨）
AR1 ～ AR2
🎬 映像9.18と映像9.19

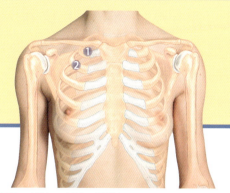

図9.77　AR1～AR2　圧痛点（文献[8]の許可を得て編集）

治療の適応
第1肋骨と第2肋骨の体性機能障害（呼気、下制）。患者は過度な咳、くしゃみ、前頭の姿勢による前胸壁の痛みを訴えることもある[5]。

圧痛点の位置
AR1：鎖骨下の第1胸肋軟骨結合部で大胸筋や内肋間筋と関連する[5]（図9.77）。
AR2：鎖骨中線上の第2肋骨。

治療方法：f-F St RT

1. 患者を背臥位にし、施術者は治療台の頭側に立つ。
2. 頭と頸を障害肋骨の高さまで屈曲させる。
3. 圧痛点の方向に頭と頸を側屈、回旋させる（図9.78～図9.80）。
4. 小さな弧を描くような動きで（屈曲、伸展、回旋と側屈）微調整を行う。この動きを、圧痛が完全に緩和するか、できるだけ100％か最低でも70％程度軽減するまで続ける。

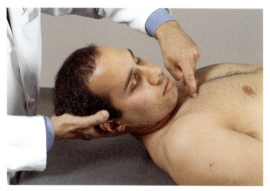

図9.78　AR1～AR2：f-F St RT

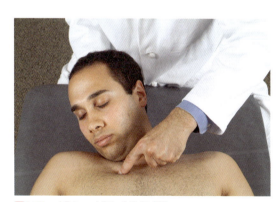

図9.79　AR1～AR2：f-F St RT

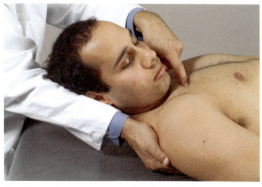

図9.80　AR1～AR2：f-F St RT　代替法

201

第2部 | オステオパシー手技

前肋骨カウンターストレイン 座位
呼気と下制（第3～第10肋骨）
AR3～AR10
 映像9.20

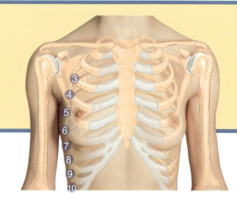
図9.81　AR3～AR10　圧痛点（文献[8]の許可を得て編集）

治療の適応
第3肋骨から第10肋骨の体性機能障害（呼気、下制）。患者は過度な咳、くしゃみ、または上肢の酷使による外側胸壁の緊張で痛みを訴えることもある[4)5)]。

圧痛点の位置
AR3～AR10：障害肋骨の前腋下線上。AR3～AR8は内筋間筋[5)]と前鋸筋[4)5)]と関連している。AR9、AR10は内肋間筋と関連している[5)]（図9.81）。

治療方法：f-F St-T Rt-T

1. 患者を治療台の上に座位にし、圧痛点側に股と膝を屈曲させる。その姿勢がつらければ、圧痛点側の下肢を治療台から下ろしてもう一方の足をその下にクロスさせてもよい。

2. 施術者は患者の後側に立つ。圧痛点と対側の下肢を治療台の上に乗せ、大腿部にて患者の腋窩を支える（圧痛点に向けて側屈を促す）。

3. 障害部位の高さまで胸郭をわずかに伸展させる。

4. 圧痛点側の患者の腕を伸展させ、治療台から下ろして、さらに圧痛点に向けて回旋と側屈を促す（図9.82と図9.83）。

5. 小さな弧を描くような動きで（屈曲、側屈、回旋）微調整を行う。この動きを、圧痛が完全に緩和するか、できるだけ100％か最低でも70％程度軽減するまで続ける。

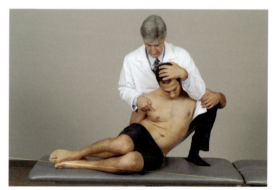
図9.82　AR3～AR10：f-F St-T Rt-T

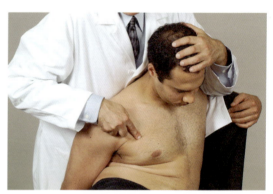
図9.83　AR3～AR10：f-F St-T Rt-T

後肋骨カウンターストレイン
後肋骨の圧痛点

後肋骨カウンターストレイン圧痛点は表9.6と図9.84を参照。

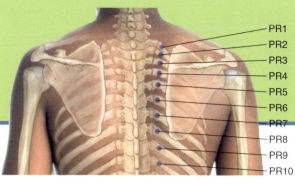

図9.84　後肋骨カウンターストレイン圧痛点
（文献[8]の許可を得て編集）

表9.6　一般的な後肋骨圧痛点（ジョーンズ用語「挙上肋骨」）

圧痛点	位置	古典的な治療位置	略語
PR1	肋横突関節の外側にある第1肋骨後上方部。	患者は座位。頸椎〜胸椎を使い、対側への側屈、同側への回旋、わずかに伸展。	e SA Rt
PR2〜PR10	対応する肋骨の後上方角。	患者は座位。屈曲、側屈、対側への回旋。	f SA RA

後肋骨カウンターストレイン 座位
吸気と挙上（第1肋骨）
PR1
映像9.21

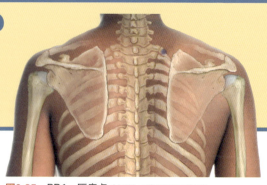

図9.85　PR1　圧痛点（文献8) の許可を得て編集）

治療の適応
　第1肋骨の体性機能障害（吸入、挙上）。患者はトラウマや、睡眠時の上向きの姿勢、急に頸部や上胸部を動かしたことによる頸部と胸部の結合部分の痛みを訴えることがある[5]。

圧痛点の位置
　PR1：肋横突関節外側の第1肋骨後上方角。

治療方法：e-E SA Rt

1. 患者を座位にし、施術者は患者の後側に立つ。
2. 圧痛点から遠位の足を治療台の上に置き、患者の腋窩に入れる。
3. 施術者は示指の指腹で、第1肋骨の圧痛点を観察する（図9.86）。
4. もう一方の手で患者の頭と頸をゆっくりと伸展させて第1肋骨に働きかける。続いて頭と頸を圧痛点から遠ざけるように側屈させる。力が第1肋骨にかかっていることを確認しながら注意深く動かす。
5. 圧痛点に向けて頭を回旋させる（図9.87と図9.88）。
6. 小さな弧を描くような動きで（屈曲、伸展、回旋と側屈）微調整を行う。この動きを、圧痛が完全に緩和するか、できるだけ100％か最低でも70％程度軽減するまで続ける。
7. 代替法の位置：患者を背臥位にし、施術者は診察台の頭側に座る。ステップ3～6の手順を行う。

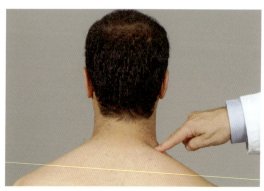

図9.86　PR1　圧痛点

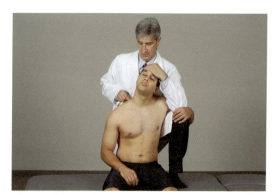

図9.87　PR1：e SA Rt

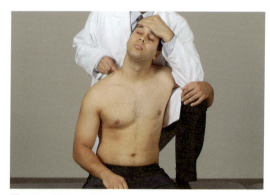

図9.88　PR1：e SA Rt

後肋骨カウンターストレイン 座位
吸気と挙上
第2～第10肋骨
 映像9.22

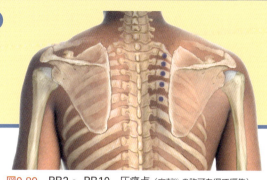

図9.89　PR2～PR10　圧痛点（文献[8]の許可を得て編集）

治療の適応
第2肋骨から第10肋骨の機能障害（吸入、挙上）。患者はトラウマや、睡眠時の上向きの姿勢、急に頸部や胸部を動かしたことによる上胸中部や肩甲骨周囲に痛みを訴えることがある[5]。

圧痛点の位置
PR2～PR6：肋骨挙筋や上後鋸筋と関連する障害のある肋骨上方角[5]（図9.89）。

PR7～PR10：肋骨鋸筋と関連する障害のある肋骨の上方角[5]（図9.89）。

治療方法：f-F Sa-A Ra-A

1. 患者を治療台の上に横座りにする（その姿勢が難しい場合には、圧痛点と対側の足を治療台の上から下ろしてもよい）。

2. 施術者は患者の後側に立つ。圧痛点と同側の下肢を治療台の上に乗せ、大腿部にて患者の腋窩を支える。

3. 障害部位の高さまで患者の頭、頸と胸郭をゆっくりと屈曲させる。

4. 患者の腋窩に入れた大腿部を使って患者の肩を押し上げ、圧痛点から反対側に体幹を側屈させる。

5. 患者に圧痛点と反対側の肩を伸展させ、上肢をゆっくり治療台から下ろしてもらう。これで圧痛点と反対の方向に側屈と回旋を誘導する（図9.90と図9.91）。

6. 小さな弧を描くような動きで（屈曲、伸展、回旋と側屈）微調整を行う。この動きを、圧痛が完全に緩和するか、できるだけ100％か最低でも70％程度軽減するまで続ける。

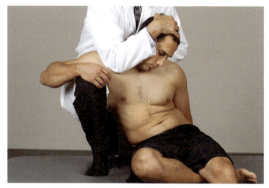

図9.90　PR2～PR10：f-F Sa-A Ra-A

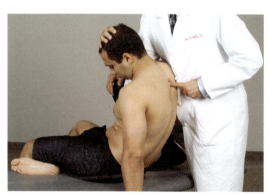

図9.91　PR2～PR10：f-F Sa-A Ra-A

骨盤前部カウンターストレイン
骨盤前部の圧痛点

骨盤前部に対するカウンターストレイン圧痛点は表9.7と図9.92を参照。

標準位置の略語には、機能障害領域の上位分節の動きと関連する基準点を示す。そのため、施術者は患者の左右いずれかに立ち、障害に応じて側屈および回旋要素の変更を要することがある。下記のように障害領域より下部の位置から動きを始める背臥位での手技では、膝関節と骨盤を施術者側に向けると、まだ操作されていない分節（例：上位分節）は対側へ回旋する。言い換えると、機能障害分節を動かさずに、その下位から回旋運動を始めると、機能障害分節は対側に回旋する。例えば、施術者が患者の右側に立ち、膝関節を右（施術者側）に引くと、骨盤と仙骨は施術者のほうである右回旋する。一方、L5はあまり動かないため、相対的に対側である左回旋する。施術者が回旋を加えると、次の上位分節に影響を与え、そのレベルより上位の分節は対側へ回旋する。施術者が膝関節をさらに右側に引っ張ると、次の上位分節（L5）は右回旋し、これにより、その上の分節（L4）は左回旋する。

脊椎部にある筋膜構造の様々な層や、筋線維の向き、障害関節の生理学的な動きのパターンにより、「古典的な治療位置」は圧痛点を完全に緩和させるとは限らない。カウンターストレインの手技の関節的な性質に基づき、圧痛点がタイプ1やタイプ2の機能障害に関連する場合は、分節をすべての軸で弛緩の位置に置き、痛みを緩和すべきである。

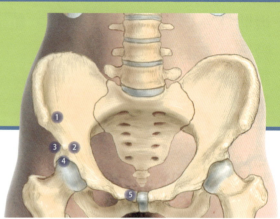

図9.92 骨盤前部カウンターストレイン圧痛点
（文献8)の許可を得て編集）

表9.7 代表的な骨盤前部の圧痛点

圧痛点	位置	古典的な治療位置	略語
		AL1とAL5では、施術者は圧痛点と同じ側に立ち、AL2〜AL4では反対側に立つ。患者は背臥位の姿勢で肘関節と股関節を屈曲させ、圧痛点の周りの組織を収縮させる。	
AL1	上前腸骨棘（ASIS）の中点。	L1に向かって屈曲、足関節の対側に側屈、膝関節（股関節）の対側に側屈、体幹とL1を外旋。	F St RA
AL2	前下腸骨棘（AIIS）の中点。	脊椎の高さまで屈曲、足関節の対側に側屈、膝関節（股関節）の対側に側屈、体幹と腰部分節の内旋。	F Sa RT
AL3	前下腸骨棘（AIIS）の外側。	AL2と同様。	F SA RT
AL4	前下腸骨（AIIS）の下側。	AL2と同様。	F SA RT
AL5	恥骨結合外側の恥骨枝前上方面。	屈曲、足関節の対側に側屈、膝関節（股関節）の対側に側屈、体幹と腰部分節を外旋。	F SA Ra

ASIS：anterior superior iliac spine 上前腸骨棘
AIIS：anterior inferior iliac spine 下前腸骨棘

骨盤前部カウンターストレイン 背臥位
AL1
 映像9.23

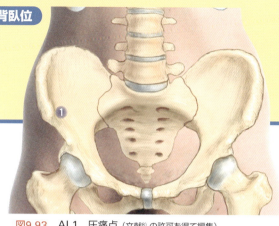

図9.93　AL1　圧痛点（文献[8]の許可を得て編集）

治療の適応
腰部と骨盤の機能障害。患者は胸腰部、下外側腹壁、前大腿部に痛みを訴えることもある[4) 5)]。

圧痛点の位置
上前腸骨棘（ASIS）の中点。中点から外側に向かって押す。解剖学的には、腹横筋と内腹斜筋（腸骨鼠径神経=L1神経根）、および腸腰筋群と関連する[4) 5)]（図9.93）。

治療方法：F St（足関節）RA（体幹）

1. 患者を背臥位にし、施術者は圧痛点の側方に立つ。

2. 患者の股関節と膝関節を屈曲させ、施術者の太腿の上に置く。それから望ましい高さまでさらに屈曲させ、関連のある下位の2つの分節を操作する（L2）。

3. L2まで股関節を施術者側へ回旋させ、L1を圧痛点から対側に回旋させる。

4. 患者の両足関節と両脚を施術者側に向かってL2の高さまで引っ張り、圧痛点側に腰椎を側屈させる（図9.94と図9.95）。

5. 小さな弧を描くような動きで（股関節の屈曲、回旋、側屈）微調整を行う。この動きを、圧痛が完全に緩和するか、できるだけ100％か最低でも70％程度軽減するまで続ける。

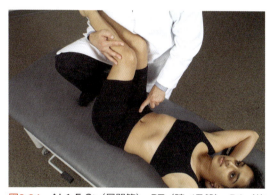

図9.94　AL1 F St（足関節）、RT（膝／骨盤）、RA（体幹）

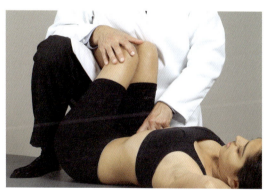

図9.95　AL1 F St（足関節）、RT（膝／骨盤）、RA（体幹）

骨盤前部カウンターストレイン 背臥位
AL2
 映像9.24

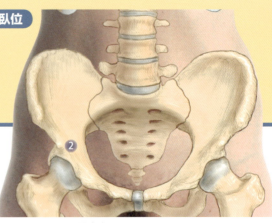

図9.96　AL2　圧痛点（文献8)の許可を得て編集）

治療の適応
腰部の体性機能障害。患者は腰背部痛と前外側股関節痛を訴えることがある。

圧痛点の位置
下前腸骨棘（AIIS）の内側。内側から外側に押す（図9.96）。解剖学的には、外腹斜筋[4]、陰部大腿神経（L1～L2の神経根）、腸腰筋[5] と関連する。

治療方法：F SA（足関節）RA（体幹）

1. 患者を背臥位にし、施術者は圧痛点の対側に立つ。
2. 患者の股関節と膝関節はL3まで屈曲させる。患者の膝関節は、コントロールを取りやすくし、患者を楽な姿勢にするため施術者の大腿に置いてもよい。
3. 患者の股関節と膝関節は施術者側へ回旋させ、骨盤と腰椎をL3まで回旋させ、L2は圧痛点側に回旋させたままにする。
4. 患者の足関節と脚は施術者側でL3の高さに引き寄せ（圧痛点の対側）、腰椎は圧痛点の対側に側屈させる（図9.97と図9.98）。
5. 小さな弧を描くような動きで（股関節の屈曲、回旋、側屈）微調整を行う。この動きを、圧痛が完全に緩和するか、できるだけ100％か最低でも70％程度軽減するまで続ける。

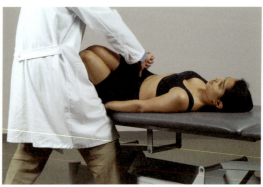

図9.97　AL2 F SA（足関節）RT（膝／骨盤）RA（体幹）

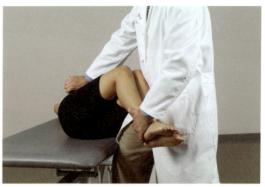

図9.98　AL2 F SA（足関節）RT（膝／骨盤）RA（体幹）

骨盤前部カウンターストレイン 背臥位
AL3 〜 AL4
 映像9.25

治療の適応
腰部と骨盤部の機能障害。患者は腰背部痛、鼠径部痛、前外側股関節痛を訴えることがある[4)5)]。

圧痛点の位置
AL3：下前腸骨棘（AIIS）の外側。内側に押す。
AL4：下前腸骨棘（AIIS）の下側。頭側に押す。
解剖学的には、腸骨筋の外側端と関連する[4)]。腰筋と、大腿外側皮神経（L2 〜 L3）、大腿神経、閉鎖神経（L2 〜 L4）に関連するL3とL4神経根に関連するF SA（足関節）RA（膝／骨盤）RT（体幹）[5)]（図9.99）。

治療方法：F SA（足関節）、RA（膝／骨盤）、RT（体幹）

1. 患者を背臥位にし、施術者は圧痛点の対側に立つ。
2. 必要であれば、施術者は尾側の足を治療台の上に置き、患者の足を大腿部の上に乗せる。
3. 機能障害領域の下位分節を含めるように、股関節と膝関節を屈曲させる。
4. 患者の股関節と膝関節を施術者側に引っ張り、股関節と腰椎を下位分節の高さまで回旋させ、圧痛点側に上位分節を回旋させる。
5. 患者の両足関節と両脚を施術者側に運び（圧痛点の対側）、圧痛点の対側に腰椎を側屈させる（図9.100と図9.101）。
6. 小さな弧を描くような動きで（股関節の屈曲、回旋、側屈）微調整を行う。この動きを、圧痛が完全に緩和するか、できるだけ100％か最低でも70％程度軽減するまで続ける。

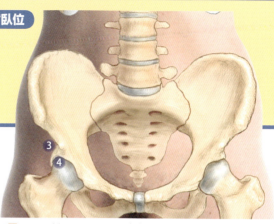

図9.99　AL3 〜 AL4　圧痛点（文献[8)] の許可を得て編集）

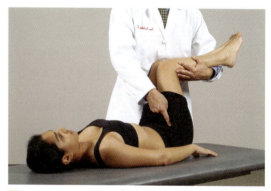

図9.100　AL3-4　F SA（足関節）、RA（膝／骨盤）、RT（体幹）

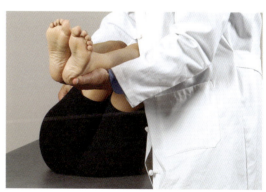

図9.101　AL3-4　F SA（足関節）、RA（膝／骨盤）、RT（体幹）

骨盤前部カウンターストレイン 背臥位
AL5

 映像9.26

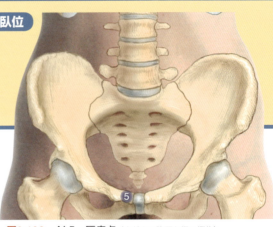

図9.102　AL5　圧痛点（文献[8]の許可を得て編集）

治療の適応

腰部、仙骨部、骨盤部の体制機能障害。患者は、恥骨せん断障害、閉鎖筋神経の絞扼[5]による恥骨部痛や、腰背部痛や仙骨部痛、骨盤痛を訴えることがある[4]。

圧痛点の位置

恥骨結合外側の恥骨枝前上方面。後方に押す（図9.102）。解剖学的には、腹直筋[4]、長内転筋、恥骨せん断障害、閉鎖筋神経の絞扼部と関連する[5]。

治療方法：F SA（足関節）RA（体幹）

1. 患者を背臥位にし、施術者は圧痛点の側方に立つ。
2. 施術者は尾側の足を治療台の上に置き、患者の下腿を大腿部の上に乗せる。
3. 仙骨（S1）まで股関節と膝関節を屈曲させる。
4. 患者の股関節と膝関節を施術者側に少し引っ張り、圧痛点側に骨盤／仙骨を回旋する。しかし、L5は圧痛点の対側に回旋しておく。
5. 足関節を押してわずかに施術者から遠ざけ、圧痛点の対側に側屈させる（図9.103）。
6. 小さな弧を描くような動きで（股関節の屈曲、回旋、側屈）微調整を行う。この動きを、圧痛が完全に緩和するか、できるだけ100％か最低でも70％程度軽減するまで続ける。

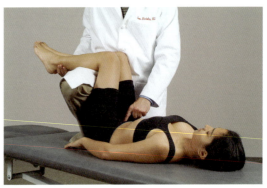

図9.103　AL5　F SA（足関節）、RT（膝／骨盤）RA（体幹）

第 9 章 | カウンターストレイン

腰部前部カウンターストレイン
腰部前部の圧痛点

腰部前部に対するカウンターストレイン圧痛点は**表9.8**と**図9.104**を参照。

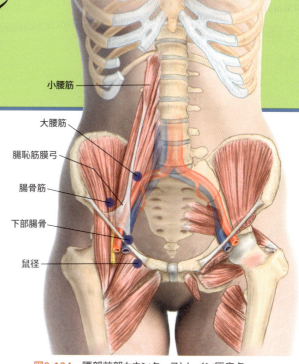

図9.104 腰部前部カウンターストレイン圧痛点
（文献8)の許可を得て編集）

表9.8　代表的な腰部前部の圧痛点

圧痛点	位置	古典的な治療位置	略語
腰筋	ASISから正中の2/3の位置。腰筋の腹側に向かって下方を深く押す。	両股関節を大きく屈曲。腰椎側に側屈。股関節の外旋が必要になる場合もある。	F ST
腸骨筋	ASISから正中の1/3の位置。腸骨筋に向かって後外側面に向かって深く押す。	両股関節を大きく屈曲、外旋、膝関節の屈曲。	F ER
腸骨下部	腸恥隆起の上面と関連のある小腰筋の付着部。	同側の股関節を大きく屈曲。	F
鼠径	恥骨結束の外側面と関連する恥骨筋の付着部か、鼠径靱帯の付着部。	両大腿部を屈曲させ、対側の大腿を同側の大腿とクロスさせる。同側の下腿を外側に引っ張り、股関節にわずかな内旋を加える。	F ADD IR

211

腰部前部カウンターストレイン 背臥位
大腰筋
 映像9.27

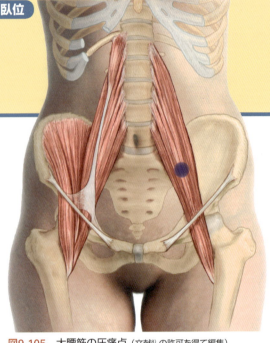

治療の適応
腰部と骨盤部の体性機能障害。患者は胸部と腰部の痛みや、前骨盤、大腿、鼠径部の痛みを訴えることがある[5]。

圧痛点の位置
ASISから正中の2/3の位置に圧痛点がある。腰筋の腹側に向かって下方を深く押す（図9.105）。

治療方法：F ST er

1. 患者を背臥位にして、施術者は圧痛点側に立つ。
2. 施術者は患者の股関節と膝関節を大きく屈曲させ、足部を圧痛点側に引くことにより腰椎を側屈させる。両膝を圧痛点側に引くことにより股関節を外旋させることが必要な場合がある（図9.106）。
3. 小さな弧を描くような動きで（股関節の屈曲、側屈、回旋）微調整を行う。この動きを、圧痛が完全に緩和するか、できるだけ100％か最低でも70％程度軽減するまで続ける。

図9.105　大腰筋の圧痛点（文献[8]の許可を得て編集）

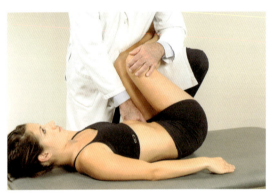

図9.106　大腰筋：F ST

腰部前部カウンターストレイン 背臥位
腸骨筋
 映像9.28

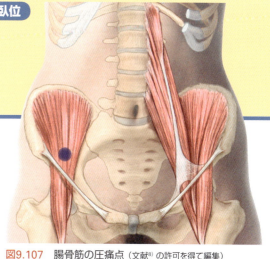

治療の適応
腰部と骨盤部の体性機能障害。胸部と腰部の痛みと、股関節前部や大腿前部の痛みを訴えることがある[5]。

圧痛点の位置
圧痛点はASISから正中に1/3の位置にある。腸骨筋側の後外側面を深く押す（図9.107）。

図9.107　腸骨筋の圧痛点（文献[8]の許可を得て編集）

治療方法：F ER（股）Abd（膝）

1. 患者を背臥位にして、施術者は診察台の横に立つ。

2. 施術者は患者の股関節と膝関節を屈曲させ、自分の片脚を診察台の上に置き、患者の膝関節を自分の大腿にのせる。

3. 施術者は患者の両足関節をクロスさせて股関節を外旋させる（膝関節を開いたまま足関節をクロスさせる）（図9.108と図9.109）。

4. 小さな弧を描くような動きで（股関節の屈曲、外旋）微調整を行う。この動きを、圧痛が完全に緩和するか、できるだけ100％か最低でも70％程度軽減するまで続ける。

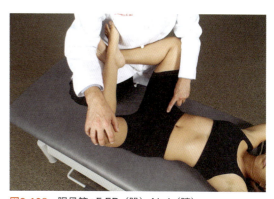

図9.108　腸骨筋：F ER（股）Abd（膝）

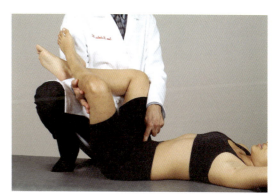

図9.109　腸骨筋：F ER（股）Abd（膝）

腰部前部カウンターストレイン 背臥位
腸骨下部（小腰筋）

 映像9.29

治療の適応
腰部と骨盤部の体制機能障害。患者は、股関節前部、大腿前部、鼠径部の痛みを訴えることがある[4]。

圧痛点の位置
腸恥隆起の上面と関連のある小腰筋の付着部（図9.110）。

治療方法：F

1. 患者を背臥位にし、施術者は圧痛点側に立つ。
2. 圧痛点側の股関節を大きく屈曲させる（図9.111）。
3. 小さな弧を描くような動きで（股関節の屈曲）微調整を行う。この動きを、圧痛が完全に緩和するか、できるだけ100％か最低でも70％程度軽減するまで続ける。

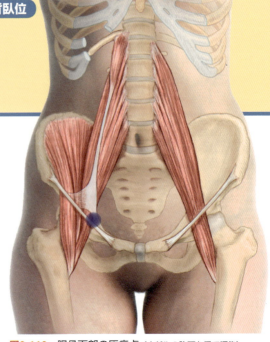

図9.110　腸骨下部の圧痛点（文献[8]の許可を得て編集）

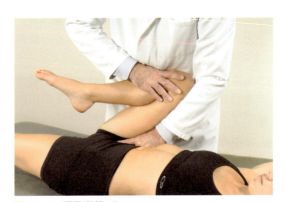

図9.111　腸骨下部：F

腰部前部カウンターストレイン 背臥位
鼠径靱帯（恥骨筋）
 映像9.30

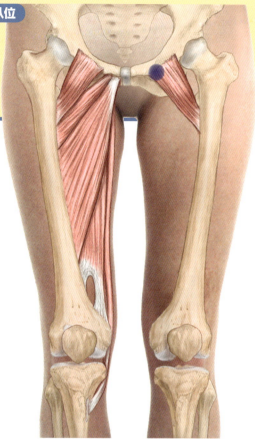

治療の適応
骨盤部の体性機能障害。患者は、股関節前部、大腿、鼠径部の痛みを訴えることがある。

圧痛点の位置
恥骨結束の外側面と関連する恥骨筋の付着部である恥骨結節か、鼠径靱帯の付着部の内側。(図9.112)。

治療方法：F ADD IR

1. 患者を背臥位にし、施術者は圧痛点側に立つ。
2. 施術者は患者の両股関節と両膝関節を屈曲させながら、自分の片脚を診察台の上に置き、大腿の上に患者の両膝関節をのせる。
3. 施術者は、患者の反対側の大腿を同側の大腿上にのせる。
4. 施術者は、患者の同側の下腿を外側に引いて（施術者に向かって）、股関節の内転と内旋を誘導する（図9.113）。
5. 小さな弧を描くような動きで（股関節の屈曲、内旋、内転）微調整を行う。この動きを、圧痛が完全に緩和するか、できるだけ100％か最低でも70％程度軽減するまで続ける。

図9.112 鼠径の圧痛点 (文献8) の許可を得て編集)

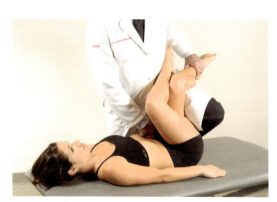

図9.113 鼠径: F ADD IR

腰部後部カウンターストレイン
腰部後部の圧痛点

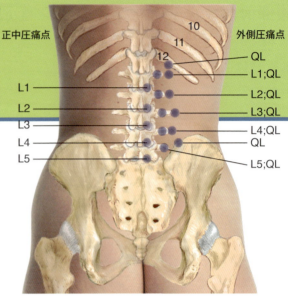

図9.114 腰部後部カウンターストレイン圧痛点
（文献8）の許可を得て編集）

腰部後部に対するカウンターストレイン圧痛点は**表9.9**と**図9.114**を参照。

表9.9 代表的な腰部後部の圧痛点

圧痛点	位置	古典的な治療位置	略語
PL1～PL5棘突起	機能障害分節の弯曲した棘突起の下外側面。 ※椎骨の回旋は、棘突起の弯曲側と反対。	患者は腹臥位の姿勢。圧痛点側の上肢かASISを脊髄レベルまで持ち上げて伸展させ、骨盤/下位分節を手前に回旋させ、上位分節を対側に回旋させる。手前に側屈（下肢を外旋させる）。	e-E Sa Ra
PL1～PL5横突起	機能障害分節の弯曲した横突起の後側面。	患者は腹臥位の姿勢。圧痛点側の上肢かASISを脊髄レベルまで持ち上げて伸展させ、骨盤/下位分節を手前に回旋させ、上位分節を対側に回旋させる。手前に側屈（下肢を外旋させる）。	e-E SA RA
腰方形筋	第12肋骨の下面 腰椎部横突起の外側端 腸骨稜の上面。	股関節・大腿の伸展、外転、外旋。腰椎の同側への側屈を必要とする場合がある。	E Abd ER

腰部後部カウンターストレイン　腹臥位
PL1 〜 PL5
 映像9.31

治療の適応
腰部の体制機能障害。患者は圧痛点がある部分の背下部の痛みを訴えることもある。

圧痛点の位置
PL1 〜 PL5 棘突起：機能障害分節の弯曲した棘突起下外側。

PL1 〜 PL5 横突起：機能障害分節の横突起後外側（図9.115）。

治療方法：e-E Add RT（骨盤）RA（体幹）

1. 患者は腹臥位にし、施術者は最適なコントロールと楽な姿勢が取れる側に立つ。

2. 患者の片方の股関節を伸展、外転させ、外旋させる。これにより、股関節と下位分節は圧痛点側に回旋し、上位分節は圧痛点の対側に回旋させておく（図9.116と図9.117）。

3. 小さな弧を描くような動きで（股関節の屈曲、内転または外転、外旋）微調整を行う。この動きを、圧痛が完全に緩和するか、できるだけ100％か最低でも70％程度軽減するまで続ける。

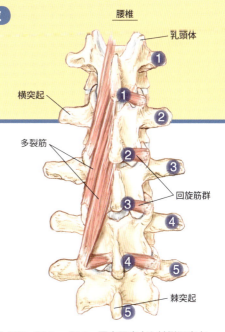

図9.115　PL1 〜 PL5　正中圧痛点と外側圧痛点
（文献[8]の許可を得て編集）

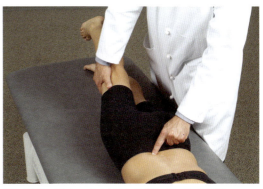

図9.116　PL4: e Add RT（骨盤）Ra-A（体幹）

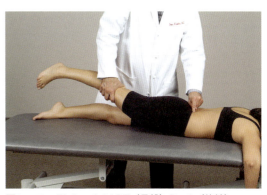

図9.117　PL4: e Add RT（骨盤）Ra-A（体幹）

腰部後部カウンターストレイン 腹臥位
PL1～PL5（代替法）
 映像9.32

治療の適応
腰部の体性機能障害。患者は圧痛点がある部分に背下部の痛みを訴えることがある。

圧痛点の位置
PL1～PL5 棘突起：機能障害分節の弯曲した棘突起下外側。

PL1～PL5 横突起：機能障害分節の横突起後外側（図9.118）。

治療方法：E Sa RT（骨盤）RA（体幹）

1. 患者は腹臥位にし、施術者は圧痛点の反対側に立つ。

2. 患者の両脚は痛みが最大に減少する側に置く。側屈の要素はどの筋膜構造が関係しているかによって変わることがあり、筋線維の向きや、機能障害に関節の要素があるかどうかなどが決め手となる。

3. 施術者は圧痛点側のASISをつかんで背中を反らせ、股関節と下位分節を圧痛点側に伸展と回旋に誘導し、上位分節は圧痛点の対側に回旋させておく（図9.119と図9.120）。

4. 小さな弧を描くような動きで（伸展）微調整を行う。この動きを、圧痛が完全に緩和するか、できるだけ100％か最低でも70％程度軽減するまで続ける。

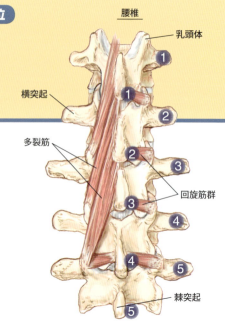

図9.118 PL1～PL5後外側の圧痛点
（文献[8]の許可を得て編集）

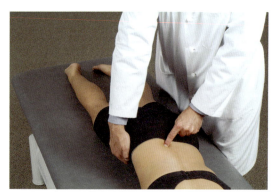

図9.119 PL4：E Sa RT（骨盤）RA（体幹）

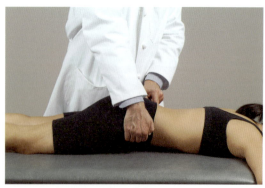

図9.120 PL4：E Sa RT（骨盤）RA（体幹）

腰部後部カウンターストレイン 腹臥位
腰方形筋
 映像9.33

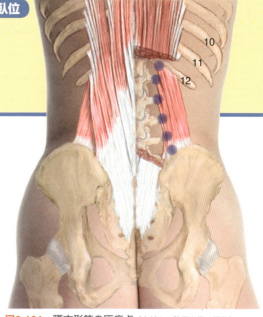

図9.121 腰方形筋の圧痛点（文献[8]の許可を得て編集）

治療の適応
第12肋骨、腰部、骨盤部の体性機能障害。患者は、背下部、腸骨稜の痛みや、後部の股関節部、殿部、仙腸関節の痛みを訴えることがある[4) 5)]。

圧痛点の位置
第12肋骨の下側[4)]。
腰椎部横突起の外側端[4)]。
腸骨稜の上面[4)]（図9.121）。

治療方法：E ABD ER

1. 患者は腹臥位にし、施術者は圧痛点側に立つ。
2. 施術者は圧痛点側に体幹を側屈させる。
3. 施術者は患者の股関節を伸展、外転、外旋させる（図9.122）。
4. 小さな弧を描くような動きで（股関節の伸展、外転、外旋）微調整を行う。この動きを、圧痛が完全に緩和するか、できるだけ100％か最低でも70％程度軽減するまで続ける。

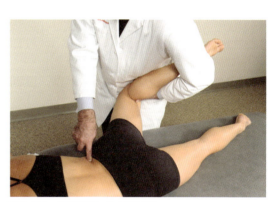

図9.122 腰方形筋：E ABD ER.

骨盤後部カウンターストレイン
骨盤後部の圧痛点

骨盤後部に対するカウンターストレイン圧痛点は、表9.10と図9.123を参照。

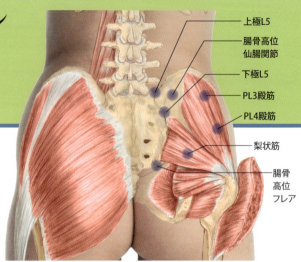

図9.123 骨盤後部のカウンターストレイン圧痛点
（文献8) の許可を得て編集）

表9.10　一般的な骨盤後部の圧痛点

圧痛点	位置	古典的な治療位置	略語
上極L5 UPL5	上後腸骨棘の内上側面（PSIS）。	股関節の伸展、外転、内旋、外旋で微調整。	E add IR/ER
腸骨高位仙腸関節	PSISの2~3センチ外側面でPSISの内側を押す。	股関節の伸展、外転、外旋で微調整。	E Ab ER
下極L5 LPL5	PSIS下側の腸骨を上方に押す。	股関節を90度に屈曲、わずかな内旋、外転。	F IR add
腸骨高位フレア	ILAと尾骨の外側。注意：ジョーンズ1では、このポイントに関して3つの位置を示している。尾骨とILAの外側縁、殿部の下側面。ジョーンズ2ではILAポイントをHIFOと呼び、ポイントを尾骨に落とし、殿部ポイントを双子ポイントと改名している。	股関節の伸展、内転。	E Add
PL3　外側 PL4　外側（中殿筋）	PSISの高さの中殿筋上外側部分。PL3はPSISから大腿筋膜張筋の2/3外側。PL4は大腿筋膜張筋の後縁。	股関節の伸展、外転と外旋で微調整。	E er abd
梨状筋	仙骨の外側面の下半分とILA、大転子の中点。	股関節の大きな屈曲と外転。外旋と内旋で微調整。	F Abd IR/ER

骨盤後部カウンターストレイン 腹臥位
下極L5（LPL5）
 映像9.34と映像9.35

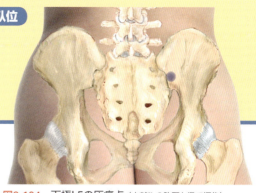

図9.124　下極L5の圧痛点（文献8)の許可を得て編集）

治療の適応
腰椎と骨盤の体性機能障害。患者は背下部と骨盤の痛みを訴えることがある。

圧痛点の位置
PSIS下方の腸骨と関連のある後仙腸靱帯、脊柱起立筋、大腿二頭筋[5]、腸腰筋群からの関連部位[4]（図9.124）。

治療方法：F IR Add

1. 患者は診察台の端近くで腹臥位にし、施術者は圧痛点側で立つか座る。
2. 施術者の下肢は診察台の端からぶら下げ、膝関節と股関節は90度の角度で屈曲させる（図9.125）。
3. 患者の股関節を内転させ、膝関節は診察台の下でわずかに外転させる（図9.126）。
4. 代替法の手技：患者を圧痛点と対側を下にして側臥位の姿勢にする。患者の股関節と膝関節は90度の角度に屈曲させ、股関節は内旋、膝関節は内転させる（図9.127）。
5. 小さな弧を描くような動きで（股関節の伸展、内旋、内転）微調整を行う。この動きを、圧痛が完全に緩和するか、できるだけ100％か最低でも70％程度軽減するまで続ける。

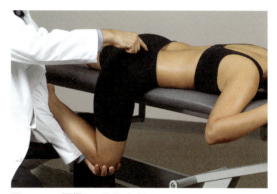

図9.125　下極L5：F IR Add

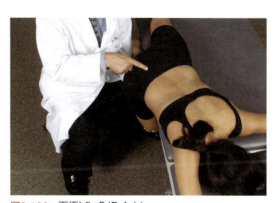

図9.126　下極L5：F IR Add

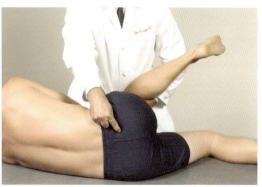

図9.127　下極L5：F IR Add

221

骨盤後部カウンターストレイン 腹臥位
上極 L5（UPL5）

 映像9.36

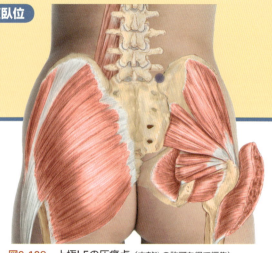

図9.128　上極L5の圧痛点（文献[8]の許可を得て編集）

治療の適応
腰椎と骨盤の体性機能障害。患者は背下部と骨盤の痛みを訴えることがある。

圧痛点の位置
L5棘突起とPSISの間の上後腸骨棘の内上側面（図9.128）。解剖学的には、多裂筋と回旋筋、腸腰靭帯と関連する[4) 5)]。

治療方法：E Add ir/er

1. 患者は腹臥位にし、施術者は圧痛点側に立つ。
2. 患者の股関節を伸展、内転させ、小さな弧を描くような動きで（股関節の伸展、内転、外旋か内旋）微調整を行う。この動きを、圧痛が完全に緩和するか、できるだけ100％か最低でも70％程度軽減するまで続ける（図9.129）。

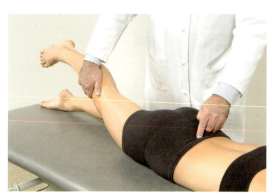

図9.129　上極L5：E Add ir/er

骨盤後部カウンターストレイン 腹臥位
腸骨高位仙腸関節
 映像9.37

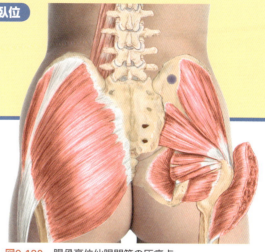

図9.130 腸骨高位仙腸関節の圧痛点
（文献[8]の許可を得て編集）

治療の適応
　腰部と骨盤部の体性機能障害。患者は腰方形筋[5]や大殿筋[4]の捻挫、腸腰靭帯[5]の捻挫と関連する殿部の痛みを訴えることがある。

圧痛点の位置
　PSISの2〜3cmの上外側で、PSISの内側を押す（図9.130）。

治療方法：e-E ABD ER

1. 患者は腹臥位にし、施術者は圧痛点側に立つ。
2. 患者の股関節を伸展、外転、外旋させる（図9.131）。
3. 小さな弧を描くような動きで（股関節の伸展、外旋、外転）微調整を行う。この動きを、圧痛が完全に緩和するか、できるだけ100％か最低でも70％程度軽減するまで続ける。

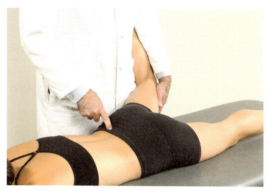

図9.131 腸骨高位仙腸関節：e-E ABD ER

骨盤後部カウンターストレイン 腹臥位
腸骨高位フレア（尾骨筋）

 映像9.38

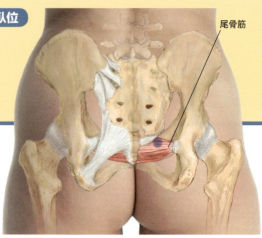

図9.132　腸骨高位フレアの圧痛点
（文献[8] の許可を得て編集）

治療の適応
骨盤部や仙骨の体性機能障害。患者は大殿筋下内側部[4]の痛みや、尾骨筋の深部、骨盤底[5]の痛みを訴えることがある。

圧痛点の位置
尾骨筋[5]の結合部と関連する仙骨下外側（ILA）の外側面（図9.132）。

治療方法：E ADD

1. 患者は腹臥位にして、施術者は圧痛点の対側に立つ。
2. 反対側の脚とクロスできるくらい、股関節を伸展、外転させる（図9.133）。
3. 小さな弧を描くような動きで（股関節の伸展、内転）微調整を行う。この動きを、圧痛が完全に緩和するか、できるだけ100％か最低でも70％程度軽減するまで続ける。

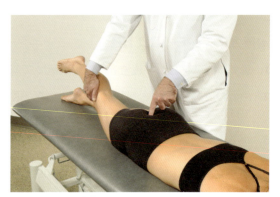

図9.133　腸骨高位フレア：E ADD.

骨盤後部カウンターストレイン 腹臥位
PL3殿筋外側とPL4殿筋外側
 映像9.39

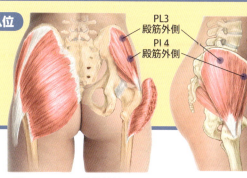

図9.134　PL3殿筋外側〜 PL4殿筋外側圧痛点
（文献8)の許可を得て編集）

治療の適応
腰部と骨盤部の体性機能障害。患者は座位の姿勢から立ち上がった際や、歩行中に後殿部の腸骨稜下に痛みを感じることがある[5]。

圧痛点の位置
PL3 外側面：中殿筋の上外側部分、PSISと大腿筋膜張筋の間の2/3の位置（図9.134）。

PL4 外側面：大腿筋膜張筋の後端近くの中殿筋外側部分（図9.134）。

治療方法：E Abd er

1. 患者は腹臥位にし、施術者は圧痛点側に立つ。

2. 股関節を伸展、外転させる。股関節の外旋や内旋が必要な場合もある（図9.135と図9.136）。

3. 小さな弧を描くような動きで（股関節の伸展、外転、内旋、外旋）微調整を行う。この動きを、圧痛が完全に緩和するか、できるだけ100％か最低でも70％程度軽減するまで続ける。

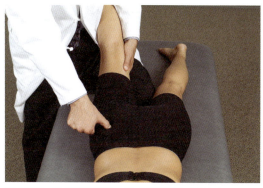

図9.135　PL3殿筋外側〜 PL4殿筋外側：E Abd er

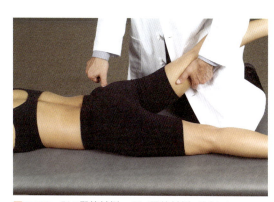

図9.136　PL3殿筋外側〜 PL4殿筋外側：E Abd er

骨盤後部カウンターストレイン
梨状筋
 映像9.40と映像9.41

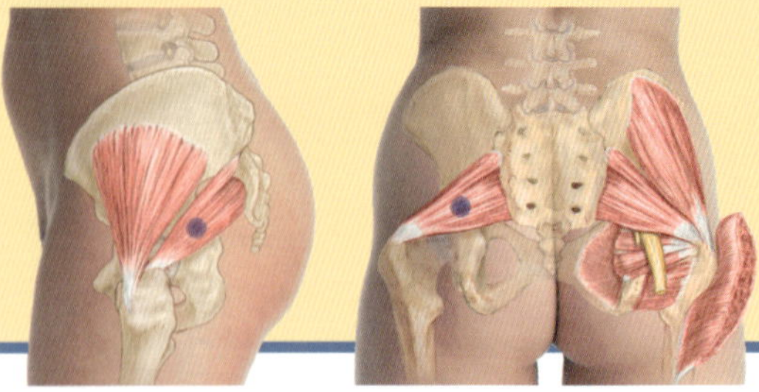

図9.137　梨状筋の圧痛点（文献8）の許可を得て編集）

治療の適応
骨盤部の体性機能障害。患者は殿部の痛みや、後大腿の痛み（座骨神経炎）を訴えることがある。

圧痛点の位置
古典的には、仙骨下外側角（ILA）と大転子の間の中点とされていた（図9.137）。これは、坐骨切痕の近くであり、坐骨の炎症を避けるために、一般的には仙骨や転子の近位の圧痛点を用いてきた。これら両方を同時に効率よく減らすことができれば、治療は大きく成功する。

治療方法：F ABD ER

1. 患者を腹臥位にし、施術者は圧痛点側に立つか座る。
2. 片脚（圧痛点側）を診察台の端から離す。股関節を大きく屈曲、外転させる。脚は施術者の大腿に休ませる（図9.138）。
3. 小さな弧を描くような動きで（股関節の伸展、外転、外旋）微調整を行う。この動きを、圧痛が完全に緩和するか、できるだけ100％か最低でも70％程度軽減するまで続ける。
4. 患者を背臥位にし、股関節を大きく屈曲、外転、外旋させる（図9.139）。もしくは、患者を側臥位にし、股関節を大きく屈曲、外転、外旋させる（図9.140）。

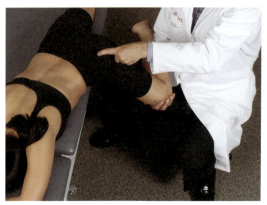

図9.138　梨状筋：F abd-ABD er

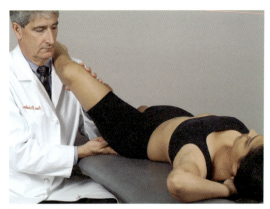

図9.139　梨状筋：F abd-ABD er

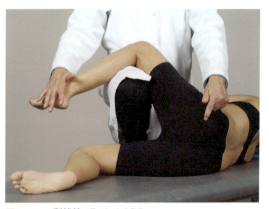

図9.140　梨状筋：F abd-ABD er

仙骨カウンターストレイン
仙骨の圧痛点

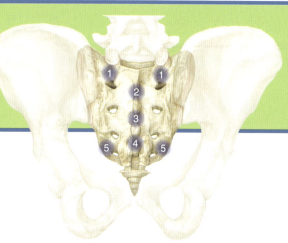

仙骨のカウンターストレイン圧痛点は**表9.11と図9.141**を参照。

図9.141　仙骨の圧痛点（文献9)の許可を得て編集）

表9.11　一般的な仙骨の圧痛点

圧痛点	位置	古典的な治療位置
PS1 両側	S1の高さでPSISの内側（仙骨溝／仙骨底）。	ILAの対側で後方から前方にかけて力を加えると、傾斜軸の周りの仙骨が回旋する。
PS2、PS3、PS4 正中	関連する仙骨の高さで仙骨の正中。	2：中央から仙骨底に後方〜前方の力を加える（仙骨の屈曲）。 3：屈曲や伸展が必要な場合もある。 4：中央から仙骨尖に後方〜前方の力を加える（仙骨の伸展）。 注意：これにより、横軸の周りの仙骨が回旋する。
PS5 両側	仙骨のILAに対して内側上方。	対側の仙骨底に後方〜前方の力を加えると、傾斜軸の周りで仙骨が回旋する。

出典：Myers HL. Clinical Application of Counterstrain. Tucson, AZ: Osteopathic Press, A Division of Tucson Osteopathic Medical Foundation, 2006.

仙骨カウンターストレイン 腹臥位
PS1両側

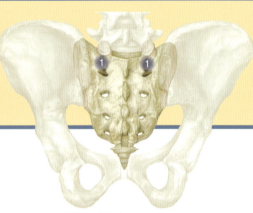

図9.142　PS1両側の圧痛点（文献[9]の許可を得て編集）

治療の適応
腰椎、骨盤、仙骨の体性機能障害。患者は、脊柱起立筋や横突棘筋群[4]の結合部と関連する仙骨部や骨盤部の痛みを訴えることがある。

圧痛点の位置
S1（仙骨底）の高さでPSISの内側（図9.142）。

治療方法
1. 患者は腹臥位にし、施術者は診察台の隣に立つ。

2. 圧痛点の対角線上の対側にある仙骨の下外側角（ILA）に、後方傾斜から前方にかけて力を加える。これにより、傾斜軸の周りの仙骨が回旋する[4]（図9.143と図9.144）。

3. 対側のILAに力を加えて微調整を行う。この動きを、圧痛が完全に緩和するか、できるだけ100％か最低でも70％程度軽減するまで続ける。

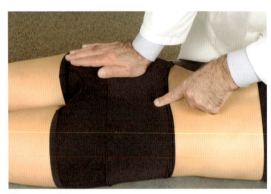

図9.143　PS1

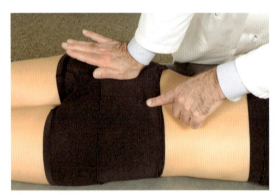

図9.144　PS1

仙骨カウンターストレイン　腹臥位
PS2 〜 PS4 正中

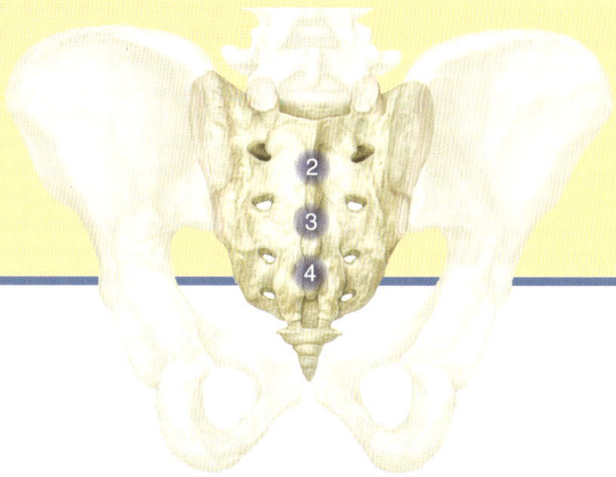

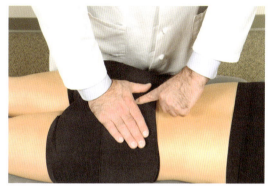

図9.145　PS2 〜 PS4 中点の圧痛点
（文献9)の許可を得て編集）

治療の適応
腰椎、骨盤、仙骨の体性機能障害。患者は、脊柱起立筋や横突棘筋群[4]の結合部と関連する仙骨部や骨盤部の痛みを訴えることがある。

圧痛点の位置
対応する仙骨の高さで仙骨正中（図9.145）。

治療方法
1. 患者は腹臥位にし、施術者は診察台の隣に立つ。
   - PS2：正中から仙骨底に後方〜前方の力を加える（仙骨の屈曲）（図9.146）。
   - PS3：屈曲や伸展が必要な場合もある（図9.146と図9.147）。
   - PS4：正中から仙骨尖に後方〜前方の力を加える（仙骨の伸展）（図9.147）。
   注意：これにより、横軸の周りの仙骨が回旋する[4]。

2. 仙骨に力を加えて微調整を行う。この動きを、圧痛が完全に緩和するか、できるだけ100％か最低でも70％程度軽減するまで続ける。

図9.146　PS2

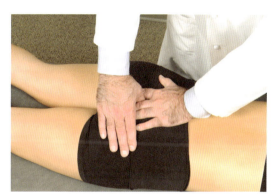

図9.147　PS4

仙骨カウンターストレイン 腹臥位
PS5 両側

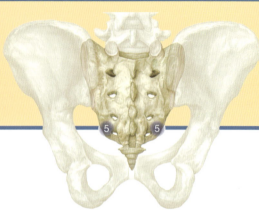

図9.148　PS5 両側の圧痛点（文献9）の許可を得て編集）

治療の適応
　腰椎、骨盤、仙骨の体性機能障害。患者は、脊柱起立筋や横突棘筋群[4]の結合部と関連する仙骨部や骨盤部の痛みを訴えることがある。

圧痛点の位置
　仙骨のILAの内側上方（図9.148）。

治療方法

1. 患者は腹臥位にし、施術者は診察台の横に立つ。

2. 施術者は圧痛点の対角線上の対側にある仙骨底／溝に後方〜前方の力を加える。これにより、傾斜軸の周りの仙骨が回旋する[4]（図9.149）。

3. 仙骨底に力を加えて微調整を行う。この動きを、圧痛が完全に緩和するか、できるだけ100％か最低でも70％程度軽減するまで続ける。

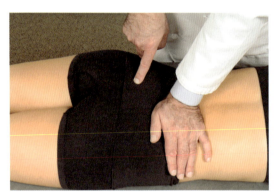

図9.149　PS5

下肢カウンターストレイン
下肢の圧痛点

下肢のカウンターストレイン圧痛点は表9.12を参照。

表9.12 一般的な下肢の圧痛点

圧痛点	位置	古典的な治療位置	略語
大腿筋膜張筋	腸骨稜の下方。	股関節の外転、軽い屈曲。	f A Abd
大転子外側 腸脛靭帯	大転子の遠位。	股関節の適度な外旋、軽い屈曲。	f A Abd
外側ハムストリング 大腿二頭筋	大腿後面の正中から外側。大腿骨骨幹部からおよそ半分下方。	下腿を外旋させながら膝屈曲と脛骨外転。踵骨の圧迫による足関節底屈。	F AD/ER
外側半月板 外側側副靭帯	関節線の外側面にある半月板。	膝の適度な屈曲、脛骨外転、脛骨の内旋と外旋。	F IR Add
内側ハムストリング 半膜様筋 半腱様筋	大腿後面の正中から内側。大腿骨骨幹部からおよそ半分下方。	膝の屈曲と内旋。脛骨内転。踵骨の圧迫による足関節底屈。	F IR Add
内側半月板 内側側副靭帯	関節線の前内側面にある半月板。	膝の適度な屈曲、内旋、脛骨内転。	F IR Add
前十字靭帯	膝窩上面のハムストリング腱で、内側か外側。	大腿遠位の下に枕か何かを置いて支点を作る。大腿骨に対して脛骨近位端を後方に動かしてせん断力を加える。 注意：古典的なジョーンズ治療。	
後十字靭帯	膝窩中央か、わずか下方。	大腿遠位の下に枕か何かを置いて、支点を作る。脛骨近位端に対して大腿遠位を後方に動かしてせん断力を加える。 注意：古典的なジョーンズ治療。	
膝窩筋	膝窩のすぐ下側にある膝窩筋腹部。	脛骨を内旋させながらの膝屈曲。	F IR
足関節伸展 腓腹筋	膝窩筋遠位近位腓腹筋内部。	膝を屈曲させながらの足関節底屈。	
膝内側 前脛骨筋	三角靭帯沿いの内果下方。	膝関節の内側面に支点を作る。わずかなせん断と内旋で足部内反を加える。	INV
足関節外側 長腓骨筋 短腓骨筋 第3腓骨筋	足根洞がある外果前下方。	膝関節の外側面に支点を作る。わずかなせん断と外旋を加えながら足部外反を加える。	EV
踵骨屈曲 足底方形筋	足底面の踵骨前面にある足底筋膜の結合部。	前足部を踵骨に近づけながら大きく屈曲させる。	F

下肢カウンターストレイン 腹臥位／背臥位
大腿筋膜張筋
映像9.42

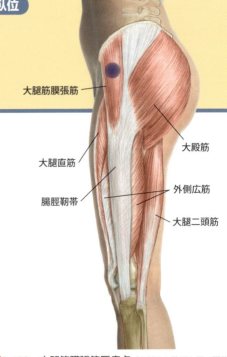

治療の適応
骨盤部か下肢の体性機能障害。患者は腰部外側か太腿外側の痛みを訴えることがある[4][5]。

圧痛点の位置
腸骨稜のすぐ下方（図9.150）。

治療方法：f ABD

1. 患者を腹臥位か背臥位にし、施術者は圧痛点側に立つか座る。

2. 患者の股関節を外転させ、わずかに屈曲させる。この動きを、圧痛が完全に緩和するか、できるだけ100％か最低でも70％程度軽減するまで続ける[4]（図9.151）。

図9.150　大腿筋膜張筋圧痛点（文献[8]の許可を得て編集）

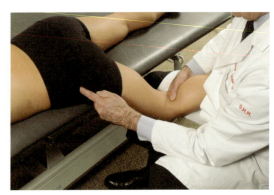

図9.151　大腿筋膜張筋：f ABD

下肢カウンターストレイン 腹臥位／背臥位
大転子外側（腸脛靱帯）
 映像9.42

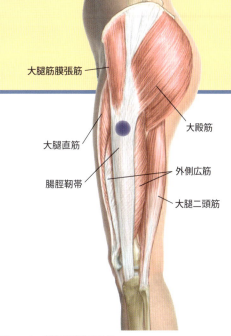

治療の適応
骨盤部、下肢の体性機能障害。患者には股関節または大腿側に痛みが見られる場合もある[4]。

圧痛点の位置
腸脛靱帯に沿った大転子遠位（図9.152）。

治療方法：f ABD

1. 患者を背臥位か腹臥位にし、施術者は圧痛点側に立つか座る。

2. 患者の股関節を外転、わずかに屈曲させる。この動きを、圧痛が完全に緩和するか、できるだけ100％か最低でも70％程度軽減するまで続ける（図9.153）。

図9.152　腸脛靱帯圧痛点（文献[8] の許可を得て編集）

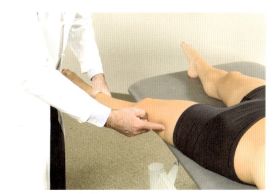

図9.153　腸脛靱帯：F ABD

下肢カウンターストレイン 腹臥位／背臥位
外側ハムストリング

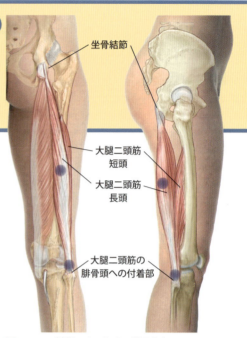

治療の適応
下肢の体性機能障害。患者は膝関節の後外側面に痛みを訴えることもあり、大腿二頭筋腱の挫傷か、前十字靱帯か外側側副靱帯の損傷と関連する[1) 4) 5)]。

圧痛点の位置
腓骨頭後外側面の付着部近くで、大腿二頭筋遠位。大腿後面の正中から外側、大腿骨骨幹部からおよそ半分下方（図9.154）。

治療方法：F ER abd

1. 患者は背臥位もしくは腹臥位にし、施術者は圧痛点側に立つか座る。
2. 患者の足関節をつかみ、下肢をコントロールする。
3. 足関節を屈曲させ、脛骨をわずかに外転させながら外旋させる。足関節に底屈を加えるため、踵骨を押圧する（図9.155と図9.156）。
4. 施術者は（屈曲、外転、外旋による）微調整を行う。この動きを、圧痛が完全に緩和するか、できるだけ100％か最低でも70％程度軽減するまで続ける。

図9.154　外側ハムストリング圧痛点（文献[8]の許可を得て編集）

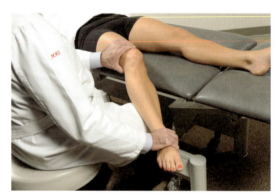

図9.155　外側ハムストリング：F ER abd

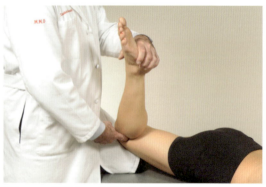

図9.156　外側ハムストリング：F ER abd

下肢カウンターストレイン 背臥位
外側半月板
外側側副靱帯

治療の適応
下肢の体性機能障害。患者は外側側副靱帯の緊張と関連する膝関節外側面の痛みか、外側半月板の炎症を訴えることがある[1) 4) 5)]。

圧痛点の位置
外側側副靱帯と外側半月板に関連する外側膝関節外側面（図9.157）。

治療方法：F Abd ir/er

1. 患者を背臥位にし、施術者は圧痛点側に立つか座る。
2. 患者の股関節を外転させて、診察台の端から脚を宙づりにする。
3. 施術者は患者の足関節の外側をつかみ、下肢をコントロールする。
4. 患者の膝関節は約35度から40度の角度に屈曲させ、わずかに外転させる。脛骨は内旋か外旋を加える[10)]（図9.158）。
5. 施術者は（屈曲、外転、内旋か外旋による）微調整を行う。この動きを、圧痛が完全に緩和するか、できるだけ100％か最低でも70％程度軽減するまで続ける。

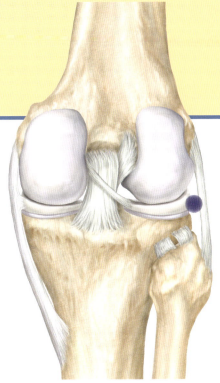

図9.157　外側半月板と外側側副靱帯の圧痛点
（文献9) の許可を得て編集）

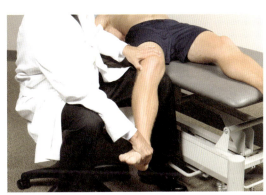

図9.158　外側半月板と外側側副靱帯：F Abd ir/er

第2部 | オステオパシー手技

下肢カウンターストレイン 背臥位／腹臥位
内側ハムストリング

治療の適応
下肢の体性機能障害。患者には膝関節の後内側面の痛みを訴えることもあり、半膜様筋か半腱様筋腱の挫傷や、前十字靭帯の損傷と関連する[1,4,5]。

圧痛点の位置
脛骨顆の後内側面の付着部である内側ハムストリング腱の遠位。大腿後面の正中から内側、大腿骨骨幹部からおよそ半分下方（図9.159）。

治療方法：F IR Add

1. 患者を背臥位か腹臥位にし、施術者は圧痛点側に立つか座る。
2. 施術者は患者の足関節または下腿遠位をつかみ、下肢をコントロールする。
3. 患者の膝関節を屈曲させ、脛骨を内旋、わずかに内転させる。足関節に底屈を加えるため、踵骨を押圧する（図9.160と図9.161）。
4. 施術者は（屈曲、内旋、内転による）微調整を行う。この動きを、圧痛が完全に緩和するか、できるだけ100％か最低でも70％程度軽減するまで続ける。

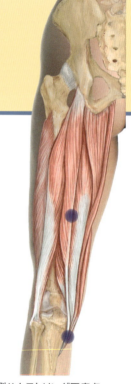

図9.159　内側ハムストリング圧痛点
（文献[8]の許可を得て編集）

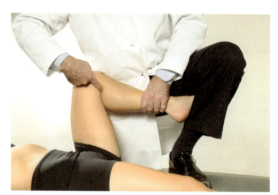

図9.160　内側ハムストリング：F IR Add

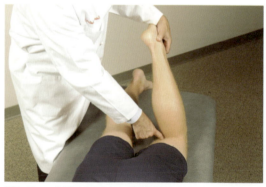

図9.161　内側ハムストリング：F IR Add

下肢カウンターストレイン 背臥位
内側半月板
内側側副靱帯

治療の適応
下肢の体性機能障害。患者は内側側副靱帯損傷と関連する膝関節内側面の痛みや、内側半月板の炎症を訴えることがある[1,4,5]。

圧痛点の位置
内側側副靱帯と内側半月板に関連する内側膝関節内側面（図9.162）。

治療方法：F IR Add

1. 患者を背臥位にし、施術者は圧痛点側に立つか座る。
2. 患者の股関節を外転させ、診察台から脚を宙づりにする。
3. 施術者は患者の足関節をつかみ、下肢をコントロールする。
4. 患者の膝関節は約35～40度の角度に屈曲させる。脛骨は内転と内旋を加える（図9.163）。
5. 施術者は（屈曲、内転、内旋による）微調整を行う。この動きを、圧痛が完全に緩和するか、できるだけ100％か最低でも70％程度軽減するまで続ける。

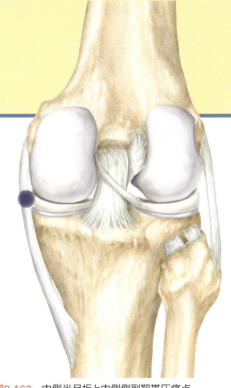

図9.162 内側半月板と内側側副靱帯圧痛点
（文献[9] の許可を得て編集）

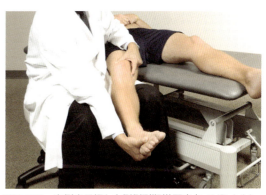

図9.163 内側半月板と内側側副靱帯圧痛点: F IR Add

下肢カウンターストレイン 背臥位
前十字靱帯

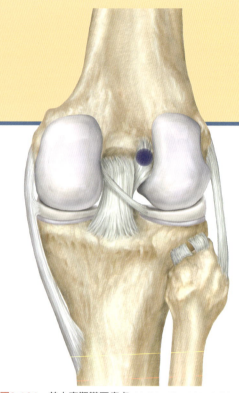

治療の適応
下肢の体性機能障害。患者には、膝関節の後方面に痛みが見られることがある。

圧痛点の位置
ハムストリングス腱に隣接する膝窩上面の、内側か外側（図9.164）。

治療方法
（※古典的なジョーンズ治療法）

1. 患者を背臥位にし、施術者は丸めたタオルか枕を大腿遠位の下に置いて、支点を作る。

2. 施術者は、脛骨近位（脛骨粗面）に手を置いて、後方の力を加えて脛骨近位端を後方に動かす（図9.165）。

3. 施術者は（脛骨近位端への力による）微調整を行う。この動きを、圧痛が完全に緩和するか、できるだけ100％か最低でも70％程度軽減するまで続ける。

図9.164　前十字靱帯圧痛点（文献[9]の許可を得て編集）

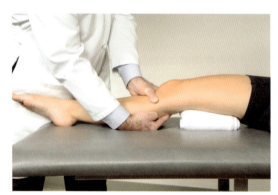

図9.165　前十字靱帯

下肢カウンターストレイン 背臥位
後十字靱帯

治療の適応
下肢の体性機能障害。患者は、膝関節後面に痛みを訴えることがある。

圧痛点の位置
膝窩中央か、膝窩中央のわずか下方（図9.166）。

治療方法
（※古典的なジョーンズ治療法）

1. 患者を背臥位にし、施術者は丸めたタオルか枕を脛骨近位端（ふくらはぎ）の下に置いて、支点を作る。

2. 施術者は大腿遠位の上に手を置いて、大腿遠位を後方に動かす（図9.167）。

3. 施術者は（大腿遠位への力による）微調整を行う。この動きを、圧痛が完全に緩和するか、できるだけ100％か最低でも70％程度軽減するまで続ける。

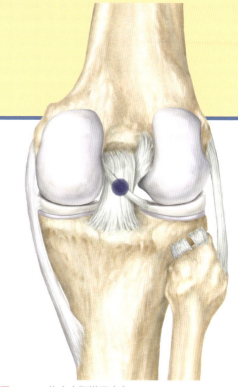

図9.166　後十字靱帯圧痛点（文献[9]の許可を得て編集）

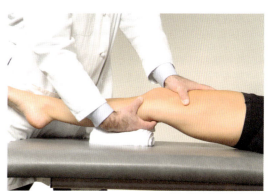

図9.167　後十字靱帯

下肢カウンターストレイン　腹臥位
膝窩筋

治療の適応
下肢の体性機能障害。患者は、体重に負荷がかかる（歩いたり、走ったりする）と膝関節の後面に痛みを訴えることがあり、膝窩筋損傷と関連する[4) 5)]。

圧痛点の位置
膝窩のすぐ下方にある膝窩筋腹部（図9.168）。

治療方法：F IR

1. 患者を腹臥位にし、施術者は圧痛点側に立つか座る。
2. 施術者は患者の足部あるいは足関節をつかみ、下肢をコントロールする。
3. 施術者は膝関節を屈曲させ、脛骨の内旋を行う（図9.169）。
4. 施術者は（膝関節屈曲と下腿内旋により）微調整を行う。この動きを、圧痛が完全に緩和するか、できるだけ100％か最低でも70％程度軽減するまで続ける。

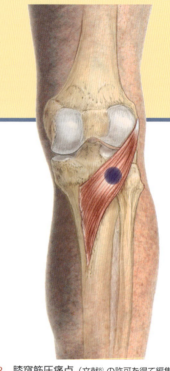

図9.168　膝窩筋圧痛点（文献[8)] の許可を得て編集）

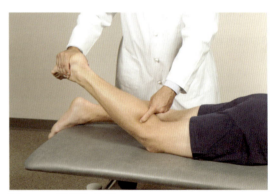

図9.169　膝窩筋：F IR

下肢カウンターストレイン 腹臥位
腓腹筋

治療の適応
下肢の体性機能障害。患者は膝関節の後面とふくらはぎに痛みを生じることがある。

圧痛点の位置
膝窩端の遠位で近位腓腹筋内部（図9.170）。

治療方法
1. 患者を腹臥位にし、施術者は圧痛点側に立って足を診察台の上に乗せる。
2. 患者の膝関節を屈曲させ、足の甲を施術者の大腿に乗せる。
3. 患者の踵骨に押圧を加え、足関節に大きな底屈を生じさせる（図9.171）。
4. 施術者は（足関節底屈により）微調整を行う。この動きを、圧痛が完全に緩和するか、できるだけ100％か最低でも70％程度軽減するまで続ける。

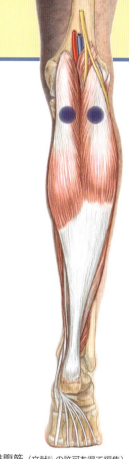

図9.170　腓腹筋（文献[8] の許可を得て編集）

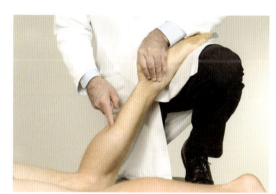

図9.171　足関節伸展：底屈

下肢カウンターストレイン 側臥位
足部内側（前脛骨筋）

治療の適応
下肢の体性機能障害。患者は下腿内側か足部内側に痛みを生じることがある。

圧痛点の位置
三角靭帯沿いの内果前下方。脛骨前面の前脛骨筋に見つかる場合もある（図9.172）。

治療方法：INV ir

1. 患者は側臥位にし、施術者は脛骨遠位端の内側に枕を置いて、支点を作る。

2. 施術者は足部をわずかに内旋させながら、足と足関節に内反の力を加える。この動きを、圧痛が完全に緩和するか、できるだけ100％か最低でも70％程度軽減するまで続ける（図9.173）。

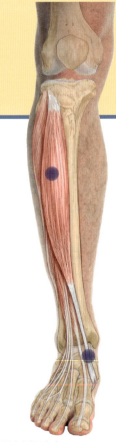

図9.172　足部内側圧痛点（文献8)の許可を得て編集）

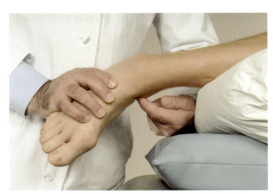

図9.173　足部内側：INV ir

下肢カウンターストレイン 側臥位
足部外側
長腓骨筋、短腓骨筋、第3腓骨筋

治療の適応
下肢の体性機能障害。患者は下腿か足関節の外側に痛みを生じることがある。

圧痛点の位置
足根洞（talocalcaneal sulcus）がある外果前下方。腓骨頭下の外側面の長腓骨筋、短腓骨筋、第3腓骨筋に見つかることもある（図9.174）。

治療方法：EV er

1. 患者を側臥位にし、施術者は脛骨の外側面下に枕を置いて支点を作る。

2. 施術者は足部をわずかに外旋させながら、足関節に外反の力を加える。この動きを、圧痛が完全に緩和するか、できるだけ100％か最低でも70％程度軽減するまで続ける（図9.175）。

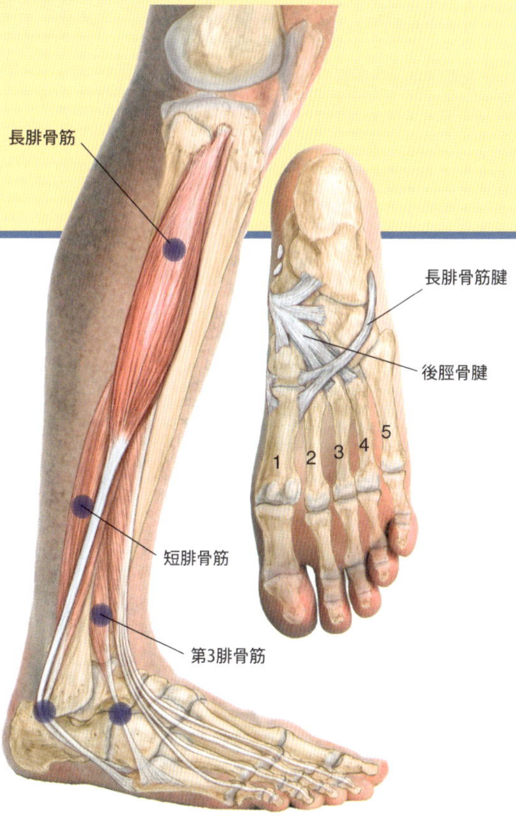

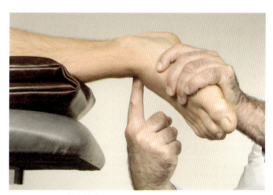

図9.174 足部外側圧痛点（文献[8]の許可を得て編集）

図9.175 足部外側：EV er

下肢カウンターストレイン 腹臥位
足底方形筋

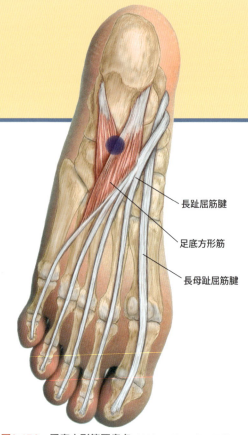

図9.176　足底方形筋圧痛点（文献8）の許可を得て編集）

治療の適応
下肢足底面の体性機能障害。患者は、足底筋膜炎と関連する踵に痛みを生じることがある[4,5]。

圧痛点の位置
足底面の踵骨前面で、足底方形筋の付着部（図9.176）。

治療方法：F

1. 患者を腹臥位にし、施術者は圧痛点側に立って足部を診察台の上にのせる。
2. 患者の膝関節を屈曲させ、足の甲を施術者の大腿にのせる。
3. 施術者は患者の踵骨に押圧を加えて、前足部と踵骨を近づけながら前足部に大きな屈曲を生じさせる（図9.177）。
4. 施術者は（足指の屈曲による）微調整を行う。この動きを、圧痛が完全に緩和するか、できるだけ100％か最低でも70％程度軽減するまで続ける。

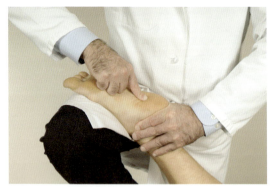

図9.177　踵骨の屈曲：前足部の屈曲

上肢カウンターストレイン
上肢の圧痛点

上肢のカウンターストレイン圧痛点は表9.13を参照。

表9.13　一般的な上肢の圧痛点

圧痛点	位置	古典的な治療位置	略語
棘上筋	棘上筋の膨らんだ部分。	肩の屈曲、外転、大きな外旋。	F Abd ER
棘下筋	上：関節窩上腕関節後内側面、肩甲棘の下外側。 下：脊椎下の下位筋肉。肩甲骨の内側縁の外側。	肩を90度〜120度の角度で屈曲、外転。外旋や内旋が必要な場合もある。肩を135度の角度で屈曲させながら、わずかな外転、外旋や内旋。	F IR Abd
肩甲挙筋	肩甲挙筋接合部で、肩甲骨上内側縁。	肩甲骨を上方、内側に滑らせて筋肉を収縮させる。代替法として、肩を大きく内旋させながら、牽引、わずかな外転を加えることもできる。	
肩甲下筋	前外側から後内側向きに圧迫した肩甲下筋の、肩甲骨前外側縁。	肩の伸展と内旋。	E IR
上腕二頭筋長頭	結節間溝の二頭筋腱上。	肘の屈曲、肩の屈曲、外転、内旋。	F Abd IR
上腕二頭筋短頭 烏口腕筋	烏口突起の下外側面。	肘の屈曲、肩の屈曲、外転、内旋。	F Add IR
小胸筋	烏口突起の下内側。	腕の外転、肩甲骨の突き出し（内側、頭側へ）。	
橈骨頭外側	回外筋接合部で、橈骨前外側面。	肘を完全伸展、前肢は大きく回外、わずかに外反。	E Sup Val
内側上顆	Common flexor tendon（該当なし）、円回内筋接合部の、上腕骨内側上顆。	屈曲、大きく回内、前肢のわずかな外転と手関節のわずかな屈曲。	F Pro Add
手関節背側	橈側手根伸筋、第2中手骨背面。 尺側手根伸筋、第5中手骨背面。	手関節伸展、わずかな外転。 手関節伸展、わずかな外転。	E Ab E Add
手関節掌側	橈側手根屈筋、第2/3中手骨掌底。 尺側手根屈筋、第5中手骨掌底。	手関節屈曲、わずかな外転。 手関節屈曲、わずかな外転。	F Ab F Abd

上肢カウンターストレイン 背臥位
棘上筋

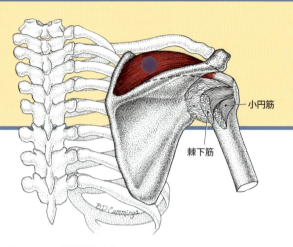

治療の適応
この方法は、上肢の体性機能障害に有効である。

圧痛点の位置
肩甲棘の上方で棘上筋中央（図9.178）。

図9.178　棘上筋圧痛点（文献3)の許可を得て編集）

治療方法：F Abd ER

1. 患者を治療台に背臥位にする。
2. 施術者は肩甲帯の側方に座る。
3. 指腹で圧痛点を触診し、もう一方の手で同側の上肢を保持する（図9.179）。
4. 患者の肩関節を約45度に屈曲させ、約45度外転させ、外旋させる（図9.180と図9.181）。
5. 小さな弧を描くような動きで（屈曲、外転、外旋による）微調整を行う。この動きを、圧痛が完全に緩和するか、できるだけ100％か最低でも70％程度軽減するまで続ける。

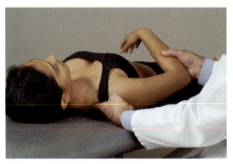

図9.179　棘上筋圧痛点の触診

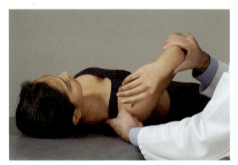

図9.180　棘上筋：F ABD ER

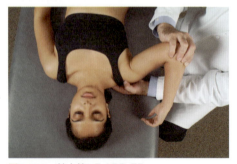

図9.181　棘上筋：F ABD ER

上肢カウンターストレイン 背臥位
棘下筋

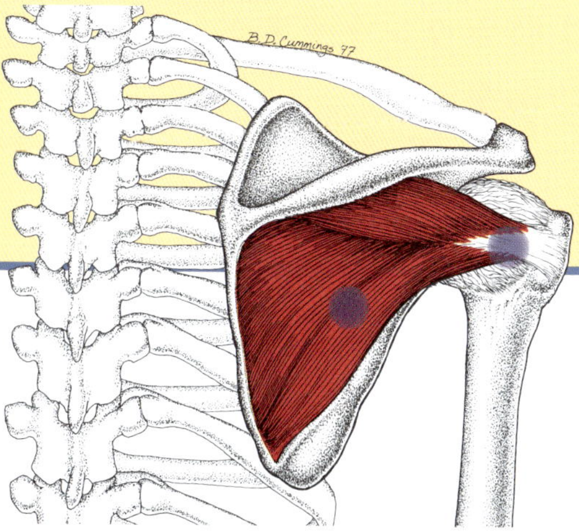

治療の適応
この方法は、棘下筋の体性機能障害に有効である。

圧痛点の位置
棘下筋上部：肩甲上腕関節後内側面、肩甲棘の下外側。

棘下筋下部：肩甲棘下の筋肉下部。肩甲骨内側縁の外側（図9.182）。

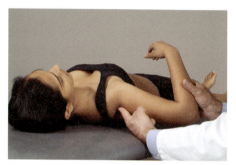

図9.182　棘下筋圧痛点（文献3) の許可を得て編集）

治療方法
棘下筋上部：F Abd er/ir
1. 患者を背臥位にし、施術者は診察台の横に座る。
2. 患者の肩は約135〜150度の角度に屈曲させ、外転させる。関連する筋線維によっては、外旋か内旋が必要な場合もある[4]（図9.183と図9.184）。

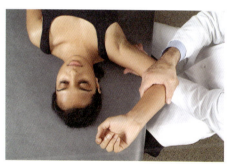

図9.183　棘下筋上部圧痛点の触診

棘下筋下部：F Abd er
1. 患者は圧痛点の対側を上にして側臥位にする。施術者は患者の正面か後ろに立つか座る。
2. 患者の肩は約135〜150度の角度に屈曲させ、外転、外旋させる[5]（図9.185）。
3. 施術者は（屈曲、外転、内旋か外旋により）微調整を行う。この動きを、圧痛が完全に緩和するか、できるだけ100％か最低でも70％程度軽減するまで続ける。

図9.184　棘下筋上部：F Abd er/ir

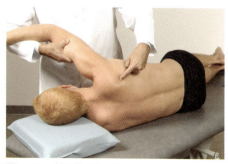

図9.185　棘下筋下部：F Abd er

上肢カウンターストレイン 腹臥位
肩甲挙筋

治療の適応
　この方法は、肩甲挙筋の体性機能障害に有効である。

圧痛点の位置
　肩甲骨上角（図9.186）。

治療方法：IR Abd 牽引

1. 患者は腹臥位で、両腕を身体の脇に置いて顔を対側に向けさせる。施術者は機能障害側の肩甲帯の側方に座る。
2. 尾側の手で患者の前腕遠位を握り、もう一方の手で圧痛点を触診する（図9.187）。
3. 肩を内旋させ、続いて軽〜中程度の力で牽引しながらわずかに外転させる（図9.188）。
4. 小さな弧を描くような動きで（内旋と外転により）微調整を行う。この動きを、圧痛が完全に緩和するか、できるだけ100％か最低でも70％程度軽減するまで続ける。

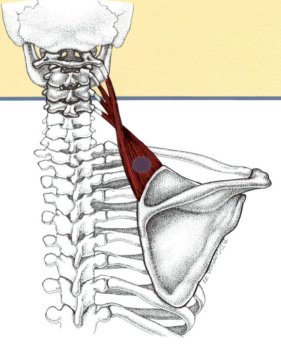

図9.186　肩甲挙筋圧痛点（文献[3] の許可を得て編集）

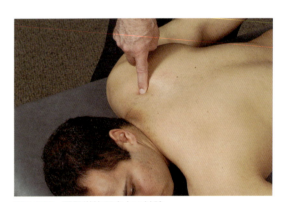

図9.187　肩甲挙筋圧痛点の触診

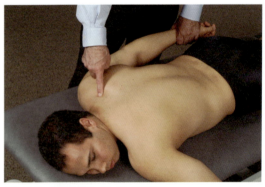

図9.188　肩甲挙筋：IR Abd 牽引

上肢カウンターストレイン 座位／腹臥位
小菱形筋／大菱形筋

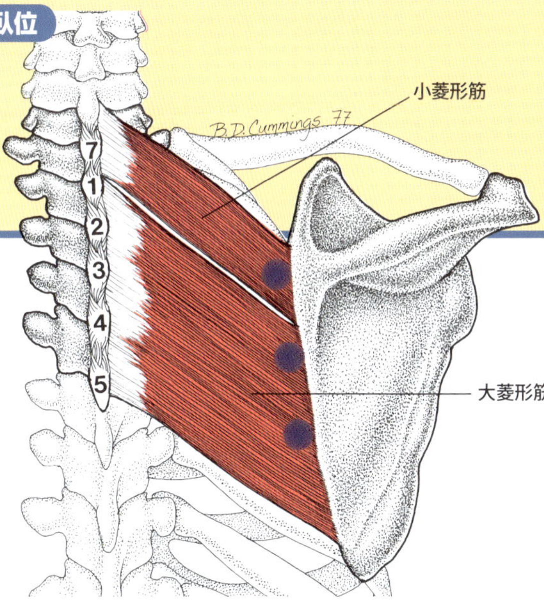

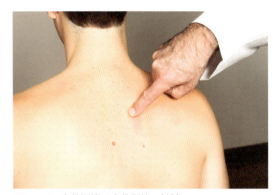

治療の適応
上肢と胸椎の体性機能障害。患者はたいてい、肩甲骨内側縁沿いの上方胸椎に痛みを訴える。

圧痛点の位置
菱形筋接合部で、肩甲骨の内側縁沿い。内側から外側を押す（図9.189）。

治療位置：E Add

1. 患者は座位か腹臥位にし、施術者は患者の横に立つ。
2. 施術者は示指の指腹で圧痛点の位置を確認し、観察する（図9.190）。
3. 患者の肘を後内側に引っ張って肩を伸展・外転させると、菱形筋線維が収縮し、肩甲骨が後退する（図9.191と図9.192）。
4. 施術者は（伸展、外転、肩甲骨の後退）微調整を行う。この動きを、圧痛が完全に緩和するか、できるだけ100％か最低でも70％程度軽減するまで続ける。

図9.189　小菱形筋／大菱形筋圧痛点
（文献3) の許可を得て編集）

図9.190　小菱形筋／大菱形筋の触診

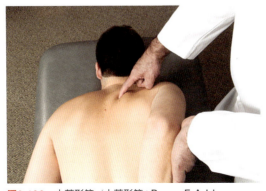

図9.192　小菱形筋／大菱形筋：Prone E Add

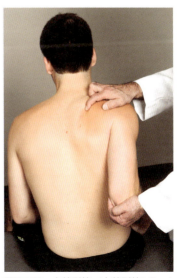

図9.191　小菱形筋／大菱形筋：Seated E Add

上肢カウンターストレイン 背臥位
肩甲下筋

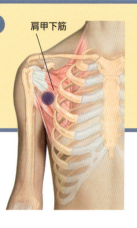
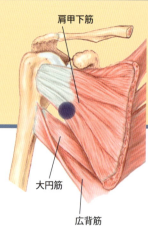

図9.193 肩甲下筋圧痛点（文献8)の許可を得て編集）

治療の適応

上肢の体性機能障害。患者は肩後方の痛みや、回旋腱板腱炎、癒着性関節包炎、肩甲窩上腕関節の退行性変化による可動性制限を訴えることがある。

圧痛点の位置

肩甲骨前外側縁にある肩甲下筋。後内側方向に押す（図9.193）。

治療位置：E IR

1. 患者を背臥位にし、施術者は圧痛点側に立つか座る（図9.194）。
2. 患者の肩を伸展、内旋させる（図9.195）。
3. 施術者は（伸展、内旋により）微調整を行う。この動きを、圧痛が完全に緩和するか、できるだけ100％か最低でも70％程度軽減するまで続ける。

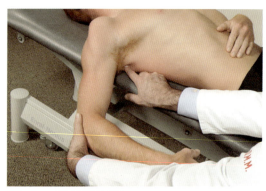

図9.194 肩甲下筋の触診

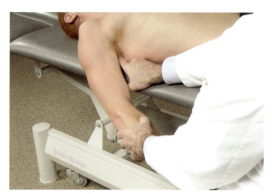

図9.195 肩甲下筋：E IR

上肢カウンターストレイン 背臥位
上腕二頭筋（長頭）

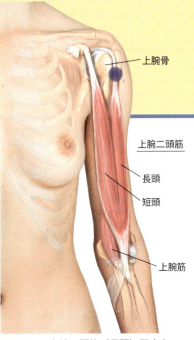

治療の適応
上肢の体性機能障害。患者には肩の前方か上腕に、上腕二頭筋腱長頭の緊張と関連する痛みが見られることがある。

圧痛点の位置
結節間溝の二頭筋腱長頭（図9.196）。

治療位置：F Abd ir

1. 患者を背臥位にし、施術者は圧痛点側に立つ（図9.197）。
2. 施術者の肘と肩は屈曲させ、肩は最小限に外転と内旋を加える（図9.198）。
3. 施術者は（屈曲、内転、内旋により）微調整を行う。この動きを、圧痛が完全に緩和するか、できるだけ100％か最低でも70％程度軽減するまで続ける。

図9.196 上腕二頭筋（長頭）圧痛点
（文献8）の許可を得て編集）

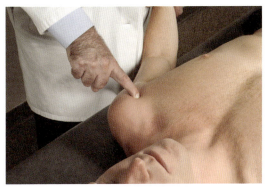

図9.197 上腕二頭筋（長頭）の触診

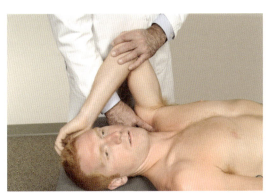

図9.198 上腕二頭筋（長頭）：F Abd IR

上肢カウンターストレイン 背臥位
上腕二頭筋（短頭）
烏口腕筋

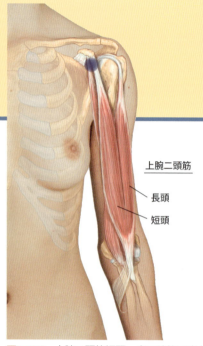

図9.199　上腕二頭筋短頭、烏口腕筋圧痛点
（文献8)の許可を得て編集）

治療の適応
上肢の体性機能障害。患者は肩前方に痛みを訴えることがある。

圧痛点の位置
烏口突起の下外側部にある上腕二頭筋腱短頭あるいは烏口腕筋（図9.199）。

治療位置：F Add ir

1. 患者を背臥位にし、施術者は圧痛点側に立つ（図9.200）。

2. 患者の肘と肩を屈曲させ、肩は最低限の内転と内旋を加える（図9.201）。

3. 施術者は（屈曲、内転、内旋により）微調整を行う。この動きを、圧痛が完全に緩和するか、できるだけ100％か最低でも70％程度軽減するまで続ける。

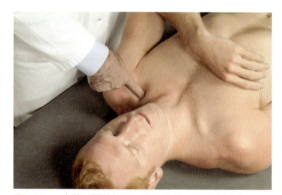

図9.200　上腕二頭筋短頭、烏口腕筋の圧痛点触診

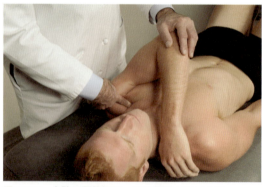

図9.201　上腕二頭筋短頭、烏口腕筋：F Add IR

上肢カウンターストレイン 背臥位
小胸筋

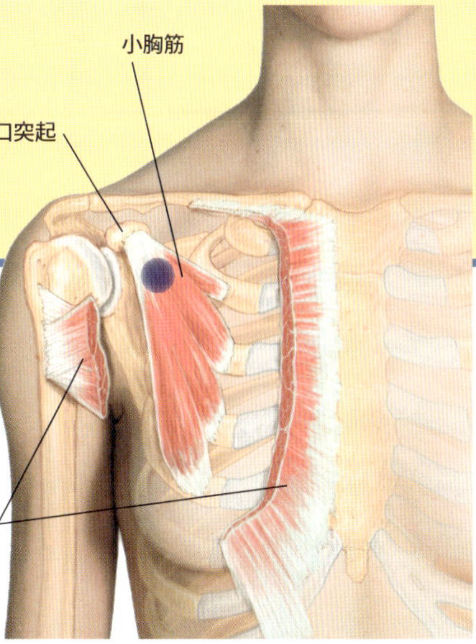

治療の適応
上肢の体性機能障害、患者は、肩部前方や、前胸壁または肋骨前方に痛みを訴えることがある。

圧痛点の位置
烏口突起の下と内側部（図9.202）。

治療位置：f-F ADD

1. 患者を背臥位にし、施術者は圧痛点と対側の診察台の横に立つ（図9.203）。

2. 患者の腕は胸を横切るように内転させ、肩を下方または内側に引っ張り、小胸筋線維を緩めさせる（図9.204）。

3. 施術者は小さな弧を描くような動きで（内転、肩甲帯前方突出により）微調整を行う。この動きを、圧痛が完全に緩和するか、できるだけ100％か最低でも70％程度軽減するまで続ける。

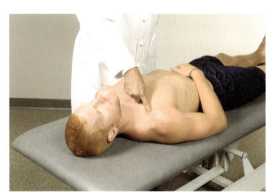

図9.202　小胸筋圧痛点（文献[8]の許可を得て編集）

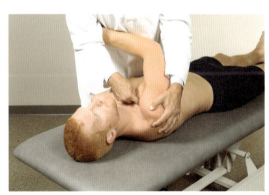

図9.203　小胸筋の触診

図9.204　小胸筋：f-F Add

第2部 | オステオパシー手技

上肢カウンターストレイン 背臥位
橈骨頭外側（回外筋）

治療の適応
上肢の体性機能障害。患者は、一般的に過度な回外または回内に関連する肘の外側部に痛みを訴えることがある。

圧痛点の位置
回外筋が付着する橈骨前外側部（図9.205）。

治療位置：E SUP Val

1. 患者を背臥位にし、施術者は圧痛点側に座るか立つ（図9.206）。

2. 患者の肘は完全伸展させ、前腕は大きく回内させる（図9.207）。

3. 施術者は、回外により微調整を行い、少し外側から内側（外反）の力を肘に加える。この動きを、圧痛が完全に緩和するか、できるだけ100％か最低でも70％程度軽減するまで続ける。

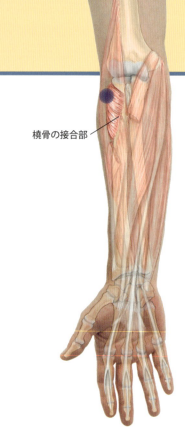

橈骨の接合部

図9.205　橈骨頭外側圧痛点（文献[8]の許可を得て編集）

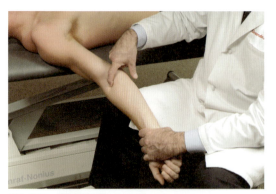

図9.207　橈骨頭外側：E SUP Val

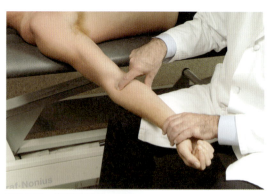

図9.206　橈骨頭外側の触診

上肢カウンターストレイン　背臥位
内側上顆（円回内筋）

治療の適応
上肢の体性機能障害。患者は、内側上顆近くの肘前内側部に痛みを訴えることがある。

圧痛点の位置
手関節および手指の屈筋群共同腱や円回内筋の付着部と関連する、上腕骨内側上顆かその付近（図9.208）。

治療位置：F PRO Add

1. 患者を背臥位にし、施術者は圧痛点側に座るか立つ（図9.209）。
2. 患者の肘は屈曲させ、手関節は大きく回内、肩関節はわずかに外転させる（図9.210）。
3. 施術者は（肘の屈曲、手関節の回内、肩関節内旋により）微調整を行う。この動きを、圧痛が完全に緩和するか、できるだけ100％か最低でも70％程度軽減するまで続ける。

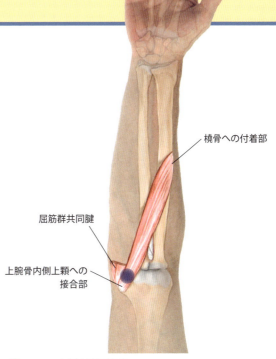

図9.208　内側上顆圧痛点（文献[8]の許可を得て編集）

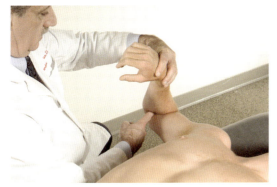

図9.210　内側上顆：F PRO add

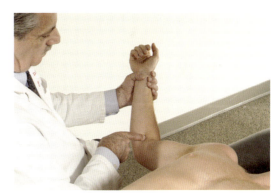

図9.209　内側上顆の触診

上肢カウンターストレイン　背臥位／座位
手関節背側（橈側手根伸筋）

治療の適応
上肢の体性機能障害。患者は上肢や手関節に、手関節の伸筋腱の緊張と関連する痛みを訴えることがある。

圧痛点の位置
橈側手根伸筋と関連する、第2中手骨背面（図9.211）。前腕のあらゆる伸筋に見られることもある。

治療位置：E Abd/rd

1. 患者を診察台の上で座位か背臥位にし、施術者は患者の方を向く（図9.212）。
2. 患者の手関節を他動的に伸展させ、外転させる（橈側偏位）。この動きを、圧痛が完全に緩和するか、できるだけ100％か最低でも70％程度軽減するまで続ける（図9.213）。

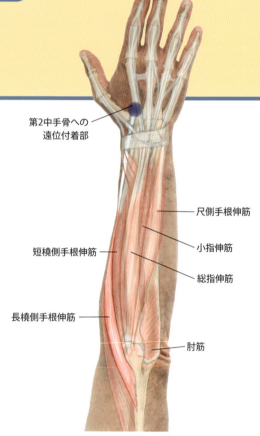

図9.211　手関節背側（橈側手根伸筋）圧痛点
（文献[8] の許可を得て編集）

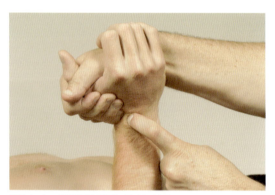

図9.213　橈側手根伸筋：E Abd/rd

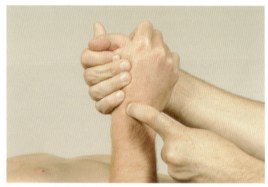

図9.212　橈側手根伸筋の触診

上肢カウンターストレイン 背臥位／座位
手関節背側（尺側手根伸筋）

治療の適応
上肢の体性機能障害。患者は、上肢や手関節に、伸筋腱の緊張と関連する痛みを訴えることがある。

圧痛点の位置
尺側手根伸筋と関連する第5中手骨背面（図9.214）。前腕のあらゆる伸筋に見られることもある。

治療位置：E Add/ud

1. 患者は診察台の上で座位か背臥位にし、施術者は患者の方を向く（図9.215）。

2. 患者の手関節は他動的に伸展、内転（尺骨偏位）させる。この動きを、圧痛が完全に緩和するか、できるだけ100％か最低でも70％程度軽減するまで続ける（図9.216）。

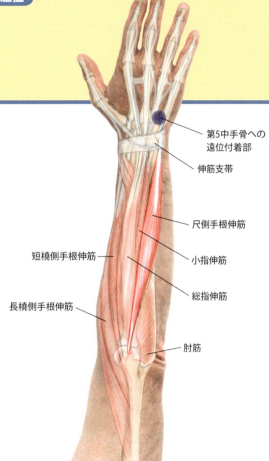

図9.214　手関節背側（尺側手根伸筋）圧痛点
（文献[8]の許可を得て編集）

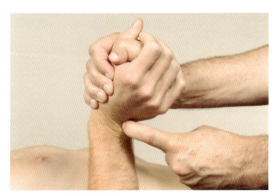

図9.216　尺側手根伸筋：E Add/ur

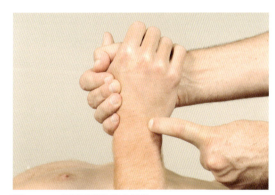

図9.215　尺側手根伸筋の触診

上肢カウンターストレイン 背臥位／座位
手関節掌側（橈側手根屈筋）

治療の適応
上肢の体性機能障害。患者は前腕と手関節に、手関節屈筋腱の損傷と関連する痛みを訴えることもある。

圧痛点の位置
第2/3中手骨掌底にある橈側手根屈筋（図9.217）。前腕のあらゆる屈筋に見られることもある。

治療位置：F Abd/rd

1. 患者を診察台の上に座るか背臥位にし、施術者は患者の方を向く。
2. 患者の手関節は他動的に屈曲、外転（橈側偏位）させる。この動きを、圧痛が完全に緩和するか、できるだけ100％か最低でも70％程度軽減するまで続ける（図9.218）。

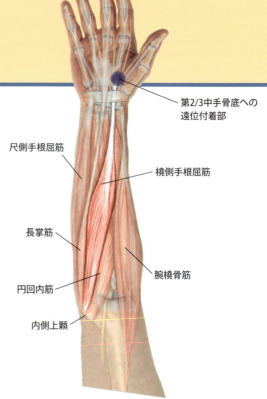

図9.217　手関節掌側（橈側手根屈筋）圧痛点
（文献[8]の許可を得て編集）

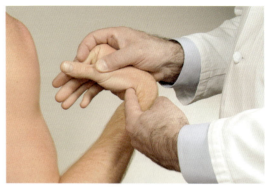

図9.218　橈側手根屈筋：F Abd/rd

上肢カウンターストレイン  背臥位／座位
手関節掌側（尺側手根屈筋）

治療の適応
上肢の体性機能障害。患者は前腕と手関節に、手関節屈筋腱の緊張と関連する痛みを訴えることがある。

圧痛点の位置
尺側手根屈筋、第5中手骨掌底（図9.219）。前腕のあらゆる屈筋に見られることもある。

治療位置：F Add/ud

1. 患者を診察台の上に座るか背臥位にし、施術者は患者の方を向く。

2. 患者の手関節は他動的に屈曲、内転（尺側偏位）させる。この動きを、圧痛が完全に緩和するか、できるだけ100％か最低でも70％程度軽減するまで続ける（図9.220）。

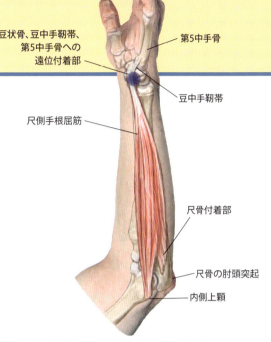

図9.219 手関節掌側（尺側手根屈筋）圧痛点
（文献[8]の許可を得て編集）

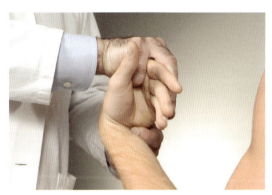

図9.220 尺側手根屈筋：F Add/ud

上肢カウンターストレイン 背臥位／座位
第1手根中手骨（短母指外転筋）

治療の適応
上肢の体性機能障害。患者は前肢、手関節、母指に、短母指外転筋と関連する痛みを訴えることがある。

圧痛点の位置
短母指外転筋、第1中手骨掌底（橈側面）（図9.221）。

治療位置：F（手首）Abd（親指）

1. 患者は診察台に座るか、背臥位にする。
2. 施術者は示指の指腹で圧痛点の位置を確認し、観察する（図9.222）。
3. 患者の手関節は受動的に屈曲、母指は外転させる。この動きを、圧痛が完全に緩和するか、できるだけ100％か最低でも70％程度軽減するまで続ける（図9.223と図9.224）。

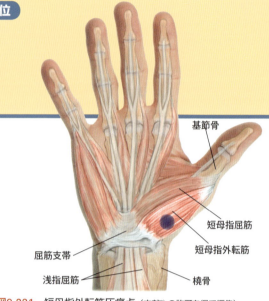

図9.221　短母指外転筋圧痛点（文献[8]の許可を得て編集）

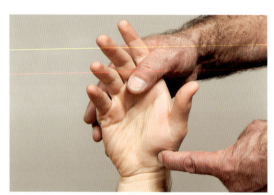

図9.222　短母指外転筋の触診

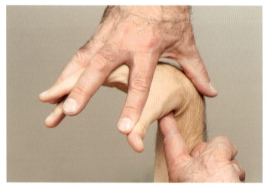

図9.224　短母指外転筋：F（手首）Abd（親指）

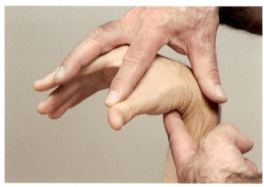

図9.223　短母指外転筋：F（手首）Abd（親指）

側頭下顎関節カウンターストレイン　背臥位
咬筋

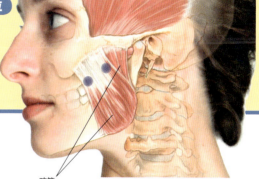

治療の適応
頭部や頭蓋、頸部の体性機能障害。患者は、首、顔、顎、耳、顎関節の痛みや、口の開閉の制限を訴えることがある。下顎は機能障害側に逸れたり、ずれていたりする[4]。

図9.225　咬筋圧痛点（文献[8]の許可を得て編集）

圧痛点の位置
顎関節：下顎にずれがある側の頬骨弓のすぐ下、咬筋に圧痛が見られることが多い（図9.225）。

治療位置
1. 患者は背臥位にし、施術者は診察台の頭側に座る（図9.226）。

2. 施術者は、わずかに開いた患者の下顎を、外側から圧痛点側に動かす（図9.227）。

3. 施術者は微調整を行う。この動きを、圧痛が完全に緩和するか、できるだけ100％か最低でも70％程度軽減するまで続ける。

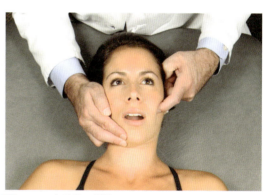

図9.226　左咬筋の触診

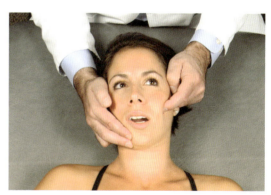

図9.227　咬筋

側頭下顎関節カウンターストレイン　背臥位
下顎角（内側翼突筋）

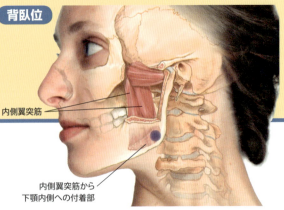

図9.228　下顎角（内側翼突筋）（文献8)の許可を得て編集）

治療の適応
頭部や頭蓋、頸部の体性機能障害。患者は、首、顔、顎、耳、顎関節の痛みや、口の開閉の制限を訴えることがある。下顎は機能障害側に逸れたり、ずれていたりする[4]。

圧痛点の位置
下顎角[1]もしくは内側翼突筋[4]：下顎の上行枝後面から約2cm上の下顎角で、下顎偏位の対側（図9.228）。

治療位置

1. 患者を背臥位にし、施術者は診察台の頭側に座る。

2. 施術者は、わずかに開いた患者の下顎を、圧痛点側から外側に優しく動かす（図9.229）。

3. 施術者は微調整を行う。この動きを、圧痛が完全に緩和するか、できるだけ100％か最低でも70％程度軽減するまで続ける。

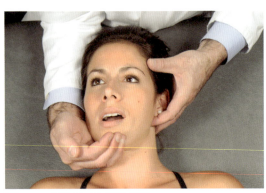

図9.229　下顎角（内側翼突筋）

参考文献

1. Jones LH, Kusunose RS, Goering EK. Jones Strain-Counterstrain. Carlsbad, CA: Jones Strain-Counterstrain, 1995.

2. Ward R, exec.ed. Foundations for Osteopathic Medicine. 2nd ed. Philadelphia, PA: Lippincott Williams & Wilkins, 2003.

3. Simons DG, Travell JG, Simons LS. Myofascial Pain and Dysfunction: The Trigger Point Manual. Vol. 1. Baltimore, MD: Lippincott Williams & Wilkins, 1999.

4. Myers HL. Clinical Application of Counterstrain. Tucson, AZ: Osteopathic Press, A Division of Tucson Osteopathic Medical Foundation, 2006.

5. Rennie P, Glover J. Counterstrain and Exercise: An Integrated Approach. 2nd ed. Williamstown, MI: RennieMatrix, 2004.

6. Yates H, Glover J. Counterstrain: A Handbook of Osteopathic Technique. Tulsa, OK: Y Knot, 1995.

7. Chila AG, exec.ed. Foundations of Osteopathic Medicine. 3rd ed. Baltimore, MD: Lippincott Williams & Wilkins, 2011.

8. Clay JH, Pounds DM. Basic Clinical Massage Therapy:Integrating Anatomy and Treatment. Baltimore, MD:Lippincott Williams & Wilkins, 2003.

9. Tank P, Gest T. Lippincott Williams & Wilkins Atlas of Anatomy. Philadelphia, PA: Lippincott Williams & Wilkins, 2009.

10. Snider K, Glover J. Atlas of Common Counterstrain Tender Points. Kirksville, MO: A.T. Still University—Kirksville College of Osteopathic Medicine, 2014.

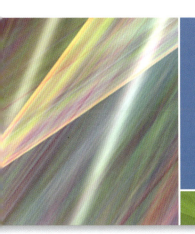
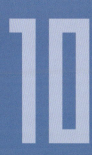

マッスルエナジーテクニック

手技の原理

マッスルエナジーテクニック（MET：Muscle energy technique）は、フレッド L. ミッチェル シニア（Fred L. Mitchell, Sr., DO：1909-1974）によって開発されたオステオパシーマニピュレーション治療法の1つである。オステオパシー原理教育協議会（ECOP）によると、マッスルエナジーテクニックとは「施術者の具体的な指示に従い、患者が自動的に身体を動かして行う診断法および治療法。患者の動きは正確にコントロールされた位置から施術者の抵抗に対して行う」と定義されている[1]。オステオパス（例：フォーリス ウォルフ、ニコラス S. ニコラス）の中には、この手技はT. J. ルディ（T. J. Ruddy, DO）が行った手技の1つのバリエーションであるという意見もある。ルディはMETより前に律動的（高速）抵抗誘導法と呼ばれる手技を生み出した[2-4]。それは、施術者の抵抗に逆らって患者が筋収縮を行う手法だった。METでは制限バリアを操作する位置に患者を置く。ミッチェル博士の息子、フレッド ミッチェル ジュニア（Fred Mitchell, Jr.）は操作のレベルに関して「**羽毛の端** feather's edge」という言葉を使っている[5,6]。この言葉は、制限のエンドフィールに達する前のまだ遊びが残っている制限の開始点の感触を言い表す。施術者が最終可動域まで力を加え、患者はそれに抵抗してしまうと、機能障害を治療することに支障をきたす。さらに、羽毛の端で3平面すべて（X軸、Y軸、Z軸）の動きを操作しようとすると機能障害をロックしてしまい、治療を困難にするうえ、厄介な機能障害を残してしまう恐れがある。マッスルエナジーテクニックは、生理学的原理を主な治療手順とした最初のオステオパシー手技である。

手技の分類

直接法

METでは他の直接法の手技と同様に、患者の機能障害部位において、制限バリア方向に力を加えることにより治療を行う。しかし最近、特にアメリカ以外の国のオステオパスでは間接法として適用する方法も出てきている。

手技のスタイル

以下のスタイルは、様々な原理や動きのメカニズムで説明したもので、METを用いて非対称の筋膜組織に見られる症状（過緊張、痙攣、線維症）を治療することができる。また、関節内の変化（炎症、変形性関節症）が原因で非対称となって動きが制限された関節を動かすMETとして使えるスタイル（筋力を使った関節モビライゼーション）もある。しかし、骨の関節に筋収縮の抵抗力を使った筋膜の病因論によるものではなく、位置と収縮力を組み合わせて制限バリアから関節を動かそうとするものである。

等尺性収縮後リラクセーション

このMETは、筋（主動筋）を等尺性収縮させることにより治療効果を期待する方法である。筋が収縮すると緊張が高まり、腱内のゴルジ腱

紡錘固有受容器に伝わる。それが反射抑制を生じ、結果的に過緊張になっている筋を伸張させる。ミッチェルは、筋収縮後に、施術者が筋緩和と一時的な伸張を感じる不応期が起きると考えた[1)4)]。この説明では省略しすぎではあるが、その効果は実践で確認いただけると信じている。軟部組織テクニックや筋筋膜リリースと共通する効果がこのマッスルエナジーテクニックに見られるだろう。

筋が等尺性収縮すると、熱が発生する。この熱は、筋筋膜と軟部組織の章で説明しているのと同じ効果を筋筋膜構造にもたらす。つまり、熱の発生は、緊張している結合組織やコラーゲンの基礎のコロイド状態に変化を及ぼす（ゲルからゾルへ）。その結果として、筋膜が伸ばされ、同時に筋が伸張する。等尺性収縮中、筋に生じる緊張は筋腹と周辺の間質部から液体（例：静脈血、リンパ液）を排出し、それが領域全体の伸張あるいは**弛緩**を促進する。収縮する主動筋が急性の筋挫傷を含む筋である場合が多いため、この手技のスタイルは急性症状よりも筋の短縮と線維化が見られる亜急性から慢性状態に最も適応する。収縮力は状況によって異なるが、患者と施術者の両者にとって許容範囲でなくてはならない。患者の収縮の力は、施術者が観察する分節の高さで筋収縮を触診するのに必要な程度でよい[5)]。

（注意：患者の収縮と施術者の抵抗はどちらの力が強いかという競争ではない）。

相反抑制

このマッスルエナジーでは、相反抑制とリラクセーションに関する生理学的原理を応用する。主動筋が収縮すると、拮抗筋は弛緩する（例：上腕筋と上腕二頭筋を収縮させると、上腕三頭筋が弛緩する）。この手技を行っている際、患者の収縮力は非常に弱く、筋収縮が起こるより少しだけ強い力に留めさせる。筋収縮が強いと、主動筋と拮抗筋が両方収縮してしまい（ヴァルサルヴァ法を行っている最中のように）、抑制反射が減って手技の効果がなくなってしまう。

このMETでは、障害のない筋肉の収縮は非常に弱くするよう指導する。そのためには、機能障害の部位を制限バリアの「羽毛の端」側に置き、それからバリア側に向かってゆっくりと押すよう指導する。施術者の抵抗は、患者の制限バリアとは離れた方向に加える。この手技は、機能している主動筋を使って障害のある拮抗筋を弛緩できるため、筋腱緊張の急性疾患に強く勧めるもので、損傷組織にさらなる緊張を加えずに済む。等尺性収縮後リラクセーションテクニックを行っている最中に患者の痛みが増加する場合、主動筋が緊張して（損傷して）、損傷した筋膜組織が刺激されて収縮しているのが原因かもしれない。そのため、患者の収縮の方向を反対にし、反対側の筋肉を主動筋にすれば、患者は治療に耐えられるようになる。この手技は、METを用いたオステオパシーの施術者が使う基本的な原理の1つではあるものの（特に急性の筋緊張）、このタイプのMETスタイルが最も大きく効果を発揮するのは亜急性・慢性の症状であるということは見逃されてきたかもしれない。相反抑制は、これらの症状において習慣的な筋腱「反射」を減らす効果があり、この反射こそが筋肉の連続的な過緊張を起こしている。

マッスルエナジーを利用した関節モビライゼーション

これは患者の位置と筋の収縮運動を利用して関節可動域制限を正常に戻す方法である。最初に関節を動かすのは筋であるため、患者を一定の体位にした特定の筋収縮は、非常に強い力を出し、そのベクトルは局所に向かう。これは高速低振幅（HVLA）手技の長てこ法にも似ている。両者の違いは患者が自動的に筋を収縮させているか、それとも施術者が筋を他動的に動かしているかである。したがって、マッスルエナジーテクニックは**低速低振幅（LVLA）**手技ともいえる。結果として、生じる筋収縮はわずかに等張性になるであろう。

前述のとおり、関節運動は直接的あるいは間接的に力を加えることで改善させられる。METは古典的には関節可動域制限を動かすために用いられる直接法と定義されている。したがって、患者の体位は相反抑制のスタイルと似ている。しかし、この場合、筋収縮は数キログラムに匹敵するほど強力（おそらく等尺）になり得る。収縮筋の両端が適切な位置に保たれる（固定される）等尺性収縮後リラクセーション効果をもたらすのとは対照的に、施術者は片方の動きには抵抗するが機能障害の位置の動きに逆らえな

いので、制限バリアから関節を引っ張ることになる。固定点と固定されていない点を反対にすることで、施術者は間接的テクニックを加えることができる。以前にも説明したように、これは手技の説明として古典的な部分ではない。

例えば、HVLAのような他の長てこスタイルのテクニックでは、脊椎の機能障害に関連する2つの分節のうち下方にあるものを固定しておき、障害のある分節のみが動くようにしなければならない。他の部分では（例：寛骨機能障害）、骨の分節は関節よりも上（あるいは頭部）にあり、遠位の付着点で固定しなければならない。そのため、施術者が無理なく抵抗力を加えられる長てこ法を実施しやすい患者の位置とすることがポイントである。そうすれば、施術者は最小限の力で治療を成功させることができる。

呼吸補助

呼吸補助は多くのオステオパシー手技で有効であるとして用いられている（例：筋筋膜リリース、軟部組織テクニック、カウンターストレイン、靱帯張力バランス、靱帯性関節ストレイン）。METにおける呼吸補助としては、患部に対して最も呼吸の効果が伝わるように患者を置き、同時にてこ（例：施術者の手）を用いて制限バリアにある機能障害の部分に抵抗を加える。横隔膜の吸気時運動は、筋膜でつながっているため、遠位の筋まで影響を及ぼす可能性がある。そのため、運動と組織の変化は局部的だけでなく遠位でも触知されることがある。

眼球頸部反射

患者に特定の眼球運動をさせると、頸部および体幹のある一定の筋が収縮し、反射的に拮抗筋を弛緩させることができる[1]。患者に制限のある方向、あるいは自由な方向を見てもらうことで、わずかに等尺性収縮後リラクセーション効果を生み、相反抑制効果を誘導することが可能である。このスタイルは非常に急性で重症の頸部や上胸部機能障害で疼痛や筋スパズム、筋挫傷のため他の手技の施術が不可能な場合に非常に役立つ。

適応

一次的適応

1. 筋筋膜が原因の体性機能障害。特に過緊張を起こしている筋の緩和、短縮した筋の伸張、線維化した筋の弾性ストレッチと改善。
2. 関節が原因の体性機能障害。制限のある関節を動かして可動性を改善。

二次的適応

1. 局部的循環と呼吸機能の改善。
2. 筋緊張の調整による神経筋関連のバランス改善。
3. 低緊張筋または筋力低下した筋の緊張改善。

禁忌

相対的禁忌

1. 中～重症の筋挫傷。
2. 治療によって腱断裂の可能性があると考えられる重症の骨粗鬆症。
3. 重病（例：手術直後あるいは集中治療を受けている患者）。

絶対的禁忌

1. 骨折、脱臼あるいは中～重度の関節不安定症。
2. 治療に協力が得られない患者、あるいは施術者の指示が理解できない患者（例：乳幼児あるいは施術者の言語が理解できない患者）。

一般的に考慮すべき点とルール

患者の症状に応じてマッスルエナジーテクニックのスタイルは異なるだろう。さらに、収縮の性質と長さは患者ごとに、そして解剖学的領域ごとに異なるだろう。筋は形態学的にひとつ一つ異なるため、等尺性収縮への反応は一様ではない。ある領域では5秒以上筋収縮を継続する必要があるが、別の領域では3秒で十分かもしれない。それは臨床経験を通して学ぶことである。

この手技におけるスタイルの大半は下記の主なステップに従う。

1. 施術者は治療する骨、関節あるいは筋を三次元的にみた（X軸、Y軸、Z軸）制限バリアの「羽毛の端」（制限の開始点）に置く。しかし、3平面方向のすべてで可動域制限まで同時に持っていこうとすると抵抗力が高まるため、平面上の運動を少しゆるめておくほうが有効である。
2. 患者に、ある特定の筋を特定の方向に収縮し、3～5秒間、施術者が抵抗する力に対抗する。
3. すべての筋の収縮を解き、完全にリラックスするよう指示する。
4. 患者の力が抜けて完全にリラックスしたことを確認したのち（1～2秒かかるかもしれない）、新たな制限バリアの「羽毛の端」にゆっくり戻す。
5. 動きが最大に改善するまでステップ1～4を繰り返す。身体の領域や患者の許容範囲により異なるが、通常は3～7回繰り返す必要がある。
6. 手技の効果を確認するため、機能障害部位を再評価する。

　マッスルエナジーテクニックは、大半のオステオパシー手技と同様に、異なる手技と併用して用いられることがある。特に、軟部組織テクニック、筋筋膜リリーステクニック、カウンターストレインやHVLA手技の効果を高める点で有益である。治療位置がHVLAと似ているため、METが完全に成功しなかった場合、HVLAに変更するのが自然な流れである。METのおかげでその後に行うHVLAが成功することはよく起こることである。

　METが失敗する原因は、重症の慢性機能障害であるか、診断が間違っていたかのどちらかである。不適切な処置を行った場合、位置の誤りが力を減少させ（高すぎる分節や低すぎる分節に加圧。誤った分節に力を向けてしまう）、成果が得られないことがある。この手技では患者の正しい体位を理解することが重要である。治療を行う分節や筋組織の正しい動き方を触診しなければならない。患者による収縮力の強さが不適切（強すぎる、弱すぎる）であると失敗につながる。また、収縮時間が短すぎると（例：1秒）、十分な効果が得られない。また、患者が正しい体位を取り直す前に完全にリラックスしていないなど、他の要因による影響も考えられる。さらに、治療後の診断所見で誤った再評価を下せば、機能障害を除去し、よい結果を出すことは難しくなる。

第 10 章 | マッスルエナジーテクニック

頸部 背臥位
僧帽筋スパズム（長期制限）
等尺性収縮後リラクセーション
 映像10.1

1. 患者を背臥位にし、施術者は治療台の頭側に座る。
2. 頸を制限バリアの開始点までやさしく屈曲させる（図10.1）。
3. 患者に頸と頭部を伸展させるか後ろに反らしてもらう（図10.2　黒矢印）。そのとき、施術者は同程度の力でそれに逆らう（白矢印）。
4. 等尺性収縮を3～5秒間保持した後、患者に**力を抜いてリラックスする**よう指示する。
5. 患者が完全にリラックスしたら、施術者は患者の頸を新たな制限バリアの開始点までやさしく屈曲させる（図10.3　白矢印）。
6. 3～5回、あるいは動きが最大に改善するまで、ステップ3～5を繰り返す。
7. 左右の側屈と回旋を同じ手順で繰り返す。
8. 手技の効果を確認するため頸部の可動性を再検査する。

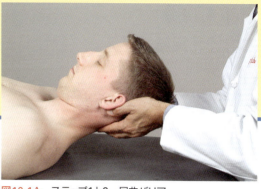
図10.1A　ステップ1と2　屈曲バリア

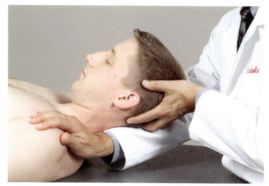
図10.1B　手の位置を変えた代替法

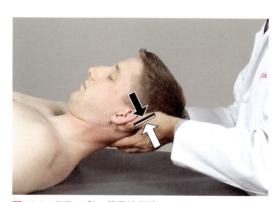
図10.2　ステップ3　等尺性収縮

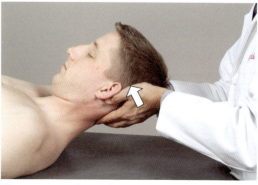
図10.3　ステップ5　屈曲バリア

頸部 背臥位
左胸鎖乳突筋スパズム（急性斜頸）相反抑制

 映像10.2

1. 患者を背臥位にし、施術者は治療台の頭側に座る。片手で患者の頭部を保持し、その腕を膝または大腿部で支える。

2. 患者の頭部をゆっくりと右回旋させ、過緊張の左胸鎖乳突筋を腹側に動かす（図10.4）。

3. 制限バリアの開始点までやさしく頭部を伸展させる（図10.5）。

4. 患者には、非常にゆっくり頭部を伸展してもらい（図10.6　黒い矢印の方向）、一方で施術者は同等の抵抗を加える（白矢印）。代替法：施術者は患者の乳様突起を軽く叩き、「指と反対の方向に頭部を押し下げる」よう指示する。

5. 左胸鎖乳突筋を触診して適度に弛緩しているか確認する。

6. 等尺性収縮を3～5秒間保持した後、患者に**力を抜いてリラックスする**よう指示する。

7. 患者が完全にリラックスしたら、患者の頸を新たな制限バリアの開始点までやさしく伸展させる（図10.7　白矢印）。

8. 3～5回、あるいは動きが最大に改善するまで、ステップ4～7を繰り返す。

9. 手技の効果を確認するため、左胸鎖乳突筋の緊張が減少しているか触診し、頭部の位置が真っ直ぐになり姿勢が改善したかを観察する。

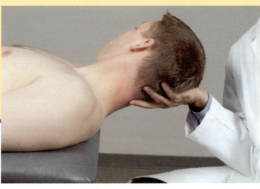

図10.4　ステップ1と2

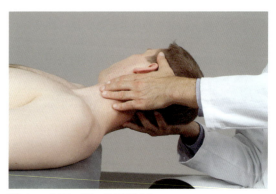

図10.5　ステップ3　伸展バリア

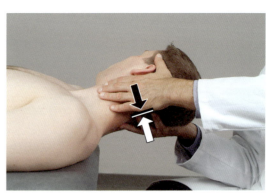

図10.6　ステップ4　等尺性収縮

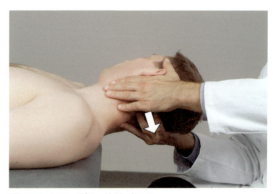

図10.7　ステップ7　伸展バリア

頸部 背臥位
左胸鎖乳突筋拘縮（慢性）等尺性収縮後リラクセーション

 映像10.3

1. 患者を背臥位にし、施術者は治療台の頭側に座る。片手で頭部を保持し、その腕を膝または大腿部で支える。

2. 頭部をゆっくりと右回旋させ、過緊張の症状がある左胸鎖乳突筋を腹側に動かす（図10.8）。

3. 制限バリアの開始点までやさしく頭部を伸展させる（図10.9）。

4. 患者に頭部を屈曲し、左回旋してもらう（図10.10　黒矢印）。そのとき、施術者は同程度の力でそれに逆らう（白矢印）。

5. 左胸鎖乳突筋を触診し、適度に収縮しているか確認する。

6. 等尺性収縮を3〜5秒間保持した後、患者に**力を抜いてリラックスする**よう指示する。

7. 患者が完全にリラックスしたら、頭部を新たな制限バリアの開始点までやさしく伸展させる（図10.11　白矢印）。

8. 3〜5回、あるいは動きが最大に改善するまで、ステップ4〜7を繰り返す。

9. 手技の効果を確認するため、左胸鎖乳突筋の緊張が減少しているか触診し、頭部の位置が真っ直ぐになり姿勢が改善したかを観察する。

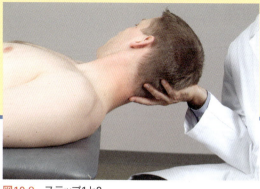

図10.8　ステップ1と2

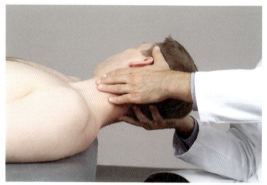

図10.9　ステップ3　伸展バリア

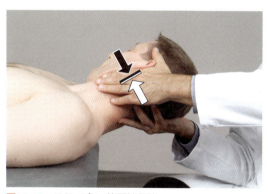

図10.10　ステップ4　等尺性収縮

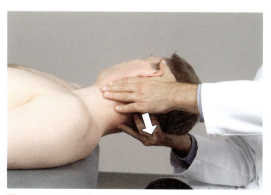

図10.11　ステップ7　伸展バリア

頸部 背臥位
頸部可動性 眼球頸部反射
 映像10.4

眼球頸部反射は、下記のガイドラインに従って、頸部METのいずれとも組み合わせて行うことができる。

1. **頸の伸展**：患者に3〜5秒間、頭の上の方を**見てもらう**。3〜5秒後、患者に**視線を戻してリラックスする**よう指示する（目を閉じる）。患者の頭部と頸をゆっくりとやさしく新たな制限バリアの開始点まで伸展させる。動きが最大に改善するまで、3〜5回繰り返す（図10.12）。

2. **頸の屈曲**：患者に3〜5秒間、足の先の方を見てもらう。3〜5秒後、患者に**視線を戻してリラックスする**よう指示する（目を閉じる）。患者の頭部と頸をゆっくりとやさしく新たな制限バリアの開始点まで屈曲させる。動きが最大に改善するまで、3〜5回繰り返す（図10.13）。

3. **右側屈**：患者に3〜5秒間、右斜め上を見てもらう。3〜5秒後、患者に**視線を戻してリラックスする**よう指示する（目を閉じる）。患者の頭部と頸をゆっくりとやさしく新たな制限バリアの開始点まで右側屈させる。動きが最大に改善するまで、3〜5回繰り返す（図10.14）。

4. **左側屈**：患者に3〜5秒間、左斜め上を見てもらう。3〜5秒後、患者に**視線を戻してリラックスする**よう指示する（目を閉じる）。患者の頭部と頸をゆっくりやさしく新たな制限バリアの開始点まで左側屈させる。動きが最大に改善するまで、3〜5回繰り返す（図10.15）。

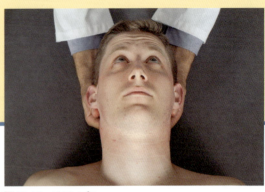
図10.12　ステップ1

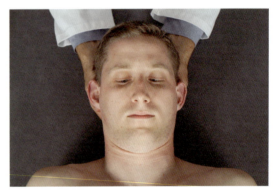
図10.13　ステップ2

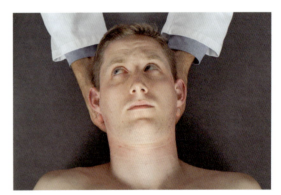
図10.14　ステップ3

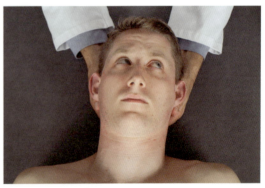
図10.15　ステップ4

頸部 背臥位
後頭環椎関節（C0/C1）機能障害 等尺性収縮後リラクセーション（例：C0 ESLRR） 映像10.5

ESLRR：Extension, Sidebending Left, Rotation Right*

1. 患者を背臥位にし、施術者は治療台の頭側に座る。

2. 片手を患者の後頭部の下に置き、指腹を後頭下筋に当てる。もう一方の手の示指と中指を患者の顎の上に置く（図10.16と図10.17）。

3. 制限バリアの開始点までやさしく後頭部を屈曲させ（図10.18　白矢印）、右側屈させる。動きは後頭環椎関節のみに留める。左回旋を加えてもよい。

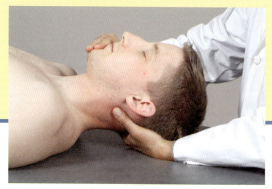

図10.16　ステップ1と2　側面から見た図

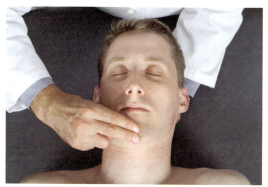

図10.17　ステップ1と2　前面から見た図

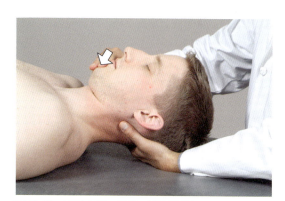

図10.18　ステップ3　屈曲、側屈バリア

*動きの略語についての説明はp.43とp.173を参照。

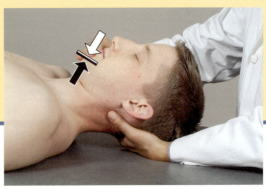

図10.19　ステップ4　等尺性収縮

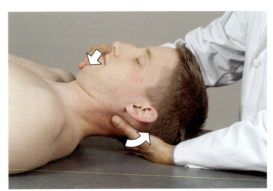

図10.20　ステップ6　屈曲バリア

4. 患者には、ゆっくりと顎を上げてもらい（黒矢印、図10.19）、施術者の指を押すよう指示し、施術者は指で同等の抵抗を加える（白い矢印の方向）。後頭部の伸展を目的とするこの動きの最中、施術者は後頭部の下に添えた手で後頭下筋の収縮を触診できるようにする。

5. 等尺性収縮を3〜5秒間保持した後、患者に**力を抜いてリラックスする**よう指示する。

6. 患者が完全にリラックスしたら、患者の後頭部を頭側に引っ張り（図10.20　曲線の白矢印）、やさしく指で顎を下方に押して（直線の白矢印）、新たな制限バリアの開始までさらに屈曲させる。

7. 3〜5回、あるいは機能障害分節の動きが最大に改善するまで、ステップ4〜6を繰り返す。

8. 手技の効果を確認するため、機能障害部位を再評価する。

頸部 背臥位
後頭環椎関節（C0/C1）機能障害等尺性収縮後リラクセーション（例：C0 FSLRR） 映像10.6

FSLRR：Flexion, Sidebending Left, Rotation Right

1. 患者を背臥位にし、施術者は治療台の頭側に座る。

2. 片手を患者の後頭部の下に置き、指腹を後頭下筋に当てる。もう一方の手の示指と中指を患者の顎のすぐ下に置く（図10.21）。患者の喉を絞めないように注意する。

3. 制限バリアの開始点までやさしく後頭部を伸展させ（白矢印）、右側曲させる。動きは後頭環椎関節のみに留める。左回旋を加えてもよい（図10.22）。

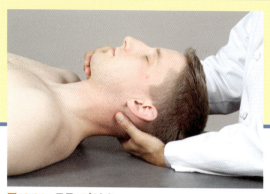

図10.21　ステップ1と2

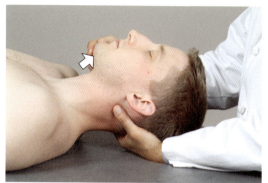

図10.22　ステップ3　伸展、側屈バリア

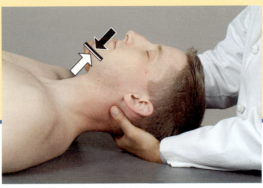

図10.23 ステップ4 等尺性収縮

4. 患者には、ゆっくり頭を前下げてもらい（黒矢印、図10.23）、抑制しようとする施術者の指を顎で押すよう指示し、施術者は同等の抵抗を加える（白い矢印）。後頭部の伸展を目的とするこの動きの最中、施術者は後頭部の下に添えた手で後頭下筋の収縮を触診できるようにする。

5. 等尺性収縮を3〜5秒間保持した後、患者に**力を抜いてリラックスする**よう指示する。

6. 患者が完全にリラックスしたら、後頭部の下に置いた手で頭部を天井に向けて押し、顎の下に置いた手で顎を頭側に引き上げ（図10.24 白矢印）、さらに頭部を伸展させる。

7. 3〜5回、あるいは機能障害分節の動きが最大に改善するまで、ステップ4〜6を繰り返す。

8. 手技の効果を確認するため、機能障害部位を再評価する。

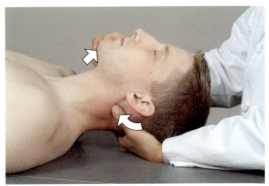

図10.24 ステップ6 伸展バリア

頸部 背臥位
環軸関節（C1/C2）機能障害 等尺性収縮後リラクセーション（例：RL） 映像10.7

RL：Rotation Left

1. 患者を背臥位にし、施術者は治療台の頭側に座る。
2. 制限バリアの開始点、あるいは中立な位置からずれない点まで、頭部をゆっくり屈曲する（C0/C1を約15〜25度）。
3. 制限バリアの開始点まで、やさしく頭部を右回旋させる（図10.25　白矢印）。
4. 患者に頸を左回旋してもらい（図10.26　黒矢印）、施術者は同程度の力でそれに逆らう（白矢印）。注意：急性で痛みを伴う場合、患者は極力穏やかに回旋を行うか、右方向を見るだけにする（眼球頸部反射、相反抑制）。
5. 等尺性収縮を3〜5秒間保持した後、患者に**力を抜いてリラックスする**よう指示する。
6. 患者が完全にリラックスしたら、新たな制限バリアの開始点までやさしく右回旋させる（図10.27　白矢印）。
7. 3〜5回、あるいは機能障害分節の動きが最大に改善するまで、ステップ4〜6を繰り返す。
8. 手技の効果を確認するため、機能障害部位を再評価する。

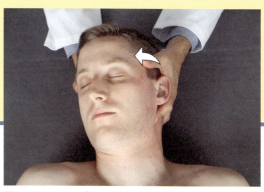

図10.25　ステップ1〜3　回旋バリア

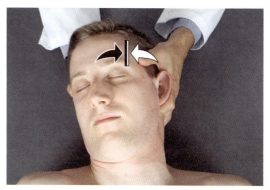

図10.26　ステップ4　等尺性収縮

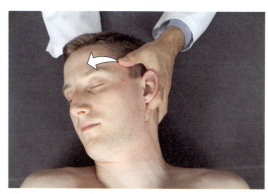

図10.27　ステップ6　回旋バリア

頸部 背臥位
C2～C7機能障害 等尺性収縮後リラクセーション（例：C3 FSRRR） ▶映像10.8

FSRRR：Flexion, Sidebending Right, Rotation Right

1. 患者を背臥位にし、施術者は治療台の頭側で回旋要素側に座る。

2. 右手示指の中手指節関節を、治療する障害分節の関節柱に置く。手掌の付け根で患者の後頭部を支える。

3. 患者の頭部を両手で保持する（左手で顎を包むように保持してもよい）。機能障害のあるC3がC4と一緒に運動し始めるまで、C0、C1、C2とC3を屈曲させる。そして、それらの分節が伸展バリアに到達するまでわずかに伸展させる。続いて、3平面すべての制限バリアの開始点に到達するまで、C3を左回旋させ、左側屈させる（図10.28）。

4. 患者に頸を右回旋してもらい（図10.29　黒矢印）、施術者は同程度の力でそれに逆らう（白矢印）。注意：急性で痛みを伴う場合、患者は極力穏やかな回旋を行うか、右方向を見るだけにする（眼球頸部反射、相反抑制）。

5. 等尺性収縮を3～5秒間保持した後、患者に**力を抜いてリラックスする**よう指示する。

6. 患者が完全にリラックスしたら、施術者は機能障害の分節の位置を新たな制限バリアの3平面すべてに変えてみる。まず、左回旋、次に右側屈、そして伸展させる（図10.30　白矢印）。

7. 3～5回、あるいは機能障害分節の動きが最大に改善するまで、ステップ4～6を繰り返す。

8. 手技の効果を確認するため、機能障害部位を再評価する。

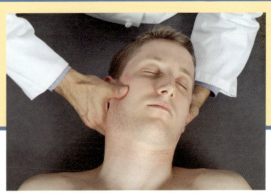
図10.28　ステップ1～3

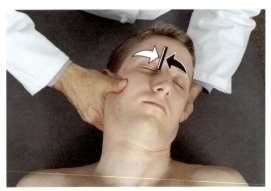
図10.29　ステップ4　等尺性収縮

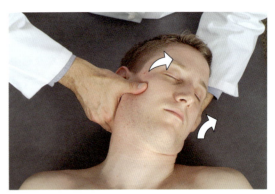
図10.30　ステップ6

胸部 座位
T1～T4機能障害
等尺性収縮後リラクセーション
（例：T4 ESRRR） 映像10.9と映像10.10

ESRRR：Extension, Sidebending Right, Rotation Right

1. 患者を治療台の端に座らせ、施術者は回旋要素の反対側に立つ。

2. 左手でT4とT5の棘突起、あるいはT4とT5の分節間を触診しながら、右手で頭部と頸を制限バリアの開始点まで屈曲させる（図10.31白矢印）。

3. 左手でT4とT5の横突起の側屈、回旋をモニターしながら、右手で頭部と頸を制限バリアの開始点まで左側屈（図10.32）、左回旋させる（図10.33）。

4. 患者には頭部と頸を伸展させて右側屈してもらい（図10.34 黒矢印）、一方で施術者は強い抵抗を加える（白矢印）。患者の収縮の力は、施術者が観察する分節の高さで筋収縮を触診するのに必要な程度でよい[5]。

5. 等尺性収縮を3～5秒間保持した後、患者に**力を抜いてリラックスする**よう指示する。

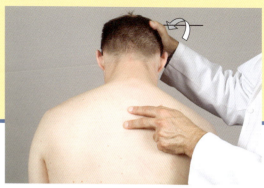

図10.31　ステップ1と2　屈曲バリア

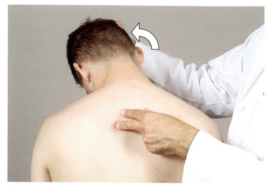

図10.32　ステップ3　左側屈バリア

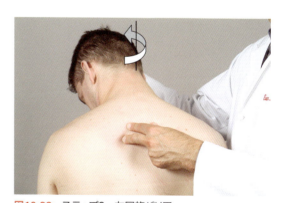

図10.33　ステップ3　左回旋バリア

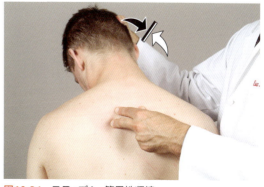

図10.34　ステップ4　等尺性収縮

6. 患者が完全にリラックスしたら、3平面すべての新たな制限バリアの開始点まで、左側屈（図10.35 白矢印）、続いて左回旋（図10.36 白矢印）、最後に屈曲（図10.37 白矢印）させる。

7. 3〜5回、あるいは機能障害分節の動きが最大に改善するまで、ステップ4〜6を繰り返す。

8. 手技の効果を確認するため、機能障害部位を再評価する。

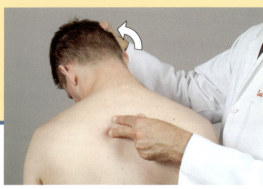

図10.35　ステップ6　左側屈バリア

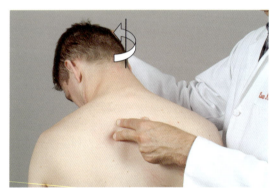

図10.36　ステップ6　左回旋バリア

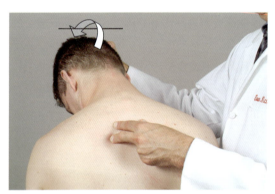

図10.37　ステップ6　屈曲バリア

胸部 座位
T1～T6機能障害 等尺性収縮後リラクセーション（例：T4 FSRRR） 映像10.11

FSRRR：Flexion, Sidebending Right, Rotation Right

1. 患者を座位にし、右手を左の肩に乗せてもらう。施術者は回旋要素の反対側で患者の近くに立つ。

2. 左手を患者の肘関節の下に入れ右肩を保持する。右手をT4とT5の棘突起、あるいはT4とT5の分節間に置く。患者をリラックスさせ、頭部と肘の全荷重を施術者の腕に乗せてもらう（図10.38）。

3. まず、大きな屈曲から始める。施術者はゆっくり左肘（白矢印）を持ち上げ、右手で機能障害のある胸椎を伸展バリアの開始点までやさしく前方に押す（図10.39　白矢印）。

4. 右手でT4とT5の横突起の側屈、回旋を触診しながら、左上腕で患者の左肩を制限バリアの開始点まで押し下げる（図10.40）。

5. 左回旋バリアの開始点まで両肩＊をやさしく左回旋する（図10.41　白矢印）。

＊胸椎部の運動を意味する

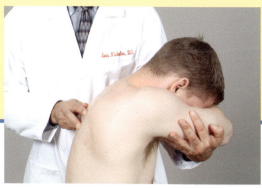

図10.38　ステップ1と2

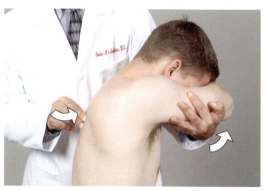

図10.39　ステップ3　伸展バリア

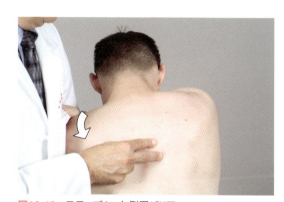

図10.40　ステップ4　左側屈バリア

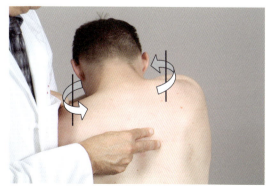

図10.41　ステップ5　左回旋バリア

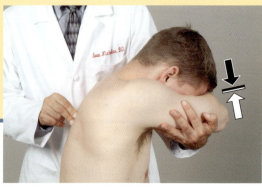

図10.42　ステップ6　等尺性収縮

6. 患者に肘と額を施術者の腕に向けて押し下げ、体幹を屈曲してもらう（黒矢印）。そのとき、施術者は同程度の力でそれに逆らう（図10.42白矢印）。患者の収縮の力は、施術者が観察する分節の高さで筋収縮を触診するのに必要な程度でよい[5]。

7. 等尺性収縮を3～5秒間保持した後、患者に**力を抜いてリラックス**するよう指示する。

8. 患者が完全にリラックスしたら、3平面すべての新たな制限バリアの開始点まで、左側屈（図10.43）、続いて左回旋（図10.44）、最後に伸展（図10.45）させる。

9. 3～5回、あるいは機能障害分節の動きが最大に改善するまで、ステップ6～8を繰り返す。

10. 手技の効果を確認するため、機能障害部位を再評価する。

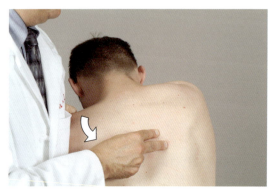

図10.43　ステップ8　左側屈バリア

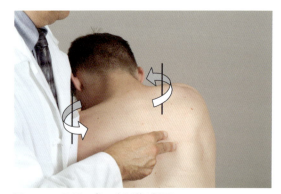

図10.44　ステップ8　左回旋バリア

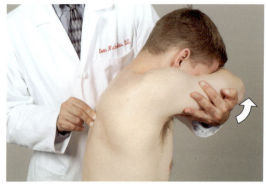

図10.45　ステップ8　伸展バリア

胸部 座位
T5～T12「中立」機能障害 等尺性収縮後リラクセーション（例：T8 NSRRL） 映像10.12

1. 患者を座位にし、左手で頸部の後方をつかみ、右手で左肘をつかんでもらう。右の前肢は床に対して平行にしてもらう。施術者は、回旋要素の反対側で患者の近くに立つ。

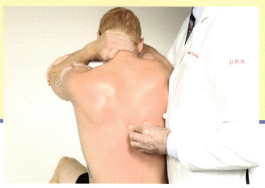

図10.46　ステップ1と2

2. 右手で、患者の右脇窩下から左上腕をつかむ。左手でT8とT9の棘突起か、T8・T9の感覚を触診し、患者には頭部と上体をリラックスさせるよう指示する。施術者は脊椎をわずかに屈曲、伸展させ、規定の分節で中点を探して維持する（T8）（図10.46）。

3. 左手でT8とT9の横突起を観察し、側屈と回旋の部位を一部に集中させる。右手で患者の左腕を下向きに押し（白矢印）、左側屈バリアの端に触れる。施術者は、患者の右脇窩下から右肘を下ろして（白矢印）、患者の上体に移動を加えて、左側屈バリアの位置を一部に集中させる（図10.47）。

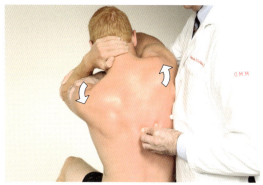

図10.47　ステップ3　左側屈バリア

4. 患者の両肩を優しく右回旋し、右回旋バリアの端に触れる（図10.48　白矢印）。

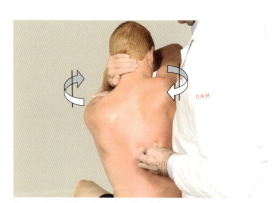

図10.48　ステップ4　右回旋バリア

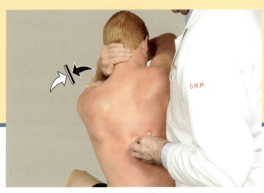

図10.49　ステップ5　等尺性収縮

5. 患者に、「両肩を左に回す」（黒矢印）ように指示し、一方で施術者は強い抵抗（白矢印）を加える（図10.49）。患者の収縮の力は、施術者が観察する分節の高さで筋収縮を触診するのに必要な程度でよい[5]。

6. 等尺性収縮が3～5秒間保たれたら、収縮をやめてリラックスするよう患者に指示する。

7. 患者が完全にリラックスしたら、施術者は患者を新しい制限バリアの端に動かす。まず左側屈、次に矢上面で中点を維持しながら、右回旋する（図10.50　白矢印）。

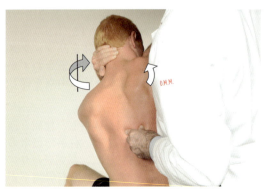

図10.50　ステップ7

8. ステップ5～7を3～5回繰り返すか、機能障害の分節で可動性が最大限に改善するまで続ける。

9. テクニックの効果を判断するために、機能障害の分節の体節間の動きや、その他の機能障害要素（TART）を再評価する。

胸部 座位
T5 ～ T12機能障害
等尺性収縮後リラクセーション
（例：T8 ESRRR） 映像10.13

ESRRR : Extension, Sidebending Right, Rotation Right

1. 患者の身体の左側が治療台の端となるように座らせ、両腕を胸の前で右上腕を上にして、組んでもらう。

2. 施術者は回旋要素の反対側に立つ。

3. 左上腕を患者の身体の前に回して手で患者の右肩を保持する。

4. 右手でT8とT9の棘突起、あるいはT8とT9の分節間の屈曲、伸展を触診しながら、左上腕で制限バリアの開始点まで患者の体幹を屈曲させる（図10.51　白矢印）。

5. 右手でT8とT9の横突起の側屈、回旋を触診しながら、制限バリアの開始点まで左上腕で患者の体幹を左側屈させ（図10.52　白矢印）、左回旋させる（図10.53　白矢印）。

6. 患者に立ち上がって両肩[*]を右に回してもらう（図10.54　黒矢印）。そのとき、施術者は左手を使って同程度の力でそれに逆らう（白矢印）。患者の収縮の力は、施術者が観察する分節の高さで筋収縮を触診するのに必要な程度でよい[5]。

＊胸椎部の運動を意味する

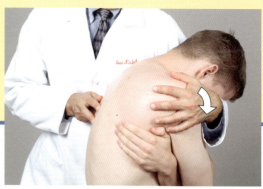
図10.51　ステップ1～4　屈曲バリア

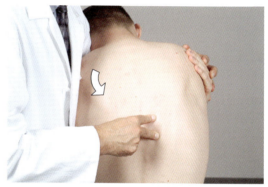
図10.52　ステップ5　左側屈バリア

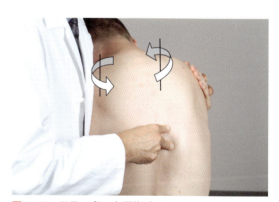
図10.53　ステップ5　左回旋バリア

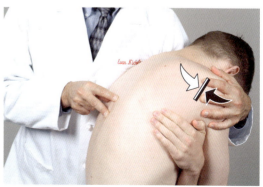
図10.54　ステップ6　等尺性収縮

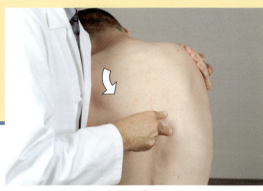

図10.55　ステップ8　左側屈バリア

7. 等尺性収縮を3〜5秒間保持した後、患者に**力を抜いてリラックスする**よう指示する。

8. 患者が完全にリラックスしたら、3平面すべての新たな制限バリアの開始点まで、左側屈（図10.55）、続いて左回旋（図10.56）、最後に屈曲させる（図10.57）。

9. 3〜5回、あるいは機能障害分節の動きが最大に改善するまで、ステップ6〜8を繰り返す。

10. 手技の効果を確認するため、機能障害部位を再評価する。

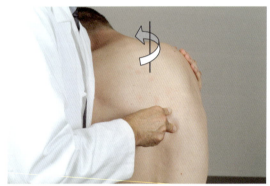

図10.56　ステップ8　左回旋バリア

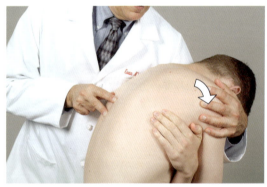

図10.57　ステップ8　屈曲バリア

肋骨部 座位
右第1肋骨吸気機能障害 呼吸補助
 映像10.14

1. 患者を座位にする。施術者は患者の後方に立ち、左股関節と膝関節を約90度に曲げて患者の左側の治療台に乗せる。

2. 患者の左上腕を施術者の左大腿部に引っかけて下に垂らしてもらう。

3. 施術者の右手示指の中手指節関節を患者の機能障害がある右肋骨の上面と肋横突関節の外側に当てる。

4. 患者の頭部を左手でコントロールしながらやさしく屈曲させて右肋骨に向かって側屈させ、さらに右肋骨から遠ざけるように左回旋させて斜角筋群の緊張を取り除く（図10.58）。

5. 患者に深呼吸をしてもらう。

6. 患者が息を吐いている間、施術者は右手を第1肋骨の動きに従って前下方へ下げる（図10.59白矢印）。息を吐き切るまで続ける。

7. 続いて深く息を吸ってもらい（図10.60 黒矢印）施術者は右手で第1肋骨が吸気に伴って動くのを止めるように力をかける（白矢印）。

8. 患者が息を吐いている間、施術者は第1肋骨の動きに従って右手を前下方へ下げる（図10.61白矢印）。

9. 5〜7回、あるいは機能障害分節の動きが最大に改善するまで、ステップ7と8を繰り返す。

10. 手技の効果を確認するため、機能障害肋骨の動きを再評価する。

11. 代替法として、3〜5秒間、患者に力に逆らって右肩を持ち上げてもらい、リラックスした後に肋骨を呼気動作の方向に動かす方法もある。

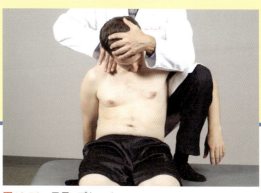

図10.58　ステップ1〜4

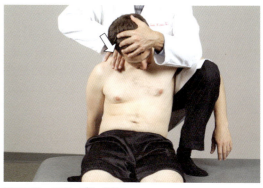

図10.59　ステップ6　呼気

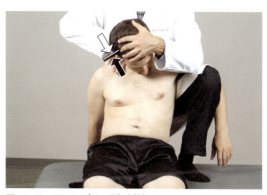

図10.60　ステップ7　吸気抵抗

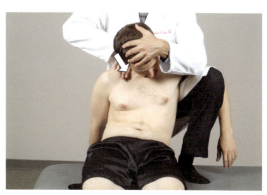

図10.61　ステップ8　呼気誇張

肋骨部 　背臥位
右第1肋骨吸気機能障害
呼吸補助
 映像10.15

1. 患者を背臥位にし、施術者は患者の頭側に立つ、あるいは後方に座る。

2. 施術者の右手示指の中手指節関節を患者の機能障害がある右肋骨上面と肋横突関節の外側に当てる。

3. 患者の頭部を左手でコントロールしながらやさしく屈曲させ、右肋骨に向かって側屈させて、さらに右肋骨から遠ざけるように左回旋させて斜角筋群の緊張を取り除く（図10.62）。

4. 患者に深呼吸をしてもらう。

5. 患者が息を吐いている間、施術者は右手を第1肋骨の動きに従って前下方へ下げる（図10.63　白矢印）。息を吐き切るまで続ける。

6. 患者に深く息を吸ってもらい（図10.64　黒矢印）施術者は右手で第1肋骨が吸気に伴って動くのを止めるように力をかける（白矢印）。

7. 患者に深く息を吐いてもらい、施術者は右手で第1肋骨が呼気に伴って動くのに従って前下方へ下げる（図10.65　白矢印）。

8. 5〜7回、あるいは機能障害分節の動きが最大に改善するまで、ステップ6と7を繰り返す。

9. 手技の効果を確認するため、機能障害肋骨の動きを再評価する。

10. 代替法として、3〜5秒間、患者に力に逆らって右肩を持ち上げてもらい、リラックスした後に肋骨を呼気動作の方向に動かす方法もある。

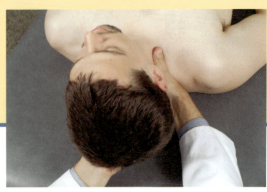
図10.62　ステップ1〜3

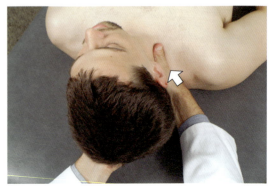
図10.63　ステップ5　呼気

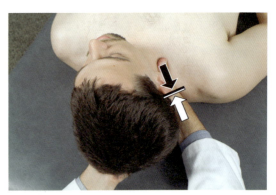
図10.64　ステップ6　吸気抵抗

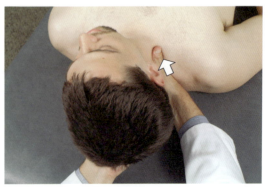
図10.65　ステップ7　呼気誇張

肋骨部 座位
右第1～第2肋骨吸気機能障害 斜角筋緊張緩和による 等尺性収縮後リラクセーション

1. 患者を座位にする。施術者は患者の後方に立ち、左股関節と膝関節を約90度に曲げて患者の左側の治療台に乗せる。

2. 施術者の右母指を患者の機能障害のある右肋骨前内側面に当てる。

3. 額を左手でコントロールしながら30度～45度左回旋させ（白矢印）、制限バリアの開始点までわずかに伸展を加える（図10.66）。

4. 施術者の左手に逆らって患者に頭部を押してもらい（図10.67 黒矢印）、施術者は同程度の力でそれに逆らうようにする（長い白矢印）。同時に右手で機能障害肋骨の吸気の動きに逆らう（短い白矢印）。

5. 等尺性収縮を3～5秒間保持した後、患者に**リラックスする**よう指示する。

6. 患者が完全にリラックスしたら、左手で頭部を新たな制限バリアの開始点までわずかに伸展させる（図10.68 白矢印）。

7. 3～5回、あるいは機能障害分節の動きが最大に改善するまで、ステップ4～6を繰り返す。

8. 手技の効果を確認するため、機能障害肋骨の動きを再評価する。

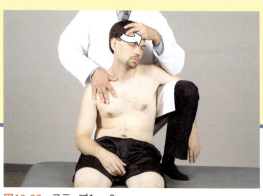

図10.66　ステップ1～3

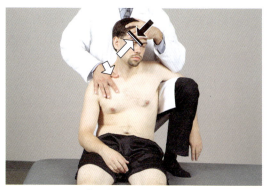

図10.67　ステップ4　等尺性収縮

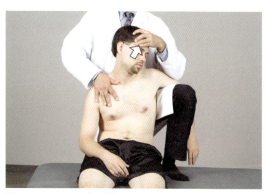

図10.68　ステップ6　伸展バリア

肋骨部 背臥位
右第1〜第2肋骨吸気機能障害 斜角筋緊張緩和による 等尺性収縮後リラクセーション

1. 患者を背臥位にし、施術者は治療台の頭側に座る。
2. 施術者は右母指を患者の機能障害のある右肋骨の前内側面に当てる。
3. 頭部を左手でコントロールしながら左へ30度〜45度回旋させ（図10.69　白矢印）、制限バリアの開始点までわずかに伸展を加える。
4. 施術者の左手に逆らって患者に頭部と頸を押してもらい（図10.70　黒矢印）、施術者は同程度の力でそれに逆らうようにする（長い白矢印）。同時に右母指で機能障害肋骨の吸気の動きに対して抵抗する（短い白矢印）。
5. 等尺性収縮を3〜5秒間保持した後、患者にリラックスするよう指示する。
6. 患者が完全にリラックスしたら、左手で患者の頭部を新たな制限バリアの開始点までわずかに伸展させる（図10.71　白矢印）。
7. 3〜5回、あるいは機能障害分節の動きが最大に改善するまで、ステップ4〜6を繰り返す。
8. 手技の効果を確認するため、機能障害肋骨の動きを再評価する。

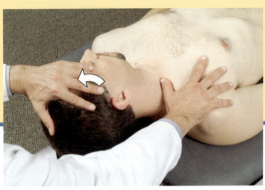

図10.69　ステップ1〜3　回旋および伸展バリア

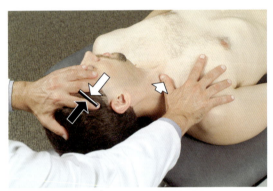

図10.70　ステップ4　等尺性収縮

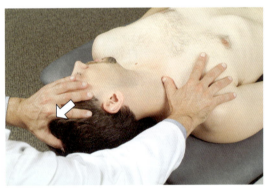

図10.71　ステップ6　伸展バリア

肋骨部 背臥位
右第2〜第6肋骨吸気機能障害 呼吸補助

 映像10.16

1. 患者を背臥位にする。施術者は曲げた右膝関節を治療台の上に乗せて、患者の右上胸部の機能障害がある肋骨の下に入れる。
2. 機能障害肋骨の緊張が消えるまで上体を障害分節側へ側屈（右側屈）させる。
3. 右母指と示指の間の水かき部を患者の肋間腔の機能障害肋骨上面に当てる（図10.72）。
4. 患者に深呼吸をしてもらう。
5. 息を吐いている間、施術者は右手で機能障害肋骨の呼吸運動を誘導する（図10.73　白矢印）。
6. 今度は息を吸ってもらい（図10.74　黒矢印）右手で機能障害肋骨が吸気に伴って動くのを止めるように力をかける（白矢印）。
7. 次に息を吐いてもらい、右手で機能障害肋骨の呼吸運動を誘導する（図10.75　白矢印）。
8. 5〜7回、あるいは機能障害分節の動きが最大に改善するまで、ステップ6と7を繰り返す。
9. 手技の効果を確認するため、機能障害肋骨の動きを再評価する。

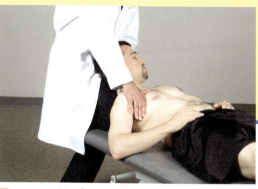

図10.72　ステップ1〜3

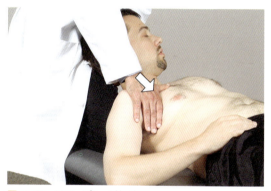

図10.73　ステップ5　呼気誘導

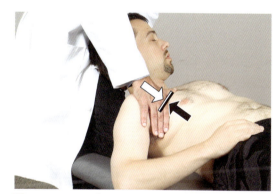

図10.74　ステップ6　吸気抵抗

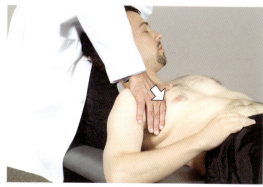

図10.75　ステップ7　呼気誘導

肋骨部 背臥位

右第7～第10肋骨吸気機能障害 呼吸補助

 映像10.17

1. 患者を背臥位にし、施術者は機能障害肋骨側に立つ。
2. 機能障害肋骨の緊張が消えるまで患者の上体を障害分節側へ右側屈させる。
3. 施術者は患者の胸椎を機能障害助骨のレベルまで屈曲させる（図10.76）。
4. 患者に深呼吸をしてもらい、患者が息を吐いている間、施術者は右手で機能障害肋骨の呼吸運動を誇張する（図10.77　白矢印）。
5. 続いて息を吸ってもらい（図10.78　黒矢印）施術者は右手で機能障害肋骨が吸気に伴って動くのを止めるように力をかける（白矢印）。
6. 次に息を吐いている間、施術者は機能障害肋骨の呼吸運動を誇張する（図10.79　白矢印）。
7. 5～7回、あるいは機能障害分節の動きが最大に改善するまで、ステップ5と6を繰り返す。
8. 手技の効果を確認するため、機能障害肋骨の動きを再評価する。

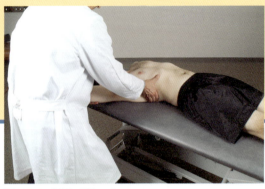

図10.76　ステップ1～3

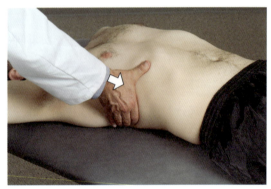

図10.77　ステップ4　呼気誇張

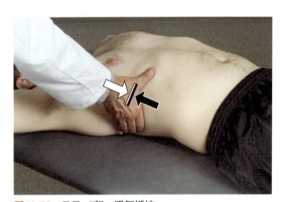

図10.78　ステップ5　吸気抵抗

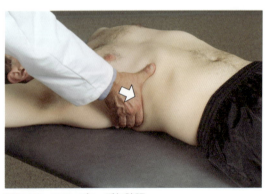

図10.79　ステップ6　呼気誇張

肋骨部 腹臥位

右第11〜第12肋骨吸気機能障害 呼吸補助

 映像10.18

1. 患者を腹臥位にし、施術者は治療台の左側に立つ。患者の両下肢を15〜20度右へ動かして右腰方形筋の緊張を取り除く。

2. 左小指球を機能障害肋骨角下内側に当て、やさしく持続的に外側かつ頭側へ牽引する。

3. 右上前腸骨棘を右手で保持して骨盤を安定させてもよい（図10.80）。

4. 患者に深呼吸してもらう。

5. 息を吐いている間、施術者は左手で機能障害肋骨を頭側と外側に牽引して呼吸運動を誇張する（図10.81　白矢印）。

6. 今度は息を吸ってもらい（図10.82　黒矢印）、右手で機能障害肋骨が吸気に伴って動くのを止めるように力をかける（白矢印）。

7. 続いて息を吐いてもらい、機能障害がある肋骨の呼吸運動を誇張する（図10.83　白矢印）。

8. 5〜7回、あるいは機能障害分節の動きが最大に改善するまで、ステップ6と7を繰り返す。

9. 手技の効果を確認するため、機能障害肋骨の動きを再評価する。

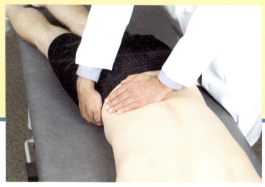

図10.80　ステップ1〜3

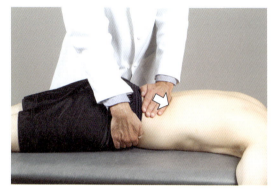

図10.81　ステップ5　呼気誇張

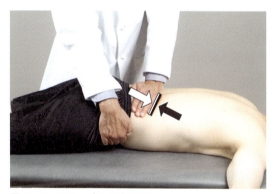

図10.82　ステップ6　吸気抵抗

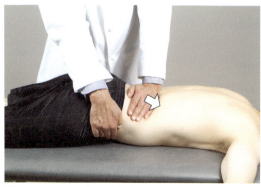

図10.83　ステップ7　呼気誇張

肋骨部
斜角筋の構造

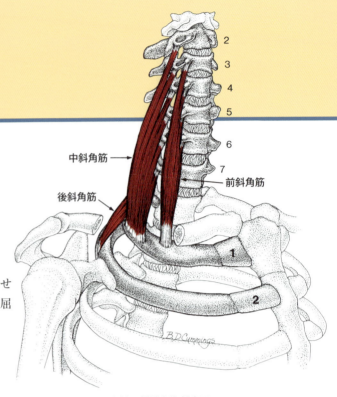

図10.84 斜角筋の構造と胸郭出口
（文献[7]の許可を得て掲載）

前斜角筋

起始
C3～C6横突起（図10.84）。

停止
第1肋骨上面の斜角筋結節。

作用
前斜角筋は第1肋骨を上方に引き、側屈させたり、首を回旋させ（同側／片方のみ）たり屈曲（両側）させたりする。

神経分布
頸椎神経前枝（C4～C6）。

中斜角筋

起始
C2～C7横突起の後結節。

停止
鎖骨下動脈後方の第1肋骨上面。

作用
強制吸気で第1肋骨挙上。頸の側屈。

神経分布
頸椎神経前枝（C3～C8）。

後斜角筋

起始
C5～C7横突起の後結節。

停止
第2肋骨。

作用
強制吸気で第2肋骨挙上。頸の側屈。

神経分布
頸椎神経前枝（C6～C8）。

肋骨部 背臥位

右第1〜第2肋骨呼気機能障害
斜角筋収縮による肋骨モビライゼーション

 映像10.19と映像10.20

1. 患者を背臥位にし、施術者は患者の左側に立つ。
2. 頭部を約30度左回旋させる。
3. 患者の右手の甲を額に乗せさせる（図10.85）。
4. 施術者は左手を患者の身体の下に入れ、機能障害のある右肋骨上角を保持して尾側かつ外側に牽引する（図10.86　白矢印）。
5. 施術者は患者に頭の回旋を変化させずに、頭と首を屈曲（図10.87　黒矢印）させるよう指示し、一方で右手を使い強い抵抗を加える（白矢印）。この収縮動作の最中、テクニックの効果を上げるために、ゆっくりと息を吸うように患者に指示してもよい。
6. 等尺性収縮を3〜5秒間保持した後、患者に**リラックスする**よう指示する。
7. 患者が完全にリラックスしたら、左手で機能障害がある肋骨角を尾側および外側へさらに強く牽引する（図10.88　白矢印）。
8. 5〜7回、あるいは機能障害分節の動きが最大に改善するまで、ステップ5〜7を繰り返す。
9. 手技の効果を確認するため、機能障害肋骨の動きを再評価する。

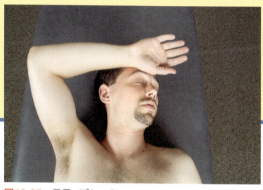

図10.85　ステップ1〜3

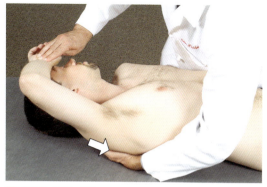

図10.86　ステップ4

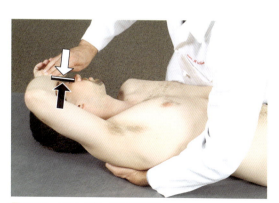

図10.87　ステップ5　等尺性収縮

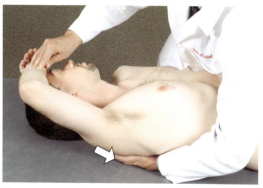

図10.88　ステップ7

肋骨部
小胸筋

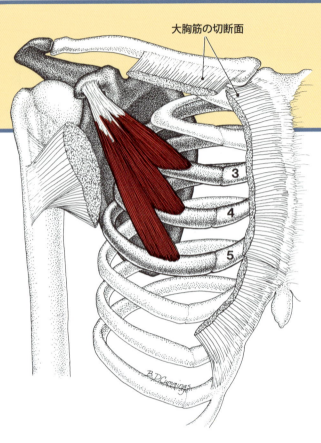

図10.89　小胸筋
（文献[7]の許可を得て掲載）

起始
第3、第4、第5肋骨の前上面（図10.89）。

停止
肩甲骨烏口突起。

作用
胸壁に対して肩甲骨を前下方に動かす。

神経分布
内側胸筋神経（C8、T1）。

肋骨部 背臥位
第3～第5肋骨呼気機能障害
小胸筋収縮による肋骨モビライゼーション
（例：右第3肋骨） 映像10.21

1. 患者を背臥位にし、施術者は患者の左側に立つ。

2. 患者に右手を頭部より高く上げさせる（図10.90）。

3. 施術者は左手を患者の身体の右下に入れ、機能障害がある肋骨角を保持して尾側かつ外側に向けて牽引する。

4. 右手を患者の右肘関節の前面に置く（図10.91）。

5. 施術者の右手に逆らうように患者に肘を押し上げてもらい（図10.92　黒矢印）、施術者は同程度の力でそれに逆らうようにする（白矢印）。手技の効果を高めるために、収縮の間は患者にゆっくりと息を吸ってもらう。

6. 等尺性収縮を3～5秒間保持した後、患者に**力を抜いてリラックスする**よう指示する。

7. 患者が完全にリラックスしたら、左手で機能障害がある肋骨角を尾側かつ外側へさらに強く牽引する〔訳者注：施術者は患者の右肘を押し上げながら左手による牽引を行うとよい〕（図10.93　白矢印）。

8. 5～7回、あるいは機能障害分節の動きが最大限に改善するまで、ステップ5～7を繰り返す。

9. 手技の効果を確認するため、機能障害がある肋骨の動きを再評価する。

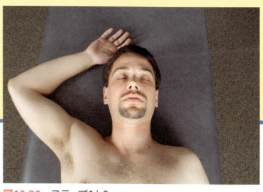

図10.90　ステップ1と2

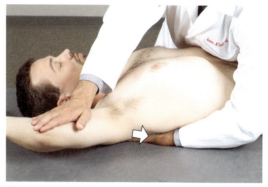

図10.91　ステップ3と4

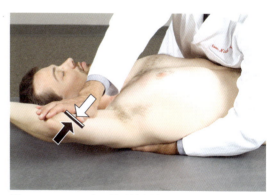

図10.92　ステップ5　等尺性収縮

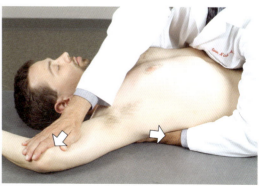

図10.93　ステップ7

肋骨部
前鋸筋

起始
肩甲骨内縁前面（図10.94）。

停止
第2〜第8肋骨上外側面。

作用
肩甲骨を前方突出させ、胸壁に圧する。

神経分布
長胸神経（C5〜C7）。

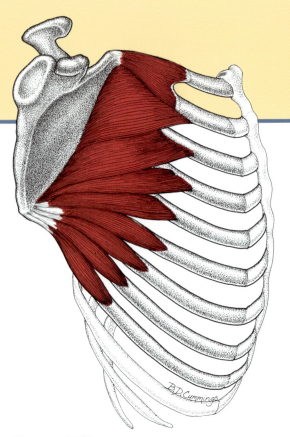

図10.94 前鋸筋
（文献[7]の許可を得て掲載）

肋骨部 背臥位

右第6〜第8肋骨呼気機能障害
前鋸筋収縮による肋骨モビライゼーション

 映像10.22

1. 患者を背臥位にし、施術者は機能障害がある肋骨側に立つか、あるいは座る。

2. 患者の右肩を90度に屈曲させる。動作を安定させるために肘関節を曲げてもよい。

3. 右手を患者の身体の下に入れ、機能障害がある肋骨角を保持して尾側かつ外側に向けて牽引する（図10.95　白矢印）。

4. 患者に肘を天井に向けて押し上げてもらい（肩甲骨を前に突きだす）（図10.96　黒矢印）、施術者は同程度の力でそれに逆らう（白矢印）。

5. 等尺性収縮を3〜5秒間保持した後、患者に**力を抜いてリラックスする**よう指示する。

6. 患者が完全にリラックスしたら、右手で機能障害がある肋骨角を尾側かつ外側へさらに強く牽引する（図10.97　白矢印）。

7. 5〜7回、あるいは機能障害分節の動きが最大に改善するまで、ステップ4〜6を繰り返す。

8. 手技の効果を確認するため、機能障害がある肋骨の動きを再評価する。

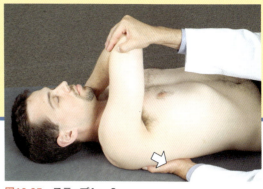

図10.95　ステップ1〜3

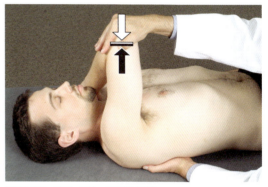

図10.96　ステップ4　等尺性収縮

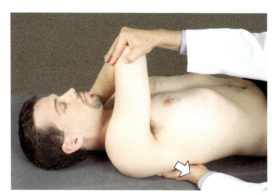

図10.97　ステップ6

肋骨部
広背筋

起始
　T7〜S3の棘突起、胸腰筋膜、肩甲骨下角、下位4肋骨、腸骨稜（図10.98）。

停止
　上腕骨結節間溝。

作用
　上腕骨の伸展、内転、内旋。

神経分布
　胸背神経（C6〜C8）。

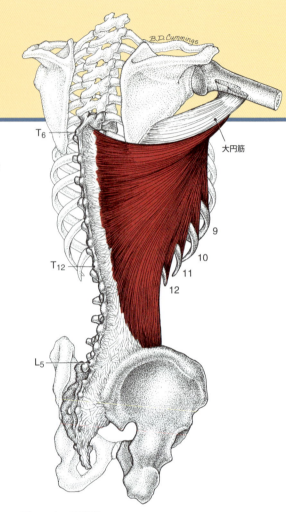

図10.98　広背筋
（文献[7]の許可を得て掲載）

肋骨部 背臥位

右第9〜第10肋骨呼気機能障害
広背筋収縮による肋骨モビライゼーション

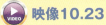 映像10.23

1. 患者を背臥位にし、施術者は機能障害がある肋骨側に立つか、あるいは座る。

2. 左手で患者の右肩を90度外転させる。右手を患者の身体の下に入れ、機能障害がある肋骨角を保持して尾側かつ外側に向けて牽引する（図10.99）。

3. 左手掌を患者の右肘関節に当てる。

4. 患者に右上腕を尾側へ押してもらう（図10.100　黒矢印）、そのとき、施術者は左大腿部あるいは左上腕を使って同程度の力でそれに逆らうようにする（白矢印）。

5. 等尺性収縮を3〜5秒間保持した後、患者に**力を抜いてリラックスする**よう指示する。

6. 患者が完全にリラックスしたら、右手で機能障害がある肋骨角を尾側かつ外側へさらに強く牽引する（図10.101　白矢印）。

7. 5〜7回、あるいは機能障害分節の動きが最大限に改善するまで、ステップ4〜6を繰り返す。

8. 手技の効果を確認するため、機能障害がある肋骨の動きを再評価する。

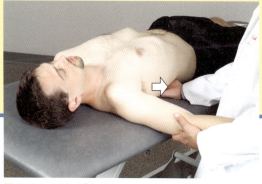

図10.99　ステップ2

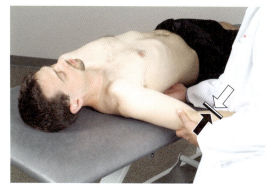

図10.100　ステップ4

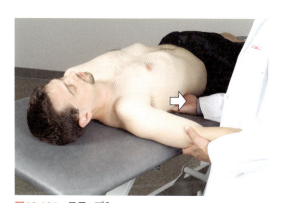

図10.101　ステップ6

肋骨部
腰方形筋

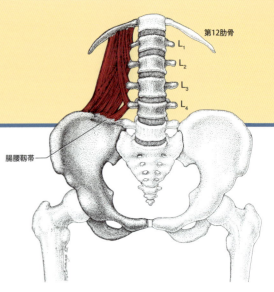

図10.102 腰方形筋
（文献[7]の許可を得て掲載）

起始
腸骨稜、腸腰靱帯（図10.102）。

停止
第12肋骨下面、L1〜L4横突起。

作用
脊柱を伸展、外側へ屈曲させる。吸気時に第12肋骨を下制させる。

神経分布
T12〜L4の腹枝。

肋骨部 腹臥位

右第11～第12肋骨呼気機能障害
腰方形筋収縮による肋骨モビライゼーション

🎬 映像10.24

1. 患者を腹臥位にし、施術者は治療台の左側に立つ。患者の両下肢を15～20度左へ動かして腰方形筋の緊張を取り除く。

2. 左小指球を第11肋骨の下側にやさしく当て、第11肋骨が安定するように頭部側にやさしく押す（図10.103　白矢印）。

3. 右手で患者の右腸骨稜を掴み、やさしく尾方に引き、腰方形筋に力を加える（図10.103　白矢印）。

4. 患者に深呼吸を繰り返してもらう。

5. 息を吸っている間、右腸骨稜を患者の右肩方向に引いてもらい（図10.104　黒矢印）、施術者は右手で同程度の力をかけてそれに逆らうようにする（長い白矢印）。同時に、左手で第11肋骨下側を頭側方向に押す（短い白矢印）。

6. 等尺性収縮を3～5秒間保持した後、患者に**静止してリラックスする**よう指示する。

7. 患者が完全にリラックスしたら、施術者は右手でやさしく尾部を引っ張り、腰方形筋に緊張を加える。一方で施術者は左手で第11肋骨の下面に頭側の圧力を加え続ける（図10.105　白矢印）。

8. 5～7回、あるいは機能障害分節の動きが最大に改善するまで、ステップ5～7を繰り返す。

9. 手技の効果を確認するため、機能障害がある肋骨の動きを再評価する。

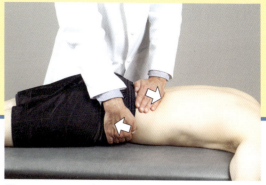

図10.103　ステップ1～3

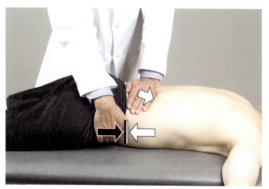

図10.104　ステップ5　等尺性収縮および吸気誇張

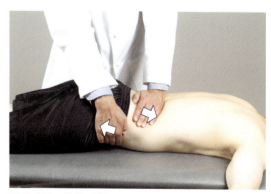

図10.105　ステップ7

肋骨部 腹臥位
右第11〜第12肋骨呼気機能障害 呼吸補助

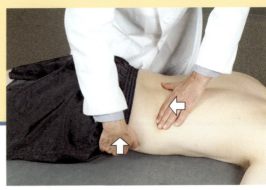

図10.106　ステップ1〜3

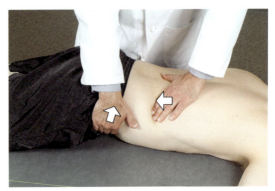

図10.107　ステップ5　吸気誇張

1. 患者を腹臥位にし、施術者は治療台の左側に立つ。患者の足を15〜20度左へ動かして腰方形筋の緊張を取り除く。

2. 左母指球あるいは示指を機能障害がある肋骨角上外側に当て、やさしく持続的に内側かつ尾側へ牽引する（図10.106　左向きの白矢印）。

3. 右ASISを右手で保持して、やさしく天井に向けて引き上げる（図10.106　上向きの白矢印）。

4. 患者に深呼吸を繰り返してもらう。

5. 息を吸っている間、左手で機能障害肋骨を内側かつ尾側へ牽引して（図10.107　左向きの白矢印）吸気動作を誇張する。そのとき、右手で右ASISを天井に向けてやさしく引き上げる（上向きの白矢印）。

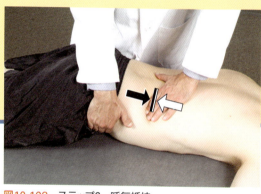

図10.108 ステップ6 呼気抵抗

6. 息を吐いている間（図10.108　黒矢印）、左手で肋骨の呼気動作に逆らうように力を加える（白矢印）。

7. 5〜7回、あるいは機能障害分節の動きが最大に改善するまで、ステップ5と6を繰り返す。

8. 手技の効果を確認するため、機能障害がある肋骨の動きを再評価する。

腰部 座位
タイプ1機能障害 等尺性収縮後リラクセーション（例：L2 NSLRR） 映像10.25

NSLRR：Neutral, Sidebending Left, Rotation Right

1. 患者を治療台の端に座らせ、施術者は機能障害のある回旋要素の対側に立つ。
2. 患者の右手を後頭部に当て、左手で右肘関節をつかんでもらう。
3. 施術者の左上腕は患者の左上腕の上か下を通り、右上腕をつかむ（図10.109）。
4. 右手でL2とL3の棘突起またはL2とL3の分節間をモニターしながら、左手でL2がL3に対して中立になるまで患者の体幹を屈曲、伸展させる（図10.110　白矢印）。
5. 右手でL2とL3の横突起をモニターしながら、側屈と回旋を行う。そのとき、施術者は左手で右側屈バリアの開始点まで患者の体幹を動かして（図10.111　白矢印）、それから左回旋バリアまで動かす（図10.112　白矢印）。

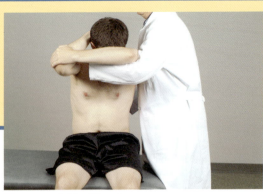

図10.109　ステップ1〜3

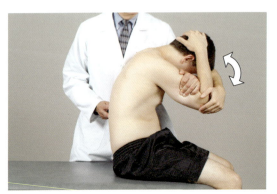

図10.110　ステップ4　L2/L3中立

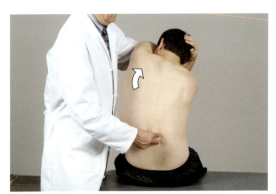

図10.111　ステップ5　右側屈バリア

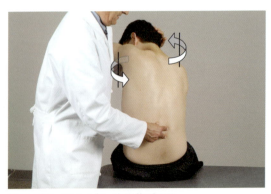

図10.112　ステップ5　左回旋バリア

6. 患者に右肩を右後ろに回すか引いてもらう（図10.113　黒矢印）。そのとき、施術者は左手で同程度の力をかけてそれに逆らうようにする（白矢印）。

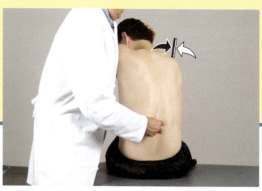

図10.113　ステップ6　等尺性収縮

7. 等尺性収縮を3〜5秒間保持した後、患者に**力を抜いてリラックスする**よう指示する。

8. 患者が完全にリラックスしたら、L2を中立に保ったまま、右側屈バリア（図10.114　白矢印）と左回旋バリア（図10.115　白矢印）の開始点まで患者の体幹を動かす。

9. 3〜5回、あるいは機能障害分節の動きが最大に改善するまで、ステップ6〜8を繰り返す。

10. 手技の効果を確認するため、機能障害部位の動きを再評価する。

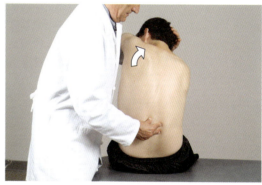

図10.114　ステップ8　右側屈バリア

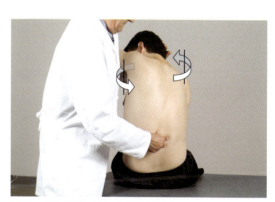

図10.115　ステップ8　左回旋バリア

腰部 座位
タイプ2機能障害
等尺性収縮後リラクセーション
（例：L2 ERRSR）

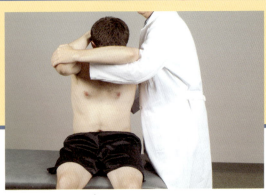

図10.116　ステップ1～3

ERRSR：Extension, Rotation Right, Sidebending Right

1. 患者を座位にし、施術者はその左側に立つ（機能障害のある回旋要素の対側）。

2. 患者には右手を後頭部に当て、左手で右肘関節をつかんでもらう（代替法：両手を頸の後に回して両肘関節を身体の前でくっつけるように寄せる）。

3. 施術者の左上腕は患者の左上腕の上か下を通り、患者の右上腕をつかむ（図10.116）。

4. 右手でL2とL3の棘突起またはL2とL3の分節間をモニターしながら、屈曲と伸展を行う。そのとき、左手で屈曲バリアの開始点まで患者の体幹を動かす（図10.117　白矢印）。

5. 右手でL2とL3の横突起をモニターしながら、側屈と回旋を行う。そのとき、施術者の左手で左側屈バリア（図10.118　白矢印）および左回旋バリア（図10.119　白矢印）の開始点まで患者の体幹を動かす。

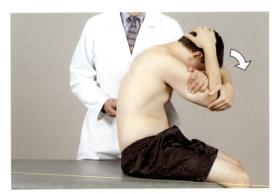

図10.117　ステップ4　屈曲バリア

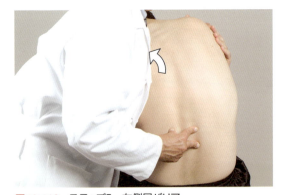

図10.118　ステップ5　左側屈バリア

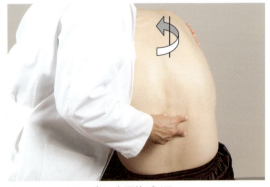

図10.119　ステップ5　左回旋バリア

第 10 章 | マッスルエナジーテクニック

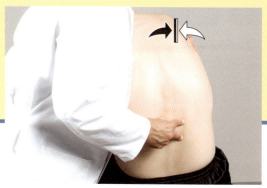

図10.120　ステップ6　等尺性収縮

6. 患者に右肩を後ろにやさしく引いて立ち上がるようにしてもらう（図10.120　黒矢印）。そのとき、施術者は左手を使って同程度の力でそれに逆らうようにする（白矢印）。

7. 等尺性収縮を3〜5秒間保持した後、患者に**力を抜いてリラックスする**よう指示する。

8. 患者が完全にリラックスしたら、左側屈バリア（図10.121　白矢印）、左回旋バリア（図10.122　白矢印）と屈曲バリア（図10.123　白矢印）の開始点まで動かす。

9. 3〜5回、あるいは機能障害分節の動きが最大に改善するまで、ステップ6〜8を繰り返す。

10. 手技の効果を確認するため、機能障害部位の動きを再評価する。

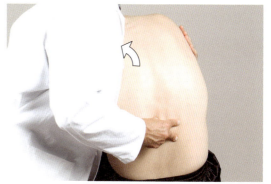

図10.121　ステップ8　左側屈バリア

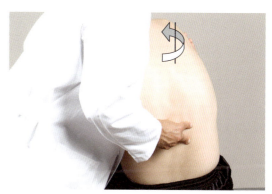

図10.122　ステップ8　左回旋バリア

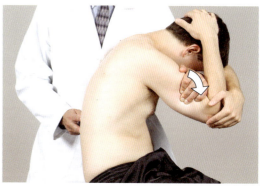

図10.123　ステップ8　屈曲バリア

腰部 側臥位
タイプ1機能障害 等尺性収縮後リラクセーション
（例：L4 NSLRR） 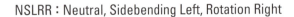 映像10.26

NSLRR：Neutral, Sidebending Left, Rotation Right

1. 回旋機能障害要素のある右側を下にして、患者を側臥位にする。施術者は治療台の側方に患者に対面して立つ。

2. 尾側の手あるいは大腿部で屈曲させた患者の膝関節と股関節をコントロールしながら、頭側の手でL4とL5の棘突起またはL4とL5の分節間を触診する。

3. 機能障害分節（L4/L5）が中立になったと頭側の手で感じるまで、尾側の手あるいは大腿部で患者の股関節をやさしく屈曲あるいは伸展させる（図10.124）。

4. 左足を治療台から出し、施術者の頭側の手で機能障害分節の動きを触知するまで骨盤を前方に回旋させる（図10.125）。

5. 手を入れ代えて、尾側の手で機能障害分節の動きを触知するまで頭側の手で患者の肩をやさしく後方へ押す（図10.126　白矢印）。

6. 患者にやさしく肩を前方に押して（図10.127 黒矢印）、施術者の頭側の手（白矢印）に抵抗してもらう。

7. 等尺性収縮を3～5秒間保持した後、患者に力を抜いてリラックスするよう指示する。

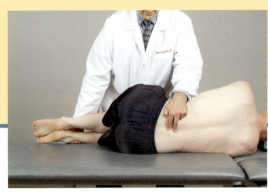

図10.124　ステップ1～3

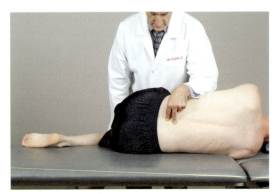

図10.125　ステップ4

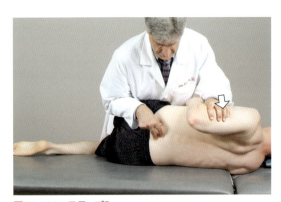

図10.126　ステップ5

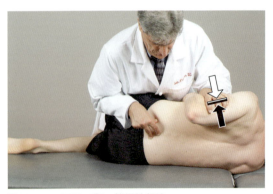

図10.127　ステップ6　等尺性収縮

8. 患者が完全にリラックスしたら、施術者は患者の肩を後方に押して（図10.128　白矢印）、新たなバリアの開始点まで胸椎と腰椎を回旋させる。

9. 施術者は患者に腰と骨盤を頭側に**やさしく引かせて**（図10.129　黒矢印）、同程度の力で尾側の手（白矢印）でその動きに抵抗する。

10. 等尺性収縮を3〜5秒間保持した後、患者に**力を抜いてリラックスする**よう指示する。

11. 患者が完全にリラックスしたら、新たなバリアの開始点まで患者の骨盤を尾側に動かす（図10.130　白矢印）。

12. 3〜5回、あるいは機能障害分節（L4/L5）の動きが最大に改善するまで、ステップ6〜11を繰り返す。

13. ステップ6、7、9、10は同時に行ってもよい。その後、新たなバリアの開始点まで患者の身体を動かす。

14. 手技の効果を確認するため、機能障害部位の動きを再評価する。

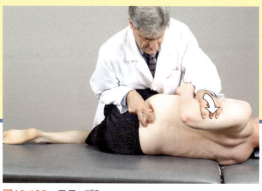

図10.128　ステップ8

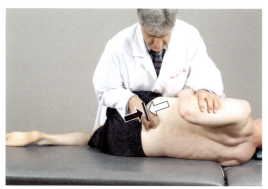

図10.129　ステップ9　等尺性収縮

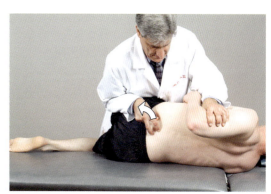

図10.130　ステップ11

腰部 側臥位
タイプ2機能障害 等尺性収縮後リラクセーション（例：L4 E/FSRRR） 映像10.27

E/FSRRR：Extension/Flexion, Sidebending Right, Rotation Right

1. 回旋要素側を下にして患者を側臥位にする。施術者は患者の正面に立つ。

2. 尾側の手あるいは大腿部で屈曲させた患者の膝関節と股関節をコントロールしながら、頭側の手でL4とL5の棘突起またはL4とL5の分節間を触診する。

3. 機能障害分節（L4/L5）が中立になったと頭側の手で感じるまで、尾側の手あるいは大腿部で患者の股関節をやさしく伸展させる（図10.131）。

4. 尾側の手で患者の左足先を右膝窩に乗せる（図10.132）。

5. 手を入れ代えて、尾側の手で機能障害分節の動きを触知するまで頭側の手で患者の肩をやさしく後方へ押す（図10.133　白矢印）。

6. 患者にやさしく肩を前方に押してもらい（図10.134　黒矢印）、施術者は同程度の力で頭側の手（白矢印）でそれに抵抗する。

7. 等尺性収縮を3〜5秒間保持した後、患者に力を抜いてリラックスするよう指示する。

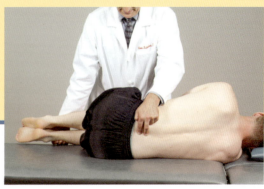

図10.131　ステップ1〜3

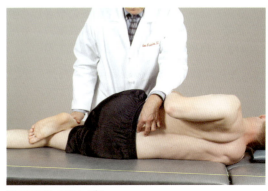

図10.132　ステップ4

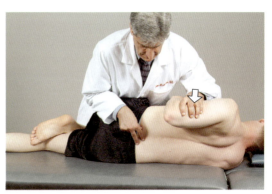

図10.133　ステップ5

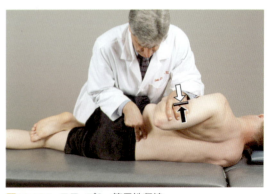

図10.134　ステップ6　等尺性収縮

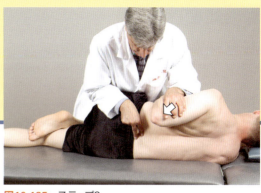

図10.135　ステップ8

8. 患者が完全にリラックスしたら、施術者は患者の肩を後方に押して（図10.135　白矢印）、新たなバリアの開始点まで胸椎と腰椎を回旋させる。

9. 施術者は患者に股関節と骨盤を後ろに**やさしく押させて**（図10.136　黒矢印）、同程度の力で尾側の手（白矢印）で抵抗する。

10. 等尺性収縮を3〜5秒間保持した後、患者に**力を抜いてリラックスする**よう指示する。

11. 患者が完全にリラックスしたら、施術者は新たなバリアの開始点まで患者の骨盤を前方に動かして保持する（図10.137　白矢印）。

12. 3〜5回、あるいは機能障害分節（L4/L5）の動きが最大に改善するまで、ステップ6〜11を繰り返す。

13. ステップ6、7、9、10は同時に行ってもよい。その後で施術者は新たなバリアの開始点まで患者の身体を動かす。

14. 手技の効果を確認するため、機能障害部位の動きを再評価する。

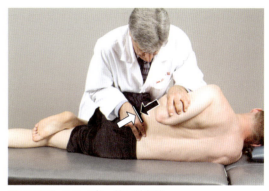

図10.136　ステップ9　等尺性収縮

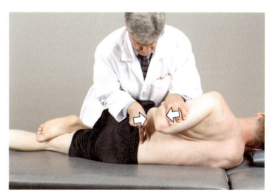

図10.137　ステップ11

第 2 部　オステオパシー手技

骨盤部　背臥位
右寛骨後方偏位機能障害A
相反抑制と筋収縮法の併用による関節モビライゼーション

 映像10.28と映像10.29

診断
立位屈曲検査：陽性（右上後腸骨棘［PSIS］の上方偏位［寛骨の後方偏位］）。
右仙腸関節の他動可動性低下。
ASIS：右頭側（わずかに外側）。
PSIS：右尾側（わずかに内側）。
仙骨溝：右側が深くなる。

手技

1. 患者を背臥位にし、右仙腸関節が治療台の端から出るように身体を斜めにさせる。

2. 施術者は治療台の右側に立つ。

3. 頭側の手を左ASISに置いて患者が治療台から落ちるのを防ぐ。尾側の手は膝関節の遠位に置く（図10.138）。

4. 尾側の手（右手）で右股関節を伸展させ（図10.139　白矢印）、制限バリアの開始点まで寛骨を前方回旋させる。

5. 患者に右足を天井に向けて上げ、すなわち股関節を屈曲させ（図10.140　黒矢印）、施術者は尾側の手でそれに逆らうようにする（白矢印）。

6. 等尺性収縮を3〜5秒間保持した後、患者に**力を抜いてリラックスする**よう指示する。

7. 患者が完全にリラックスしたら、施術者は新たなバリアの開始点まで患者の右股関節を伸展させる（図10.141　白矢印）。

8. ステップ5〜7を3〜5回繰り返す。

9. 手技の効果を確認するため、機能障害要素を再評価する。

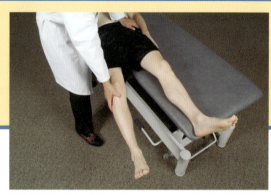
図10.138　ステップ1〜3

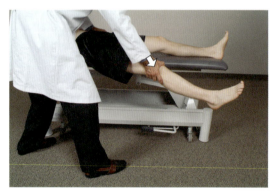
図10.139　ステップ4

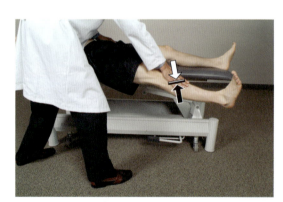
図10.140　ステップ5　等尺性収縮

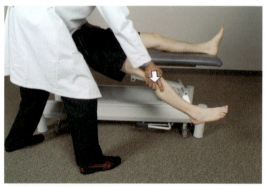
図10.141　ステップ7

骨盤部　シムズの体位
右寛骨後方偏位機能障害B
相反抑制と筋収縮法の併用による関節モビライゼーション

 映像10.30と映像10.31

診断
立位屈曲検査：陽性（右PSISの上方偏位［寛骨の後方偏位］）。
右仙腸関節の他動可動性低下。
ASIS：右頭側（わずかに外側）。
PSIS：右尾側（わずかに内側）。
仙骨溝：右側が深くなる。

手技
1. 患者は左を下にしてシムズの体位のような側臥位になる。すなわち、前胸部を治療台につけて両腕は治療台から出し、左側を下にして側臥位となる（図10.142）。

2. 施術者は患者の後方に立つ。尾側の手（右手）で右足をつかみ、頭側の手の小指球を患者の右PSISの上に置く。

3. 尾側の手（右手）で右股関節を伸展させ（図10.143　右向きの白矢印）、制限バリアの開始点まで寛骨を前方回旋させる（左向きの白矢印）。

4. 患者に右足を前方に押させ、すなわち股関節を屈曲させ（図10.144　黒矢印）、施術者は同程度の力でそれに逆らう（白矢印）。

5. 等尺性収縮を3〜5秒間保持した後、患者に**リラックスする**よう指示する。

6. 患者が完全にリラックスしたら、施術者は新たなバリアの開始点まで患者の右股関節を伸展させる（図10.145　白矢印）。

7. ステップ4〜6を3〜5回繰り返す。

8. 手技の効果を確認するため、機能障害要素を再評価する。

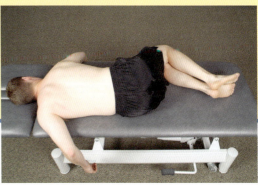
図10.142　ステップ1

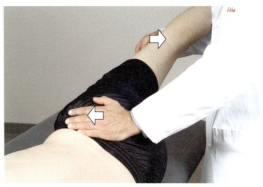
図10.143　ステップ2と3

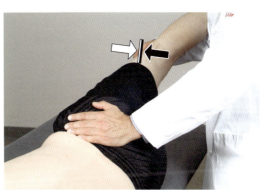
図10.144　ステップ4　等尺性収縮

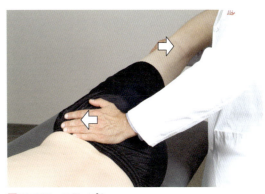
図10.145　ステップ6

骨盤部 腹臥位
右寛骨後方偏位機能障害C
相反抑制と筋収縮法の併用による関節モビライゼーション

 映像10.32

診断

立位屈曲検査：陽性（右PSISの上方偏位［寛骨の後方偏位］）。
右仙腸関節の他動可動性低下。
ASIS：右頭側（わずかに外側）。
PSIS：右尾側（わずかに内側）。
仙骨溝：右側が深くなる。

手技

1. 患者を腹臥位にし、施術者は治療台の左側に立つ。

2. 頭側の手（左手）の小指球を右PSISの上に置き、尾側の手で右脛骨粗面遠位をつかむ（図10.146）。

3. 尾側の手（右手）で右股関節を伸展させ（図10.147 上向きの白矢印）、制限バリアの開始点まで寛骨を前方回旋させる（下向きの白矢印）。

4. 患者に右足を治療台に向けて下ろさせ、すなわち股関節を屈曲させ（図10.148 黒矢印）、施術者は同程度の力でそれに逆らう（白矢印）。

5. 等尺性収縮を3～5秒間保持した後、患者に**力を抜いてリラックスする**よう指示する。

6. 患者が完全にリラックスしたら、施術者は新たなバリアの開始点まで患者の右股関節を伸展させる（図10.149 白矢印）。

7. ステップ4～6を3～5回繰り返す。

8. 手技の効果を確認するため、機能障害要素を再評価する。

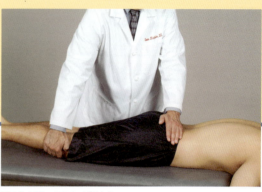
図10.146　ステップ1と2

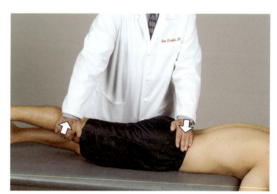
図10.147　ステップ3

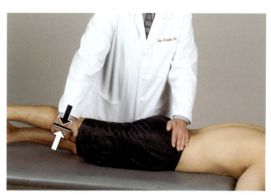
図10.148　ステップ4　等尺性収縮

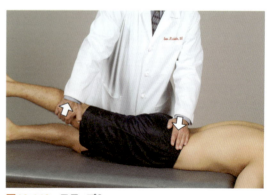
図10.149　ステップ6

骨盤部 背臥位
右寛骨前方偏位機能障害A
相反抑制と筋収縮法の併用による関節モビライゼーション

 映像10.33

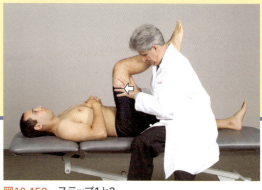

図10.150　ステップ1と2

診断
立位屈曲検査：陽性（右PSISの上方偏位［寛骨の前方偏位］）。
右仙腸関節の他動可動性低下。
ASIS：右尾側（わずかに内側）。
PSIS：右頭側（わずかに外側）。
仙骨溝：右側が浅くなる。

手技
1. 患者を背臥位にし、施術者は治療台の上に患者と対座する。
2. 患者の右下腿遠位を施術者の右肩に乗せ、制限バリアの開始点まで右股関節と膝関節を屈曲させる（図10.150　白矢印）。
3. 代替法として、患者の右膝関節を完全に伸展させてロックしたまま股関節を屈曲させて施術者の肩の上に乗せてもよい（図10.151）。
4. 施術者の手に対して膝関節を押してもらい（図10.152　黒矢印）、施術者は同程度の力でそれに逆らう（白矢印）。
5. 等尺性収縮を3〜5秒間保持した後、患者に**力を抜いてリラックスする**よう指示する。
6. 患者が完全にリラックスしたら、施術者は新たなバリアの開始点まで患者の右股関節を屈曲させる（図10.153　白矢印）。
7. ステップ4〜6を3〜5回繰り返す。
8. 手技の効果を確認するため、機能障害要素を再評価する。

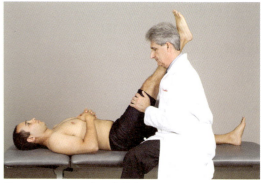

図10.151　ステップ3　代替法

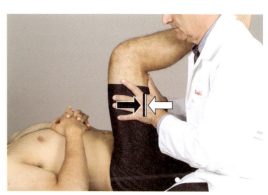

図10.152　ステップ4　等尺性収縮

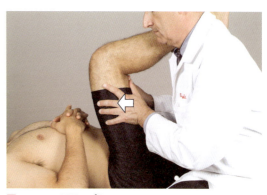

図10.153　ステップ6

骨盤部 側臥位
右寛骨前方偏位機能障害B
相反抑制と筋収縮法の併用による関節モビライゼーション

診断
立位屈曲検査：陽性（右PSISの上方偏位［寛骨の前方偏位］）。
右仙腸関節の他動可動性低下。
ASIS：右尾側（わずかに内側）。
PSIS：右頭側（わずかに外側）。
仙骨溝：右後方。

手技
1. 患者は左を下にして側臥位になり、施術者は患者の正面に立つ。
2. 尾側の手（左手）で右仙腸関節の動きを触診して骨盤を固定する。頭側の手（右手）で患者の右足を施術者の大腿部に当てる（図10.154）。
3. 右膝関節を支えながら頭側の手で右股関節を屈曲させ、制限バリアの開始点まで寛骨を後方に回旋させる（図10.155　白矢印）。
4. 患者に右足を施術者の大腿部に対して押してもらい（図10.156　黒矢印）、施術者は同程度の力でそれに逆らう（白矢印）。
5. 等尺性収縮を3〜5秒間保持した後、患者に**力を抜いてリラックスする**よう指示する。
6. 患者が完全にリラックスしたら、施術者は新たなバリアの開始点まで右寛骨を屈曲させる（図10.157　白矢印）。
7. ステップ4〜6を3〜5回繰り返す。
8. 手技の効果を確認するため、機能障害要素を再評価する。

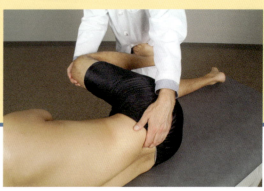
図10.154　ステップ1と2

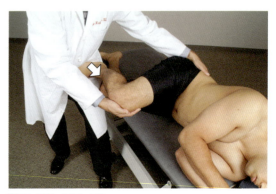
図10.155　ステップ3

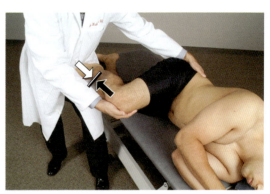
図10.156　ステップ4　等尺性収縮

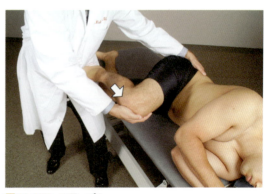
図10.157　ステップ6

第 10 章 | マッスルエナジーテクニック

骨盤部 腹臥位
右寛骨前方偏位機能障害C
相反抑制と筋収縮法の併用による関節モビライゼーション

▶ 映像10.34

診断
立位屈曲検査：陽性（右PSISの上方偏位［寛骨の前方偏位］）。
右仙腸関節の他動可動性低下。
ASIS：右尾側（わずかに内側）。
PSIS：右頭側（わずかに外側）。
仙骨溝：右後方。

手技
1. 患者を腹臥位にし、右寛骨が治療台の端から出るように身体を斜めにさせる。施術者は治療台の右側で患者の骨盤正面に立つ。

2. 左手で患者の骨盤と仙骨を固定し、右手で患者の右足を保持して施術者の左大腿部あるいは脛骨に当てる（図10.158）。

3. 右股関節を屈曲させ（図10.159　白矢印）、制限バリアの開始点まで右寛骨を後方回旋させる。

4. 患者に右足を施術者の左大腿部に対して押してもらい（図10.160　黒矢印）、施術者は同程度の力でそれに逆らう（白矢印）。

5. 等尺性収縮を3〜5秒間保持した後、患者に**力を抜いてリラックスする**よう指示する。

6. 患者が完全にリラックスしたら、施術者は新たなバリアの開始点まで患者の右股関節を屈曲させる（図10.161　白矢印）。

7. ステップ4〜6を3〜5回繰り返す。

8. 手技の効果を確認するため、機能障害要素を再評価する。

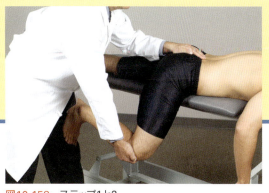
図10.158　ステップ1と2

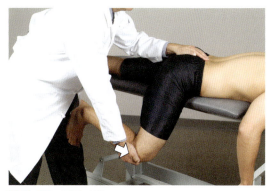
図10.159　ステップ3

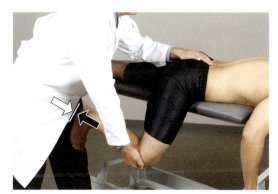
図10.160　ステップ4　等尺性収縮

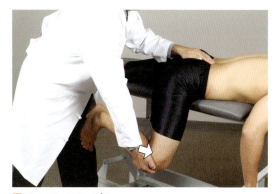
図10.161　ステップ6

319

骨盤部 腹臥位／背臥位
右仙腸関節上方偏位

 映像10.35

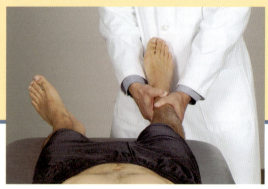

図10.162　ステップ1と2

診断
立位屈曲検査：陽性（右PSIS上方偏位）。
右仙腸関節の他動可動性低下。
ASIS：右頭側。
PSIS：右頭側。
坐骨結節：右頭側。
仙結節靱帯：弛緩。

手技

1. 患者を腹臥位あるいは背臥位にし、両足の先を治療台の端から出す。

2. 施術者は治療台の足側に立ち、患者の右足関節上部で脛骨と腓骨をつかむ（図10.162）。

3. 右股関節を内旋させ、大腿骨頭を寛骨臼蓋窩にロックさせる（図10.163　白矢印）。

4. 右股関節を5〜10度外転させ、右仙腸靱帯の緊張を弛緩させる（図10.164　白矢印）

5. やさしく後ろに体重をかけて患者の右下肢の長軸方向に牽引する（図10.165　白矢印）。その間、患者にふつうに呼吸を続けるよう指示する。

6. 呼気のたびに牽引の力を強める。

7. ステップ5と6を5〜7回繰り返す。

8. 最後に息を吐くとき、足を引っ張るのと同時に患者に咳払いをしてもらうとよい。

9. 手技の効果を確認するため、機能障害要素を再評価する。

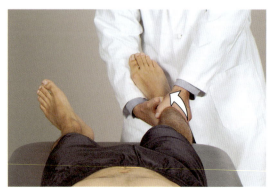

図10.163　ステップ3

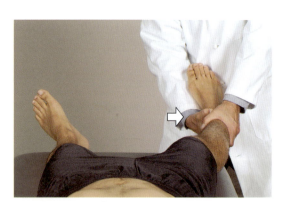

図10.164　ステップ4

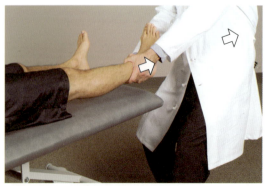

図10.165　ステップ5

骨盤部 背臥位
右寛骨アウトフレア機能障害 等尺性収縮後リラクセーション

 映像10.36

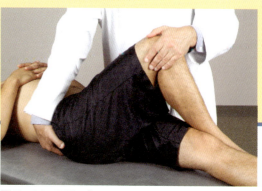

図10.166　ステップ1～3

診断
立位屈曲検査：陽性（右PSIS上方偏位）。
右仙腸関節の他動可動性低下。
ASIS：右外側偏位。
仙骨溝：右狭小。

手技

1. 患者を背臥位にし、施術者は治療台の左側に立つ。

2. 患者の右股関節と膝関節を約90度屈曲させ、右の足先を左膝関節の外側に置く。

3. 尾側の手（右手）を右寛骨の下に入れて右PSISの内側面を保持する（図10.166）。

4. 頭側の手（左手）で制限バリアの開始点まで右股関節を内転させる（図10.167　白矢印）。

5. 患者に屈曲した股関節を外転してもらい（図10.168　黒矢印）、施術者は同程度の力でそれに逆らう（白矢印）。

6. 等尺性収縮を3～5秒間保持した後、患者に**力を抜いてリラックスする**よう指示する。

7. 患者が完全にリラックスしたら、新たな制限バリアの開始点まで右股関節をさらに内転させて（図10.169　白矢印）、右PSISを外側に牽引する。

8. ステップ5～7を3～5回繰り返す。

9. 手技の効果を確認するため、機能障害要素を再評価する。

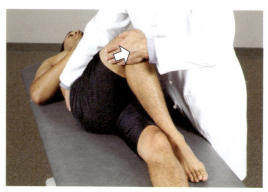

図10.167　ステップ4

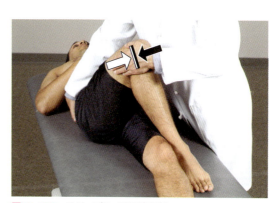

図10.168　ステップ5　等尺性収縮

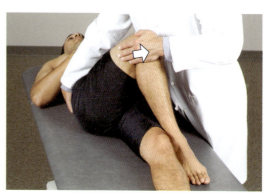

図10.169　ステップ7

骨盤部 背臥位
右寛骨インフレア機能障害
等尺性収縮後リラクセーション
 映像10.37

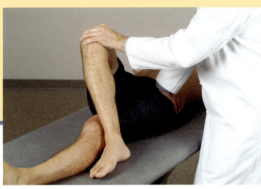

図10.170　ステップ1～3

診断
立位屈曲検査：陽性（右PSIS上方偏位）。
右仙腸関節の他動可動性低下。
ASIS：右内側偏位。
仙骨溝：右拡大。

手技

1. 患者を背臥位にし、施術者は治療台の左側に立つ。
2. 患者の右股関節と膝関節を屈曲させ、右の足先を左膝関節の外側面に置く。
3. 頭側の手を左ASISの上に置く（図10.170）。
4. 尾側の手を右膝関節に当て、制限バリアの開始点まで右股関節を外旋させる（図10.171　白矢印）。
5. 患者に右膝を天井に向けて上げてもらい（図10.172　黒矢印）、施術者は同程度の力でそれに逆らう（白矢印）。
6. 等尺性収縮を3～5秒間保持した後、患者にリラックスするよう指示する。
7. 患者が完全にリラックスしたら、施術者は新たな制限バリアの開始点まで右股関節をさらに外旋させる（図10.173　白矢印）。
8. ステップ5～7を3～5回繰り返す。
9. 手技の効果を確認するため、機能障害要素を再評価する。

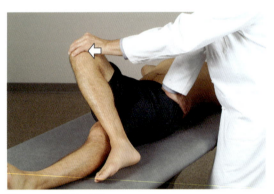

図10.171　ステップ4

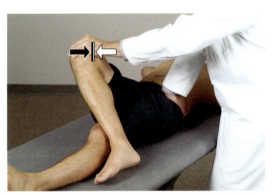

図10.172　ステップ5　等尺性収縮

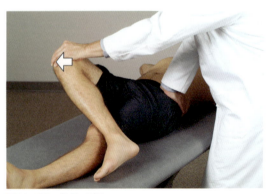

図10.173　ステップ7

骨盤部 背臥位
右恥骨上方偏位機能障害
筋収縮による関節モビライゼーション
 映像10.38

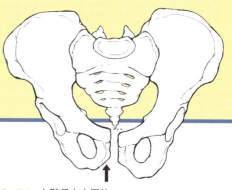
図10.174　右恥骨上方偏位

診断
立位屈曲検査：陽性（右PSIS上方偏位）。
右仙腸関節の他動可動性低下。
右恥骨結節の上方偏位（図10.174）。

手技
1. 患者を治療台の右端で背臥位にする。施術者は治療台の右側に立つ。

2. 左手を左ASISに置いて骨盤を固定し、右手で右股関節を外転させて治療台から出す。

3. 右手を患者の右膝関節の近位に当て、制限バリアの開始点までやさしく下方に押す（図10.175　白矢印）。

4. 患者に右下肢をやや内側かつ天井に向けて上げてもらい（図10.176　黒矢印）、施術者は同程度の力でそれに逆らう（白矢印）。

5. 等尺性収縮を3〜5秒間保持した後、患者に**力を抜いてリラックスする**よう指示する。

6. 患者が完全にリラックスしたら、施術者は新たな制限バリアの開始点まで患者の下腿を床に向けて下ろす（図10.177　白矢印）。

7. ステップ4〜6を3〜5回繰り返す。

8. 手技の効果を確認するため、機能障害要素を再評価する。

注意：左下方偏位は静止状態では右上方偏位と似ているが、左仙腸関節の可動性低下が見られ、立位屈曲検査は左側が陽性になる。

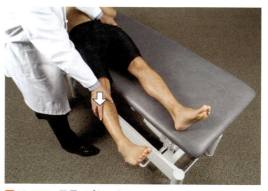
図10.175　ステップ1〜3

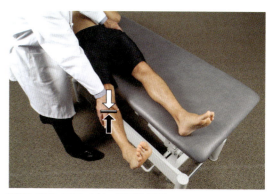
図10.176　ステップ4　等尺性収縮

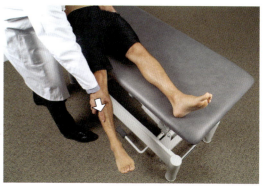
図10.177　ステップ6

骨盤部 背臥位
右骨盤下方偏位機能障害
筋収縮による関節モビライゼーション

 映像10.39

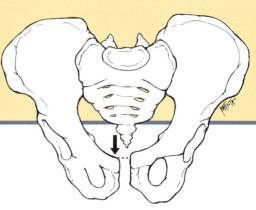

図10.178　右恥骨下方偏位

診断
立位屈曲検査：陽性（右PSIS上方偏位）。
右仙腸関節の他動可動性低下。
右恥骨結節の下方偏位（図10.178）。

手技

1. 患者を治療台の左端で背臥位にする。施術者は治療台の左側に立つ。

2. 右手で患者の右股関節を屈曲、内旋させる。そのとき、左母指球を右坐骨結節の下に当て、てこの支点にする（図10.179）。

3. 制限バリアの開始点まで右手で右股関節を屈曲させ（図10.180　白矢印）、患者の膝を施術者の右腋窩に入れ、治療台の端をつかむ。

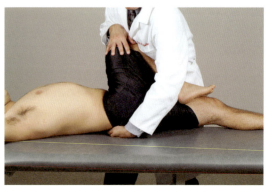

図10.179　ステップ1と2

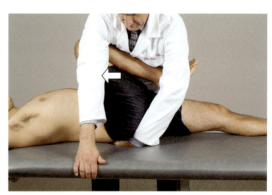

図10.180　ステップ3

第 10 章 | マッスルエナジーテクニック

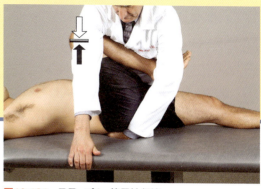

図10.181　ステップ4　等尺性収縮

4. 患者に右膝で施術者の腋窩を押し上げてもらい（図10.181　黒矢印）、施術者は同程度の力でそれに逆らう（白矢印）。

5. 等尺性収縮を3〜5秒間保持した後、患者に**リラックスする**よう指示する。

6. 患者が完全にリラックスしたら、施術者は新たな制限バリアの開始点まで患者の右股関節を屈曲させる（図10.182　白矢印）。坐骨結節の下に入れた手をてこの支点として効果的に使うために、さらに頭側に移動させると有効となる。

7. ステップ4〜6を3〜5回繰り返す。

8. 手技の効果を確認するため、機能障害要素を再評価する。

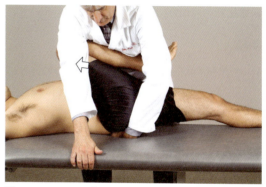

図10.182　ステップ6

注意：左上方偏位は静止状態では右下方偏位と似ているが、左仙腸関節の可動性低下が見られ、立位屈曲検査は左側が陽性になる。

325

骨盤部　背臥位
恥骨結合の圧縮（恥骨内転）
筋収縮による関節モビライゼーション

 映像10.40

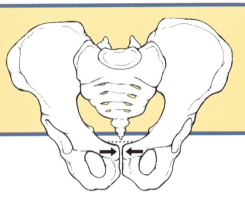

図10.183　恥骨結合の圧縮

診断
病歴による障害の疑い（外傷、妊娠、出産）。
恥骨結合軟骨の腫張を触診。
恥骨結合に圧痛（図10.183）。
尿路症状の可能性。

手技

1. 患者を背臥位にして施術者は治療台の側方に立つ。
2. 患者の足の裏を治療台につけたまま、股関節を約45度に、膝関節を90度に屈曲させる。
3. 施術者は右前腕を患者の膝の間に入れる（図10.184）。
4. 患者に施術者の手掌と肘関節に対抗して両膝を内側に押し合ってもらう（図10.185　**黒矢印**が示すように内転させる）。施術者は同程度の力でそれに逆らう（白矢印）。
5. 等尺性収縮を3〜5秒間保持した後、患者に**力を抜いてリラックスする**よう指示する。
6. 患者が完全にリラックスしたら、両膝を正中からさらに大きく開く（図10.186　白矢印）。
7. ステップ4〜6を3〜7回繰り返す。
8. 手技の効果を確認するため、機能障害要素を再評価する。

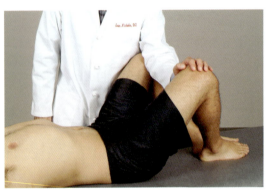

図10.184　ステップ1〜3

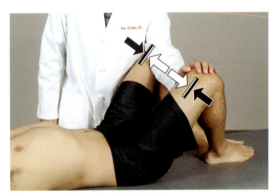

図10.185　ステップ4　等尺性収縮

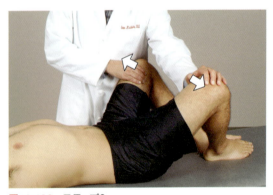

図10.186　ステップ6

骨盤部 背臥位
恥骨結合の離開（恥骨外転）筋収縮による関節モビライゼーション
 映像10.40

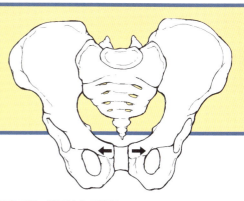

図10.187　恥骨結合の離開

診断
病歴による機能障害の疑い（外傷、妊娠、出産）。
恥骨結合溝の深さが異常。
恥骨結合に圧痛（図10.187）。
尿路症状の可能性。

手技

1. 患者を背臥位にして施術者は治療台の側方に立つ。

2. 患者の足の裏を治療台につけたまま、股関節を約45度に、膝関節を90度に屈曲させる。

3. 患者の膝を約45cm開く。

4. 近位の膝関節を施術者の腹部に当て、施術者は両手でもう一方の膝関節の外側面に当てる（図10.188）。

5. 施術者の腹筋と両手に逆らって両膝を外側に開いてもらう（図10.189　黒矢印が示すように外転させる）。施術者は同程度の力でそれに逆らう（白矢印）。

6. 等尺性収縮を3〜5秒間保持した後、患者に**力を抜いてリラックスする**よう指示する。

7. 患者が完全にリラックスしたら、患者の両膝を約7〜10cm近づける（図10.190　白矢印）。

8. ステップ5〜7を3〜7回繰り返す。

9. 手技の効果を確認するため、機能障害要素を再評価する。

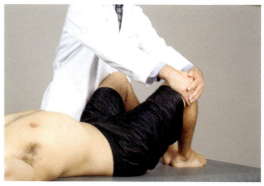

図10.188　ステップ1〜4

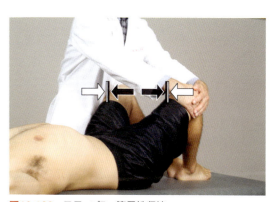

図10.189　ステップ5　等尺性収縮

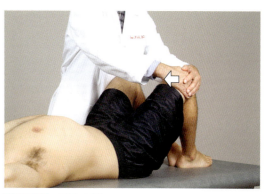

図10.190　ステップ7

骨盤部
股関節部
大腰筋と小腰筋

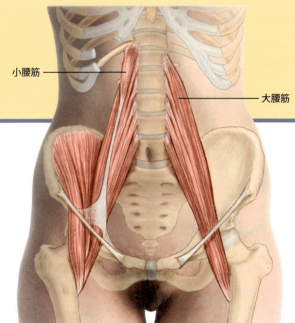

図10.191 大腰筋と小腰筋
（文献[8]の許可を得て編集）

大腰筋

起始
大腰筋の起始はT12〜T14胸椎の側面と関連する椎間板、そしてL1〜L5腰椎の横突起である（図10.191）。

停止
大腿骨小転子。

作用
大腰筋は腰を屈曲させ、腰椎を側屈（同側）させる。

神経分布
腰神経前枝（L1〜L3）。

小腰筋

起始
小腰筋の起始は、T12胸椎とL1腰椎、関連する椎間板にある。

停止
腸骨筋膜と腸恥隆起。

作用
骨盤および腰部の脊柱屈曲時に大腰筋を補助する。

神経分布
腰神経の前枝（L1とL2）は、小腰筋を刺激する。

骨盤部
股関節部
腸骨筋

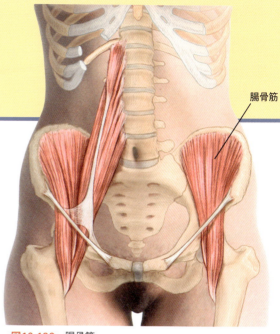

図10.192 腸骨筋
(文献[8]の許可を得て編集)

起始
腸骨窩（腸骨内面）と仙骨外側面（図10.192）。

停止
大腿骨小転子。

作用
大腿部と体幹部の屈曲、腸腰筋と協働して関節を安定させる。

神経分布
大腿神経（L2～L3）。

骨盤部 背臥位
股関節部
腰筋の急性機能障害
相反抑制　映像10.41

1. 治療台の端近くで患者を背臥位にし、機能障害がある側の足を治療台から出す。もう一方の股関節を屈曲させて膝を胸に抱えて、腰椎前弯を平らに保持する。

2. 施術者は治療台の足側に立ち、機能障害のある大腿部の膝関節近位に両手を当てる（図10.193）。

3. 大腿部をやさしく床に向けて押して（図10.194　白矢印）、制限バリアの開始点まで股関節を伸展させる。

4. 患者に足を**非常にやさしく床に向けて押して**もらう（図10.195　黒矢印）。施術者は同程度の力でそれに逆らう（白矢印）。

5. 等尺性収縮を3〜5秒間保持した後、患者に**力を抜いてリラックスする**よう指示する。

6. 患者が完全にリラックスしたら、患者の大腿部を床に向けて押し下げ（図10.196　白矢印）、新たな制限バリアの開始点まで股関節を伸展させる。

7. 3〜5回、あるいは股関節と腰筋の動きが最大に改善するまで、ステップ4〜6を繰り返す。

8. 手技の効果を確認するため、機能障害要素を再評価する。

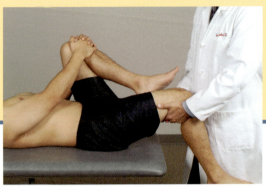

図10.193　ステップ1と2

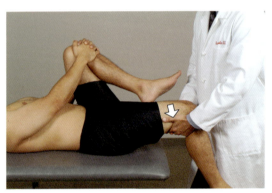

図10.194　ステップ3

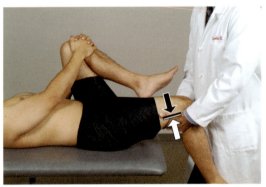

図10.195　ステップ4　等尺性収縮

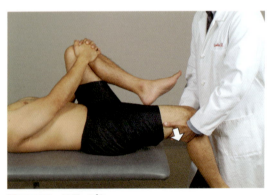

図10.196　ステップ6

骨盤部 腹臥位

股関節部
腰筋の亜急性あるいは慢性機能障害等尺性収縮後リラクセーション 映像10.42

1. 患者を腹臥位にし、施術者は治療台の側方に立つ。

2. 機能障害がある側の膝関節を90度に屈曲させ、膝関節のすぐ上の大腿部を保持する。

3. 頭側の手を仙骨の上に置き、骨盤を固定する（図10.197）。

4. 腰筋が伸展して制限バリアの開始点に達するまで、尾側の手で大腿部を上に引き上げる（図10.198　白矢印）。

5. 患者に大腿部と膝を施術者の尾側の手に向かって押し下げてもらう（図10.199　黒矢印）。施術者は同程度の力でそれに逆らう（白矢印）。

6. 等尺性収縮を3～5秒間保持した後、患者に**力を抜いてリラックスする**よう指示する。

7. 患者が完全にリラックスしたら、新たな制限バリアの開始点まで股関節を伸展させる（図10.200　白矢印）。

8. 3～5回、あるいは股関節と腰筋の動きが最大に改善するまで、ステップ5～7を繰り返す。

9. 手技の効果を確認するため、股関節の他動伸展を再評価する。

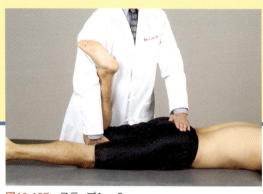

図10.197　ステップ1～3

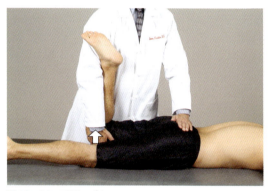

図10.198　ステップ4

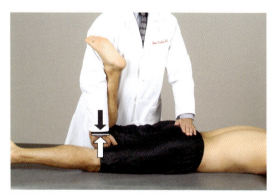

図10.199　ステップ5　等尺性収縮

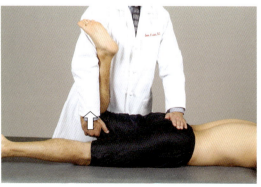

図10.200　ステップ7

骨盤部
梨状筋

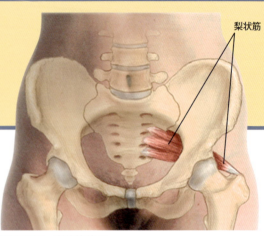

図10.201 梨状筋前面
(文献[8])の許可を得て編集)

起始
仙骨前面と大坐骨切痕上縁（図10.201）。

停止
大腿骨大転子。

作用
大腿部の外旋と外転、臼蓋窩における大腿骨頭保持の補助（図10.202）。

神経分布
仙骨神経叢の前枝（S1とS2）は梨状筋を刺激する。

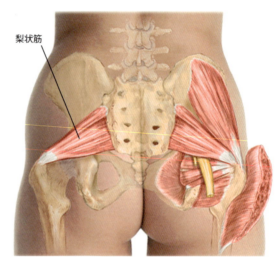

図10.202 梨状筋後面
(文献[8])の許可を得て編集)

骨盤部 腹臥位
股関節部
梨状筋の急性機能障害
相反抑制

1. 患者を腹臥位にして、施術者は治療台の側方に立つ。

2. 頭側の手で機能障害のある梨状筋を触診し、尾側の手で足関節をつかんで膝関節を90度屈曲させる（図10.203）。

3. 制限バリアの開始点までゆっくり足関節を正中から遠ざける（図10.204　白矢印）。

4. 施術者は患者の足関節側面に触れながら、患者には足関節を中線から離れるように**とてもゆっくり**と動かしていくよう指示する（図10.205　黒矢印）。施術者は反対方向（白矢印）に尾部の手で強い抵抗を加える。

5. 等尺性収縮を3～5秒間保持した後、患者に**力を抜いてリラックスする**よう指示する。

6. 患者が完全にリラックスしたら、患者の足関節をさらに正中から遠ざけて、新たな制限バリアの開始点まで股関節を内旋させる（図10.206　白矢印）。

7. 3～5回、あるいは股関節と梨状筋の動きが最大に改善するまで、ステップ4～6を繰り返す。

8. 手技の効果を確認するため、機能障害要素を再評価する。

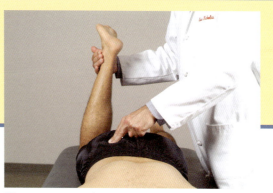

図10.203　ステップ1と2

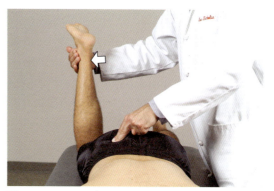

図10.204　ステップ3

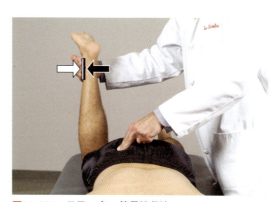

図10.205　ステップ4　等尺性収縮

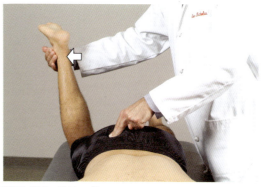

図10.206　ステップ6

骨盤部 背臥位
股関節部
梨状筋の急性機能障害
相反抑制　映像10.43

1. 患者を背臥位にして、施術者は患部の対側に立つ。

2. 患者の右股関節と膝関節を屈曲させて、機能障害のある足をもう一方の足の膝関節外側に当てる。

3. 頭側の手を障害側のASISの上に置いて骨盤を固定する（図10.207）。

4. 尾側の手で右膝関節を正中に向けて引っ張り、梨状筋を伸展させて制限バリアの開始点まで股関節を内旋させる（図10.208）。

5. 施術者は患者の足関節の内側面に触れながら、患者には足関節を中線に向かってとてもゆっくりと動かしていくよう指示する（図10.209 黒矢印）。施術者は反対方向（白矢印）に尾側の手で強い抵抗を加える。

6. 等尺性収縮を3～5秒間保持した後、患者に**リラックスする**よう指示する。

7. 患者が完全にリラックスしたら、さらに正中を越えて、新たな制限バリアの開始点まで股関節を内旋させる（図10.210　白矢印）。

8. 3～5回、あるいは股関節と梨状筋の動きが最大限に改善するまで、ステップ5～7を繰り返す。

9. 手技の効果を確認するため、機能障害要素を再評価する。

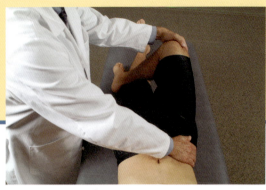

図10.207　ステップ1～3

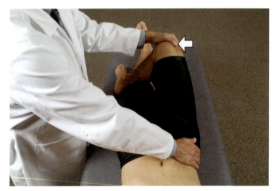

図10.208　ステップ4

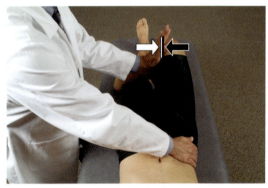

図10.209　ステップ5　等尺性収縮

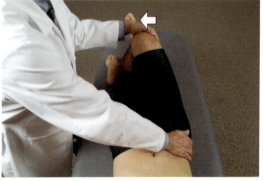

図10.210　ステップ7

骨盤部 腹臥位

股関節部
梨状筋の亜急性あるいは慢性機能障害
等尺性収縮後リラクセーション

1. 患者を腹臥位にして、施術者は治療台の側方に立つ。

2. 頭側の手で機能障害のある梨状筋を触診し、尾側の手で足関節をつかむ（図10.211）。

3. 尾側の手で膝関節を90度に屈曲させ、ゆっくり正中から遠ざけて梨状筋を伸展させて、制限バリアの開始点まで機能障害のある股関節を内旋させる（図10.212）。

4. 患者に足関節を正中に向けて足と足関節の内側へ、すなわち施術者の尾側の手に対して押してもらう（図10.213　黒矢印）。施術者は同程度の力でそれに逆らう（白矢印）。

5. 等尺性収縮を3～5秒間保持した後、患者に**リラックスする**よう指示する。

6. 患者が完全にリラックスしたら、患者の足関節をさらに正中から遠ざけて、新たな制限バリアの開始点まで股関節を内旋させる（図10.214　白矢印）。

7. 3～5回、あるいは股関節と梨状筋の動きが最大に改善するまで、ステップ4～6を繰り返す。

8. 手技の効果を確認するため、機能障害要素を再評価する。

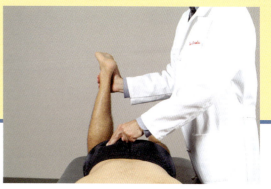

図10.211　ステップ1と2

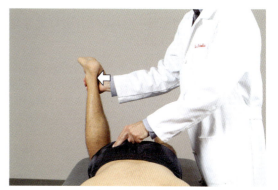

図10.212　ステップ3

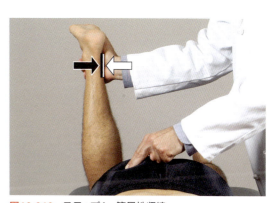

図10.213　ステップ4　等尺性収縮

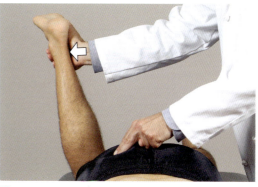

図10.214　ステップ6

骨盤部 背臥位
股関節部
梨状筋亜急性機能障害等尺性収縮後リラクセーション 映像10.43

1. 患者を背臥位にして、施術者は患部の対側に立つ。

2. 患者の股関節と膝関節を屈曲させて機能障害のある足部をもう一方の膝関節外側に当てる。

3. 頭側の手を障害側のASISの上に置いて骨盤を固定する（図10.215）。

4. 尾側の手で機能障害のある膝を正中に向けて引き寄せ（図10.216 白矢印）、梨状筋が伸展して制限バリアの開始点に達するまで股関節を内旋させる。

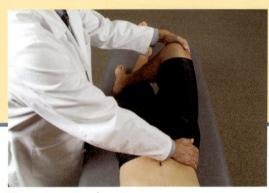

図10.215　ステップ1〜3

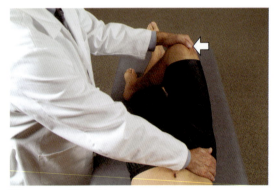

図10.216　ステップ4

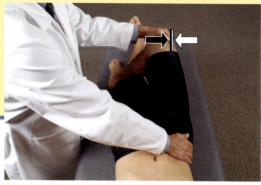

図10.217　ステップ5　等尺性収縮

5. 患者に右膝関節を正中と対側のもう一方の膝関節の外側、すなわち施術者の尾側の手に向けて押してもらう（図10.217　黒矢印）。施術者は同程度の力でそれに逆らう（白矢印）。

6. 等尺性収縮を3〜5秒間保持した後、患者に**力を抜いてリラックスする**よう指示する。

7. 患者が完全にリラックスしたら、さらに正中を越えて、新たな制限バリアの開始点まで股関節を内旋させる（図10.218　白矢印）。

8. 3〜5回、あるいは股関節と梨状筋の動きが最大に改善するまで、ステップ5〜7を繰り返す。

9. 手技の効果を確認するため、機能障害要素を再評価する。

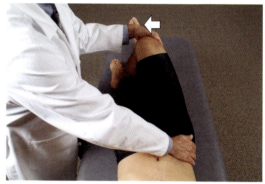

図10.218　ステップ7

仙骨部 　変形シムズの体位
左傾斜軸に対する前方捻転（左・左）相反抑制と筋収縮法の併用による関節モビライゼーション　映像10.44

診断

座位屈曲検査：右側陽性。
仙骨溝：深く、右前方。
下外側角（ILA）：浅く、左後方。
スプリング検査：陰性。
スフィンクス検査：非対称性小。
L5 NSLRR［Neutral, Sidebending Left, Rotation Right］
仙骨左捻転・左傾斜軸（図10.219）。

手技

1. 患者は傾斜軸側の左を下にして変形シムズの体位を取る。股関節と膝関節を90度に屈曲させ、胸をできる限り治療台につけて、右上腕は治療台から出す。
2. 施術者は患者の殿部に近い治療台の右端に対座する。
3. 患者の膝関節をやさしく持ち上げて、下肢を施術者の大腿部前面に乗せる。患者に対して近位の施術者の足部を低めの椅子に乗せることにより、患者の膝を押し上げて脊椎を大きく回旋させる。
4. 頭側の手でL5/S1の棘突起間を触診する。尾側の手で踵をつかんでL5がS1に対して中立になるまで股関節を屈曲、伸展させる（図10.220）。
5. 患者に3回深呼吸をして息を吐くごとに右上腕を床に向けて伸ばしてもらう（図10.221）。

〔訳者注：タイトル部分の前方捻転とは、傾斜軸ではない側の仙骨が前方に出る捻転をさす。（左・左）は先に捻転により傾斜軸に対して左の捻転が生じるかを示し、後に傾斜軸の左を示す〕

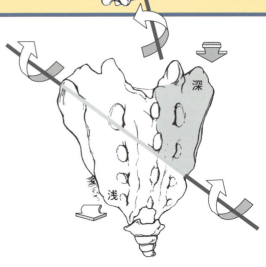

図10.219　仙骨左捻転・左傾斜軸

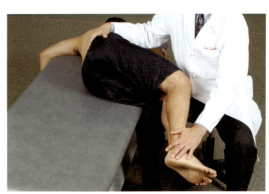

図10.220　ステップ1～4

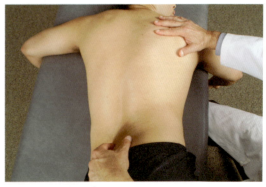

図10.221　ステップ5

6. 尾側の手でバリアの開始点までやさしく患者の足を下げる（図10.222　白矢印）。

7. 患者に両足を天井に向けてやさしく継続的に押し上げてもらい（黒矢印）、施術者は尾側の手を使って同程度の力でそれに逆らう（図10.223　白矢印）。右梨状筋の拮抗筋である右内旋筋と左外旋筋を収縮させる[6]。

8. 等尺性収縮を3〜5秒間保持した後、患者に**力を抜いてリラックスする**よう指示する。

9. 患者が完全にリラックスしたら、施術者は新たなバリアの開始点まで患者の両足を床に向けて押し下げる（図10.224　白矢印）。

10. ステップ7〜9を3〜5回繰り返す。

11. 手技の効果を確認するため、機能障害要素を再評価する。

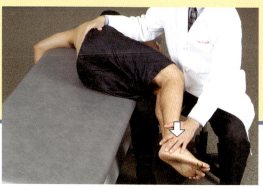

図10.222　ステップ6

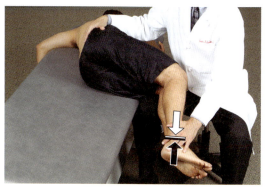

図10.223　ステップ7　等尺性収縮

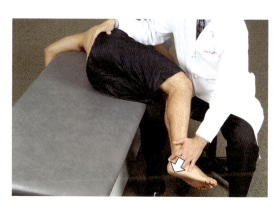

図10.224　ステップ9

仙骨部　変形シムズの体位
右傾斜軸の前方捻転（右・右）相反抑制と筋収縮法の併用による関節モビライゼーション

診断
座位屈曲検査：左側陽性。
左仙骨溝：深く、前方。
右下外側角（ILA）：浅く、後方。
スプリング検査：陰性。
スフィンクス検査：非対称性小。
L5 NSRRL［Neutral, Sidebending Right, Rotation Left］
仙骨右捻転・右傾斜軸（図10.225）。

手技
1. 患者は傾斜軸側の右を下にして変形シムズの体位を取る。股関節と膝関節を90度に屈曲させ、胸をできる限り治療台につけて、左上腕は治療台から出す。
2. 施術者は治療台の足側の端に座り、患者の膝を右大腿前部に乗せる。
3. 頭側の手でL5/S1の棘突起間を触診しながら、L5とS1に対して中立になるまで尾側の手で股関節を屈曲、伸展させる（図10.226）。
4. 患者に3回深呼吸をして息を吐くごとに左上腕を床に向けて伸ばしてもらう（図10.227）。

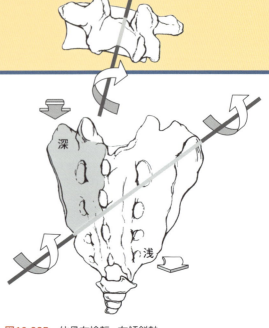

図10.225　仙骨右捻転・右傾斜軸

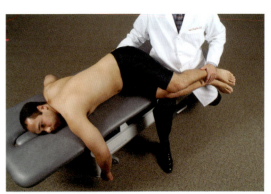

図10.226　ステップ1〜3

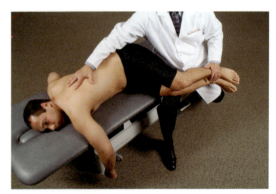

図10.227　ステップ4

5. バリアの開始点まで尾側の手でやさしく患者の足を下げる（図10.228　白矢印）。

6. 患者に両足を天井に向けてやさしく継続的に押し上げてもらい（図10.229　黒矢印）、施術者は尾側の手を使って同程度の力でそれに逆らう（白矢印）。左梨状筋の拮抗筋である左内旋筋と右外旋筋を収縮させる[6]。

7. 等尺性収縮を3〜5秒間保持した後、患者に**力を抜いてリラックスする**よう指示する。

8. 患者が完全にリラックスしたら、新たなバリアの開始点まで患者の両足を床に向けて押し下げる（図10.230　白矢印）。

9. ステップ6〜8を3〜5回繰り返す。

10. 手技の効果を確認するため、機能障害要素を再評価する。

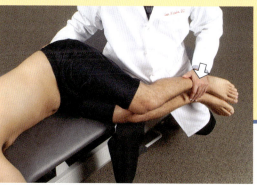

図10.228　ステップ5

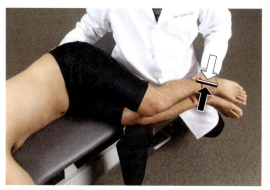

図10.229　ステップ6　等尺性収縮

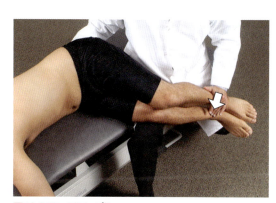

図10.230　ステップ8

仙骨部 側臥位

左傾斜軸の後方捻転（右・左）
相反抑制と筋収縮法の併用による関節モビライゼーション　映像10.45

診断

座位屈曲検査：右側陽性。
右仙骨溝：浅く、後方。
左下外側角（ILA）：深く、前方。
スプリング検査：陰性。
スフィンクス検査：非対称性大。
L5 E/FRLSL [Extension/Flexion, Rotation Left, Sidebending Left]
仙骨右捻転・左傾斜軸（図10.231）。

手技

1. 左を下にして患者を側臥位にする。右股関節と膝をわずかに左足の前に出す。

2. 施術者は患者の骨盤正面に立つ。頭側の手でL5/S1の棘突起間を触診しながら尾側の手で左足を後方にやさしく動かして、L5/S1間に動きを感じるまで股関節を伸展させる。

3. 尾側の手と前腕で患者の骨盤を固定する。その状態で患者にやさしく体幹を右回旋してもらう（図10.232）。

4. 患者に3回深呼吸をして息を吐くごとに右上腕と肩を後に引いてもらい（図10.233　白矢印）、体幹を右回旋させる。

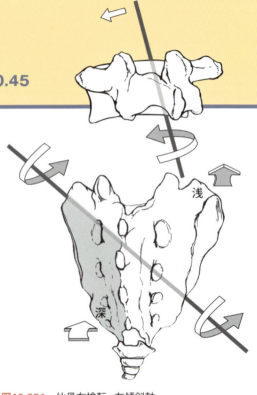

図10.231　仙骨右捻転・左傾斜軸

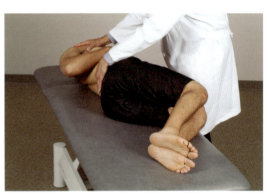

図10.232　ステップ1〜3

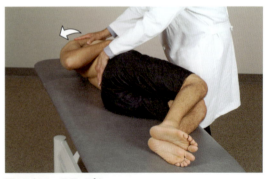

図10.233　ステップ4

5. 尾側の手で患者の右足を治療台から出し、制限バリアの開始点までやさしく右膝を押し下げる（図10.234　白矢印）。

6. 患者に右足を天井に向けてやさしく継続的に押し上げてもらい（図10.235　黒矢印）、施術者は尾側の手を使って同程度の力でそれに逆らう（白矢印）。

7. 等尺性収縮を3〜5秒間保持した後、患者に**力を抜いてリラックスする**よう指示する。

8. 患者が完全にリラックスしたら、新たな制限バリアの開始点まで右足を床に向けて押し下げる（図10.236　白矢印）。

9. ステップ6〜8を3〜5回繰り返す。

10. 手技の効果を確認するため、機能障害要素を再評価する。

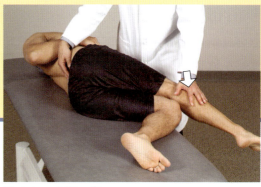

図10.234　ステップ5

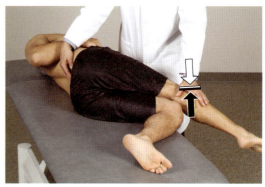

図10.235　ステップ6　等尺性収縮

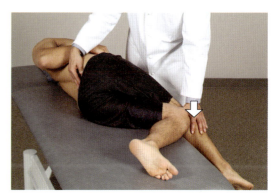

図10.236　ステップ8

仙骨部 側臥位

右傾斜軸の後方捻転（左・右）相反抑制と筋収縮法の併用による関節モビライゼーション

診断
座位屈曲検査：左側陽性。
左仙骨溝：浅く、後方。
右下外側角（ILA）：深く、前方。
スプリング検査：陽性。
スフィンクス検査：非対称性大。
L5 E/FRRSR［Extension/Flexion, Rotation Right, Sidebending Right］
仙骨左捻転・右傾斜軸（図10.237）。

手技
1. 右を下にして患者の骨盤が治療台の端にくるように側臥位にして、左膝関節を少し曲げて右足の前に出させる。

2. 施術者は患者の骨盤正面に立つ。頭側の手でL5/S1の棘突起間を触診しながら尾側の手で右足を後方にやさしく動かして、L5/S1間に動きを感じるまで股関節を伸展させる。

3. 尾側の手と前腕で患者の骨盤を固定する。その状態で患者にやさしく体幹を左回旋してもらう（図10.238）

4. 患者に3回深呼吸をして息を吐くごとに左上腕と肩を後ろに引いてもらい、体幹を左回旋させる（図10.239 白矢印）。

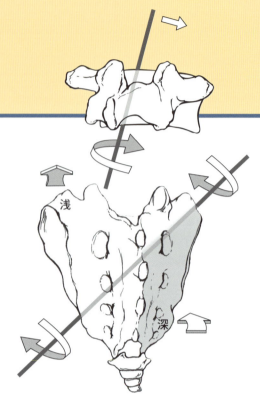

図10.237　仙骨左捻転・右傾斜軸

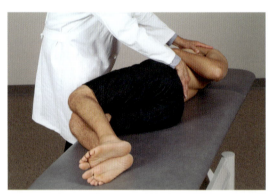

図10.238　ステップ1～3

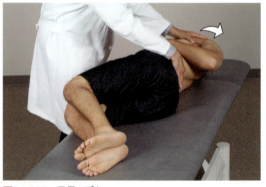

図10.239　ステップ4

5. 尾側の手で患者の右足を治療台から出し、制限バリアの開始点までやさしく右膝を押し下げる（図10.240　白矢印）。

6. 患者に左足を天井に向けてやさしく継続的に押し上げてもらい（図10.241　黒矢印）、施術者は尾側の手を使って同程度の力でそれに逆らう（白矢印）。

7. 等尺性収縮を3〜5秒間保持した後、患者に**力を抜いてリラックスする**よう指示する。

8. 患者が完全にリラックスしたら、新たな制限バリアの開始点まで左足を床に向けて押し下げる（図10.242　白矢印）。

9. ステップ6〜8を3〜5回繰り返す。

10. 手技の効果を確認するため、機能障害要素を再評価する。

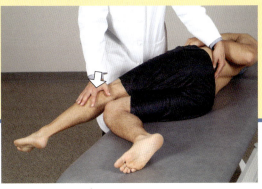

図10.240　ステップ5

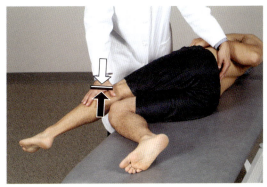

図10.241　ステップ6　等尺性収縮

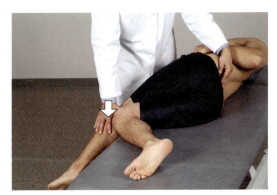

図10.242　ステップ8

仙骨部
仙骨捻転機能障害の概要

アメリカ・オステオパシー医学大学協会のウェブサイトで、捻転（右・右）の動画をご確認ください（https://www.aacom.org/ome/councils/aacom-councils/ecop/motion-animations/Detail/right-on-right-torsion）。

傾斜軸に関する仙骨捻転機能障害は表10.1を参照。

表10.1 傾斜軸に関する仙骨捻転機能障害

	立位および座位屈曲検査 右側陽性	立位および座位屈曲検査 左側陽性
L5横突起後方	右	左
L5機能障害	L5 NSLRR	L5 NSRRL
仙骨軸	左傾斜軸	右傾斜軸
仙骨溝	右が深い（前方）／左が浅い	左が深い（前方）／右が浅い
仙骨下外側角	左が浅い（後方）	右が浅い（後方）
腰部スプリング検査	陰性	陰性
スフィンクス検査（仙骨溝の非対称性）	減少（非対称性減少）	減少（非対称性減少）
診断	左傾斜軸に関する前方捻転、仙骨左捻転・左傾斜軸	右傾斜軸に関する前方捻転、仙骨右捻転・右傾斜軸

	立位および座位屈曲検査 右側陽性	立位および座位屈曲検査 左側陽性
L5横突起後方 L5機能障害 仙骨軸 仙骨溝 仙骨下外側角	左／L5 F/ESLRL／左傾斜軸／浅／右が浅い（後方）／左が深い（前方）／深	右／L5 F/ESRRR／右傾斜軸／浅／左が浅い（後方）／右が深い（前方）／深
腰部スプリング検査	陽性	陽性
スフィンクス検査 （仙骨溝の非対称性）	増加（非対称性増加）	増加（非対称性増加）
診断	左傾斜軸に関する後方捻転、仙骨右捻転・左傾斜軸	右傾斜軸に関する後方捻転、仙骨左捻転・右傾斜軸

仙骨部 腹臥位

左仙骨屈曲
呼吸補助

 映像10.46

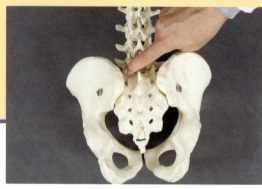

図10.243　ステップ2

診断

座位屈曲検査：左側陽性。
左仙骨溝：腹側、前方。
左下外側角（ILA）：背側、後方。
スプリング検査：陰性。
スフィンクス検査：非対称性低下。

手技

1. 患者を腹臥位にして、施術者は治療台の左側に立つ。

2. 頭側の示指で左仙骨溝を触診する（図10.243）。そのとき、尾側の手で患者の左股関節を外転・内転させて、左仙骨関節が緩む位置を探す（通常15度外転）。

3. 左股関節を内旋させる。患者には治療の間この外転かつ内旋を保つようにしてもらう（図10.244）。

4. 尾側の手根部を左仙骨のILAに置き（図10.245）、その上に頭側の手を重ねて補助する（図10.246）。

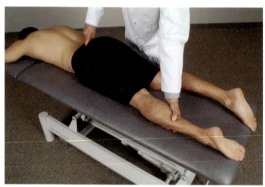

図10.244　ステップ1〜3

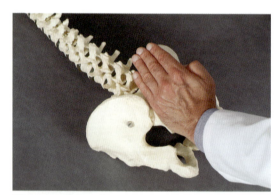

図10.245　ステップ4

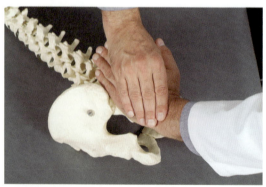

図10.246　ステップ4

5. 尾側の手で継続的に左仙骨のILAを下方に押す。仙骨の動きが最も自由な面を見つけるために力を入れる方向は内側か外側、あるいは頭側か尾側に変えてもよい（図10.247）。

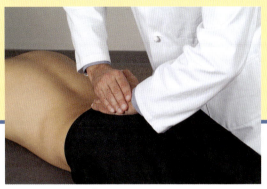

図10.247　ステップ5

6. 仙骨伸展を促すため、尾側の手で左仙骨のILAを腹側に断続的に押し、患者には息を深く吸ってもらう（図10.248　白矢印）。

7. 患者にゆっくり息を吐いてもらう。息を吐いている間、仙骨屈曲を妨げるため、尾側の手で左仙骨のILAを腹側に押す力を強める（図10.249　白矢印）。

8. ステップ5〜7を5〜7回繰り返す。

9. 手技の効果を確認するため、機能障害要素を再評価する。

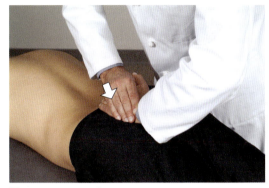

図10.248　ステップ6

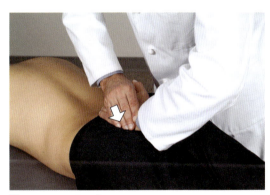

図10.249　ステップ7

仙骨部 腹臥位
左仙骨伸展
呼吸補助
 映像10.47

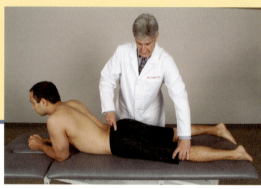

図10.250　ステップ1〜3

診断
座位屈曲検査：左側陽性。
左仙骨溝：背側、後方。
左下外側角（ILA）：腹側、前方。
スプリング検査：陽性。
スフィンクス検査：非対称性増加。

手技
1. 患者にスフィンクスのポーズを取らせて（肘をついて上体を支える）、施術者は治療台の左側に立つ。
2. 頭側の示指で患者の左仙骨溝を触診する。その際、尾側の手で患者の左下肢を外転、内転させて、左仙骨関節が緩む位置を探す（通常15度外転）。
3. 左股関節を内旋させる。患者には治療の間ずっとこの外転かつ内旋を保つようにしてもらう（図10.250）。
4. 頭側の小指球を左仙骨溝に置き（図10.251）、その上に尾側の手を置いて補助する（図10.252）。

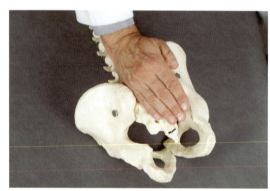

図10.251　ステップ4

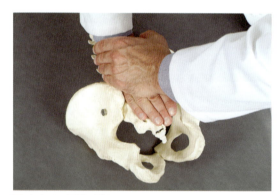

図10.252　ステップ4

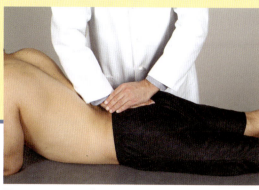

図10.253　ステップ5

5. 両手で継続的に左仙骨溝を前方（下方）に押して仙骨を前方に回旋させ、腰仙関節を尾側方向に緩める（図10.253）。

6. 患者に強く深呼吸をしてもらう。患者が息を吐いている間、施術者は両手で仙骨屈曲を促す（図10.254　白矢印）。

7. ゆっくり息を吸ってもらう。息を吸うとき、施術者は両手で仙骨溝を前方に押す力を増して仙骨の伸展を妨げる（図10.254　白矢印）。

8. ステップ5〜7を5〜7回繰り返す。

9. 手技の効果を確認するため、機能障害要素を再評価する。

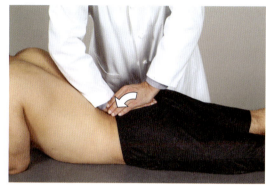

図10.254　ステップ6と7

仙骨部　腹臥位
両側仙骨屈曲
呼吸補助
 映像10.48

診断

仙骨ロック検査：陽性。
両仙骨溝：腹側、前方。
両下外側角（ILA）：背側、後方。
スプリング検査：陰性。
スフィンクス検査：非対称性低下。
両側仙骨屈曲（図10.255）。

手技

1. 患者を腹臥位にして、施術者は治療台の側方に立つ。
2. 尾側の母指球と小指球を仙骨のILAに置く（図10.256）。
3. 頭側の手をその上に重ねて置く（図10.257と図10.258）。

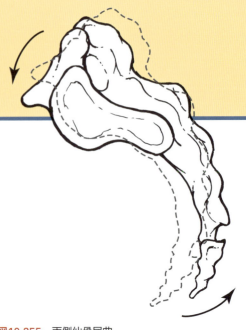
図10.255　両側仙骨屈曲

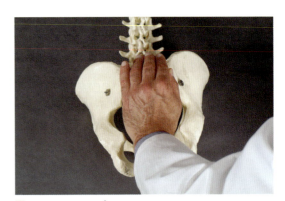
図10.256　ステップ2

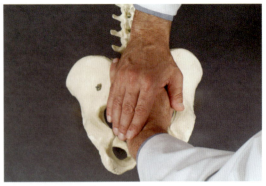
図10.257　ステップ3

4. 仙骨のILAを持続的に前方（下方）に押す。

5. 患者に深く息を吸ってもらう。

6. 息を吸うとき、仙骨の伸展を誇張し（図10.259 白矢印）、吐くとき屈曲を妨げる。

7. ステップ4～6を7～10回繰り返す。

8. 手技の効果を確認するため、機能障害要素を再評価する。

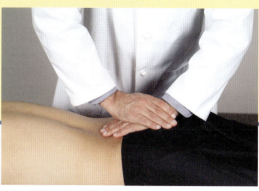

図10.258　ステップ3

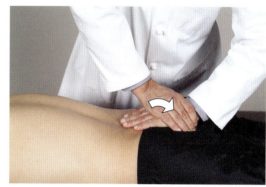

図10.259　ステップ4～6

仙骨部　腹臥位
両側仙骨伸展
呼吸補助

 映像10.49

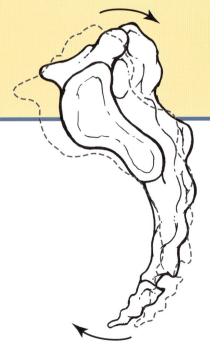

図10.260　両側仙骨伸展

診断
両仙骨溝：背側、後方。
両下外側角（ILA）：腹側、前方。
スプリング検査：陽性。
スフィンクス検査：非対称性増加。
両側仙骨伸展（図10.260）。

手技
1. 患者を腹臥位にして、施術者は治療台の側方に立つ。
2. 示指を左仙骨溝に、中指を右仙骨溝の上に当てる（図10.261）。
3. もう一方の手をその上に重ねて補助する（図10.262）。
4. 両方の仙骨溝を継続的に腹側に向けて押す（図10.263　白矢印）。
5. 患者に深く息を吸い、吐いてもらう。
6. 患者が息を吐いている間、屈曲を誇張し、患者が息を吸いている間、伸展を妨げる。
7. ステップ4～6を7～10回繰り返す。
8. 手技の効果を確認するため、機能障害要素を再評価する。

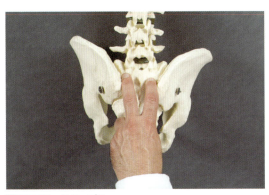

図10.261　ステップ2

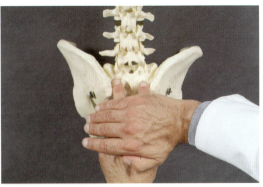

図10.262　ステップ3

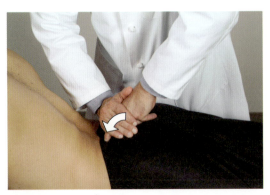

図10.263　ステップ4～6

四肢 座位

胸鎖関節機能障害
右鎖骨内側前方等尺性収縮後リラクセーションと筋収縮の併用による関節モビライゼーション

診断
鎖骨の胸骨端は前方回旋するが、後方回旋は制限され、肩の外転と外旋が制限される。

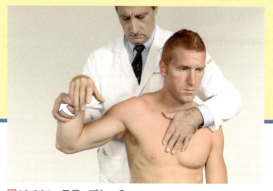

図10.264　ステップ1〜3

手技
1. 患者を座位にし、施術者は患者の後ろに立つ。

2. 施術者の左手母指球は、機能障害のある鎖骨の内側端の上面に置く。右手で、患者の手関節をつかむ。

3. 患者の肘を90度の角度に屈曲させ、肩も90度の角度に外転させる。それから、制限バリアの端に到達するまで肩を外旋させる（図10.264　白矢印）。

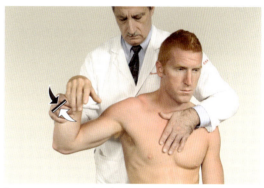

図10.265　ステップ4　等尺性収縮

4. 患者には、手関節を優しく前下方に動かして施術者の右手を押すように指示し（図10.265 黒矢印）、施術者は右手で同等の抵抗を加える（白矢印）。この動きは、外転と内旋を加えるものである。

5. 等尺性収縮を3〜5秒間保持した後、収縮をやめてリラックスするよう患者に指示する。

6. 患者が完全にリラックスしたら、施術者は患者を新しい外転、外旋バリアの端に動かす（図10.266　白矢印）。

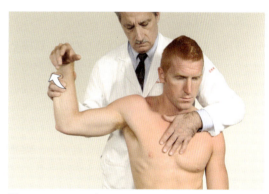

図10.266　ステップ6

7. ステップ3〜6を3〜5回繰り返すか、機能障害の胸鎖関節で可動性が最大限に改善するまで続ける。

8. 手技の効果を判断するために、肩と胸鎖関節の可動域を再評価する。

四肢　背臥位

胸鎖関節機能障害
右鎖骨内側上方等尺性収縮後リラクセーションと筋収縮の併用による関節モビライゼーション

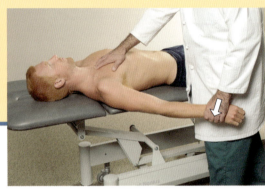

図10.267　ステップ1〜3

診断
鎖骨の胸骨端は上方（頭側）で、肩の伸展と内旋が制限されている。

手技
1. 患者を背臥位にして、上肢の体性機能障害を診察台の端に置く。
2. 施術者は機能障害側に立ち、示指、中指、薬指で鎖骨の上内側端に触れて、患者の手関節をもう一方の手でコントロールする。
3. 施術者は、患者の上肢を内旋（白矢印）、伸展（白矢印）させて制限バリアの端まで動かす（図10.267）。
4. 患者には天井に向かって腕を上げるよう指示し（図10.268　黒矢印）、施術者は同等の抵抗を加える（白矢印）。
5. 等尺性収縮を3〜5秒間保持した後、収縮をやめてリラックスするよう患者に指示する。
6. 患者が完全にリラックスしたら、施術者は患者の上肢を、外旋バリアの端に向かって伸展させる（図10.269　白矢印）。
7. ステップ3〜6を3〜5回繰り返すか、機能障害の胸鎖関節で可動性が最大限に改善するまで続ける。
8. 手技の効果を判断するために、肩と胸鎖関節の可動性を再評価する。

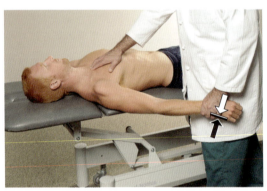

図10.268　ステップ4　等尺性収縮

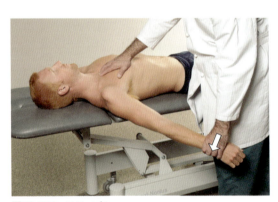

図10.269　ステップ6

四肢 背臥位

胸鎖関節機能障害
右鎖骨内側下方等尺性収縮後リラクセーションと筋収縮の併用による関節モビライゼーション

診断
鎖骨の胸骨端は下方（尾側）で、肩は水平伸展が制限されている。

手技

1. 患者を背臥位にし、施術者は上肢の機能障害側と対側の診察台の横に立つ。

2. 施術者は頭部の手の母指球を、機能障害のある鎖骨の胸骨端に置き、尾部の手を患者の肩後方部分で肩甲骨椎骨縁に置く。

3. 患者に肘を伸展してもらい、手で施術者の頸の裏をつかむよう指示する（図10.270）。

4. 施術者はより直立に立ち、屈曲バリアの端に触れる（図10.271　白矢印）。

5. 患者は、施術者の頸に置いた手を押し下げるよう指示し（図10.272　黒矢印）、一方で施術者は機能障害の鎖骨の胸骨端に同等の抵抗を加える（白矢印）。

6. 等尺性収縮を3～5秒間保持した後、収縮をやめてリラックスするよう患者に指示する。

7. 患者が完全にリラックスしたら、施術者はより直立に立って、患者の上肢を外旋バリアの端に向かって伸展させる。一方で、機能障害の鎖骨の胸骨端に抵抗を加え続ける（図10.273　白矢印）。

8. ステップ3～6を3～5回繰り返すか、機能障害の胸鎖関節で可動性が最大限に改善するまで続ける。

9. 手技の効果を判断するために、肩と胸鎖関節の可動性を再評価する。

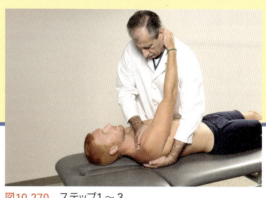

図10.270　ステップ1～3

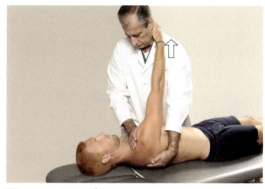

図10.271　ステップ4

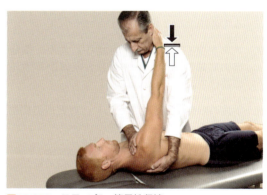

図10.272　ステップ5　等尺性収縮

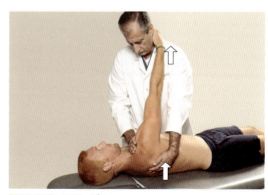

図10.273　ステップ7

四肢 座位
肩鎖関節内転機能障害 外転制限に対する 等尺性収縮後リラクセーション

1. 患者を座位にし、施術者は患者の後ろに立つ。

2. 施術者の左手は、患者の鎖骨遠位端内側から肩鎖関節の場所に置き、右手は患者の右肘をつかむ（図10.274）。

3. 施術者は、肩鎖関節を安定させるために左手で優しく力を加え、同時に右手で、患者の肩を制限バリアの端に向かって外転させる（図10.275　白矢印）。

4. 患者に右肘を「降ろして外側」に押すよう指示し（図10.276　黒矢印）、一方で施術者は強い抵抗を加える（白矢印）。

5. 等尺性収縮を3～5秒間保持した後、収縮をやめてリラックスするよう患者に指示する。

6. 患者が完全にリラックスしたら、施術者は患者の肩を外旋バリアの端に向かって外転させる（図10.277　白矢印）。

7. ステップ4～6を3～5回繰り返すか、機能障害の肩鎖関節で可動性が最大限に改善するまで続ける。

8. 手技の効果を判断するために、肩と肩鎖関節の可動性を再評価する。

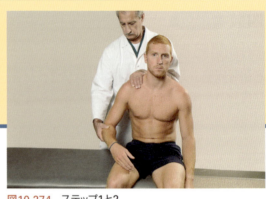

図10.274　ステップ1と2

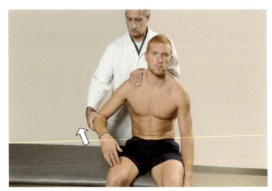

図10.275　ステップ3

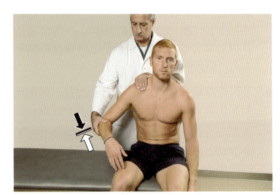

図10.276　ステップ4　等尺性収縮

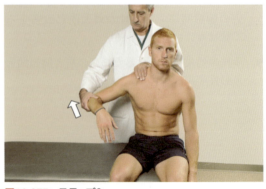

図10.277　ステップ6

四肢 座位

肩鎖関節外旋機能障害 内旋制限に対する 等尺性収縮後リラクセーション

1. 患者を座位にして、施術者は患者の後ろに立つ。

2. 施術者の左手は、患者の鎖骨遠位端内側から肩鎖関節の場所に置き、右手は患者の右肘をつかむ（図10.278）。

3. 施術者は、肩鎖関節を安定させるために左手で優しく力を加え、同時に右手で、患者の肩を制限バリアの端に向かって屈曲、外転、外旋させる（図10.279　白矢印）。

4. 患者の右手関節を床に向かって前下方に押して肩を内旋させるよう指示し（黒矢印、図10.280）、一方で施術者は強い抵抗を加える（白矢印）。

5. 等尺性収縮を3〜5秒間保持した後、収縮をやめてリラックスするよう患者に指示する。

6. 患者が完全にリラックスしたら、施術者は患者の肩を新たな制限バリアの端に向かって外旋させる（図10.281　白矢印）。

7. ステップ4〜6を3〜5回繰り返すか、機能障害の肩峰関節で可動性が最大限に改善するまで続ける。

8. 手技の効果を判断するために、肩関節と肩鎖関節の可動性を再評価する。

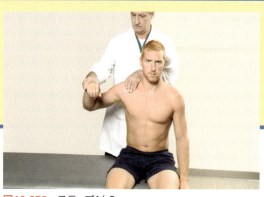

図10.278　ステップ1と2

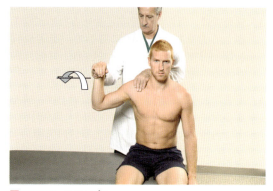

図10.279　ステップ3

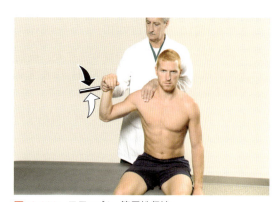

図10.280　ステップ4　等尺性収縮

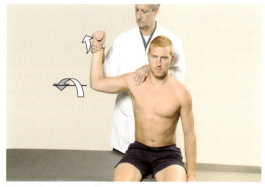

図10.281　ステップ6

四肢 座位

肩鎖関節外旋機能障害 内旋制限に対する 等尺性収縮後リラクセーション

1. 患者を座位にして、施術者は患者の後ろに立つ。

2. 施術者の左手は、患者の鎖骨遠位端内側から肩鎖関節の場所に置き、右手は患者の上腕下から右前肢をつかむ（図10.282）。

3. 施術者は、肩鎖関節を安定させるために左手で優しく力を加え、同時に右手で、患者の肩を制限バリアの端に向かって屈曲、外転、内旋させる（図10.283　白矢印）。

4. 患者の右手関節を天井に向かって上げ、肩を外旋させるよう指示し（図10.284　黒矢印）、一方で施術者は強い抵抗を加える（白矢印）。

5. 等尺性収縮を3〜5秒間保持した後、収縮をやめてリラックスするよう患者に指示する。

6. 患者が完全にリラックスしたら、施術者は患者の肩を新たな制限バリアの端に向かって内旋させる（図10.285　白矢印）。

7. ステップ4〜6を3〜5回繰り返すか、機能障害の肩鎖関節で可動性が最大限に改善するまで続ける。

8. 手技の効果を判断するために、肩と肩鎖関節の可動性を再評価する。

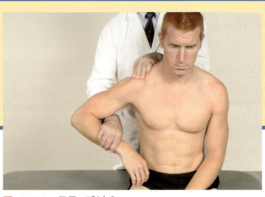

図10.282　ステップ1と2

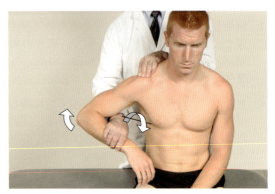

図10.283　ステップ3

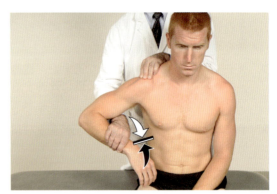

図10.284　ステップ4　等尺性収縮

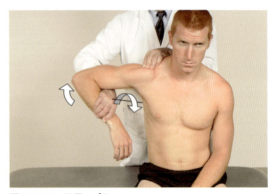

図10.285　ステップ6

四肢 座位
橈骨頭後方偏位による回内機能障害 等尺性収縮後リラクセーション

 映像10.50

1. 患者を座位にして施術者は機能障害のある前腕側に対座する。
2. 患部側の手で患者の手を（握手するように）保持する。
3. もう一方の手掌を上にして母指を橈骨頭後側面に当てる（図10.286）。
4. 制限バリアの開始点まで橈骨頭から前腕を回外する（図10.287　白矢印）。
5. 患者に前腕を回内してもらい（図10.288　黒矢印）、施術者は同程度の力でそれに逆らう（白矢印）。
6. 等尺性収縮を3～5秒間保持した後、患者に**力を抜いてリラックスする**よう指示する。
7. 患者が完全にリラックスしたら、新たな制限バリアの開始点まで前腕を回外する（図10.289　白矢印）。
8. 3～5回、あるいは制限バリアが最大に改善するまでステップ5～7を繰り返す。
9. 手技の効果を判断するために、橈骨の可動性を再評価する。

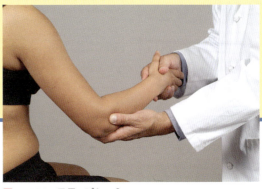
図10.286　ステップ1～3

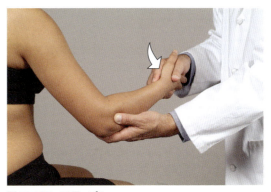
図10.287　ステップ4

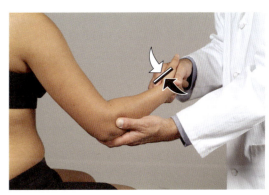
図10.288　ステップ5　等尺性収縮

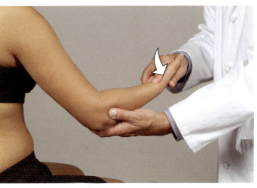
図10.289　ステップ7

四肢 座位
橈骨頭前方偏位による回外機能障害 等尺性収縮後リラクセーション
 映像10.51

1. 患者を座位にして施術者は患者の正面に立つ。
2. 施術者は、患者の機能障害側の手をつかみ、橈骨遠位の背側を母指で触れる。
3. もう一方の手掌を上にして母指を橈骨頭前内側面に当てる（図10.290）。
4. 制限バリアの開始点まで橈骨頭から前腕を回内する（図10.291　白矢印）。
5. 患者に前腕を回外してもらい（図10.292　黒矢印）、施術者は同程度の力でそれに逆らう（白矢印）。
6. 等尺性収縮を3～5秒間保持した後、患者に**力を抜いてリラックスする**よう指示する。
7. 患者が完全にリラックスしたら、施術者は新たなバリアの開始点まで前腕を回内する（図10.293　上向き白矢印）。その際、左手で橈骨頭の後方回転を誇張する（下向き白矢印）。
8. 3～5回、あるいは制限バリアが最大に改善するまで、ステップ5～7を繰り返す。
9. 手技の効果を判断するために、橈骨の可動性を再評価する。

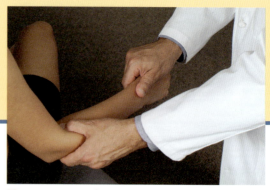
図10.290　ステップ1～3

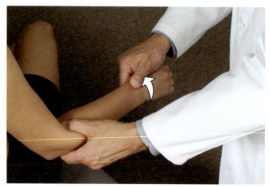
図10.291　ステップ4

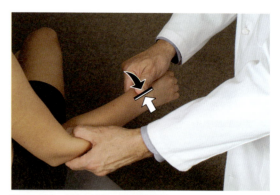
図10.292　ステップ5　等尺性収縮

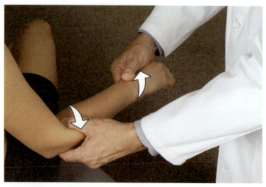
図10.293　ステップ7

四肢 座位
手関節：橈骨手根関節内転／尺側偏位等尺性収縮後リラクセーション（例：左手関節）

1. 患者を座位にし、施術者は患者の前に立つ。

2. 施術者は患者の手関節を、制限バリアの端に向かって外転（橈側偏位）させる（図10.294 白矢印）。

3. 施術者は患者に手関節を内転させ（黒矢印）、施術者は強い抵抗を加える（図10.295 白矢印）。

4. 等尺性収縮を3〜5秒間保持した後、収縮をやめてリラックスするよう患者に指示する。

5. 患者が完全にリラックスしたら、施術者は患者の手関節を新たな制限バリアの端に向かって外転（橈側偏位）させる（図10.296 白矢印）。

6. ステップ3〜5を3〜5回繰り返すか、機能障害の手関節で可動性が最大限に改善するまで続ける。

7. 手技の効果を判断するために、手関節の可動性を再評価する。

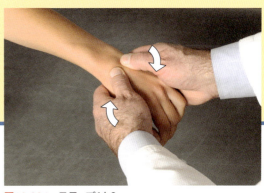

図10.294　ステップ1と2

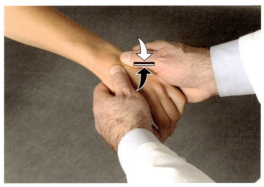

図10.295　ステップ3　等尺性収縮

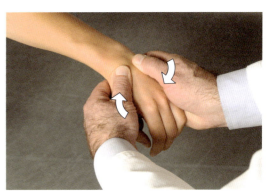

図10.296　ステップ5

四肢 座位

手関節：橈骨手根関節外転／橈側偏位 等尺性収縮後リラクセーション（例：左手関節）

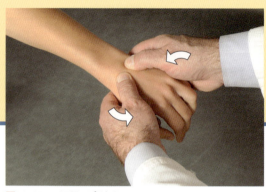

図10.297　ステップ1と2

1. 患者を座位にし、施術者は患者の前に立つ。
2. 施術者は患者の手関節を、制限バリアの端に向かって内転（尺骨偏位）させる（図10.297　白矢印）。
3. 施術者は患者に手関節を外転させ（黒矢印）、施術者は強い抵抗を加える（図10.298　白矢印）。
4. 等尺性収縮を3～5秒間保持した後、収縮をやめてリラックスするよう患者に指示する。
5. 患者が完全にリラックスしたら、施術者は患者の手関節を新たな制限バリアの端に向かって外転（尺骨偏位）させる（図10.299　白矢印）。
6. ステップ3～5を3～5回繰り返すか、機能障害の手関節で可動性が最大限に改善するまで続ける。
7. 手技の効果を判断するために、手関節の可動性を再評価する。

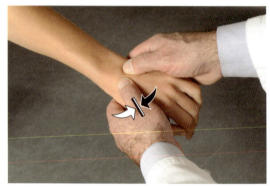

図10.298　ステップ3　等尺性収縮

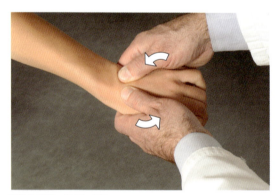

図10.299　ステップ5

四肢 座位
手関節：橈骨手根骨屈曲機能障害 等尺性収縮後リラクセーション

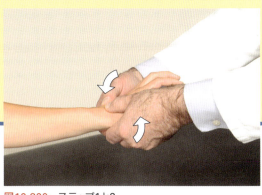

図10.300　ステップ1と2

1. 患者を座位にし、施術者は患者の前に立つ。
2. 施術者は患者の手関節を、制限バリアの端に向かって伸展させる（図10.300　白矢印）。
3. 施術者は患者に手関節を屈曲させ（黒矢印）、施術者は強い抵抗を加える（図10.301　白矢印）。
4. 等尺性収縮を3〜5秒間保持した後、収縮をやめてリラックスするよう患者に指示する。
5. 患者が完全にリラックスしたら、施術者は患者の手関節を新たな制限バリアの端に向かって伸展させる（図10.302　白矢印）。
6. ステップ3〜5を3〜5回繰り返すか、機能障害の手関節で可動性が最大限に改善するまで続ける。
7. 手技の効果を判断するために、手関節の可動性を再評価する。

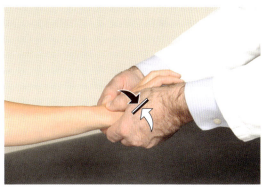

図10.301　ステップ3　等尺性収縮

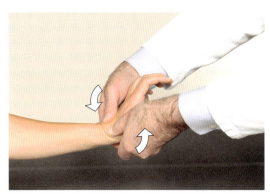

図10.302　ステップ5

四肢 座位

手関節：橈骨手根骨伸展機能障害 等尺性収縮後リラクセーション

1. 患者を座位にし、施術者は患者の前に立つ。

2. 施術者は患者の手関節を、制限バリアの端に向かって屈曲させる（図10.303　白矢印）。

3. 施術者は患者に手関節を伸展させ（黒矢印）、施術者は強い抵抗を加える（図10.304　白矢印）。

4. 等尺性収縮を3～5秒間保持した後、収縮をやめてリラックスするよう患者に指示する。

5. 患者が完全にリラックスしたら、施術者は患者の手関節を新たな制限バリアの端に向かって屈曲させる（図10.305　白矢印）。

6. ステップ3～5を3～5回繰り返すか、機能障害の手関節で可動性が最大限に改善するまで続ける。

7. 手技の効果を判断するために、手関節の可動性を再評価する。

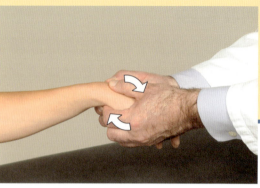

図10.303　ステップ1と2

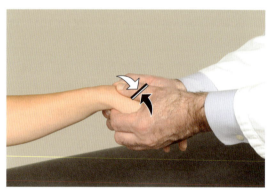

図10.304　ステップ3　等尺性収縮

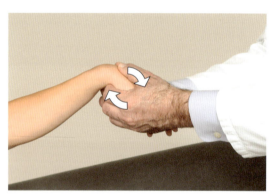

図10.305　ステップ5

四肢 背臥位／座位
腓骨頭後方偏位機能障害 等尺性収縮後リラクセーション

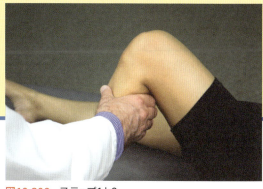

図10.306　ステップ1と2

1. 患者を背臥位、または両下肢を治療台から下に垂らして座位にする。施術者は障害側に立つか、あるいは座る。

2. 施術者は頭側の手を機能障害のある膝窩近位に当て、示指の中手指節関節を腓骨近位後方の近くに置く（図10.306）。

3. もう一方の手で患者の足と足関節をコントロールしながら、腓骨頭が前方制限バリアの開始点に到達するまで足部を外転させる（図10.307　白矢印）。

4. 患者に足部を内転してもらい（図10.308　黒矢印）、施術者は同程度の力でそれに逆らう（白矢印）。

5. 等尺性収縮を3〜5秒間保持した後、患者に**力を抜いてリラックスする**よう指示する。

6. 患者が完全にリラックスしたら、施術者は患者の下肢（脚と足関節）を外旋させて（図10.309　白矢印）、この動きを腓骨頭が新たな前方の制限バリアに触れるまで続ける。

7. 3〜5回、あるいは制限バリアが最大に改善するまで、ステップ4〜6を繰り返す。

8. 手技の効果を判断するために、腓骨の可動性を再評価する。

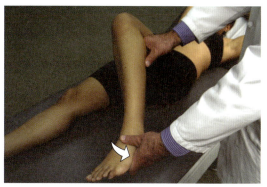

図10.307　ステップ3

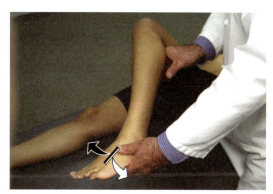

図10.308　ステップ4　等尺性収縮

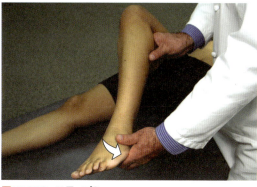

図10.309　ステップ6

四肢 背臥位／座位
腓骨頭前方偏位機能障害
等尺性収縮後リラクセーション

1. 患者を背臥位、または両下肢を治療台から下に垂らして座位にする。施術者は障害側に立つか、あるいは座る。

2. 膝関節に頭側の手を腓骨近位前方に当てる（図10.310）。

3. もう一方の手で足と足関節をコントロールしながら、腓骨頭が後方制限バリアの開始点に到達するまで足部を内転させる（図10.311　白矢印）。

4. 患者に足部を外転してもらい（図10.312　黒矢印）、施術者は同程度の力でそれに逆らう（白矢印）。

5. 等尺性収縮を3～5秒間保持した後、患者に**力を抜いてリラックスする**よう指示する。

6. 患者が完全にリラックスしたら、施術者は新たな制限バリアの開始点まで足部を内転させる（図10.313　白矢印）。

7. 3～5回、あるいは制限バリアが最大に改善するまで、ステップ4～6を繰り返す。

8. 手技の効果を確認するため、機能障害要素を再評価する。

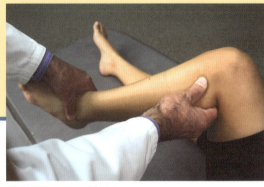

図10.310　ステップ1と2

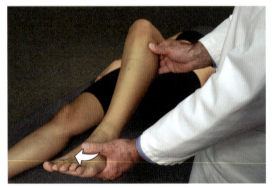

図10.311　ステップ3

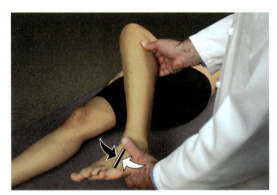

図10.312　ステップ4　等尺性収縮

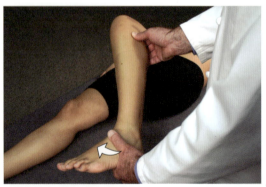

図10.313　ステップ6

第 10 章 | マッスルエナジーテクニック

四肢 腹臥位
脛骨：前内側グライドを併用した外旋等尺性収縮後リラクセーション

診断
外旋：自由
内旋：制限あり
前内側グライド：自由
後外側グライド：制限あり
触診：前内側関節間隙に圧痛あり

腹臥位の手技

1. 患者を腹臥位にし、膝関節は90度の角度に屈曲させる。施術者は診察台の端に立つ。

2. 施術者は、患者の足を片手でつかみ、脛骨遠位と腓骨をもう片方の手でつかむ（図10.314）。

3. 足関節を背屈させ、脛骨遠位を制限バリアの端へ内旋させる（図10.315　白矢印）。

4. 患者に「足を外側に向ける」よう指示して（図10.316　黒矢印）、脛骨を外旋させ、一方で施術者は強い抵抗を加える（白矢印）。

5. 等尺性収縮を3〜5秒間保持した後、収縮をやめてリラックスするよう患者に指示する。

6. 患者が完全にリラックスしたら、施術者は患者の脛骨遠位を新たな制限バリアの端まで内旋させる（図10.317　白矢印）。

7. ステップ4〜6を3〜5回繰り返すか、機能障害の手関節で可動性が最大限に改善するまで続ける。

8. 手技の効果を判断するために、脛骨の内旋を再評価する。

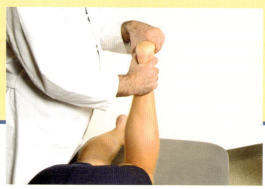

図10.314　ステップ1と2

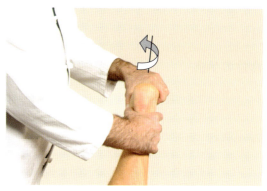

図10.315　ステップ3

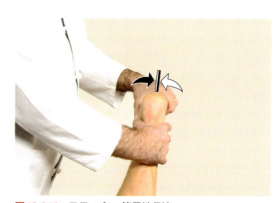

図10.316　ステップ4　等尺性収縮

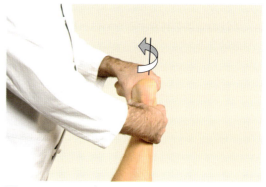

図10.317　ステップ6

369

四肢 座位

脛骨：前内側グライドを併用した外旋等尺性収縮後リラクセーション

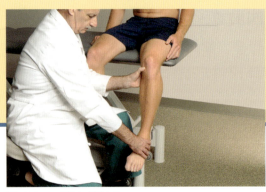

図10.318　ステップ1と2

診断

外旋：自由
内旋：制限あり
前内側グライド：自由
後外側グライド：制限あり
触診：前内側関節の空間に圧痛あり

座位の手技

1. 患者の脚を診察台から宙づりにし、施術者は患者の方を向く。

2. 施術者は患者の脚と脚関節の外側を片手でつかみ、もう一方の手で脛骨プラトーの内側に触れて可動性を観察する（前内側と後外側のグライド）（図10.318）。

3. 施術者は足関節を背屈させ、脛骨遠位を制限バリアの端まで内旋させる（図10.319　白矢印）。

4. 患者に、「足を外側に向ける」ように指示して（図10.320　黒矢印）、脛骨を外旋させ、一方で施術者は強い抵抗を加える（白矢印）。

5. 等尺性収縮を3～5秒間保持した後、収縮をやめてリラックスするよう患者に指示する。

6. 患者が完全にリラックスしたら、施術者は患者の脛骨遠位を新たな制限バリアの端まで内旋させる（図10.321　白矢印）。

7. ステップ4～6を3～5回繰り返すか、可動性が最大限に改善するまで続ける。

8. 手技の効果を判断するために、脛骨の内旋を再評価する。

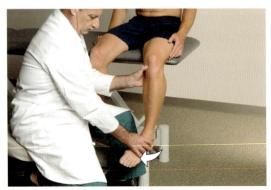

図10.319　ステップ3

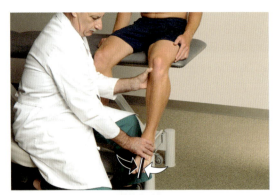

図10.320　ステップ4　等尺性収縮

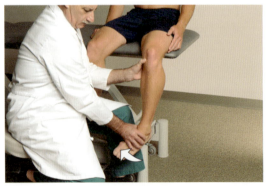

図10.321　ステップ6

四肢 腹臥位

脛骨：後外側グライドを併用した内旋等尺性収縮後リラクセーション

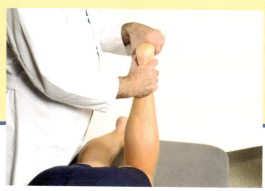

図10.322　ステップ1と2

診断

外旋：自由
内旋：制限あり
後外側グライド：自由
前内側グライド：制限あり
触診：後外側関節の空間に圧痛あり

腹臥位の手技

1. 患者は腹臥位で膝関節を90度の角度に屈曲させ、施術者は診察台の端に立つ。

2. 施術者は患者の足の内側面を片手でつかみ、もう一方の手で踵骨をコントロールする（図10.322）。

3. 施術者は足関節を背屈させ、脛骨遠位を制限バリアの端まで外旋させる（図10.323　白矢印）。

4. 患者に、「足を内側に向ける」ように指示して（図10.324　黒矢印）、脛骨を内旋させ、一方で施術者は強い抵抗を加える（白矢印）。

5. 等尺性収縮を3～5秒間保持した後、収縮をやめてリラックスするよう患者に指示する。

6. 患者が完全にリラックスしたら、施術者は患者の脛骨遠位を新たな制限バリアの端まで外旋させる（図10.325　白矢印）。

7. ステップ4～6を3～5回繰り返すか、可動性が最大限に改善するまで続ける。

8. 手技の効果を判断するために、脛骨の外旋を再評価する。

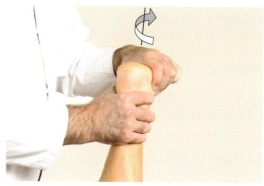

図10.323　ステップ3

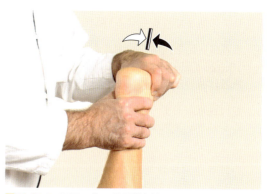

図10.324　ステップ4　等尺性収縮

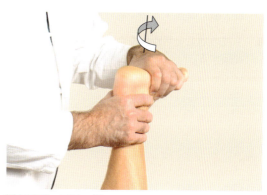

図10.325　ステップ6

四肢 座位

脛骨：後外側グライドを併用した内旋等尺性収縮後リラクセーション

診断

内旋：自由
外旋：制限あり
後外側グライド：自由
前内側グライド：制限あり
触診：後外側関節間隙に圧痛あり

手技

1. 患者の脚を診察台から宙づりにし、施術者は患者の方を向く。

2. 施術者は患者の脚と脚関節の内側を片手でつかみ、もう一方の手で脛骨プラトーの内側を触れて可動性を観察する（前内側と後外側のグライド）（図10.326）。

3. 施術者は足関節を背屈させ、脛骨遠位を制限バリアの端まで外旋させる（図10.327　白矢印）。

4. 患者に、「足を内側に回す」ように指示して（図10.328　黒矢印）、脛骨を内旋させ、一方で施術者は強い抵抗を加える（白矢印）。

5. 等尺性収縮を3〜5秒間保持した後、収縮をやめてリラックスするよう患者に指示する。

6. 患者が完全にリラックスしたら、施術者は患者の脛骨遠位を新たな制限バリアの端まで外旋させる（図10.329　白矢印）。

7. ステップ4〜6を3〜5回繰り返すか、可動性が最大限に改善するまで続ける。

8. 手技の効果を判断するために、脛骨の外旋を再評価する。

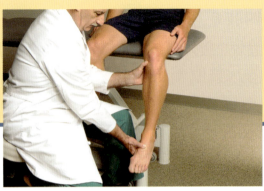
図10.326　ステップ1と2

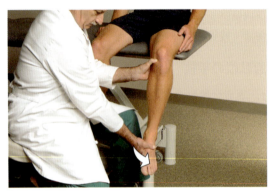
図10.327　ステップ3

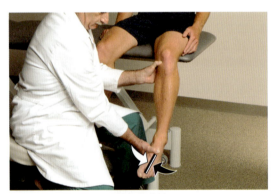
図10.328　ステップ4　等尺性収縮

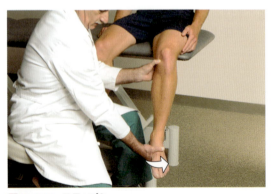
図10.329　ステップ6

四肢 背臥位
下顎機能障害
等尺性収縮後リラクセーション
（例：左下顎偏位）

診断

1. 施術者は患者の頭の横に手を置いて、示指は前耳道から外耳道（側頭下顎関節の部位）に置く。

2. 施術者は側頭下顎関節を触診する間、患者にはゆっくりと口を開けてもらい、正中から下顎の偏位を観察する。偏位が左側に起こる場合、側頭下顎関節の制限があるのは左側である。

手技

1. 患者を背臥位にし、施術者は診察台の頭側に立つ。

2. 施術者は、右手で患者の頭部右側を支え、患者の下顎左側を左手で触る。

3. 患者に口を開けてもらい、左側の下顎偏位を触診する際に口を閉じてもらう（図10.330）。

4. 左手で患者の下顎左側から右側に向かって優しく力を加える（図10.331　白矢印）。

5. 施術者の強い抵抗（図10.332　白矢印）に逆らうように、下顎を左側（黒矢印）に押すよう指示する。

6. 等尺性収縮を3〜5秒間保持した後、収縮をやめてリラックスするよう患者に指示する。

7. 患者が完全にリラックスしたら、施術者は新たな制限バリアに向かって他動的に患者の下顎を右（白矢印）に移動させる（図10.333）。

8. ステップ5〜7を3〜5回繰り返すか、可動性が最大限に改善するまで続ける。

9. 下顎の可動性を再評価する。手技の効果を判断するために、側頭下顎関節の可動性を再評価する。

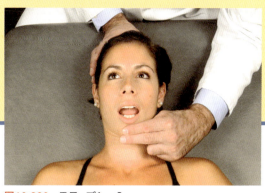
図10.330　ステップ1〜3

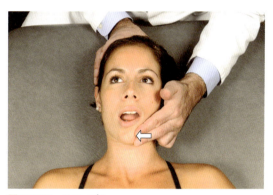
図10.331　ステップ4

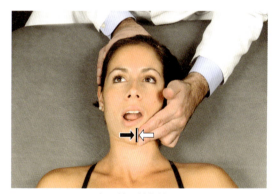
図10.332　ステップ5　等尺性収縮

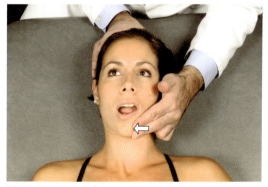
図10.333　ステップ7

四肢 背臥位
そしゃく筋の過緊張による開口制限
等尺性収縮後リラクセーション

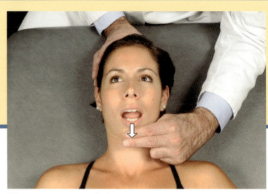

図10.334　ステップ1と2

適応症
　口を閉じ、下顎を上昇させる様々なそしゃく筋（内側翼状突起、側頭筋、咬筋）をリラックスさせる。

等尺性収縮後の筋伸張法

1. 患者を背臥位にし、施術者は診察台の頭側に座る。

2. 施術者は二本の指か母指を患者の下顎前面（下顎結合）に置き、患者をリラックスさせた状態で患者の口を優しく制限バリアの端まで開ける（下顎を押し下げる）（図10.334　白矢印）。

3. 施術者は患者に口を閉じる（黒矢印）よう指示し、施術者は指で同等の抵抗を加える（図10.335　白矢印）。

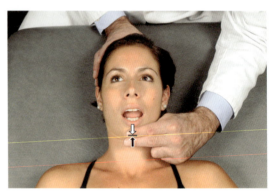

図10.335　ステップ3　等尺性収縮

4. 等尺性収縮を3～5秒間保持した後、収縮をやめてリラックスするよう患者に指示する。

5. 患者が完全にリラックスしたら、施術者は新たな制限バリアに向かって他動的に患者の口を開ける（下顎を押し下げる）（図10.336　白矢印）。

6. ステップ3～5を3～5回繰り返すか、可動性が最大限に改善するまで続ける。

7. 手技の効果を判断するために、側頭下顎関節の可動性を再評価する。

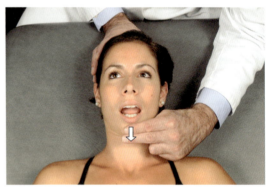

図10.336　ステップ5

四肢 背臥位
そしゃく筋の過緊張による閉口制限
等尺性収縮後リラクセーション

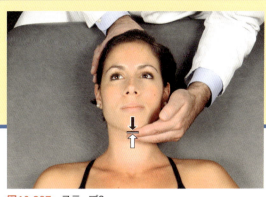

図10.337　ステップ2

診断

口を閉じ、下顎を押し下げる様々なそしゃく筋（外側翼状突起、顎二腹筋、顎舌骨、オトガイ舌骨筋）をリラックスさせる。

1. 患者には口を閉じるよう指示する。

2. 施術者は患者の下顎の下に二本の指を置き、強い抵抗（白矢印）を加えている施術者の指の力に反して口を開けてもらう（黒矢印、図10.337）。

3. 等尺性収縮を3〜5秒間保持した後、収縮をやめてリラックスするよう患者に指示する。

4. ステップ2と3を3〜5回繰り返すか、可動性が最大限に改善するまで続ける。

5. 手技の効果を判断するために、側頭下顎関節の可動性を再評価する。

参考文献

1. Ward R, exec. ed. Foundations for Osteopathic Medicine. 2nd ed. Philadelphia, PA: Lippincott Williams &Wilkins, 2003.

2. Greenman P. Principles of Manual Medicine. 2nd ed. Baltimore, MD: Williams & Wilkins, 1996.

3. Mitchell FL Jr. The Muscle Energy Manual, Vol 1. East Lansing, MI: MET, 1995.

4. Neumann HD. Introduction to Manual Medicine. Berlin, Germany: Springer-Verlag, 1989.

5. Mitchell FL Jr. The Muscle Energy Manual, Vol 2. East Lansing, MI: MET, 1998.

6. Mitchell FL Jr.The Muscle Energy Manual, Vol 3. East Lansing, MI: MET, 1998.

7. Simons DG, Travell SG, Simon LS. Myofascial Pain and Dysfunction: The Trigger Point Manual. Baltimore, MD: Lippincott Williams & Wilkins, 1999.

8. Clay JH, Pounds DM. Basic Clinical Massage Therapy: Integrating Anatomy and Treatment. Baltimore, MD: Lippincott Williams & Wilkins, 2003.

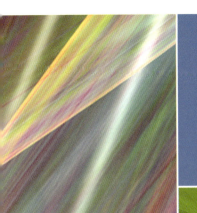

高速低振幅手技

手技の原理

　オステオパシー原理教育協議会（ECOP）の定義によると、高速低振幅（HVLA：High-velocity, low-amplitude）手技とは、"高速低振幅の力を用いる直接法であり、インパルス法を用いたモビライゼーションとも呼ばれる治療法"[1]である。ECOPの用語集にはスラスト法という記述もある。私たちはインパルスを用いたモビライゼーションという言葉を好んで使っている。なぜならば、そのほうがこのマニピュレーションをより正確に表すと考えているからである。

　オステオパシーを学ぶ学生が、この手技が持つ利点と安全性に関連する要素、筋骨格系機能障害治療中の力のかけ方やこの手技の要素を理解できるように、私たちは施術で使う力を**高加速低距離**（HALD：high-acceleration, low-distance）と表現するようになった。なぜならば、速度が一定であることを示す**高速**という言葉では、力のかけ方を正しく伝えられないと思ったからである。正確に表現するためには、**加速**（時間的に急速な速度の上昇、制限バリアに向かって加速度が増し、到達してから減少する）という言葉が適切であると考えている。この手技を初級の生徒に教えると、**速度**という言葉に惑わされて手技の基本を理解できないことが明らかだった。一般的にこの手技の力は直接的で一定であると思われがちだが、それは正しくない。

　また、私たちは**距離**という言葉のほうが**振幅**よりもわかりやすいと考えた。したがって、指導の際には、HVLAに代えてHALDと呼ぶようになった。しかし、用語の統一性という観点から、私たちはこの手技をHVLAと呼び、HALDはその力の説明に用いることに留めている。様々なオステオパシー手技を活用するにあたり、この手技に関する相対的な成功度と罹患要因を理解することは重要である。オステオパスは成功率が高く安全な手技を用いることに専念し、HALDの定義に基づく下記の関係式を常に念頭に置いていなければならない。

　　低距離＝安全
　　高加速＝成功

　オステオパシーマニピュレーションをある仕事（work）の形としてとらえるとわかりやすい。それを基本にして次のような公式が用いられる。

　仕事＝力（force）×距離（distance）（W=fd）
　力＝質量（mass）×加速（acceleration）（f=ma）

がわかれば、質量と加速を仕事の公式における力に置き変えて次の公式を導くことができる。

　　仕事＝質量×加速×距離　または　W=mad

　この公式では、加速が成功の要因であり、距離は安全の要因になる。したがって、指導の際には、成功と安全を前提としたHALD（HVLA）公式を次のように表す。

　　W=mad

　成功率が高く安全なHVLA手技（仕事）を行うために、施術者は素早い加速と機能障害関節の指標（分節）の最小限の動きを組み合わせなければならない。高加速力があると、組織の伸縮（伸張）能力は制限されて、固体のような働きをする。これが理論化されているのは、コロイド（粘弾性）要素が非ニュートン挙動と反応する一方で、ゆっくりと付与される力によって伸張やクリープが起こることや組織の通過により付与される力の方向に分節がすぐに運動しないためである[2]。この現象は、コーンスターチを溶かした水をかき混ぜて、高速と低速の力が加えられたときにも見られるもので、それぞれ固体（高速）や液体（低速）の反応が起こる。そのため、制限バリアに置かれた場合、高加速力は軟部組織と機能障害分節をすぐに一緒に運び、

377

制限バリアの可動に必要な距離を効果的に減少させる。このため、制限バリアを特定しようとしている施術者は、分節が矯正力と同調して動くことを考慮して、分節の可動に必要な距離を判断できる。高加速によって、患者は矯正力への抵抗や抑制がしづらくなる。

この公式における間隔は、制限バリア内で機能障害分節を動かすために必要最小限であるべきで、制限バリアや生理学的バリアを超えてはならない。例えば、正常値が7度である可動域が2度に制限された分節に対しては、可動域を5度増やすのではなく、一度増やすだけに留めなければならない。この手技を学習する初期の段階では、成功率を高めようと高加速を行うよりも、短い距離でより安全に行うことが重要である。デビッド・ヘーリング（David Heilig, DO）は高加速しているとき、動きをコントロールするのは難しいため、分節を少しずつ動かすようにするべきだと述べている[3]。学生の技術が高くなり正確な位置で（制限バリアを超えた直後、ミリの単位で）動きを止めることができるようになったら成功率を高めるために加速度を増やしてもよい。

臨床家であれば関節レベルで可動性を改善あるいは復活させるとき、**関節音**が起きることを知っているだろう。この音の原因に関しては、キャビテーション（潤滑液の気体への変化）をはじめ、真空現象[3]など多くの理論がある。しかし、必ずしも正しいモビライゼーションが行われているから関節音が生じるわけではなく、関節を急に動かしたことによって生じることもある。また、音が鳴らないからといって矯正が失敗だったというわけではない。したがって、施術者は治療のときに機能障害関節の質と量を触診することに集中すべきである。

手技の分類

直接法

アメリカのオステオパシー界では、HVLAは一般的に直接法と考えられている。すなわち、体性機能障害を治療するために制限バリアに向けて力をかける。治療を成功させるために、分節を動かす大きさはバリア内で最小限に抑えるべきである。関節異常を含め、体性機能障害では、機能障害はX軸、Y軸、Z軸における可動性の自由性と位置で表される。したがって、直接法での制限バリアは、自由な側と対側となる。

直接法で体性機能障害治療を安全に行い成功率を高めるためには、1軸か2軸に焦点を当て、残りの軸は自由にしておくとよいだろう。3平面すべてのバリアまで動かすことは関節可動域の限界に近づくことになり、安全性が低くなる。また、患者はスラスト法に対して警戒する傾向があり、治療後の痛みや拘縮の原因となる。例えば、脊柱の屈曲、右回旋および右側屈機能障害に対する治療では、まず機能障害分節レベルまで屈曲させ、続いてそのバリアの開始点まで少し伸展させてから最終制限バリア（左）まで回旋させる。しかし、その軸をやや自由に保つために側屈はわずかに抑えておく（第10章で触れた「羽毛の端」）。1軸か2軸のみに留めた方法により、副作用が少なく成功するケースが多い。

間接法

間接法で治療をする場合、障害領域を最も制限のあるバリアから遠ざけ、生体工学的な方向に動かさなければならないと前述した。自由な側から分節をどのように可動させると、制限バリアが改善するのか。これについては理解が難しいため、間接法のHVLAは、古典的で認証を受けたアメリカのオステオパシーカリキュラムには含まれていなかった。また、高い死亡率の可能性を伴う、外傷性のある治療法とも考えられていた。最近では、ドイツ人施術者の働きかけによって、このアプローチを見直す動きが起こっている。これまでは、一部のアメリカの（オステオパシーの）学術機関では、間接法の説明に「誇張法」という用語が用いられていた。

HVLAを間接法で行う場合、間接的バリアは制限と対側にある正常な生理学的バリアではない。この弛緩バリアは、機能障害の追加（制限）要素でなければならない（図6.2を参照）。この要素自体は制限を受けているものの、最も制限のあるバリアではない。それが生理学的バリアの場合には、間接的手技は禁忌となる。この方法では、最も制限のないバリアを治療するのはネルソンが提唱した原理を覆すことになり（生理学の動きの第三の原則）、1つの平面の動きを制限すると他の平面も制限することになる。つまり、1つの平面の可動性を改善すると、他のすべての面での可動性の改善につながる。関節可動域を促進させる方法は、1枚のガラス板から吸着カップを引きはがす動作にたとえられることがある。圧縮されているカップをはがすには、最

も制限のある方向に対して垂直に引くのが最も簡単だろう。同様に、ベクトル力を関節に向け関節面と滑膜が圧縮されている関節可動性を促進するのは、吸着カップを引きはがすのと同様に、主な制限に対して垂直方向の動きである。

手技のスタイル

HVLAにおいて生体工学的ベクトルを決める際は通常、機能障害分節レベルの状況に依存する。施術者は、ある機能障害では、機能障害要素に働きかけるためにまずは回旋を行う手技を選ぶことがある。また他の機能障害では、側屈を行ってその面に力をかける方法を選ぶかもしれない。他の場合は屈曲や伸展を行う可能性がある。

大半のHVLA手技では力を上方からかける。下方から力をかける手技もあるが、直接法として行う場合で下方から力をかけるとき、下位分節は自由な可動方向に動き、上位分節は制限バリアに向かって動かなければならない。例えば、L1機能障害という場合、L2に対して制限されているのがL1であり、L1の下でL2が機能障害を起こしているのではない。また、T12に対して機能障害を起こしたL1でもない。L2に対して制限のあるL1を治療するには、L2を中立、あるいはL1の弛緩方向に固定した上でL1を制限（緊張）バリアまで動かさなければならない。下位の分節を機能障害分節の弛緩方向に動かすことにより効果は増大する。つまり、L1の右回旋の機能障害では、直接法では左回旋しなければならない。左回旋とはL1をL2の上で左回旋する、あるいはL1の下でL2を右回旋させればよい。固定したL1の下でL2を左回旋させることは間接的なHVLA手技と考えられるだろうが、それは腰部側臥位手技から起こる誤解である。回旋要素側を治療台から離してスラストを下方からバリアに向けて行う場合、それは機能障害の定義に従っておらず、もし手技が成功したとしても、それは回旋の効果ではなく、予期しない側屈効果によるものだろう。上位分節を反対方向に回旋させて効果が出るとしたら、それは直接法ではなく間接法によるものである。

別の方法によるHVLAテクニックの説明は、スラストつまりインパルスを機能障害分節に向ける方法で示すことができる。力の方向が、機能障害の高さで焦点とされる骨の指標に加えられる場合、これは「短てこ」テクニックとされる。しかし、可動性を引き出すために、力の方向が遠距離から機能障害の高さに向けられ、筋膜要素からの牽引力を利用している場合は、「長てこ」テクニックとされる。

適応

一般的にHVLAは、全体的あるいは部分的に分節間に可動制限がある関節の動きを元通りに直すために用いられる。グリーンマン（Greenman）[4]は関節可動制限について考えられる多くの原因を提示している。関節表面の変化、関節包、半月板、短縮による筋緊張増大や侵害受容器による機能障害などである。関節に起因する機能障害の診断上の適応症は、分節間関節の可動性の低下あるいは関節の遊びやエンドフィールの質的変化である。触診による組織に対する感覚の変化も関節部周辺や遠位に認められることがあるが、それは必ずしも関節の機能障害であるという証明ではない。痛みも1つの所見であるが、必ずしも十分な裏付けとはならない。可動性低下に伴う動きの非対称性こそが関節機能障害の決め手となる。

筋筋膜を含む機能障害が関節に制限を生じている場合、筋筋膜関連の手技が最も適切である。

禁忌

相対的禁忌

1. 中〜重症の筋挫傷。
2. 圧迫、捻転、ポジショニングやスラストなどを行う部位に骨減少症や骨粗鬆症がある場合。
3. 中程度の可動性低下を起こしている骨関節炎。
4. 脊椎以外でリウマチ症状を起こしている場合。
5. 椎間板膨隆が少しでも見られる場合、あるいは神経根症状を伴うヘルニア形成。
6. 奇形の関節あるいは小関節面、その他先天性異常がある状態。
7. 過可動性が認められる関節。

絶対的禁忌

1. 関節不安定症。
2. 重度の骨粗鬆症。
3. 圧迫、捻転やポジショニングあるいはスラストなどを行う部位に腫瘍の転移がある場合。
4. 癒着を伴う骨関節炎。

5. 癒着を伴う重度の脊椎椎間板症。
6. 圧迫、捻転やポジショニングあるいはスラストなどを行う部位に骨髄炎がある場合。
7. ポジショニングあるいはスラストで圧迫される部位の組織に感染症がある場合。
8. 圧迫、捻転やポジショニングあるいはスラストなどを行う部位が関節置換術を受けている場合。
9. 神経根障害を伴う重症の椎間板ヘルニア。
10. クリッペル・ファイル症候群、脊椎閉塞症など先天性異常がある場合。
11. ダウン症（特に頸椎）などの症状がある場合。
12. 頸部（特にC1/C2）に関節リウマチがある場合。
13. 軟骨発育不全性小人症（頸椎）。
14. 椎骨脳底動脈循環不全。

一般的に考慮すべき点とルール

　HVLAは徒手医療の中でも最も古くから用いられてきた手技の1つで、臨床反応が最も研究されている方法である。施術時間が最も短い手技であるが、一方で完ぺきに自信を持って施術できるように習得するまで比較的に長い時間を要する手技である。

手順の概要

1. 診断する。
2. 治療を行う分節を特定する。
3. 治療部位をコントロールし、患者を楽な姿勢でリラックスさせる。
4. 制限バリアに向けてポジショニングを行う（制限の開始点ではなく限界点）。
5. 必要であれば、弛緩を高める操作を行う（例：患者の呼吸、等尺性収縮、歯ぎしり、そしてリラックス）。
6. 患者が力を抜いて完全にリラックスしたことを確認したら、関節面内で急加速（力の増加）スラストを行う。その際、動きの大きさは最小限に抑える。
7. 機能障害要素（TART：組織触感異常、位置の非対称性、可動制限、圧痛、特に分節間関節可動性）を再評価する。

頸部 背臥位
後頭環椎関節（C0/C1, OA）機能障害
(例：OA, F/EまたはN-SLRR)

映像11.1

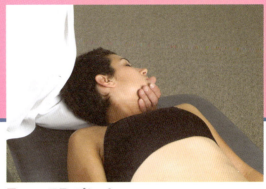

図11.1　ステップ1〜3

F/E：Flextion/Extension
N-SLRR：Neutral, Sidebending Left, Rotation Right

1. 患者を背臥位にして施術者は患者の右側に座るか、あるいは立つ。
2. 患者の頭部を左回旋させる。
3. 左前腕を左回旋させた頭部の下に入れ、左手で顎を包むように保持する（図11.1）。
4. 頭部を前腕に乗せたまま、右側屈バリアに向けてわずかに側屈させる。
5. 右手（示指の中手指節関節、小指球または母指）を乳様突起後方に当てる（図11.2〜図11.4）。

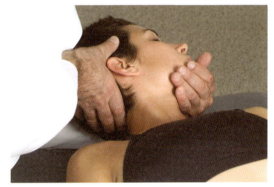

図11.2　ステップ5　中手指節関節の位置

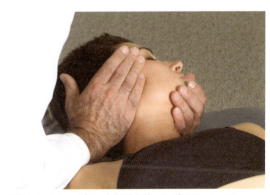

図11.3　ステップ5　小指球を使ったバリエーション

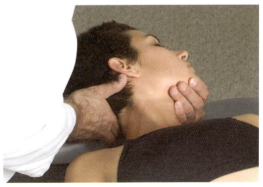

図11.4　ステップ5　母指を使ったバリエーション

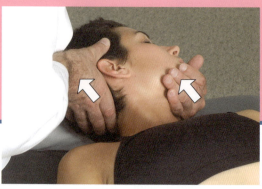

図11.5 ステップ6 頭側への牽引

6. 両手で継続的に牽引する（図11.5　白矢印）。これはモビライゼーションを成功させるための重要なポイントである。

7. 患者を完全にリラックスさせ、左眼窩に向けてスラストを行う（図11.6　白矢印）。直線的ではなく弧を描くように行う。

8. 手技の効果を確認するため、後頭環椎関節（OA：Occipital Atlas joint）の可動性を再評価する。

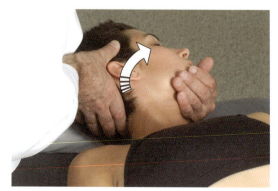

図11.6 ステップ7

頸部 背臥位
環軸関節（C1/C2, AA）機能障害（例：C1 RL）

 映像11.2

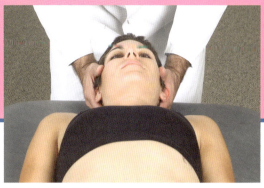

図11.7　ステップ2

RL：Rotation left

1. 患者を背臥位にして施術者は治療台の頭側に座るか、あるいは立つ。
2. 両手で患者の頭部をはさみ、側頭部を保持する（図11.7）。
3. 制限バリアまで右回旋させる（図11.8）。そのとき、側屈、屈曲、伸展は加えないこと。
4. 患者にゆっくり呼吸してもらい、息を吐いて軟部組織を十分に弛緩させる。
5. 患者を完全にリラックスさせ（息を吐き終わったときを弛緩した目安としてもよい）、患者の制限バリアまで回旋（わずかに）を誇張させてスラストを行う（図11.9　白矢印）。角度は最小限に留めること。
6. 手技の効果を確認するため、環軸関節（AA：Atlantoaxial joint）の可動性を再評価する。

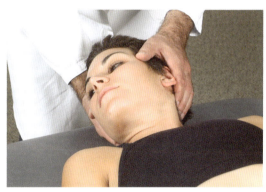

図11.8　ステップ3

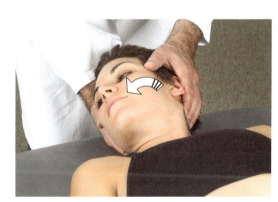

図11.9　ステップ5

頸部 背臥位

C2〜C7機能障害
短てこ、回旋強調
（例：C4 FSLRR） 映像11.3

FSLRR：Flexion, Sidebending Left, Rotation Right

1. 患者を背臥位にして施術者は患者の頭部の左側に座るか、あるいは立つ。
2. 左手示指の中手指節関節を障害分節の関節柱後方に当てる。
3. C4の動きを感じるまで左側屈させる。そうすると、頸椎はこの高さで分割される。屈曲や伸展を別々に行う必要はなく、側屈とその結果生じる回旋がこれらの要素を効果的に中立化する（図11.10）。
4. 側屈を保ちながら、右手で顎を保持して左手で動きを感じるまで頭部を右回旋させる。完全に頸の力を抜いて頭部を施術者の右前腕に乗せる。C4がC5に対して離開効果を上げるため、わずかに前腕を上げて頭部を持ち上げる（図11.11）。
5. 両手で頭側へわずかに牽引する（図11.12　白矢印）。
6. 患者を完全にリラックスさせ、左中手指節関節でC4の傾斜した関節面上を弧を描くようにスラストする（図11.13　白矢印）。
7. 手技の効果を確認するため、機能障害領域の分節間可動性を再評価する。

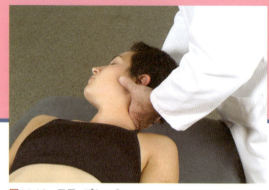

図11.10　ステップ1〜3

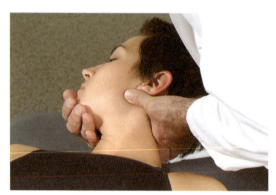

図11.11　ステップ4

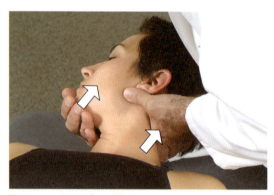

図11.12　ステップ5　牽引

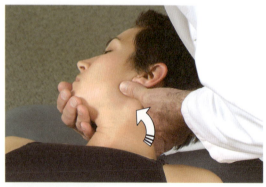

図11.13　ステップ6

頸部 背臥位
C2〜C7機能障害 長てこ、回旋強調 （例：C5 ESRRR） 映像11.4

ESRRR：Extension, Sidebending Right, Rotation Right

1. 患者を背臥位にして施術者は治療台の頭側に座る。
2. 右手示指の指腹か中手指節関節をC6の右関節柱後方に当ててその分節の動きを制限する。
3. 左手で患者の頭部を保持する（図11.14）。
4. C5が動き始めるまで右側屈させ（図11.15 白矢印）、障害の高さの傍脊柱筋から緊張を取る。必ずC5が動くまで側屈を加えること。
5. 右側屈を保ちながら、制限バリアまで頭部を注意深く左回旋させる（図11.16）。
6. 患者を完全にリラックスさせる。施術者の左手、手関節を勢いよく回外させて、弧を描くように左回旋させる（図11.17 白矢印）。この動作により左側屈と左回旋が生じる。
7. 右手に力を入れて固定し、脊柱を動かすときの支点として用いる。
8. 手技の効果を確認するため、機能障害領域の分節間可動性を再評価する。

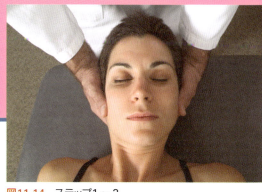
図11.14　ステップ1〜3

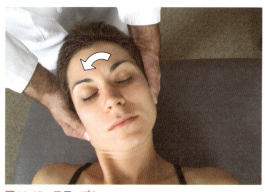
図11.15　ステップ4

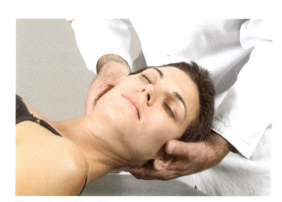
図11.16　ステップ5

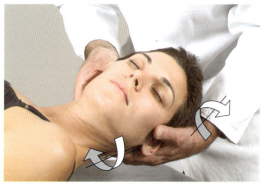
図11.17　ステップ6

頸部 背臥位
C2〜C7機能障害
短てこ、側屈強調
（例：C5 NSLRL） 映像11.5

NSLRL：Neutral, Sidebending Left, Rotation Left

1. 患者を背臥位にして施術者は治療台の頭側に立つか、あるいは座る。
2. 両示指の指腹を障害椎骨（C5）の関節柱に当て、頭部を保持する。
3. C5がC6に対して動くまでやさしく頭部と頸を屈曲させる（図11.18）。
4. C5の関節柱後方をモニターしながら、C5の動きを感じるまでやさしく頭部と頸を左回旋させる。
5. C5のC6側への側屈バリアまでやさしく頭部と頸を右側屈させる（図11.19）。
6. 右示指の中手指節関節をC5の右関節柱後方に当てる（図11.20）。
7. 障害分節の3平面すべての動きを調べるため、必要であれば屈曲と伸展を調整しながら行う。
8. 患者を完全にリラックスさせる。右手（第2指中手指節関節）で、右側屈と右回旋バリアまでC5関節面の正中を超えて弧を描くように尾側にスラストする（図11.21 白矢印）。
9. 手技の効果を確認するため、機能障害領域の分節間可動性を再評価する。

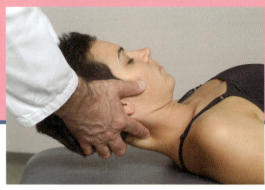

図11.18 ステップ1〜3

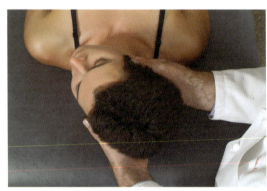

図11.19 ステップ4と5

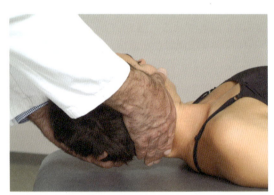

図11.20 ステップ6

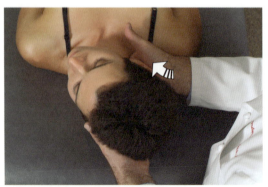

図11.21 ステップ8 右側屈インパルス

第 11 章 | 高速低振幅手技

頸部 背臥位
T1 〜 T12中立機能障害
短てこ法、回旋強調
（例：T5 NSRRL） 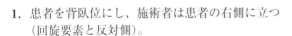 映像11.6

1. 患者を背臥位にし、施術者は患者の右側に立つ（回旋要素と反対側）。

2. 患者の左腕を患者の胸の上でクロスさせ、その下に右腕を置いてV字を作る。患者は反対側の肩を反対側の手でつかむ（図11.22）。

3. 患者の左肩甲帯後部を持ち上げ、注意深くゆっくりと患者を手前に引き寄せる。

4. 施術者は、T5左横突起を含む機能障害分節の上位、つまりT4左横突起の後方に右母指球を当てる（図11.23）。

5. 患者の肘を、施術者の上腹部下方の肋骨弓と剣状突起の下に当てる。

6. 左手と左腕は、患者の胸部上位から頭部の下に置き、機能障害の分節（T5）にわずかな緊張を加える。患者の胸部をゆっくりと左側（白矢印）に動かして、胸椎を機能障害側に左側屈させる（図11.24）。

7. 患者は息を吸ったり吐いたりして、息を吐いたときに、この機能障害のユニット（T5）に関連する機能障害分節上位（つまりT4）左横突起の少し外側に向かって、施術者は腹部からわずかな力を加える（図11.25　白矢印）。

8. 手技の効果を確認するため、機能障害領域の分節間可動性を再評価する。

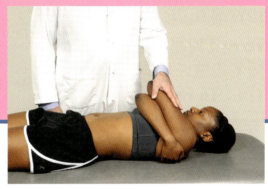
図11.22　ステップ1と2

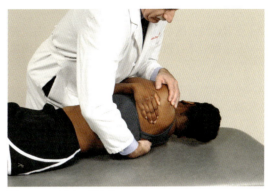
図11.23　ステップ3と4

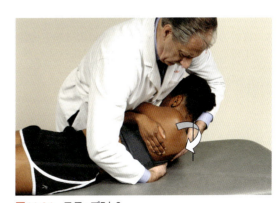
図11.24　ステップ5と6

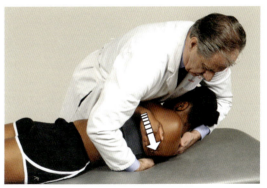
図11.25　ステップ7　スラストをT5へと向ける

387

後背部 背臥位
T1〜T12屈曲機能障害
短てこ法、伸展強調
（例：T4 FSLRL）

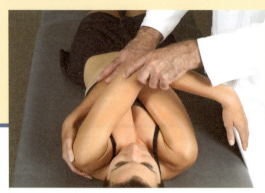

図11.26　ステップ1と2

FSLRL：Flexion, Sidebending Left, Rotation Left

1. 患者を背臥位にして施術者は患者の右側（回旋要素の対側）に立つ。

2. 患者の左上腕を胸の上でクロスさせ、右上腕を左上腕の下に置いてV字を作る。両手で両肩をつかんでもらう（図11.26）。

3. 患者の左肩甲帯後部を持って患者の身体を注意深く少しだけ手前に引き寄せる。

4. 施術者は、右母指球をT5の左横突起後方に置く（機能障害分節の下位胸椎）（図11.27）。注意：この機能障害では、機能障害の分節（T4）の左横突起に比べて、T5の左横突起は比較的後方にある。一方、T4の横突起はT5の右横突起よりも後方にある。

5. 患者の肘を施術者の肋骨弓と剣状突起下の腹筋上部に当てる。

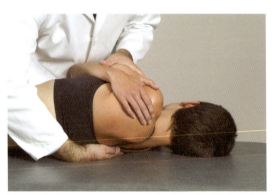

図11.27　ステップ3と4

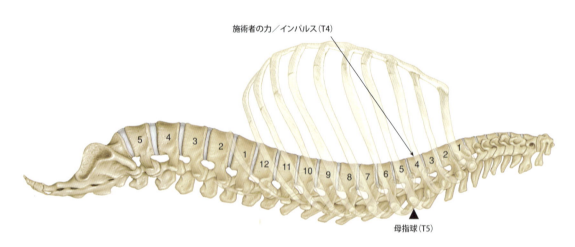

図11.30　人体の脊柱の側面。施術者のベクトルはT4方向。T5の横突起に母指球を当てT4へのてこの支点とする。屈曲要素の体性機能障害(Tank PW, Gest TR. Lippincott Williams & Wilkins Atlas of Anatomy.Baltimore, MD: Lippincott Williams & Wilkins, 2009. より許可を得て修正)

6. 施術者の左手と腕を患者の頭部と頸の下に入れて、わずかに屈曲させる。胸部を右へやさしく動かすことで、障害部位の方向へ胸椎を右側屈させる（図11.28 白矢印）。患者に呼吸を続けてもらう。

7. 患者が息を吐くとき、障害部位の上位胸椎（T4）に向けて（図11.29 白矢印）、施術者の腹筋でインパルスをかける（約450gの力）。

8. 手技の効果を確認するため、機能障害領域の分節間可動性を再評価する。

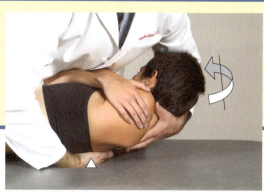

図11.28　ステップ6　側屈

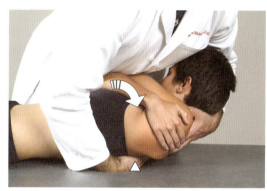

図11.29　ステップ7　頭側へのインパルス

図11.30では、このテクニックに使われる支点の原理を説明している。背臥位で行うHVLAテクニックの屈曲と伸展は、初心者の医学生が直感的に理解できるものではない。そのため、記憶に残る数々の略語が使われており、我々としては理解に役立つと考えている。以下は、(1) 施術者の力の向きと、(2) 屈曲機能障害の回旋要素に関する施術者の位置を説明するのに使われている。

FUEL = Flexion Upper/Extension Lower　上位屈曲／下位伸展
　　　　屈曲では、機能障害がある上位に力を加える。
　　　　伸展では、機能障害がある下位に力を加える。
FOSOB = Flexion Opposite Side-One Below　屈曲、対側の1つ下位
　　　　(Fuller D, Personal Communication 2014)

後背部 　背臥位

T1～T12伸展機能障害
短てこ法、屈曲強調
（例：T9 ESRRR）　映像11.7

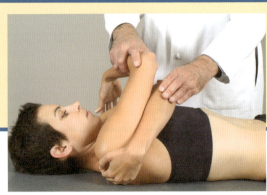

図11.31　ステップ1と2

ESRRR：Extension, Sidebending Right, Rotation Right

1. 患者を背臥位にして施術者は患者の左側（回旋要素の対側）に立つ。

2. 患者の右上腕を胸の上でクロスさせ、左上腕を右上腕の下に置いてV字を作る。両手で両肩をつかんでもらう（図11.31）。

3. 右肩甲帯後方を持って患者の身体を注意深く少しだけ手前に引き寄せる。

4. 母指球を機能障害のある上位胸椎の右横突起（T9）に当てる（図11.32）。

5. 患者の肘を施術者の肋骨弓と剣状突起下の腹筋上部に当てる。

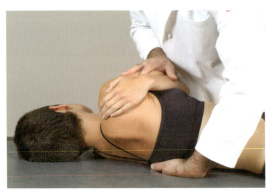

図11.32　ステップ3と4

第 11 章　高速低振幅手技

6. 施術者は右の手と腕を患者の頭部と頸の下に入れて、わずかに屈曲させる。胸部を左へやさしく動かすことで（図11.33　白矢印）、障害部位方向へ胸椎を左側屈させる。患者に呼吸を続けてもらう。

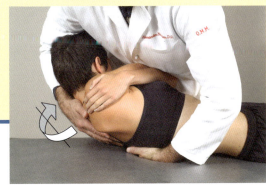

図11.33　ステップ6　左側屈

7. 患者が息を吐くとき、障害部位の下位胸椎（T10）に向けて施術者の腹筋でわずかにインパルスをかける（図11.34　白矢印）。

8. 手技の効果を確認するため、機能障害領域の分節間可動性を再評価する。

この手技で用いる、てこの原理を図11.35に示す。

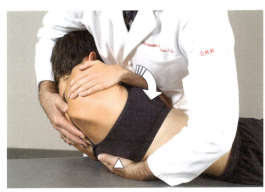

図11.34　ステップ7　尾側へのインパルス

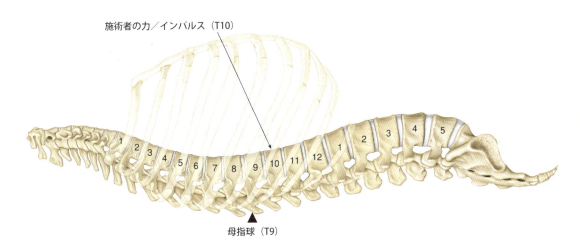

図11.35　人体の脊柱の側面。施術者のベクトルはT10方向。母指をT9右横突起に当て、T9へのてこの支点とする。伸展要素の体性機能障害(Tank PW, Gest TR. Lippincott Williams & Wilkins Atlas of Anatomy.Baltimore, MD: Lippincott Williams & Wilkins, 2009. より許可を得て修正)

後背部 背臥位
T1〜T6伸展機能障害 長てこ法、屈曲強調 （例：T4 ESRRR）

1. 患者を背臥位にし、施術者は患者の右側に立つ（回旋要素側）。

2. 患者を左腕を患者の胸の上でクロスさせ、その下に右腕を置いてV字を作る。患者は反対側の肩を反対側の手でつかむ（図11.36）。

3. 患者の左肩甲帯後部を持ち上げ、注意深くゆっくりと患者を手前に引き寄せる。

4. 施術者は、T5左横突起を含む機能障害分節の下位（つまりT5左横突起）の後方に右母指球を当てる（図11.37）。

5. 患者の肘を、施術者の上腹部下方の肋骨弓と剣状突起に当てる。

6. 左手と前腕を、患者の頭頸部の下に置いて、患者の上部胸椎をコントロールしながらわずかな緊張を前屈に加える。施術者は次に、患者の胸部を左側（白矢印）に優しく動かして左側屈を生じさせ、機能障害部分の上位胸椎が動き始めるまで続ける（図11.38）。

7. 患者は息を吸ったり吐いたりして、最後に息を吐いたときに、施術者はT5の左横突起に向かった力を加え、一方で左腕と左手で上部胸椎を天井側に引っ張り上げながら最小限に屈曲させる（図11.39　白矢印）。

8. 左手と左腕で長てこ法による屈曲と左側屈を生じさせ、右回旋した機能障害のT4の下でT5を右回旋させながら、右母指球を用いて短てこ法で左回旋させる。

9. 手技の効果を確認するため、機能障害領域の分節間可動性を再評価する。

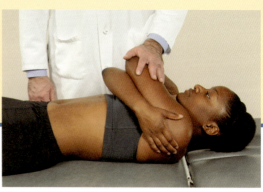

図11.36　ステップ1と2

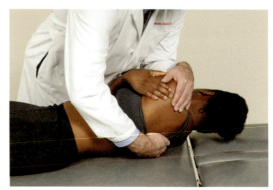

図11.37　ステップ3と4　母指球をT5の下に置く

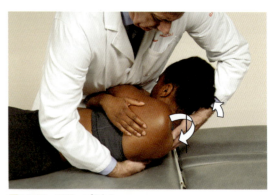

図11.38　ステップ5と6

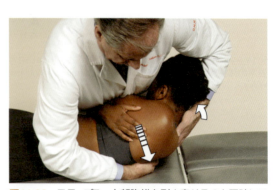

図11.39　ステップ7　上部胸椎を引き寄せるのと同時にスラストをT5へと向ける

後背部 背臥位（施術者の大腿部上）
T1〜T8屈曲機能障害
短てこ法、伸展強調
（例：T2 FSLRL） 映像11.8

FSLRL：Flexion, Sidebending Left, Rotation Left

1. 患者を背臥位にして施術者は患者の頭側に立つ。

2. 施術者は左膝関節を曲げて治療台の上に乗せ、患者の左T2を大腿部に乗せる（図11.40）。下位胸部の屈曲機能障害では、施術者の大腿はより頭側に置く。注意：回旋要素の左右に応じて施術者の大腿と患者の傍脊椎の左右を変えること。

3. 患者に肘関節を外側に開いて両手を頭部後方で組んでもらう。

4. 両手を患者の前腕と上腕の間に入れる。

5. 両手の指を肋骨角後側面に当て、胸郭を保持する（図11.41）。

6. 患者に呼吸を続けてもらう。

7. 患者が息を吐き終わったら、やさしく素早く患者の胸郭を施術者の大腿部に向けて引き、頭側へ牽引を加える（図11.42　白矢印）。

8. 手技の効果を確認するため、機能障害領域の分節間可動性を再評価する。

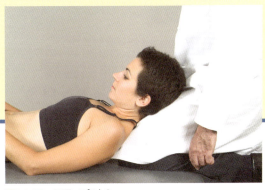
図11.40　ステップ1と2

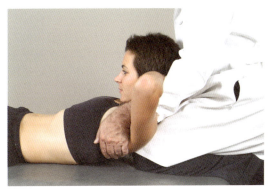
図11.41　ステップ3〜5

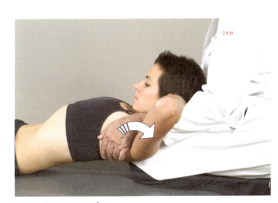
図11.42　ステップ7

後背部 腹臥位

T3～T8屈曲機能障害
短てこ法、側屈と伸展強調
（例：T6 FSRRR） 映像11.9

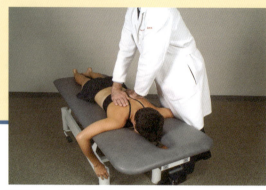

図11.43　ステップ1と2

FSRRR：Flexion, Sidebending Right, Rotation Right

中立機能障害で実施してもよいが、伸展機能障害では実施できない。

1. 患者を腹臥位にし、できれば頭部は真っ直ぐにしてもらう。特に、このテクニックを中立機能障害で実施する場合は、背中の後弯を顕著にし、患者の姿勢を楽にするために枕を胸あるいは腹の下に敷いてもよい。

2. 施術者は力を効率よく加えるために患者の左側に立つのが好ましいが、右側でも可能である（図11.43）。

3. 右母指球をT6右横突起に当て、指先を頭側に向ける。指先の向きは側屈バリアの位置によって尾側か頭側かを決める。

4. 左小指球をT6左横突起に当て、指先を尾側に向ける（図11.44）。

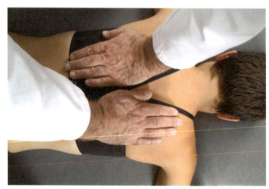

図11.44　ステップ3と4

5. 患者に呼吸を続けてもらい、息を吐くとき、両手の指先が向いている方向へ（図11.45　白矢印）スラストを行う。T6横突起上のほうの手により強めの力をかける。
　注意：T6 FSLRL［flexion, sidebending left, rotation left］（屈曲、左側屈、左回旋）障害では、左手は頭側へ、右手は尾側へ向け、左手の力を少し強目にする。T6 NSRRL（右側屈、左回旋）障害は図11.44と同様。

6. 手技の効果を確認するため、機能障害領域の分節間可動性を再評価する。

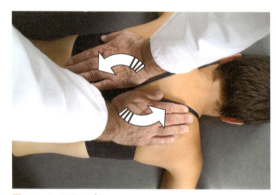

図11.45　ステップ5

後背部 腹臥位
T1～T4屈曲機能障害 長てこ法、回旋強調 （例：T2 FSRRR）

FSRRR：Flexion, Sidebending Right, Rotation Right

1. 患者を腹臥位にし、頸を左に向けてもらう。背中の後弯を顕著にするために枕を胸あるいは腹の下に敷いてもよい。

2. 施術者は治療台の頭側に立つ。T2～T3の関節に動きを感じるまで頭部を左側屈させる（図11.46）。

3. 左母指球をT3左横突起に当て、運動の制御およびてこの支点にする（図11.47）。

4. 右手掌を丸めて左頭頂後頭部に当てる（図11.48）。

5. 患者に呼吸を続けてもらい、息を吐くとき、手で頭部にスラストを行う。素早く加速して左回旋させる（図11.49　白矢印）。

6. 手技の効果を確認するため、機能障害領域の分節間可動性を再評価する。

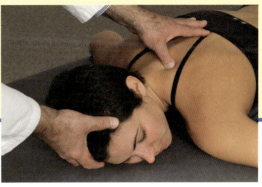

図11.46　ステップ2

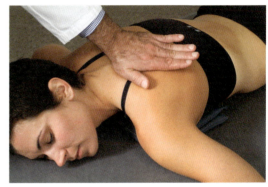

図11.47　ステップ3

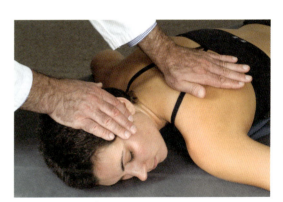

図11.48　ステップ4

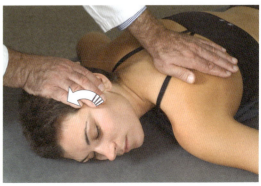

図11.49　ステップ5　長てこ回旋　左インパルス

後背部 腹臥位

T1～T4屈曲機能障害
短てこ法、側屈と回旋強調
(例：T3 NSRRL)

1. 患者を腹臥位にし、頸部を左側屈し、右回旋する。胸部の膨らみを高めるために、患者の胸の下に枕を置く。前後軸に自由な動きを持たせる（図11.50）。

2. 施術者は、診察台の頭側に立ち、右手でT3とT4の右横突起を触診し、右頭頂後頭部に左の掌を置く（図11.51）。

3. 左手を使って、注意深く患者の頭部を右回旋し、右手を使って、T3の右横突起上でこの動き（白の曲がり矢印）を観察し、T4に近づく前にやめる（図11.52　白の直線矢印）。

4. 患者は息を吸ったり吐いたりし、息を吐いたときに、施術者は右手の母指球でT4の右横突起前方と頭部の方向（図11.53　白矢印）にスラストを加える。一方で、頭部をつかみながら、拘束されたT1～T3の分節に左側屈、右回旋（SLRR）の複合ポジションを加える。

5. 矯正は、左側屈と右回旋（SLRR）を機能障害のT3に生じさせながら素早く行う。T3に関連してT4の右横突起にも下方および前方への相対運動を加える。

6. 手技の効果を確認するため、機能障害領域の分節間可動性を再評価する。

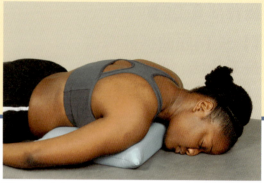

図11.50　ステップ1

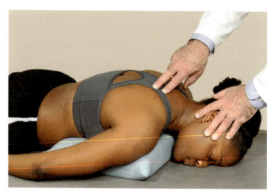

図11.51　ステップ2

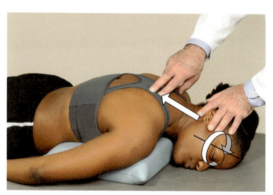

図11.52　ステップ3　頭部を右回旋し、T3に近づける

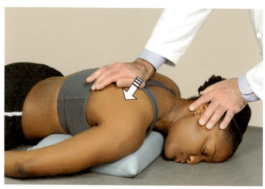

図11.53　ステップ4　スラストをT4に向ける

後背部 座位
T8〜T12伸展機能障害
短てこ法、回旋強調
（例：T9 ESRRR） 映像11.10

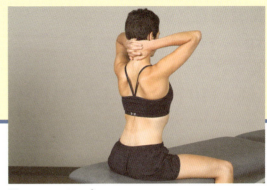

図11.54　ステップ1

ESRRR：Extension, Sidebending Right, Rotation Right

1. 患者は治療台にまたがり、骨盤後方が治療台の端となるように座る（図11.54）。

2. 施術者は障害回旋要素と対側の後方に立つ（このRRの場合は左側）。

3. 患者の右手を頸の後に当て、左手で右肘関節をつかんでもらう。注意：この姿勢が難しければ、両手を頸の後に当ててもよい。

4. 施術者は左手を患者の左腋窩を通して右上腕に置く。

5. 右母指球をT9右横突起上に当てる（図11.55）。

6. 患者にリラックスしてもらい、T9が動き出すまでわずかに屈曲と左側屈をさせる。

7. 深く息を吸ってもらい、息を吐くとき、わずかに屈曲と左側屈を保ったまま、左回旋を行う。

8. 再び息を吸ってもらい、息を吐くとき、左回旋バリアまで素早くわずかに引っ張る（図11.56）。そのとき、右手でT9にインパルスをかけ（図11.57　白矢印）、左回旋にHVLA効果を与える。

9. 手技の効果を確認するため、機能障害領域の分節間可動性を再評価する。

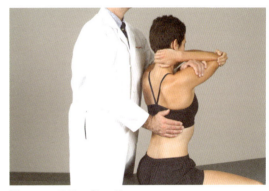

図11.55　ステップ2〜5

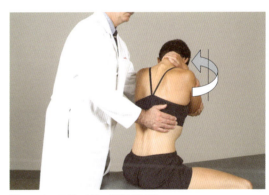

図11.56　ステップ8　制限バリア

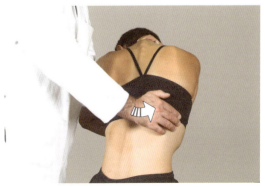

図11.57　ステップ8　インパルス

後背部 座位
T8〜T12伸展機能障害 長てこ法、回旋強調
（例：T10 ESRRR） 映像11.10

ESRRR：Extension, Sidebending Right, Rotation Right

1. 患者は治療台にまたがり、骨盤後方が治療台の端となるように座る（図11.58）。
2. 施術者は障害回旋要素の反対側後方に立つ（このRRの場合は左側）。
3. 患者には、右手を頸の後ろに当て、左手で右肘関節をつかんでもらう。この姿勢が難しい場合には、両手を頸の後ろに当ててもよい。
4. 施術者は左手を患者の左腋窩を通して右上腕に置く。
5. 右手の手根部を機能障害のある下位胸椎（T11）の棘突起に沿って当てる（図11.59）。
6. 患者にリラックスしてもらい、T10が動き出すまでわずかに屈曲と左側屈をさせる。
7. 深く息を吸ってもらい、息を吐くとき、わずかに屈曲と左側屈を保ったまま、左回旋を行う（図11.60　白矢印）。
8. 制限バリアに達したところで患者に呼吸を続けてもらう。息を吐くとき、左回旋バリアまで引っ張る（図11.61　白矢印）。そのとき、T11の動きを抑制してT10をバリアまで回旋させるため、T11に加えている右手の力をゆるめない。
9. 手技の効果を確認するため、機能障害領域の分節間可動性を再評価する。

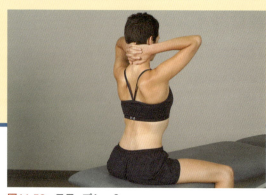
図11.58　ステップ1〜3

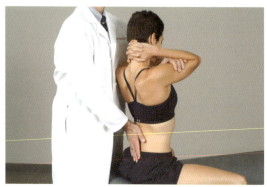
図11.59　ステップ4と5

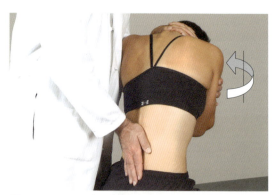
図11.60　ステップ7　制限バリア

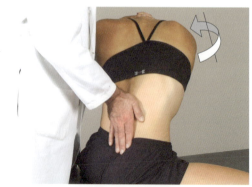
図11.61　ステップ8　長てこの力の方向

後背部 座位

T4〜T12屈曲機能障害
短てこ法、伸展と回旋強調
（例：T6 FSRRR）

1. 患者を座位にし、施術者は患者の後ろに立つ。

2. 患者が右肩甲骨を外側に動かせるように、右腕を左腕の上でクロスさせ（V字）、施術者の足は、患者の後ろの診察台の上に置く（図11.62）。

3. 施術者はT7機能障害の下位胸椎の左横に膝を置きながら、膝と患者の胸椎の間に枕か丸めたタオルを置く（図11.63）。

4. 患者の肘頭突起下に手を置いて、患者の体幹をコントロールしながら患者を左側屈させる。一方で、患者の体幹を後方、わずか上方に引っ張る（図11.64）。膝を使って力を維持する。

5. 患者に息を吸ったり吐いたりしてもらう。

6. 患者が息を吐き終わったら、施術者は素早くかつ優しく患者の肘に上後の力を加え（図11.65 白の破線矢印）、一方でT7の左横突起に膝で力を加え続ける（矢印）。この動きにより、T6とT7に伸展が生じ、一方でT6には左回旋と左側屈が生じる。

7. 手技の効果を確認するため、機能障害領域の分節間可動性を再評価する。

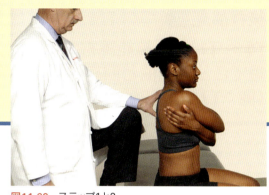

図11.62　ステップ1と2

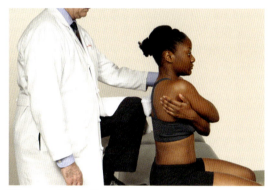

図11.63　ステップ3

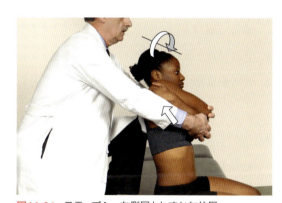

図11.64　ステップ4　左側屈とわずかな伸展

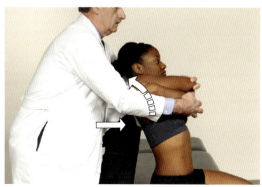

図11.65　ステップ6　T6の伸展、回旋、左側屈

後背部 座位
T4 ～ T12伸展機能障害
短てこ法、屈曲と回旋強調
（例：T7 ESRRR）

1. 患者を座位にし、施術者は患者の後ろに立つ。

2. 患者が左肩甲骨を外側に動かせるように、右腕を左腕の上でクロスさせ（V字）、施術者の足は、患者の後ろの診察台の上に置く（図11.66）。代替の位置：患者に指を組ませて手を頸の後ろに置いてもらい、施術者は腕で患者の脇窩部下に触れながら、患者の前腕の上に手を置く。この位置は、頸部と胸部と椎間板の筋膜要素に強い屈曲を生じさせることがある[5]。

3. 施術者はT7機能障害の下位胸椎の右横に膝を置きながら、膝と患者の胸椎の間に枕か丸めたタオルを置く（図11.67）。

4. 患者の肘頭突起下に手を置いて、患者の体幹をコントロールしながら患者を左側屈させる。一方で、患者の体幹を後方、わずかに上方に引っ張る（図11.68）。

5. 患者に息を吸ったり吐いたりしてもらう。

6. 患者が息を吐き終わったら、施術者は患者の肘からT8に向かって素早くかつやさしく下後方の力を加え（図11.69　白の破線矢印）、一方でT6の右横突起に膝で力を加え続ける（白の直線矢印）。この動きにより、T8に対するT7に屈曲が生じ、一方でT7には左回旋と左側屈が生じる。

7. 手技の効果を確認するため、機能障害領域の分節間可動性を再評価する。

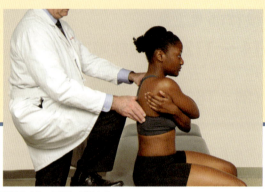

図11.66　ステップ1と2

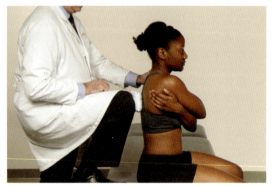

図11.67　ステップ3　膝でT6の右横突起に触れる

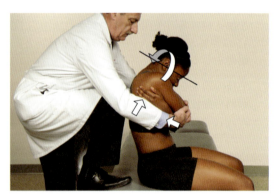

図11.68　ステップ4　左側屈とわずかな伸展

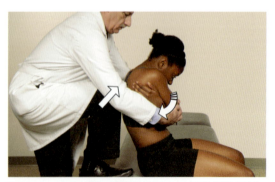

図11.69　ステップ6　施術者がT7に向けて力を加えると、T7に対してT6が屈曲する

肋骨部 座位

右第1肋骨吸気機能障害
短てこ法、呼気強調（例：右第1肋骨、吸気と挙上） ▶映像11.11

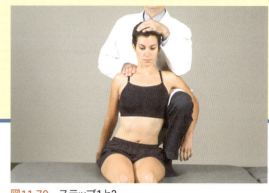

図11.70　ステップ1と2

1. 患者を座位にして施術者は患者の後ろに立つ。
2. 施術者は靴を脱いで左足を治療台の患者の左側に乗せる。左腋窩を左大腿部で支える（図11.70）。
3. 左手を患者の頭頂部に置き、前腕を顔の側面に当てる。
4. 右手の母指か示指の中手指節関節を機能障害のある右第1肋骨角上後方に当てる。
5. 頭部と頸を右側屈させ、制限バリアまで左回旋させる（図11.71）。患者によっては右回旋が有効であることがある。
6. 患者に呼吸を続けてもらう。息を吐くと、さらに側屈と回旋ができる。
7. 息を吐き終わったところで、母指（あるいは示指の中手指節関節）で前下方、すなわち患者の左胸方向に力をかける（図11.72　白矢印）。
8. 手技の効果を確認するため、機能障害領域の分節間可動性を再評価する。

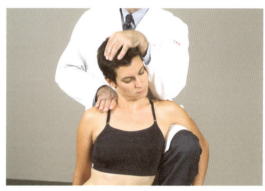

図11.71　ステップ3〜5

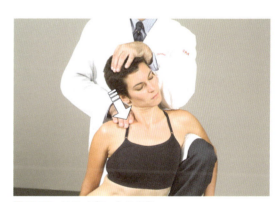

図11.72　ステップ7　力の方向

肋骨部 背臥位
第1～第2肋骨吸気機能障害
短てこ法、呼気強調
（例：左第1肋骨、吸気と挙上）

1. 患者を背臥位にして施術者は患者の頭側に座るか、あるいは立つ。
2. 右手を右側頭頭頂部に当てる（図11.73）。
3. 左示指の中手指節関節を機能障害のある肋骨角上後方に当てる。
4. 右手でコントロールしながら頭部と頸をわずかに屈曲、右回旋、左側屈させる（図11.74）。
5. 患者に呼吸を続けてもらう。
6. 息を吐き終わったところで、左手で下方およびわずかに内側方向に、すなわち患者の右胸方向（図11.75　白矢印）にスラストを行う。
7. 手技の効果を確認するため、機能障害領域の分節間可動性を再評価する。

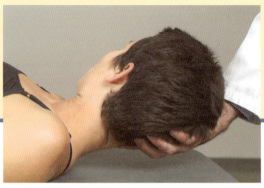

図11.73　ステップ1と2

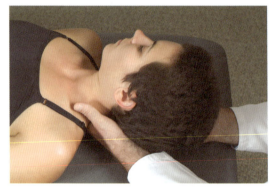

図11.74　ステップ3と4

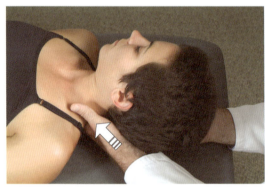

図11.75　ステップ6　力の方向

肋骨部 背臥位
第3〜第10肋骨吸気機能障害 短てこ法、呼気強調（例：左第6肋骨、吸気と拳上） 映像11.12

1. 患者を背臥位にして施術者は機能障害のある肋骨の対側に立つ。
2. 障害側の腕を胸の前でクロスさせ、もう一方の腕をその腕の下に置いてV字を作る。（図11.76）。
3. 左肩甲帯後部をやさしく保持して患者の体幹を少し引き寄せる。
4. 右手の母指球を機能障害のある肋骨後部に当てる（図11.77）。
5. 患者の体幹を治療台のほうへ戻して施術者の手の上に体重を乗せる。そのとき、患者の組んだ腕は施術者の胸腹部に接したままを保つ。
6. 母指球を当てている胸壁に対して押圧する。
7. 患者に呼吸を続けてもらい、息を吐き終わったとき、施術者の胸を用いて母指球よりやや頭側に向けた胸壁にスラストをかける（図11.78と図11.79　白矢印）。
8. 手技の効果を確認するため、機能障害領域の分節間可動性を再評価する。

注意：この手技は、バケツ柄軸に向けているものであり、ポンプ柄軸に向けたものではない。

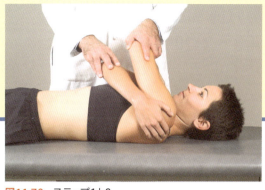
図11.76　ステップ1と2

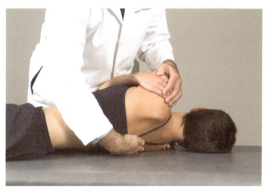
図11.77　ステップ3と4

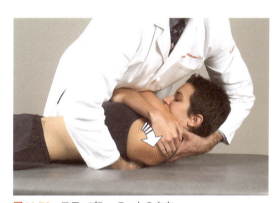
図11.78　ステップ5〜7　力の方向

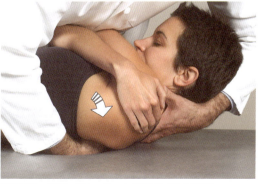
図11.79　ステップ5〜7　力の方向（拡大写真）

肋骨部 背臥位

第3～第10肋骨呼気機能障害　短てこ法、呼気強調（例：左第8肋骨、吸気と挙上）　映像11.13

1. 患者を背臥位にして施術者は機能障害のある肋骨の対側に立つ。
2. 障害側の腕を胸の前でクロスさせ、もう一方の腕をその腕の下に置いてV字を作る。（図11.80）。
3. 左肩甲帯後部をやさしく保持して患者の身体を少し引き寄せる。
4. 右手の母指球を機能障害のある肋骨後部に当てる（図11.81）。
5. 患者の体幹を治療台のほうへ戻して施術者の手の上に体重を乗せる。そのとき、患者の組んだ腕は施術者の胸腹部に接したまま保つ。
6. 母指球を当てている胸壁に対してやさしく押圧する。
7. 患者に呼吸を続けてもらい、息を吐き終わったとき、施術者の胸を用いて母指球よりやや尾側に向けた胸壁にスラストをかける（図11.82と図11.83　白矢印）。
8. 手技の効果を確認するため、機能障害領域の分節間可動性を再評価する。

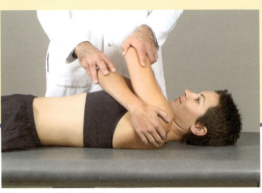

図11.80　ステップ1と2

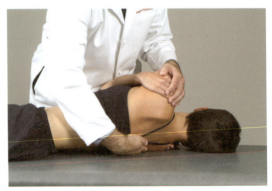

図11.81　ステップ3と4

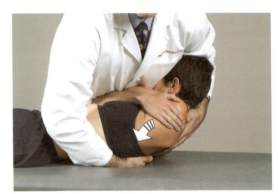

図11.82　ステップ5〜7　力の方向

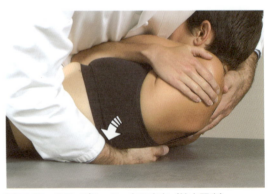

図11.83　ステップ5〜7　力の方向（拡大写真）

肋骨部 腹臥位

第11〜第12肋骨呼気機能障害
短てこ法、呼気強調（例：右第12肋骨、吸気と背側運動） ▶映像11.14

1. 患者を腹臥位にする。
2. 施術者は治療台の左側に立ち、患者の両下肢を15〜20度右に動かして、第12肋骨下内側面に付着している腰方形筋を弛緩させる（図11.84）。
3. 左小指球を機能障害のある肋骨の下内側に当て、やさしく継続的に外側で頭側に向けて押す。
4. 右手で患者の右上前腸骨棘をつかんで骨盤を固定する（図11.85）。
5. 患者に深呼吸してもらう
6. 息を吐くとき、左手で頭側かつ外側に向けてスラストをかける（図11.86　白矢印）。
7. 手技の効果を確認するため、機能障害領域の分節間可動性を再評価する。

注意：通常この手技は、息を吸って第11〜12肋骨を止めた状態で呼吸補助のマッスルエナジーテクニックを行った後に行う。

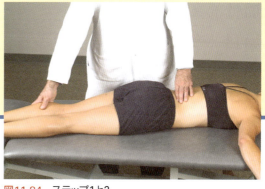

図11.84　ステップ1と2

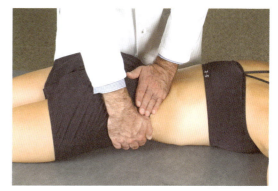

図11.85　ステップ3と4

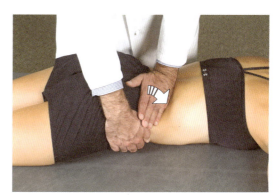

図11.86　ステップ5と6　力の方向

肋骨部 腹臥位

第11～第12肋骨呼気機能障害
長てこ法、吸気強調（例：右第12肋骨、吸気、腹側運動） ▶映像11.14

1. 患者を腹臥位にする。

2. 施術者は治療台の左側に立ち、患者の両下肢を15～20度左に動かして、第12肋骨下内側面に付着している腰方形筋を緊張させる（図11.87）。

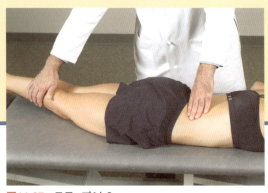

図11.87　ステップ1と2

3. 施術者は左母指球（あるいは小指球）を肋骨のすぐ上外側から機能障害の肋骨縁に置いて、肋骨を固定するために下向きの力を加え、モビライゼーションの力で動かないようにする。

4. 右手で患者の右上前腸骨棘をつかんでやさしく天井の方向へ持ち上げる（図11.88　白矢印）。

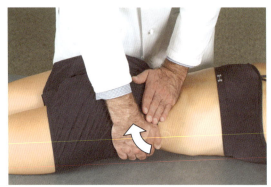

図11.88　ステップ3と4

5. 患者に深呼吸してもらう

6. 息を吐くとき、右手で上前腸骨棘（ASIS）を天井に向けてやさしく引き上げたまま、左手で尾側かつ内側に向けてスラストをかける（図11.89　白矢印）。

7. 手技の効果を確認するため、機能障害領域の分節間可動性を再評価する。

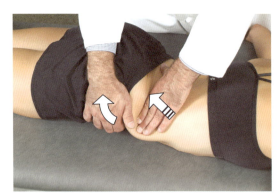

図11.89　ステップ5と6

第 11 章 | 高速低振幅手技

腰部 側臥位
L1～L5タイプ1ニュートラル機能障害 長てこ法、回旋と側屈の強調
（例：L5 NSLRR） 映像11.15

NSLRR：Neutral, Sidebending Left, Rotation Right

1. 右側を下にして患者を側臥位にする。施術者は患者の正面に立つ。

2. L5とS1の棘突起間を触診して、L5がS1に対して中立になるまで患者の股関節と膝関節を屈曲させる（図11.90）。

3. 左足を右足より頭側に動かして治療台から垂らす。その際、左足先は床につけない（図11.91）。

4. L5を触診しながら頭側の手を左肘の前面に当て、前腕をやさしく左前胸部と肩甲帯に乗せる。

5. 尾側の前腕を左上後腸骨棘（PSIS）と大転子の間に置く（図11.92）。

6. 制限バリアの限界点まで骨盤を前方に回旋させ、肩甲帯と胸椎を後方に回旋させる。患者に呼吸を続けてもらい、息を吐くとき、さらに回旋ができる。

7. 回旋の弛緩あるいは可動域に効果が現れない場合、患者の右上腕をつかんでL5/S1間に回旋の動きが感じられるまで右肩を前方に引く。

8. 患者にリラックスしてもらい、脊椎に向けて尾側の前腕でスラストを行う。そのとき同時に肩を頭側に、骨盤と仙骨を尾側にわずかに動かして右側屈と左回旋を加える（図11.93 白矢印）。

9. 手技の効果を確認するため、機能障害領域の分節間可動性を再評価する。

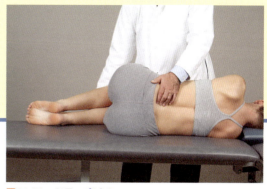
図11.90　ステップ1と2

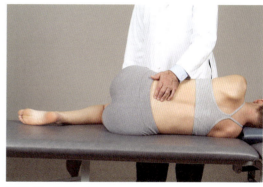
図11.91　ステップ3

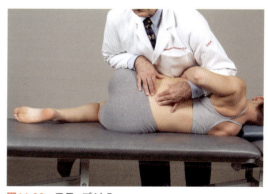
図11.92　ステップ4と5

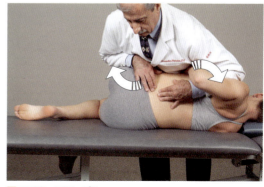
図11.93　ステップ8

407

腰部 （側臥位）

L1〜L5タイプ2非中立機能障害 長てこ法、回旋と側屈の強調 （例：L4 FRRSR） 映像11.16

FRRS：Flexion, Rotation Right, Sidebending Right

1. 右側を下にして患者を側臥位にする。施術者は患者の正面に立つ。
2. L4とL5の棘突起間を触診して、L4がL5に対して中立になるまで患者の股関節と膝関節を屈曲させる。この時点で伸展バリアに到達する必要はない（図11.94）。
3. 左足を右足より頭側に動かして治療台から垂らす。その際、左足先は床につけない（図11.95）。
4. L4を触診しながら頭側の手を左肘前窩に当て、前腕を肩甲帯に乗せる。
5. 尾側の手でL5を固定する（図11.96）。
6. 肩と骨盤を反対方向へ軸回旋させる。患者に呼吸を続けてもらい、息を吐くとき、さらに回旋できる。
7. 回旋の弛緩あるいは可動域に効果が現れない場合、患者の右上腕をつかんでL4/L5間に回旋の動きが感じられるまで右肩を前方に引く。
8. 患者にリラックスしてもらい、前腕でスラストを行う（図11.97　白矢印）。そのとき同時に肩を尾側に、骨盤と仙骨を頭側にわずかに動かす。
9. 手技の効果を確認するため、機能障害領域の分節間可動性を再評価する。

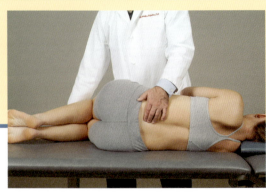

図11.94　ステップ1と2

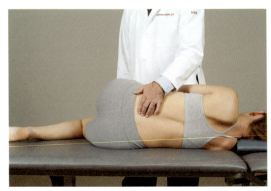

図11.95　ステップ3

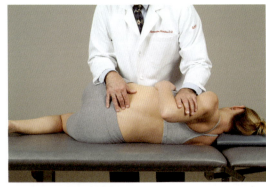

図11.96　ステップ4と5

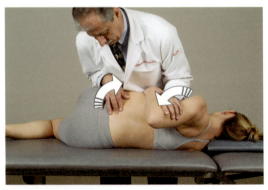

図11.97　ステップ8

腰部 （側臥位）

L1〜L5機能障害と根症状の併存 長てこ法、牽引とギャップの強調（例：左L5/S1神経根炎）　映像11.17

重症や神経学的欠損の臨床所見がある場合、この手技は避けたほうがよい場合がある。

1. 右側を下にして患者を側臥位にする。施術者は患者の正面に立つ。
2. L5とS1の棘突起間を触診して、L5がS1に対して中立になるまで患者の股関節と膝関節を屈曲させる（図11.98）。
3. 左足を右足より頭側に動かして治療台から垂らす。その際、左足先は床につけない（図11.99）。
4. L5を触診しながら頭側の手を左肘の前面に当て、前腕を肩甲帯に乗せる。
5. 尾側の前腕を患者のPSISと大転子の間の直線上に当てる（図11.100）。
6. 両腕を逆方向に引き合い、左側のL5とS1の離開すなわち関節の離開を行う。
7. 患者にリラックスして呼吸を続けてもらう。息を吐くとき、回旋や捻転させずにL5をS1から離開するようにスラストを行う（図11.101白矢印）。
8. 手技の効果を確認するため、神経根炎の症状を再評価する。

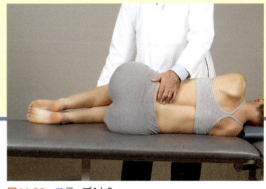

図11.98　ステップ1と2

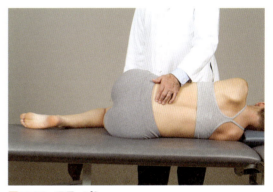

図11.99　ステップ3

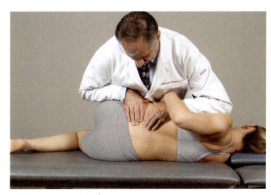

図11.100　ステップ4と5

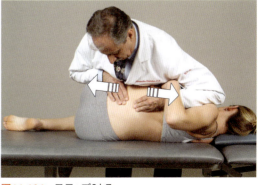

図11.101　ステップ6と7

腰部 背臥位
L1〜L5伸展中立機能障害
長てこ法、回旋強調
（例：L4 NSLRR） 映像11.18

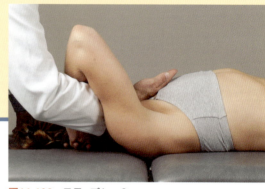

NSLRR：Neutral, Sidebending Left, Rotation Right

図11.102　ステップ1〜3

1. 患者を背臥位にして頸の後ろで両手の指を組んでもらう。
2. 施術者は患者の頭部の左側に立ち、右前腕を患者の右上肢と肩の間に通す。
3. 手背部を患者の胸壁の胸骨中央に注意深く置く（図11.102）。
4. 治療台の頭側を通って患者の左側へ歩く。
5. 尾側の手で腰部を触診しながら、L4が動き始めるまで患者の体幹を右側屈させる。
6. 右側屈を保ったまま、左回旋させる（図11.103）。
7. 右ASISに尾側の手掌を当て、骨盤を固定する。
8. 患者にリラックスしてもらう。わずかに左回旋を加えるために、右手を引きながらスラストを行う（図11.104　白矢印）。
9. 手技の効果を確認するため、機能障害領域の分節間可動性を再評価する。

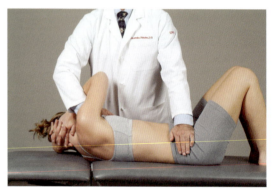

図11.103　ステップ4〜6

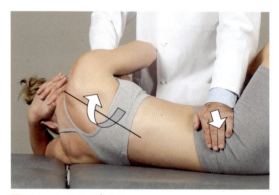

図11.104　ステップ7と8

腰部 座位
L1 ～ L5機能障害
短てこ法、回旋強調
（例：L2 ESRRR） 映像11.19

ESRRR：Extension, Sidebending Right, Rotation Right

1. 患者はできれば治療台の端にまたがって座り、仙骨と骨盤の動きを固定する。
2. 施術者は左斜め後ろに立つ。
3. 患者に右手を頸の後ろに当て、左手で右肘関節をつかんでもらう（図11.105）。この姿勢がつらければ、両手を頸の後ろに当ててもよい。
4. 施術者は左手を患者の左腋窩を通して右上腕に置く。
5. 右母指球または手掌を右L2横突起上に当てる（図11.106）。
6. 患者にリラックスしてもらい、T12が動き出すまでわずかに屈曲と左側屈をさせる。
7. 深く息を吸ってもらい、息を吐くとき、わずかに屈曲と左側屈を保ったまま、左回旋を行う（図11.107）。
8. リラックスしてもらい、さらに左回旋を素早くわずかに加える。そのとき、右手でL2に短てこスラストを行う（図11.108　白矢印）。
9. 手技の効果を確認するため、機能障害領域の分節間可動性を再評価する。

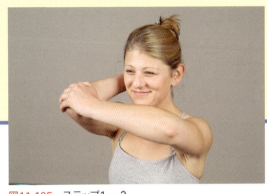
図11.105　ステップ1～3

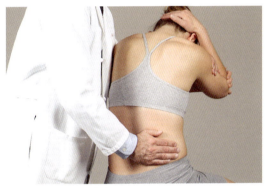
図11.106　ステップ4と5

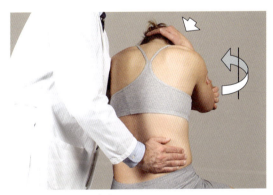
図11.107　ステップ6と7

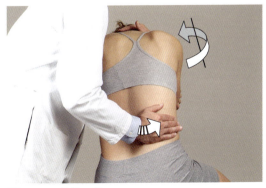
図11.108　ステップ8

腰部 座位

L1〜L5機能障害
長てこ法、回旋強調
（例：L2 ESRRR） 映像11.19

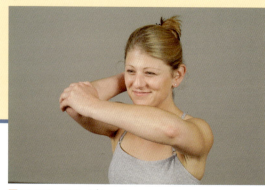

図11.109　ステップ1〜3

ESRRR：Extension, Sidebending Right, Rotation Right

1. 患者はできれば治療台の端にまたがって座り、仙骨と骨盤の動きを固定する。

2. 施術者は左斜め後ろに立つ。

3. 患者に右手を頸の後ろに当て、左手で右肘関節をつかんでもらう（図11.109）。この姿勢がつらければ、両手を頸の後に当ててもよい。

4. 施術者の左手は患者の左上腕の前を通り、右上腕を保持する。

5. 右母指球または手掌をL2とL3の棘突起間の正中上に当てる（図11.110）。

6. 患者にリラックスしてもらい、L2が動き出すまでわずかに屈曲と左側屈させる。

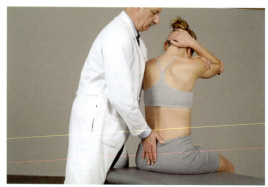

図11.110　ステップ4と5

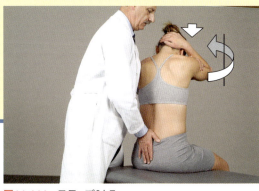

7. 深く息を吸ってもらい、息を吐くとき、わずかに屈曲と左側屈を保ったまま、左回旋を行う（図11.111　白矢印）。

図11.111　ステップ6と7

8. リラックスしてもらい、右手でL3を固定させたまま、左手でさらに左回旋させる（図11.112　白矢印）。これでL3に対してL2が左回旋する。

9. 手技の効果を確認するため、機能障害領域の分節間可動性を再評価する。

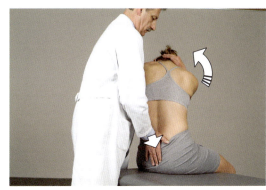

図11.112　ステップ8

骨盤部 （側臥位）

腸仙（寛骨）機能障害
短てこ法、前方回旋強調（例：左寛骨後方回旋偏位） ▶映像11.20

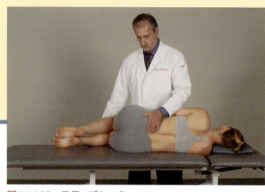

図11.113　ステップ1〜3

診断
立位屈曲検査：陽性（左PSIS上方偏位）。
左仙腸関節の他動可動性低下。
ASIS：左頭側（わずかに外側）。
PSIS：左尾側（わずかに内側）。
仙骨溝：左側が前方で深い。

手技

1. 患者を右を下にした側臥位にして施術者は患者の正面に立つ。

2. 頭側の手でL5とS1の棘突起間を触診する。

3. L5とS1の棘突起が引き離されるまで、尾側の手で患者の膝関節と股関節を屈曲させる（図11.113）。

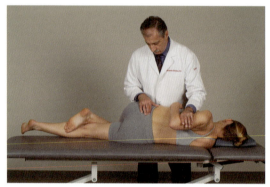

図11.114　ステップ4〜5

4. 患者に左下肢の位置を変えずに右下肢を伸ばしてもらう。左足先を右膝窩のあたりに乗せる。

5. 施術者は頭側の手を左上腕遠位に当て、前腕を左肩前部に置く（図11.114）。

6. 下記の手技のうち、いずれかを行う。

    a. 尾側の小指球手掌側を左PSISに当て、第4指と第5指で左腸骨稜後方を包み込む（図11.115）。

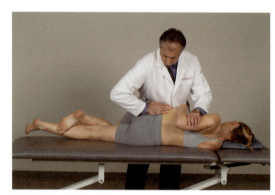

図11.115　ステップ6a

b. 尾側の前腕腹側を左PSISと左腸骨稜後方に置く（図11.116）。

c. 患者の肩の位置に立ち、尾側の前腕を左PSISと左腸骨稜の上に置く（図11.117）。

7. 患者の左肩をやさしく後方に押し、骨盤を前方に回旋させることにより、軸回旋させる。左仙骨の動きを左S1で触知するまで続ける。

8. 患者にリラックスしてもらい、右手か右前腕で患者の臍方向にスラストを行う（図11.118白矢印）。

9. 手技の効果を確認するため、障害分節の位置で分節間可動性を再評価する。

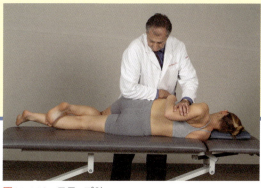

図11.116　ステップ6b

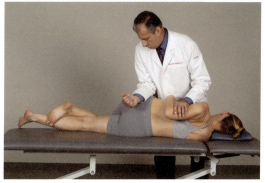

図11.117　ステップ6c

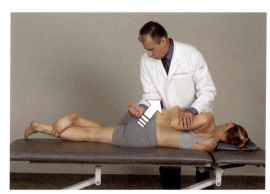

図11.118　ステップ7と8

骨盤部　背臥位
腸仙（寛骨）機能障害
牽引、前方回旋強調（例：右寛骨後方回旋偏位）　映像11.21

診断
立位屈曲検査：陽性（右PSIS上方偏位）。
右仙腸関節の他動可動性低下。
ASIS：右頭側（わずかに外側）。
PSIS：右尾側（わずかに内側）。
仙骨溝：右側が前方で深い。

手技
1. 患者を背臥位にして施術者は治療台の足側に立つ。
2. 右足関節をつかむ。
3. 30度を超えない角度まで右足を上げて、真っ直ぐに牽引する（図11.119　白矢印）。
   a. 足を治療台から10〜20度外転させて牽引してもよい（図11.120）。
4. 患者にゆっくり3〜5回深呼吸を繰り返してもらい、その間、牽引を続ける。
5. 最後の深呼吸で牽引方向へスラストを行う（図11.121　白矢印）。
6. 手技の効果を確認するため、右仙腸関節の可動性を再評価する。

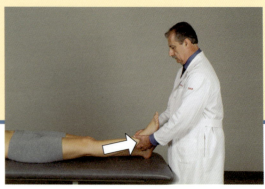

図11.119　ステップ1〜3

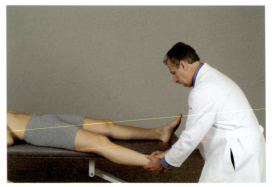

図11.120　ステップ3a

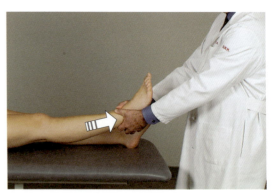

図11.121　ステップ5

骨盤部 背臥位
腸仙（寛骨）機能障害
支点ありの長てこ法、回旋強調（例：左寛骨後方回旋偏位） 映像11.22

診断
立位屈曲検査：陽性（左PSIS上方偏位）。
左仙腸関節の他動可動性低下。
ASIS：左頭側（わずかに外側）。
PSIS：左尾側（わずかに内側）。
仙骨溝：左側が前方で深い。

手技
1. 患者を背臥位にして施術者は患者の右側に立つ。
2. 患者の膝関節と股関節を屈曲させる。
3. 両下肢を施術者の方向へ回旋させる。
4. 頭側の母指球を患者の左PSISの下に当て、寛骨に対するてこの支点にする（図11.122）。
5. 患者の体重がてこの手の上、すなわち左PSISの上に乗るように動かす（図11.123　白矢印）。
6. 患者の左膝関節を伸展させてゆっくりその足を治療台に向けて下ろし（図11.124と図11.125 白矢印）、左寛骨に短てこと長てこを行う。
7. 手技の効果を確認するため、左仙腸関節の可動性を再評価する。

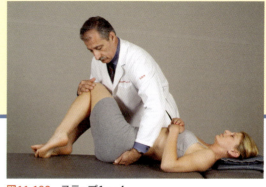

図11.122　ステップ1〜4

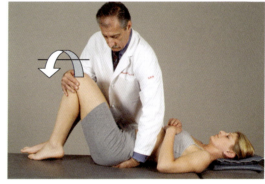

図11.123　ステップ5

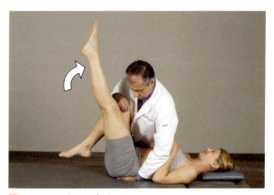

図11.124　ステップ5と6

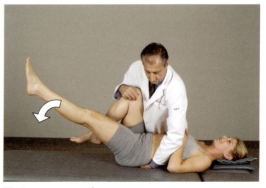

図11.125　ステップ6

骨盤部 側臥位
腸仙（寛骨）機能障害 短てこ法、回旋強調（例：左寛骨前方回旋偏位） ▶映像11.23

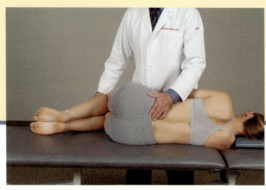

図11.126　ステップ1

診断
立位屈曲検査：陽性（左PSIS上方偏位）。
左仙腸関節の他動可動性低下。
ASIS：左尾側（わずかに内側）。
PSIS：左頭側（わずかに外側）。
仙骨溝：左側が後方。

手技
1. 右側を下にして患者を側臥位にする。施術者は患者の正面に立つ（図11.126）。
2. 頭側の手でL5とS1の棘突起間を触診する。
3. L5とS1の棘突起が離れるまで、尾側の手で患者の股関節と膝関節を屈曲させる。
4. 左下肢を右下肢より曲げて頭側に動かし、治療台から垂らす。その際、左足先は床につけない。
5. 尾側の前腕を患者の左PSISと大転子の間に一直線になるように置き、頭側の手か前腕を患者の左上肢に置く（図11.127）。
6. 左肩を背側（後方）に押し、骨盤を腹側（前方）に回旋させることにより、軸回旋させる（図11.128　白矢印）。左仙腸関節で仙骨の動きを触知するまでこの動きを続ける。
7. 動きを触知できない場合、患者の右上腕をつかんで左仙腸関節で回旋運動が起きるまで右肩を前方に引く。
8. 患者にリラックスしてもらい、大腿骨の長軸に沿ってスラストを行う（図11.129　白矢印）。
9. 手技の効果を確認するため、左仙腸関節の可動性を再評価する。

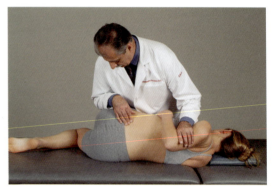

図11.127　ステップ2〜5

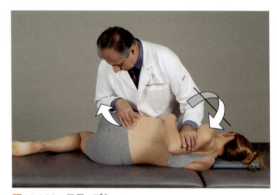

図11.128　ステップ6

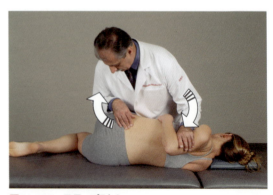

図11.129　ステップ7と8

骨盤部 背臥位

腸仙（寛骨）機能障害 牽引、後方回旋強調（例：右寛骨前方回旋偏位） 映像11.24

診断
立位屈曲検査：陽性（右PSIS上方偏位）。
右仙腸関節の他動可動性低下。
ASIS：右尾側（わずかに内側）。
PSIS：右頭側（わずかに外側）。
仙骨溝：右側が後方。

手技

1. 患者を背臥位にして施術者は治療台の足側に立つ。
2. 右足関節をつかむ。
3. 右足を45度かそれより高く上げて、下肢を真っ直ぐに牽引する（図11.130　白矢印）。
4. 患者にゆっくり3〜5回深呼吸を繰り返してもらい、その間、牽引を続ける。毎回息を吐くとき、牽引の力を強める（図11.131　白矢印）。
5. 最後の深呼吸で牽引方向へスラストを行う（図11.132　白矢印）。
6. 手技の効果を確認するため、右仙腸関節の可動性を再評価する

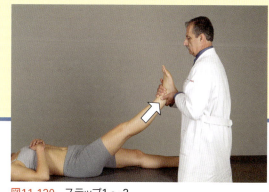

図11.130　ステップ1〜3

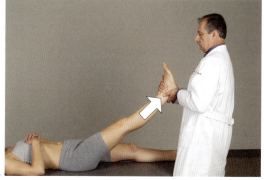

図11.131　ステップ4

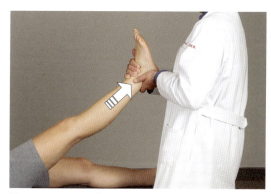

図11.132　ステップ5

上肢 座位

手関節：手根屈曲機能障害
短てこ法、伸展強調（例：遠位手根、屈曲［背側］） 映像11.25

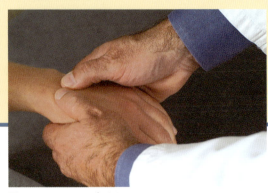

図11.133　ステップ1と2

診断
症状：手関節に不快感があり、完全伸展が不可能。
触診：背側隆起あるいは手根骨痛。

手技

1. 患者は治療台に座り、施術者は正面に立つ。
2. 両母指を患者の手関節の背側に当て、手関節をつかむ（図11.133）。
3. 機能障害のある背側の手根骨を母指で探す。
4. 手根骨の機能障害部に当てた母指の上に、もう一方の手の母指を重ねる。他の指で手掌を包む（図11.134）。
5. 機能障害のある手根骨を押し続けながら、1回むちのような動きをする（図11.135　白矢印）。ただし、この手技では牽引しない。
6. 手技の効果を確認するため、背側隆起あるいは手根骨痛と手関節の可動性を再評価する。

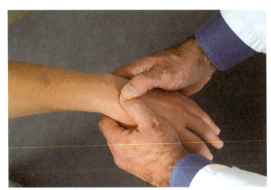

図11.134　ステップ3と4

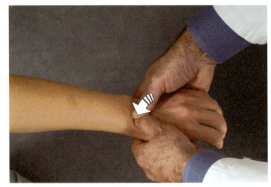

図11.135　ステップ5

上肢 座位

肘関節：腕尺関節機能障害
短てこ法、伸展強調（例：右腕尺関節屈曲） ▶映像11.26

診断
症状：肘関節の不快感。
可動性：肘関節の完全屈曲が不可能。
触診：肘関節を完全に伸展した状態で肘頭窩を触診。

手技

1. 患者は治療台に座り、施術者は正面に立つ。
2. 患者の治療する側の手を施術者の腰部に当て、肘で固定する（図11.136）。
3. 前腕の肘窩領域に両母指を当てる。
4. 床に向けて下方へ牽引して肘関節をさらに屈曲させる（図11.137　白矢印）。
5. 次に、肘を肩に向けて押し上げる（図11.138　白矢印）。肘関節が完全に伸展するまで力をかけ続ける（図11.139　白矢印）。
6. 手技の効果を確認するため、肘関節の可動性を再評価する。

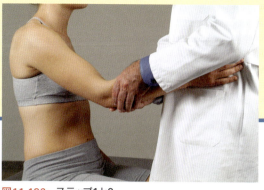
図11.136　ステップ1と2

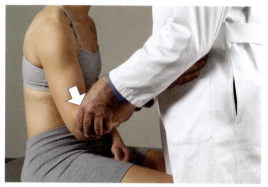
図11.137　ステップ3と4

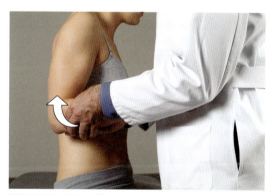
図11.138　ステップ5

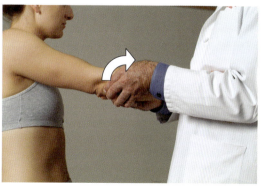
図11.139　ステップ5

上肢 座位

肘関節：腕尺関節伸展機能障害 短てこ法、屈曲強調（例：右腕尺関節伸展） 映像11.27

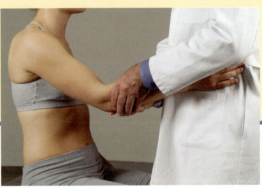

図11.140　ステップ1〜3

診断
症状：肘関節の不快感。
可動性：肘関節の完全伸展が不可能。
触診：肘関節を完全に伸展した状態で肘頭窩の触診が不可能。

手技
1. 患者は治療台に座り、施術者は正面に立つ。
2. 患者の治療する側の手を施術者の腰部に当て、肘で固定する。
3. 前腕の肘窩領域に両母指を当てる（図11.140）。
4. 患者にわずかに抵抗してもらいながら（図11.141〜図11.143　黒矢印）、施術者は床に向けて下方へ牽引する（図11.141　白矢印）。肘関節が完全に伸展するまで力をかけ続ける（図11.142と図11.143　白矢印）。
5. 手技の効果を確認するため、肘関節の伸展を再評価する。

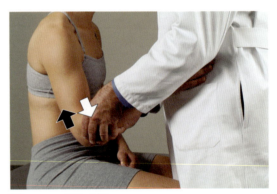

図11.141　ステップ4

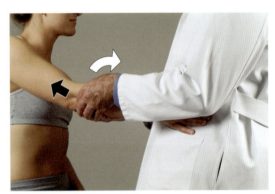

図11.142　ステップ4

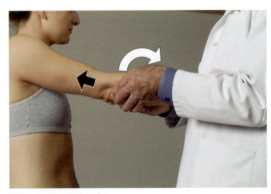

図11.143　ステップ4

上肢 座位

肘関節：前橈骨頭機能障害
長てこ法（支点）、回内強調（例：右橈骨頭、前方［回外］） 映像11.28

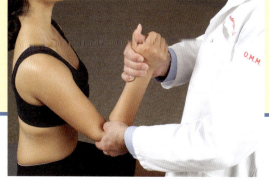

図11.144　ステップ1と2

診断
症状：橈骨頭の不快感。
可動性：前腕の他動回内の低下。
触診：橈骨頭前方隆起と圧痛。

手技

1. 患者は治療台に座り、施術者は正面に立つ。

2. 施術者は機能障害のある手を握手するように握る。もう一方の手の母指を橈骨頭前側に当てる（図11.144）。

3. 制限バリアまで前腕を回内させる。

4. 患者に完全にリラックスしてもらい、母指で橈骨頭前方を押したまま、前腕をわずかに屈曲し回内させる。（図11.145）。

5. 手技の効果を確認するため、前腕の回内を再検査し、橈骨頭の隆起を触診する。

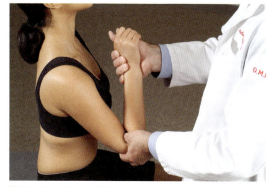

図11.145　ステップ3と4

上肢 座位

肘関節：後橈骨頭機能障害
長てこ法（支点）、回外強調（例：右橈骨頭、前方［回内］） 映像11.29

診断
症状：橈骨頭の不快感。
可動性：前腕の他動回外の低下。
触診：橈骨頭の後方隆起と圧痛。

手技

1. 患者は治療台に座り、施術者は正面に立つ。

2. 施術者は機能障害のある手を握手するように握る。もう一方の手の母指を橈骨頭後方に当てる（図11.146）。

3. 制限バリアまで前腕を回外させる。

4. 患者に完全にリラックスしてもらい、母指で橈骨頭後方を押したまま、前腕を伸展し回外させる。（図11.147）。

5. 手技の効果を確認するため、前腕の回外を再検査し、橈骨頭の隆起を触診する。

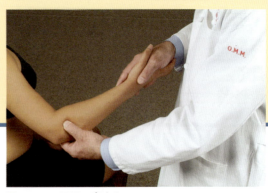

図11.146　ステップ1と2

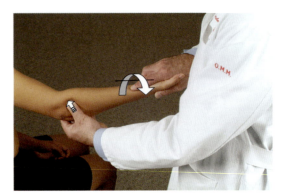

図11.147　ステップ3と4

上肢 座位

肘関節：腕尺関節外転機能障害
長（短）てこ法、内転（外側）強調
（例：右尺骨、内側滑り併用外転）

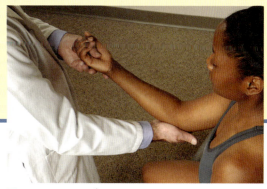

図11.148　ステップ3

診断
症状：肘内側か外側（橈骨頭）に不快感。
所見：運搬角の増加。
動き：外転時の外側滑りで尺骨近位が制限される。
触診：尺骨遠位外側、肘頭内側。

手技

1. 患者を座位にし、施術者は患者の前に立つ（背臥位にしてもよい）。

2. 患者の右前腕遠位を、左手で解剖学的位置でつかむ。

3. 丸めた右手を患者の右肘頭下に置いて、母指球で内側部分に触れる（図11.148）。

4. 患者の肘を、ゆっくりと伸展バリアの「羽毛の端」に移動させてから、肘内側を支え、前腕遠位を内側から尺骨遠位の内転バリアの「羽毛の端」に動かす（図11.149　白矢印）。

5. 患者を完全にリラックスさせ、左手で肘（前腕）を素早く最小限の動きで伸展させ（白の短く曲がった矢印）、尺骨（手関節）の遠位部分で内転させる（白矢印）。同時に、右手で肘頭内側部分に内側から外側のインパルスを加える（図11.150　白のパルス矢印）。

6. 手技の効果を確認するため、上腕骨から尺骨の動きの再検査と肘の運搬角を再評価する。

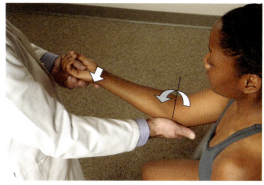

図11.149　ステップ4　内転バリア

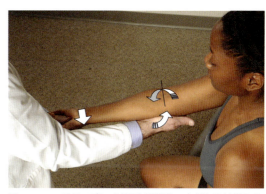

図11.150　ステップ5　肘頭内側部分へ内側から外側の力

上肢 座位

肘関節：腕尺関節内転機能障害
長（短）てこ法、外転（内側）強調
（例：右尺骨、外側滑り併用内転）

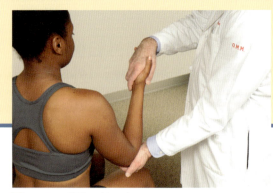

図11.151　ステップ1〜3

診断
症状：肘内側か外側（橈骨頭）に不快感。
所見：運搬角の減少。
動き：外転時の内側滑りで尺骨近位が制限される。
触診：尺骨遠位内側、肘頭外側。

手技

1. 患者を座位にし、施術者は患者の前に立つ（背臥位にしてもよい）。

2. 患者の右前腕遠位を、右手で解剖学的位置でつかむ。

3. 丸めた左手を患者の右肘頭下に置いて、母指球で外側部分に触れる（図11.151）。

4. 患者の肘を、ゆっくりと伸展バリアの「羽毛の端」に移動させてから、肘内側を支え、前腕遠位を外側から尺骨遠位の外転バリアの「羽毛の端」に動かす（図11.152　白矢印）。

5. 患者を完全にリラックスさせ、施術者は素早く最低限の動きで前腕をわずかに大きく伸展させながら（曲線の白矢印）、同時に内側向きの力を肘頭外側（白のパルス矢印）に加え、外側向きの力を尺骨遠位（手関節）に加える（図11.153　短い曲線の白矢印）。

6. 手技の効果を確認するため、上腕骨から尺骨の動きの再検査と肘の運搬角を再評価する。

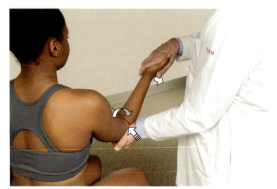

図11.152　ステップ4　外転バリア

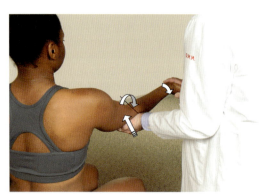

図11.153　ステップ5　肘頭外側への内側向きの力

下肢　背臥位

膝関節：前脛骨近位機能障害
短てこ法、脛骨後方強調（例：右脛骨、前方［大腿骨後方］）　▶映像11.30

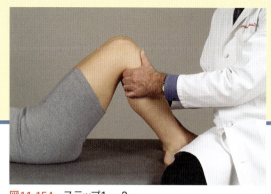

図11.154　ステップ1〜3

診断
症状：膝関節の不快感、伸展動作に違和感。
可動性：関節の前方への遊び欠如と後方スプリング低下。
触診：脛骨粗面の隆起。

手技

1. 患者は足の裏全体を治療台につけて背臥位になり、機能障害のある膝関節を90度に屈曲させる。

2. 患者の足先の上に座り、足を固定する。

3. 両手の母指球を脛骨プラトー前面に当て、その他の指で下腿をはさみ持つ（図11.154）。

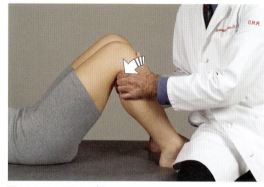

図11.155　ステップ4

4. 膝関節の後方への遊びの制限バリアまで動かしたら、大腿骨の長軸に対して後方へスラストをかける（図11.155　白矢印）。

5. 手技の効果を確認するため、膝関節の可動性と前方への遊びを再評価する。

下肢 座位

膝関節：前脛骨近位機能障害
短てこ法（牽引）、後方強調（例：右脛骨、前方［大腿骨後方］） ▶ 映像11.31

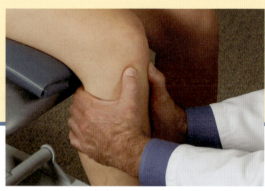

図11.156　ステップ1と2

診断
症状：膝関節の不快感、伸展動作に違和感。
可動性：関節の前方への遊び欠如と後方スプリング低下。
触診：脛骨粗面の隆起。

手技

1. 患者は治療台の端に座り、大腿部の下に枕を入れる。

2. 施術者は両母指を脛骨プラトー前面に当て、その他の指で下腿をはさみ持つ（図11.156）。

3. 大腿部を上下に揺すり、筋の力を完全に抜く（図11.157　白矢印）。

4. 床方向に直線的なスラストを行い、同時に両母指で後方へインパルスを加える（図11.158　白矢印）。

5. 手技の効果を確認するため、膝関節の可動性と前方への遊びを再評価する。

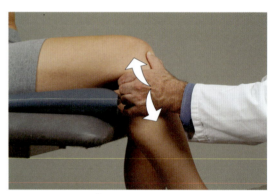

図11.157　ステップ3

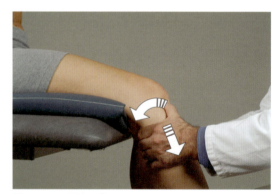

図11.158　ステップ4

第 11 章 | 高速低振幅手技

下肢　腹臥位

膝関節：後脛骨近位機能障害
短てこ法、脛骨前方強調（例：左脛骨、後方［大腿骨前方］）　▶映像11.32

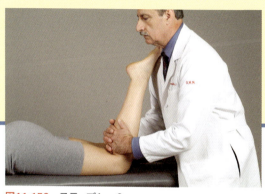

図11.159　ステップ1〜3

診断
症状：膝関節の不快感、屈曲動作に違和感。
可動性：関節の後方への遊び欠如と前方スプリング低下。

手技

1. 患者はできれば腹臥位になり、機能障害のある膝関節を90度に屈曲させる。

2. 施術者は治療台の足側に立つか、あるいは座る。患者の足背を施術者の肩の前内側面に当てる。そのとき、患者の足関節を底屈させ、腓腹筋の緊張を取る。

3. 両手指を組んで膝窩遠位の脛骨近位領域を包むように保持する（図11.159）。

4. 両手で治療台に沿って手前方向へスラストを行う〔訳者注：そのとき患者の足背部を頭側方向に押す〕（図11.160　白矢印）。

5. 手技の効果を確認するため、膝関節の可動性と後方への遊びを再評価する。

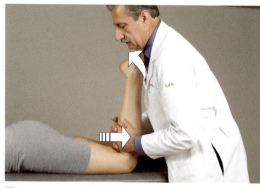

図11.160　ステップ4

下肢 座位
膝関節：後脛骨近位機能障害 短てこ法、脛骨前方強調
（例：右脛骨、後方［大腿骨前方］）

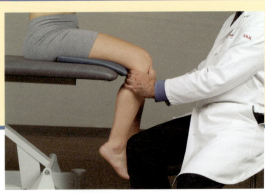

図11.161　ステップ1と2

診断
症状：膝関節の不快感、屈曲動作に違和感。
可動性：関節の前方への遊び欠如と後方スプリング低下。

手技
1. 患者は治療台の端に座り、大腿部の下に枕を入れる。
2. 施術者は両母指を脛骨プラトー前面に当て、その他の指で膝窩から下腿をはさみ持つ。足部が治療台の内側に入るまで膝関節を屈曲させる（図11.161）。
3. 大腿部を上下に揺すり、筋の力を完全に抜く。
4. 床に向けて下方にスラストを行うと同時に（図11.162　白矢印）、指を膝窩に当て、前方へインパルスを加える。
5. 手技の効果を確認するため、膝関節の可動性と前方への遊びを再評価する。

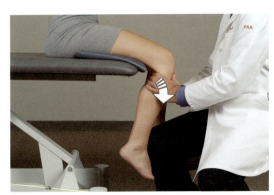

図11.162　ステップ3と4

下肢 背臥位

膝関節：前腓骨近位機能障害
短てこ法、後方と内返し強調（例：右腓骨、前方） 映像11.33

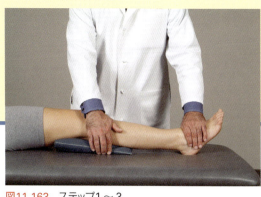

図11.163　ステップ1〜3

診断
症状：足外側の痛み、腓骨近位の圧痛を伴う筋痙攣。
可動性：腓骨近位の後方滑りの減少と前方滑りの増加。
病歴：足関節内反捻挫、足関節の過背屈、反張膝。

手技
1. 患者は機能障害のある膝関節の下に小さな枕を置き、少し膝関節を屈曲させて背臥位になる。
2. 施術者は尾側の手で足関節を内旋させて腓骨近位を前方に動かす。
3. 頭側の手根部を腓骨近位前面に当てる（図11.163）。
4. 腓骨頭を治療台に向けて真っ直ぐにスラストを行う（図11.164　白矢印）。
5. 同時に、足部外側より力を加えて下腿を内旋させる（図11.164　曲線の白矢印）。
6. 手技の効果を確認するため、腓骨近位の前方滑りを再評価する。

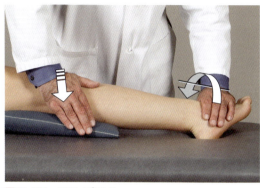

図11.164　ステップ4と5

下肢 腹臥位

膝関節：腓骨頭機能障害
長てこ法、支点（外返し）強調（例：左腓骨頭、後方） 映像11.34

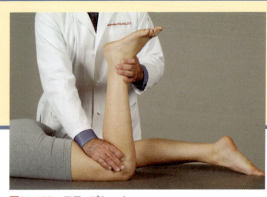

図11.165　ステップ1〜4

診断
症状：足外側の痛み、通常の完治期間を過ぎても消えない慢性痛。
可動性：後方滑りの増加と前方滑りの減少。
触診：腓骨頭の圧痛、腓骨頭後方の隆起。
病歴：足関節内反捻挫。

手技

1. 患者を腹臥位にして機能障害のある膝関節を90度に屈曲させる。

2. 施術者は障害部位の対側に立つ。

3. 頭側にある示指の中手指節関節を機能障害のある腓骨頭の後ろに置き、ハムストリングと下腿が挟まるように膝窩に小指球を置く。

4. 尾側の手で障害側の足関節をつかみ、制限バリアまでやさしく膝関節を屈曲させる（図11.165）。

5. 足部と下腿をやさしく外旋させて、施術者の頭側の手を支点にして腓骨頭を動かす（図11.166　白矢印）。

6. 尾側の手で足関節をコントロールしながら殿部に向けてスラストを行う。通常、膝関節の屈曲が強まるが（図11.167　白矢印）、支点にしている頭側の手がその動きを阻止する。

7. 手技の効果を確認するため、腓骨頭の可動性を再評価し、腓骨の位置を触診する。

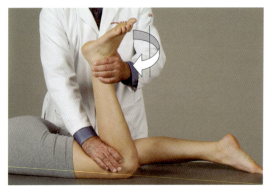

図11.166　ステップ5

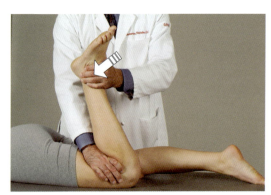

図11.167　ステップ6

下肢 背臥位
膝関節：内側半月板機能障害 長てこ法、牽引強調（例：右前内方、内側半月板） 映像11.35

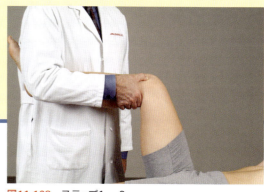

図11.168　ステップ1〜3

診断
症状：膝関節内側の不快感、膝関節伸展障害によるロッキング。

身体所見：膝蓋腱内側半月板の腫脹、マクマレー検査陽性、アプレー圧迫検査陽性。

手技
1. 患者を背臥位にして股関節と膝関節を屈曲させる。
2. 施術者は障害側に立つ。
3. 機能障害のある側の足関節を施術者の腋窩にて胸郭に当てる（図11.168）。
4. 内側の手の母指を腫れた半月板の上に置く。その母指の上に外側の手の指を当てる。指の手掌側を母指に当てる場合、その位置は必ず膝蓋骨の遠位とする（図11.169）。
5. 内側半月板上に母指で中程度〜強い力をかけ、そのまま保持する。膝関節を外反させ、下腿を外旋させる（図11.170　白矢印）。
6. 母指で内側半月板上を押しながら、膝関節を完全に伸展する（図11.171）。
7. 手技の効果を確認するため、膝関節の可動性を再評価する。

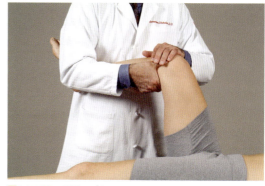

図11.169　ステップ4

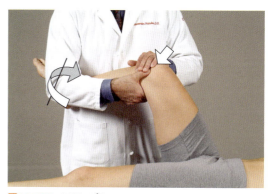

図11.170　ステップ5

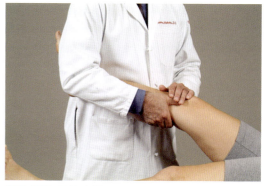

図11.171　ステップ6

下肢 背臥位

足関節：前脛骨遠位機能障害　短てこ法、後方強調（例：左距骨に対する前脛骨）　映像11.36

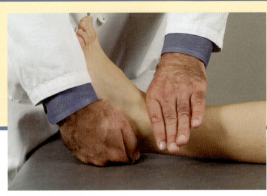

図11.172　ステップ1〜3

診断
引き出し症候検査：後方引き出し低下と前方引き出し欠如（関節の遊び）。

手技

1. 患者を背臥位にして施術者は治療台の足側に立つ。
2. 一方の手を丸めて踵骨に当て、足を固定する（わずかに牽引してもよい）。
3. もう一方の手を足関節溝近位の脛骨前面に当てる（図11.172）。
4. 脛骨に当てた手で下方に真っ直ぐスラストを行う（図11.173　白矢印）。
5. 手技の効果を確認するため、足関節の可動性を再評価する。

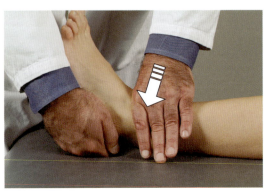

図11.173　ステップ4

下肢　背臥位

足関節：後脛骨遠位機能障害
短てこ法、牽引強調（例：左距骨に対する後脛骨）

▶ 映像11.36と映像11.37と映像11.38

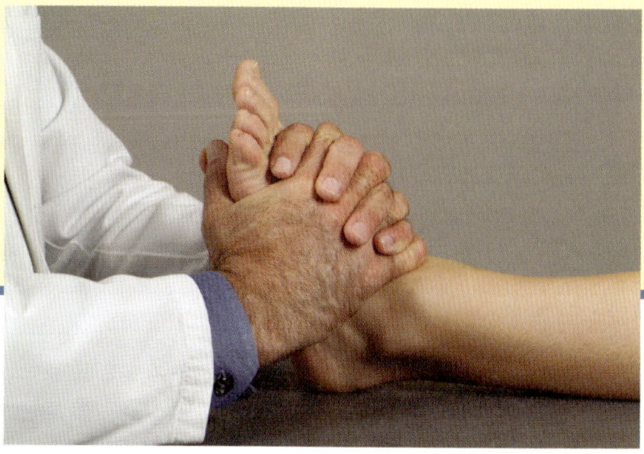

診断
引き出し症候検査：前方引き出し低下と後方引き出し欠如（関節の遊び）。

手技

1. 患者を背臥位にして施術者は治療台の足側に立つ。
2. 両手で足先を包み込み、足背で指を組む。
3. 母指で患者の足の母指球を押して制限バリアまで足を背屈させる（図11.174）。
4. 背屈を強めると同時に足を牽引する（図11.175　白矢印）。
5. 背屈の角度を強めながら、牽引スラストを行う（図11.176　白矢印）。
6. 手技の効果を確認するため、足関節の可動性を再評価する。

図11.174　ステップ1〜3

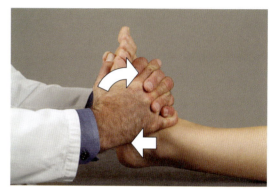

図11.175　ステップ4

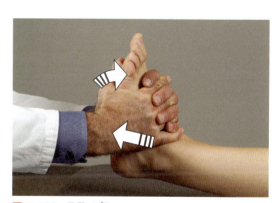

図11.176　ステップ5

下肢 腹臥位

足部：楔状骨底屈機能障害
短てこ法（Hiss Whip）、背屈強調（例：右内側楔状骨足底方） 映像11.39

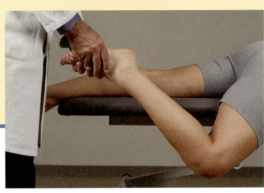

図11.177　ステップ1〜3

診断
症状：足底の不快感。
可動性：縦足弓と前足の回外制限。
触診：障害のある楔状骨・足底に圧痛を伴う隆起。

手技

1. 患者を腹臥位にして膝関節を屈曲させる。
2. 施術者は治療台の足側に立つ。
3. 両手で足を包み、両母指を楔状骨の窪みに当てる（図11.177）。
4. 機能障害のある楔状骨の位置で足底に向けて真っ直ぐ、母指をむちのように動かしてスラストを行う（図11.178　白矢印）。
5. 手技の効果を確認するため、前足の可動性を再評価して、楔状骨の窪みを触診する。

この手技は中足骨近位の足底機能障害にも適用できる。

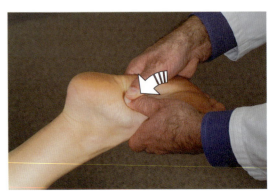

図11.178　ステップ4

下肢 背臥位
足部：中足骨底屈機能障害
支点ありの長てこ法、背屈強調（例：左第5中足骨足底方） 映像11.40

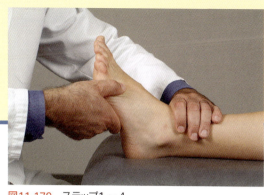

図11.179　ステップ1～4

診断
病歴：足関節内反捻挫。

手技
1. 患者を背臥位にする。
2. 施術者は治療台の足側に座り、患者の足関節を固定する。
3. 母指を第5中足骨遠位端に当てる。
4. 示指の中手指節関節を第5中足骨茎状突起の下に当てる（図11.179）。
5. 両手指で同時にスラストを行う。母指で足底に向けて押圧し、示指で足背に向けて力をかける（図11.180　白矢印）。
6. 手技の効果を確認するため、第5中足骨茎状突起の位置と痛みを再評価する。

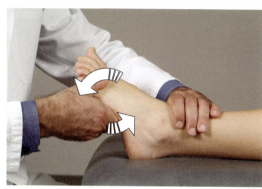

図11.180　ステップ5

下肢 【腹臥位】
足部：立方骨底屈機能障害 短てこ法（Whip）、背屈強調 (例：右足底回旋) 映像11.39

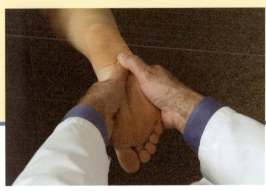

図11.181　ステップ1～4

診断
圧痛：第5中足骨茎状突起近位および長腓骨筋腱上の足底外側面。
触診：第5中足骨茎状突起遠位に正常より深い溝。足底外側面にある立方骨隆起。
病歴：足関節内反捻挫。

手技
1. 患者を腹臥位にして膝関節を30度に屈曲させる。
2. 施術者は治療台の足側に立つ。
3. 立方骨内側の足底隆起上に母指を当てる。
4. その母指の上に外側のもう一方の母指を当てる（図11.181）。
5. 前足を内転させて足外側面を開く（図11.182）。
6. むちのような動きで足の外側面に向けてスラストを行う（図11.183と図11.184　白矢印）。
7. 手技の効果を確認するため、立方骨の位置と圧痛を再評価する。

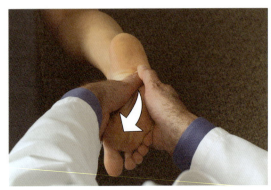

図11.182　ステップ5

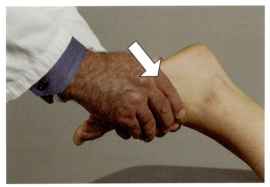

図11.183　ステップ6

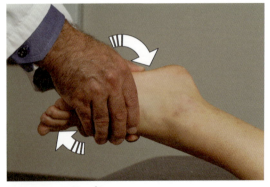

図11.184　ステップ6

参考文献

1. Chila AG, exec.ed. Foundations of Osteopathic Medicine. 3rd ed. Baltimore, MD: Lippincott Williams & Wilkins, 2011.

2. Iatridis JC, Weidenbaum M, Selton LA, et al. Is the nucleus pulposus a solid or fluid? Mechanical behavior of the nucleus pulposus of the human intervertebral disc. Spine 1996;21(10):1174–1184.

3. Heilig D. The thrust technique. J Am Osteopath Assoc 1981;81:244–248.

4. Greenman P. Principles of Manual Medicine. 2nd ed. Baltimore, MD: Williams & Wilkins, 1996.

5. Kimberly P. Outline of Osteopathic Procedures: The Kimberly Manual. Marceline, MO: Walsworth Publishing Co., 2006.

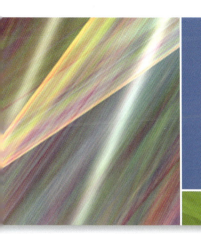

12 ファシリテイティッド・ポジショナル・リリーステクニック (FPR)

手技の原理

ファシリテイティッド・ポジショナル・リリーステクニック（FPR：Facilitated Positional Release）は、患者に対して他動的に行う間接法である。その原理は他の間接法の手技と同様であり、特に筋筋膜リリース、靱帯張力バランス／靱帯性関節ストレインと類似している。位置についてはカウンターストレイン、そしてスティルテクニックの初期の間接ポジショニングと酷似している。オステオパシー原理教育協議会（ECOP）の定義によると、"FPRとはスタンリーシオワイツ（Stanley Schiowitz, DO）により開発された間接法による筋筋膜リリースシステムである。身体の要素領域を中立に置き、すべての面における組織と関節の緊張を減少させて力（圧迫あるいは捻転）を加える方法"[1]とされている。この手技の第1の目標は異常な筋過緊張（浅部と深部）を和らげ、機能障害を有する関節の可動性を回復させることである。

カウンターストレインと同様に、FPRが影響を及ぼす主な神経生理学メカニズムはIα求心性神経とγ遠心性活動の関係だと考えられている[1-3]。障害領域を正しいポジショニングにすれば紡錘内線維は正常な長さに戻り、その結果、錘外筋線維の緊張を減少させる。そして筋紡錘の緊張を和らげ、Iα求心性神経のインパルスを減少させる。この相互作用を繰り返すことにより、最終的に筋の長さと張力が正常化するのである[4]。他に有利な点は、リンパドレナージや静脈ドレナージの促進、流体力学や局部的代謝過程に影響を及ぼす生体電気現象の改善などが挙げられ、治療位置が二次的な効果に関連していると示唆されている。

この手技の位置は原理的に間接法の基本通りであるため、施術者は障害のある分節、筋または組織を自由に動く方向、あるいは緊張が少ない位置に置く。手順としてはまず筋筋膜または関節の障害領域を中立に置く。シオワイツはそれを脊椎の前後のカーブを平らにする（関節面を屈曲開始点と伸展開始点の中立の位置にする）と言い表した[3]。屈曲障害または伸展障害がある場合、まず前後のカーブを平らにしてから機能障害における中立を探すのである。この例はタイプ2機能障害によく見られる。タイプ1機能障害では前方あるいは後方のカーブが少ない位置にする必要がある。

筋過緊張とその改善に焦点を絞るのであれば（X軸、Y軸、Z軸における顕著な診断結果がない場合）、過緊張の筋を緊張が少なくなる位置に置く。この位置は、触感異常を起こしている組織の触診と体位に対するその組織の反応に基づいて決める[3]。機能障害となる筋が前胸部に緊張を起こしている場合、屈曲が弛緩位置となる。背部の筋過緊張は一般的に弛緩位置である伸展と関連がある[2]。

他の間接法と比較すると、この手技の最も大きな特徴はそのリリース促通メカニズムにある。ディジオヴァナ（DiGiovanna）とシオワイツはこれを促進筋力と呼んだ[1) 3)]。それには圧迫が使われるが、弛緩あるいは筋緊張が軽減されるすべての方向に適応することができる。障害の大半には（脊椎と四肢）側屈と回旋要素

441

がかかわっているため、この手技で機能障害領域をポジショニングする際、一般的にいくらかの捻転（回旋と組み合わした側屈）を追加する必要がある。促通力を用いて領域を適切な弛緩位置に置いたら、その治療位置を3〜5秒保持し、患者を中立（治療を始める前の位置）に戻す。最後に組織触感の変化、可動制限、非対称性、圧痛（過敏性）などの触診パラメーターを用いて機能障害を再評価する。患者を弛緩位置で3秒〜5秒固定させたら、施術者は急速な関節のスプリング力を（断続的に）加えてもよい。この力は、極端に短い距離を素早く間接あるいは直接的に動くインパルスによるものである。シオワイツのもともとの説明には含まれていなかったものの、後からフィラデルフィア・オステオパシー医科大学で行われたハイリヒシンポジウムのプレゼンテーションで、「秘密の材料」として紹介された。

手技の分類

間接法

すべての間接法の手技と同じく、筋筋膜組織の緊張を減らす方向、あるいは自由に動く方向に患者を置くようにする。

手技のスタイル

筋筋膜（筋過緊張）

FPRで筋過緊張を治療するには、脊椎カーブを押して治療領域、分節あるいは四肢関節を真っ直ぐにする。次に組織触感の変化を再評価する（例：緊張、非弾性、緩み具合）。続いてこれらの障害パラメーターが最小になるまで患者をその位置に保持する。そして、適度な促通力（圧迫と捻転）を加え、3〜5秒保持したのち、領域を中立に戻して再評価する。機能障害の第1要素の特定が困難な場合（筋筋膜あるいは関節）、このスタイルを行うことが望ましい。このスタイルで得られる効果は、間接筋膜リリースとカウンターストレインテクニックで得られるものと似ていることがある。

関節機能障害（椎間と分節間のX軸、Y軸、Z軸）

関節の手技では、触診結果を元に機能障害の主要分節（関節）を探る。つまり一般的には組織触感の変化、可動制限、非対称な動き（または対称性に減少した可動性）、エンドフィール、関節の遊びの量的変化や疼痛である。手順としてはまず、関節の前後カーブを平らにする。それから機能障害分節を関連するすべての面において自由に動く方向に置く。カーブを平らにするのは、脊柱部で局所的に脊柱前弯症や脊柱後弯症の性質を減らすためではなく、他のテクニックスタイル（例：HVLA、MEなど）でも見られるように、特定の機能障害領域に向けられる力を一極集中させるために長てこの連結効果を高めるためで、そうすると次の促進力が機能障害のバリアから適切に向けられるようになる。続いて適切な軸で促通力（圧迫と捻転）を加えて3〜5秒間保持する。

適応症

筋筋膜機能障害あるいは関節機能障害。

禁忌

1. 中等度〜重症の関節不安定症。
2. 治療位置が症状を悪化させる恐れのある椎間板ヘルニア。
3. 中等度〜重症の椎間孔狭窄症。特に患部レベルに神経根症状が見られ、治療位置が孔をさらに狭めて症状を悪化させる恐れのある場合。
4. 治療位置が、症状を悪化させる恐れのある重度の捻挫と挫傷。
5. 治療のために必要な位置を取ることが不可能な先天性異常あるいは症状（例：関節強直）。
6. 椎骨脳底動脈循環不全症。

一般的に考慮すべき点とルール

施術者は正確な診断力と、できるだけ筋筋膜障害と関節障害を見分ける能力を持っていなければならない。前後の関節カーブを平らにしたのちに、弛緩位置あるいは筋筋膜の緊張を最大限に解放する位置に近づける。側屈あるいは回旋（捻転）を組み合わせた圧迫を3〜5秒行う。スプリング力を用いてもよい。

手順の概要

主要な筋筋膜障害

1. 診断する（組織の触感異常）。
2. 筋膜の緊張を和らげるため、前後の関節カーブを平らにする。
3. 圧迫あるいは捻転の促通力を加える（注意：この動きは、この段階で行うかステップ4の後に行う）[1]。
4. 機能障害がある筋筋膜組織を弛緩位置（短くなりリラックスする位置）に置く。
5. その位置を3〜5秒間保ち、ゆっくり力を弱めながら中立に戻す。
6. 機能障害要素（TART）を再評価する〔訳者注：TARTはp.7参照〕。

タイプ1とタイプ2 第1関節機能障害（X軸、Y軸、Z軸）

1. 診断する（例：タイプ1かタイプ2か）。
2. 患部の前後の関節カーブを平ら（屈曲あるいは伸展）にする。
3. 促通力（圧迫あるいは捻転）を加える。
4. 機能障害分節を屈曲あるいは伸展の弛緩位置に置く。
5. 機能障害分節を側屈あるいは回旋の弛緩位置に置く。
6. その位置を3〜5秒間保ち、ゆっくり力を弱めながら中立に戻す。
7. 機能障害要素（TART）を再評価する。

頸部 背臥位
右後頭下筋過緊張
映像12.1

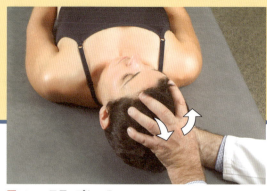

図12.1　ステップ1〜5

1. 患者を背臥位にし、施術者は治療台の頭側に座る。
2. 右手でやさしく後頭部と頸上部を保持する。
3. 頭部に当てた左手でやさしく頸椎の前後のカーブを平らにする（わずかに屈曲させる）。
4. 左手で軽く軸方向に圧迫を加える（450g以下の力）。
5. 圧迫を続けながら、組織と筋の緊張が最大に緩和するまでやさしく頭部と頸部を伸展、右側屈、右回旋させる（図12.1と図12.2　白矢印）。
6. その位置を3〜5秒間保持したのち、ゆっくり圧迫をゆるめて中立に戻す。
7. 数秒以内にリリースが触知できない場合は、圧迫をゆるめてステップ3〜6を繰り返す。
8. 機能障害要素（TART）を再評価する。

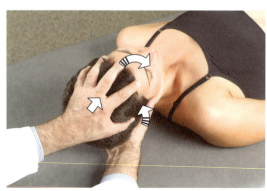

図12.2　ステップ5

頸部 背臥位
C2〜C4機能障害（例：C4 FSRRR）

 映像12.2

FSRRR：Flexion, Sidebending Right, Rotation Right

1. 患者を背臥位にし、施術者は治療台の頭側に座る。
2. 右手でやさしく患者の頭部を支える。
3. 頭部に当てた左手でやさしく頸椎の前後のカーブを平らにする（わずかに屈曲させる）。
4. 左手で軽く軸方向に圧迫を加える（450g以下の力）。
5. 圧迫を続けながら、組織と筋の緊張が最大に緩和するまでやさしく頭部を屈曲、右側屈、右回旋させる（図12.3と図12.4　白矢印）。
6. その位置を3〜5秒間保持したのち、ゆっくり圧迫をゆるめて中立に戻す。
7. 数秒以内にリリースが触知できない場合は、軸方向の圧迫をゆるめてステップ3〜6を繰り返す。
8. 機能障害要素（TART）を再評価する。

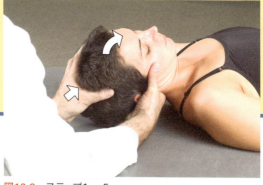

図12.3　ステップ1〜5

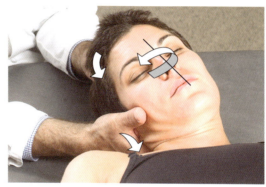

図12.4　ステップ5

胸部 座位
T4〜T12機能障害
（例：T6 ESRRR）

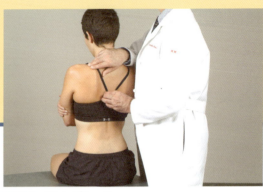

図12.5　ステップ1〜3

ESRRR：Extension, Sidebending Right, Rotation Right

1. 患者を治療台の端に座らせ、施術者は右斜め後ろに立つ。
2. 左手で機能障害のあるT6とT7の棘突起と右T6横突起をモニターする。
3. 右上腕を患者の右僧帽筋上部（肩甲帯）に乗せ、背中を横切り右手先を頸部後方に当てる（図12.5）。
4. 患者に胸郭の曲線が真っ直ぐに平らになるように伸ばしてもらい、T6のレベルで伸展を触診する。
5. 右前腕で軽く圧迫を加える（450g以下の力）。
6. 圧迫を続けながら、右前腕で尾側と後方に力をかけ（図12.6　白矢印）、T6をさらに伸展させて右側屈、右回旋させる。筋の張力バランスがよくなり緊張が最小限になるまで行う。
7. その位置を3〜5秒間保持したのち、ゆっくり圧迫をゆるめて中立に戻す。
8. 数秒以内にリリースが触知できない場合は、圧迫をゆるめてステップ3〜6を繰り返す。
9. 機能障害要素（TART）を再評価する。

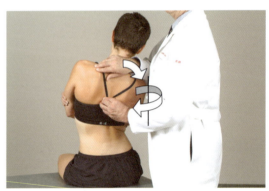

図12.6　ステップ4〜6

胸部 腹臥位
右僧帽筋過緊張

1. 患者を腹臥位にし、首と頭部を右に向けさせる。
2. 施術者は患者の左側に立つ。
3. 左手で過緊張の右僧帽筋を触診する（図12.7）。
4. 右手で右肩の三角筋と肩鎖関節領域を保持する（図12.8）。
5. 右僧帽筋の張力バランスがよくなり緊張が最小限になるまで、尾側と後方に向けて圧迫する（図12.9　白矢印）。
6. 正しい位置に置いたら、3〜5秒間右手で軽く圧迫をかける（450g以下の力）（図12.10　白矢印）。
7. 数秒以内にリリースが触知できない場合は、圧迫をゆるめてステップ3〜6を繰り返す。
8. 機能障害要素（TART）を再評価する。

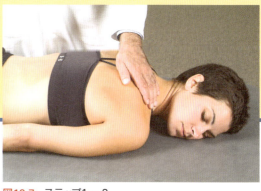

図12.7　ステップ1〜3

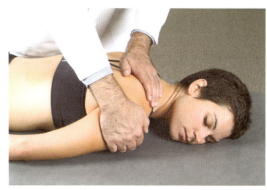

図12.8　ステップ4

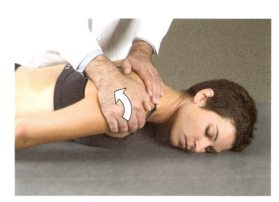

図12.9　ステップ5

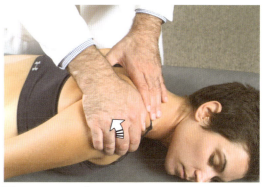

図12.10　ステップ6

肋骨部　背臥位
第1肋骨上方偏位機能障害
非生理学的モデル、筋筋膜強調
（例：左第1肋骨、上方偏位［後方］）

1. 患者を背臥位にし、施術者は患部側で患者の正面に立つ。

2. 患者の左肘関節を曲げて上腕の下に枕か丸めたタオルを入れる。

3. 左手で患者の肘頭をコントロールしながら、右示指と中指で第1肋骨の後面を触診し、組織触感の変化をモニターする（図12.11）。

4. 左手で肩関節を約90度に屈曲させてからわずかに外転、内旋させ、肩甲帯の筋が最も弛緩して組織が柔らかくなる位置に置く（図12.12）。

5. 上肢を内転させると同時に、指で触診している第1肋骨に向けて左上腕を圧迫する（図12.13 **直線の矢印**）。その間、患者の肘関節を胸の枕に向けて押し付ける（**曲線の矢印**）。

6. その位置を3〜5秒間保持する。圧迫をわずかに断続的に行ってもよい。

7. 3〜5秒後にさらに上肢を内転させ体側線下方に向けて振り戻す。

8. 機能障害要素（TART）を再評価する。

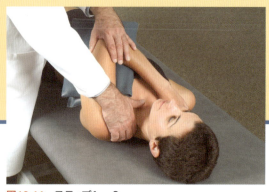
図12.11　ステップ1〜3

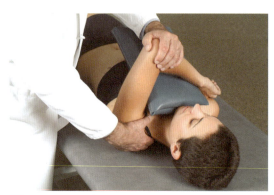
図12.12　ステップ4

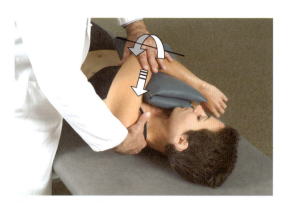
図12.13　ステップ5

肋骨部 側臥位
第3～第10肋骨吸気機能障害
（例：左第7肋骨、吸気［上方偏位］）

1. 患者を両下肢を屈曲させた右側臥位にする。左肩関節を約90度外転させる。施術者は患者に対座するか、あるいは正面に立つ（図12.14）。

2. 右示指指腹あるいは中指指腹を肋横突関節の第7肋骨後面に当てる。また、母指を第7肋骨の外側下縁に当てる。

3. 右手の水かき部分を第7肋骨前側面に沿って当てる（母指は外転させる）。軟骨部分に力をかけすぎないように注意する（図12.15）。

4. やさしく肋骨を後方に向けて押して（図12.16 白矢印）椎骨から肋骨を離すようにする。

5. バケツハンドル運動に従い、吸気方向である頭側方向（バケツハンドル）に力を加える（図12.17 白矢印）。

6. その位置を3～5秒間保持する。圧迫を小さく断続的に行うこともできる。

7. 3～5秒後に肋骨をゆっくり中立に戻し、患者は上肢を体側に下ろす。

8. 機能障害要素（TART）を再評価する。

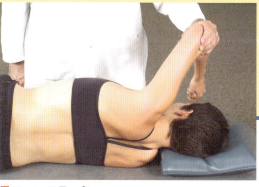

図12.14 ステップ1

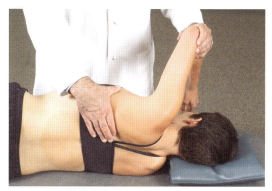

図12.15 ステップ2と3

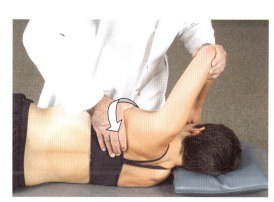

図12.16 ステップ4

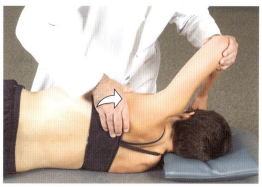

図12.17 ステップ5

腰部 腹臥位
L1～L5中立・伸展機能障害
（例：L3 NSLRR）

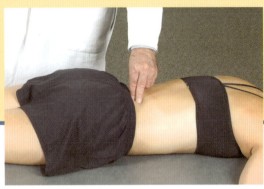

図12.18　ステップ1～3

NSLRR：Neutral, Sidebending Left, Rotation Right

1. 患者を腹臥位にする。腰部のカーブを平らにするため腹部の下に枕を入れてもよい。
2. 施術者は患者の左側に立つ。
3. 左手で過緊張のL3とL4の棘突起とL3右横突起を触診する（図12.18）。
4. 左膝部を治療台の上に乗せ、患者の左腸骨の脇に置く。
5. 患者の右下肢を持ち上げ（図12.19）、右足関節を左足関節の上にクロスさせる。そして、右膝関節を保持しながら両下肢を左へ動かす（図12.20）。
6. 右手の位置を右大腿部に変えて、右股関節を外旋させる（図12.20　白矢印）。L3/L4レベルに置いた左手で筋緊張が緩和して張力バランスが取れたと感じるまでこの複合動作を行う。
7. 正しい位置となったら左手で3～5秒間、L4右横突起を軽く圧迫する（450g以下の力）（図12.21　白矢印）。
8. 数秒以内にリリースが触知できない場合は、圧迫をゆるめてステップ3～7を繰り返す。
9. 機能障害要素（TART）を再評価する。

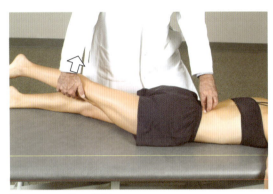

図12.19　ステップ4と5

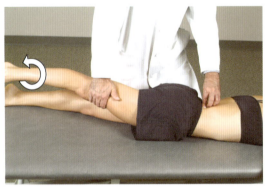

図12.20　ステップ6

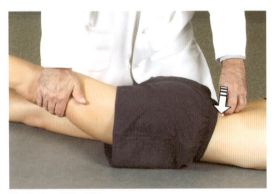

図12.21　ステップ7

腰部 側臥位
L1～L5機能障害
（例：L4 FSRRR）

FSRRR：Flexion, Sidebending Right, Rotation Right

1. 患者を両下肢を屈曲させた左側臥位にする。施術者は患者の正面に立つ。
2. 右前腕と右手で患者の右前外側胸壁をコントロールし、左前腕と左手で患者の右骨盤部と腰部をコントロールする（図12.22）。
3. 右示指指腹と中指指腹でL4横突起を、左示指指腹と中指指腹でL5横突起をモニターしコントロールする（図12.23）。
4. L4がL5に対して完全に屈曲するまでやさしく股関節を屈曲させる。
5. L4がL5に対して完全に右回旋するまで右肩を注意深く後方へ押す。
6. L5がL4に対して完全に左回旋するまで骨盤部と腰部をやさしく前方へ引く。
7. 患者に深呼吸をしてもらう。息を吐くとき、両前腕と横突起上に当てた指により回旋を強める（図12.24 曲線の矢印）。それと同時に両前腕を近づけて3～5秒間、右側屈を強める（直線の矢印）。
8. 正しい位置に置いたら、指腹で3～5秒間、軽く圧迫をかける（450g以下の力）（図12.25 白矢印）。
9. 数秒以内にリリースが触知できない場合は、圧迫をゆるめてステップ3～8を繰り返す。
10. 機能障害要素（TART）を再評価する。

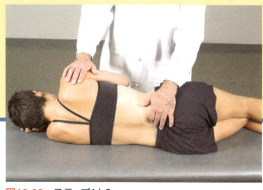

図12.22　ステップ1と2

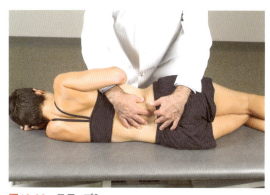

図12.23　ステップ3

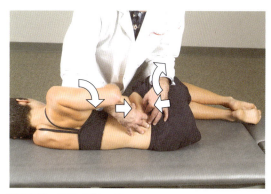

図12.24　ステップ4～7

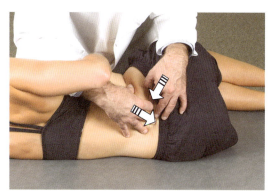

図12.25　ステップ8

腰部 腹臥位
左脊柱起立筋過緊張

1. 患者を腹臥位にする。腰部のカーブを平らにするため腹部の下に枕を入れてもよい。施術者は患者の左側に立つ。

2. 左手で過緊張機能障害を起こしている脊柱起立筋を触診する（図12.26）。

3. 施術者は左膝部を治療台の上に乗せ、患者の左腸骨の脇に置く。

4. 患者の右下肢を持ち上げ、右足関節を左足関節の上にクロスさせる。そして、右膝関節を保持しながら両下肢を左へ動かす（図12.27）。

5. 右手の位置を右大腿部に変え、右股関節を外旋させる（図12.28 白矢印）。左手で筋緊張が緩和してバランスが取れたと感じるまでこの複合動作を行う。

6. 正しい位置となったら、左手で（図12.29 白矢印）3～5秒間、軽く圧迫する（450g以下の力）。

7. 数秒以内にリリースが触知できない場合は、圧迫をゆるめてステップ3～6を繰り返す。

8. 機能障害要素（TART）を再評価する。

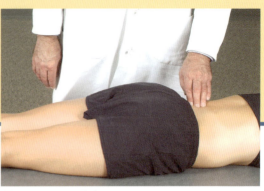

図12.26　ステップ1と2

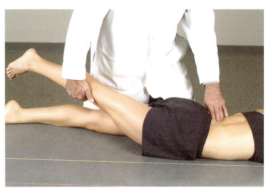

図12.27　ステップ3と4

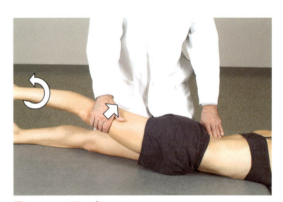

図12.28　ステップ5

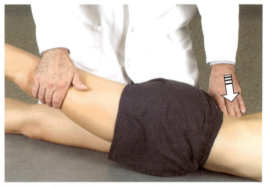

図12.29　ステップ6

骨盤部 側臥位
腸仙（寛骨）機能障害
（例：左寛骨前方回旋偏位）

1. 患者を両下肢を屈曲させた右側臥位にする。施術者は患者の正面に立つ。

2. 右上肢を患者の左大腿部の下に当て、約30度外転させる。施術者は右上肢と肩で患者の下肢をしっかりコントロールする（図12.30）。

3. 左手掌を腸骨稜上縁に置く。母指で上前腸骨棘（ASIS）、手掌で腸骨稜上縁をコントロールする。

4. 右手を腸骨稜後部と上後腸骨棘（PSIS）に当て、右前腕を大転子後側方に当てる（図12.31）。

5. 左手でゆるやかな弧（右周り）を描くように後方に力をかけ（図12.32 下向きの矢印）、右の手と前腕で下前方に引っ張る（上向きの矢印）。

6. 骨盤を後方に回旋させるとき、治療台に向けて圧迫し（450g以下の力）（図12.33 白矢印）、仙腸関節面同士を近づける。

7. 3～5秒間、この位置を続ける。圧迫を小さく断続的に行うこともできる。

8. 数秒以内にリリースが触知できない場合は、圧迫をゆるめてステップ3～7を繰り返す。

9. 機能障害要素（TART）を再評価する。

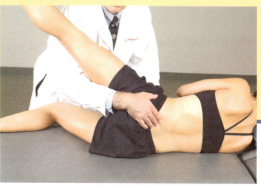

図12.30　ステップ1と2

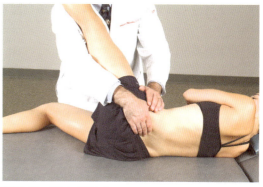

図12.31　ステップ3と4

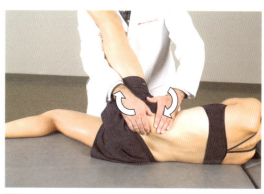

図12.32　ステップ5

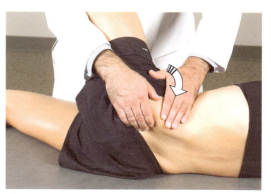

図12.33　ステップ6

骨盤部 側臥位
腸仙（寛骨）機能障害
（例：左寛骨後方回旋偏位）

1. 患者を右側臥位にする。施術者は患者の正面に立つ。

2. 右上肢を患者の左大腿部の下に当て、左股関節を約30〜40度外転させる。右上肢と肩で患者の下肢をしっかりコントロールする（図12.34）。

3. 左手掌を下にして腸骨稜上縁に置く。母指でASIS、手掌で腸骨稜の上縁をコントロールする。

4. 右示指指腹をPSISレベルの腸骨稜後縁に乗せ、右手根部を坐骨結節に当てる（図12.35）。

5. 右手でゆるやかな弧（左周り）を描くように前方に力をかけ（図12.36　白矢印）、左手で上前方に引っ張る。

6. 骨盤を前方に回旋させるとき、治療台に向けて圧迫し（450g以下の力）（図12.37　白矢印）、仙腸関節面同士を近づける。

7. 3〜5秒間、この位置を保持する。圧迫を小さく断続的に行うこともできる。

8. 数秒以内にリリースが触知できない場合は、圧迫をゆるめてステップ3〜7を繰り返す。

9. 機能障害要素（TART）を再評価する。

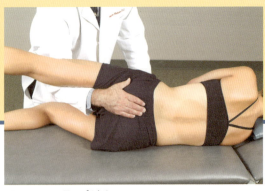
図12.34　ステップ1と2

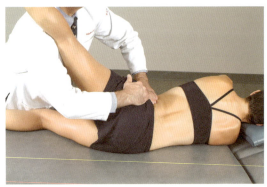
図12.35　ステップ3と4

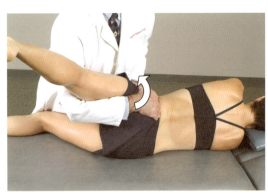
図12.36　ステップ5

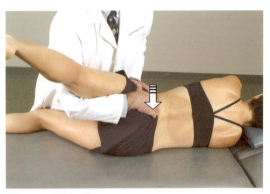
図12.37　ステップ6

参考文献

1. Chila AG, ed. Foundations of Osteopathic Medicine. 3rded. Baltimore, MD: Lippincott Williams & Wilkins, 2011.

2. Jones L, Kusunose R, Goering E. Jones Strain–Counterstrain. Boise: Jones Strain–Counterstrain, 1995.

3. DiGiovanna E, Schiowitz S. An Osteopathic Approach to Diagnosis and Treatment, 3rd ed. Philadelphia: Lippincott Williams & Wilkins, 2005.

4. Carew TJ. The Control of Reflex Action: Principles of Neural Science, 2nd ed. New York: Elsevier, 1985.

スティルテクニック 13

手技の原理

　前にも述べたとおり、スティルテクニックは原則的に他のオステオパシー手技と類似しているが、異なるカテゴリーに分類されていることが多い。スティルテクニックも多くの手技が組み合わされ、変化して1つの技術体系にまとまった古典的な代表例である。基本的にスティルテクニックには間接法、関節手技、および長てこ高速低振幅（HVLA）手技の要素が組み合わされている。フィラデルフィア・オステオパシー医学カレッジ（PCOM）では、これらの手技の多くは長年他のカテゴリー（HVLAや関節手技）に含まれ、一般的に肋骨部、腰部、寛骨と四肢の機能障害に用いられていた（例：『Atlas Of Osteopathic Techniques』1974年）。2000年にリチャード L. ヴァン・バスカーク（Richard L. Van Buskirk, DO, PhD, FAAO）が、『The Still Technique Manual』（『オステオパシー・スティル・テクニックマニュアル』エンタプライズ社）を出版したのち、これらの手技の多くは正式に完成し分類された。それに伴い私たちは、以前はHVLAとして教えられていた手技をこのカテゴリーに入れ直すことにした。しかし、これらのテクニックはヴァン・バスカークの研究以前に教えられていたため、テクニックのプロセスに押圧やけん引を含まないものもある。それでも、これらの古いテクニックは、直接法から間接法のアーチ運動で、適切なローカリゼーションと機能障害分節の制限バリアに向けられる力に頼っている。スティル自身が、多くのテクニックを定期的に書き記していなかったことを思い出しておくのが適切かもしれない。しかしスティルはむしろ、施術者がオステオパシーの原理を考慮して解剖学と生理学を利用し、患者の状態に合った治療計画を開発できるようにしておいたのだ。歴史的には、時間の流れとともにオステオパシーのテクニックにわずかなバリエーションが見られるのはよくあることで、ヴァン・バスカークによる「スティル」テクニックの現代的スタイルの開発にも同じことがいえる。

手技の分類

間接法、続いて直接法

　スティルテクニックの診断要素は他のオステオパシー手技の診断要素と同じである（組織の触感異常、位置の非対称性、可動制限、圧痛）。この手技の開始点はファシリテイティッド・ポジショナル・リリース（FPR）や他の間接法の手技と同じ位置であるため、可動域と弛緩・拘縮（緊張・不安定）、バリアの非対称性が所見されなければならない。例えば、機能障害がL4の屈曲・右回旋・右側屈（L4 FRRSR）と記録されている場合、最初の位置（間接法）はL4を基本運動プレーン（X軸、Y軸、Z軸）において屈曲・右回旋・右側屈から弛緩し、最も自由に動く方向に動かすことになる。

　この間接法の基本を守りながら、FPRに近い圧迫をわずかに加える。それから患者の解剖学的部分を利用して（例：体幹、四肢）長てこの

力を生じさせ、最も抵抗の少ない動きの弧あるいは経路を通り、拘縮・緊張制限バリアに向けて機能障害分節を動かす。関節面や他の要素（例：骨、靱帯などの要素）に障害やストレスが生じないように、分節を最も抵抗の少ない経路で動かすことが重要である。さもなければ、痛みなどの面倒な副作用が生まれる。最終段階の動きはHVLAの長てこ法に似ているといえる。しかしながら、機能障害分節は必ずしも拘縮・緊張制限バリアを超えて動かす必要はない。なぜならば、弛緩・拘縮制限バリアの中で動かされているとき、機能障害のパターンが消える可能性があるからである。制限バリアまで動かし、さらに（ごくわずかではあるが）それを超えて動かすHVLAとの違いはその点である。したがって、最も簡単に言い表すとすれば、スティルテクニックは「まず間接法を行ったのちに直接法をとる、反復を行わない独特な関節治療法」[1) 2)]と定義されるだろう。

手技のスタイル

圧迫

機能障害領域を間接バリアの位置に置いて、制限バリアに向けて分節を動かし始める前に関節面にわずかな圧迫をかけてもよい。この圧迫により機能障害が軽減する可能性があり、5ポンド（2kg）以下の圧力でなければならない[3)]。しかしながら、患者の健康状態と機能的制限によっては、せん断の危険性や関節軟骨損傷の恐れがあるため、制限バリアに向けて動かしている間中、圧迫し続けるのは賢明でないことがある。また、患者が椎間孔狭窄がある場合、神経根刺激は望ましくない副作用を引き起こす可能性がある。圧迫刺激は大半の患者にとって不快であるため、私たちは一般的に関節を動かすと同時にその圧迫をゆるめるようにしている。前にも述べたとおり、このやり方はヴァン・バスカークによるテクニックの説明方法とは少し異なる可能性がある。しかし、機能障害分節のコントロールは、機能障害領域で正しい長てこ連結が保持されていれば失われることはないし、我々は安全で効果的なバリエーションだと考えている。別なやり方としては、押圧（牽引）力を加えて、間接的〜直接的アーチ運動の間に続けてもよい。そしてこの動きがステップごとの説明に含まれていなくても、患者の状況によってテクニックに内在するものと考えてよい。

牽引

機能障害領域を間接バリアの位置に置いて、制限バリアに向けて分節を動かし始める前に関節面をわずかに牽引してもよい。牽引により機能障害が軽減する可能性がある。臨床では、圧迫より牽引のほうが心地よいと感じる患者が多いようである。

適応症

1. 分節間可動制限に関連する関節体性機能障害。
2. 筋過緊張あるいは筋膜拘縮に関連する筋筋膜体性機能障害。

禁忌

1. 脊椎症、変形性関節症、関節リウマチなどの影響で患部における分節間可動性が大きく制限されている場合。
2. 中等度〜重症の関節不安定症。
3. 手技により、さらに組織にダメージを与える恐れのある急性の捻挫と挫傷。

頸部 座位
後頭環椎関節（C0/C1，OA）機能障害（例：C0 ESRRL）

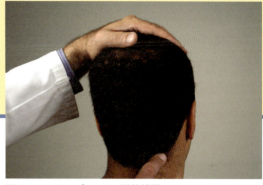

図13.1　ステップ1〜3　開始位置

ESRRL：Extension, Sidebending Right, Rotation Left

1. 患者を治療台に座らせる（患者を背臥位にし、施術者は治療台の頭側に座ってもよい）。
2. 施術者は患者の後方に立ち、左手を頭頂部に当てる。
3. 右示指指腹（あるいは母指指腹）で右後頭骨基底部の動きをモニターする（図13.1）。
4. わずかな圧迫をかけながら（図13.2　直線の矢印）、C0がC1にかみ合うまで頭部を約5〜7度右側屈させる（図13.2　曲線の矢印）。
5. 続いてC0がC1にかみ合うまで頭部を約5〜7度左回旋させる（図13.3　白矢印）。
6. 頭部への圧迫を少し強めて中程度の速さでわずかに（10〜15度）屈曲させる（図13.4）。続いてC1より下位の分節が動かないように右後頭骨基底部をモニターしながら左側屈、右回旋させる（図13.5　白矢印）。
7. 機能障害要素（TART）を再評価する。

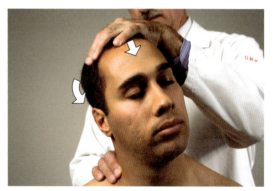

図13.2　ステップ4　圧迫と右側屈

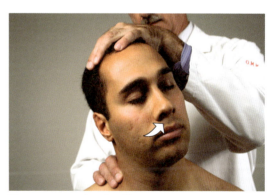

図13.3　ステップ5　左回旋

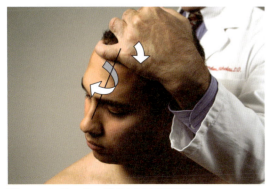

図13.5　ステップ6　バリアでの最終位置

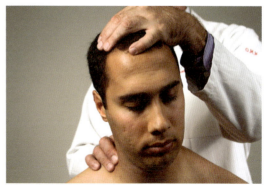

図13.4　ステップ6　屈曲

頸部 背臥位／座位
環軸関節（C1/C2）機能障害（例：C1 RL）

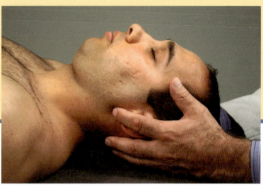

図13.6　ステップ2　手の位置

RL：Rotation Left

1. 患者を背臥位あるいは座位にする。施術者は治療台の頭側に座るか、あるいは立つ。
2. 両手を前頭側頭部に置き、左示指指腹でC1左横突起を触診する（図13.6）。
3. 頭部を弛緩バリアに向けて左回旋させる（図13.7　白矢印）。
4. C1に向かって頭部にやさしく圧迫をかける（図13.8）。続いて中程度の加速で頭部を制限バリアに向けて右回旋させる（図13.9　白矢印）。
5. 制限バリアの前にリリースが起こるはずである。もし起こらない場合、制限バリアを2～3度以上超えて頭部と機能障害C1を動かしてはならない。
6. 機能障害要素（TART）を再評価する。

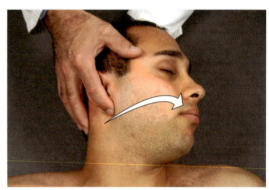

図13.7　ステップ3　弛緩方向へ左回旋

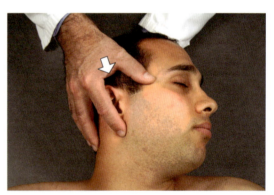

図13.8　ステップ4　圧迫

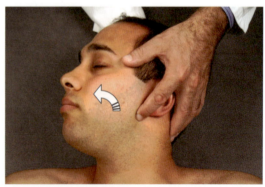

図13.9　ステップ4　制限方向へ右回旋

頸部 背臥位
C2～C7機能障害
（例：C4 ESRRR）

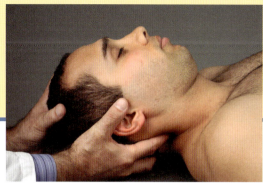

図13.10　ステップ1～3　手の位置

ESRRR：Extension, Sidebending Right, Rotation Right

1. 患者を背臥位にする。
2. 右示指指腹でC4右関節柱を触診する。
3. 左手で頭部を保持し、動きをコントロールする（図13.10）。
4. C4が動き始めるまで頭部を伸展させる（図13.11　白矢印）。
5. C4が動き始めるまで頭部を右側屈、右回旋させる（図13.12）。
6. C4に向かって頭部にやさしく圧迫をかける（図13.13　直線の矢印）。続いて中程度の加速で頭部を左側屈、左回旋させる（曲線の矢印）。それと同時に徐々に屈曲も加える。
7. 制限バリアの前にリリースが起こるはずである。もし起こらない場合、制限バリアを2～3度以上超えて頭部と機能障害C4を動かしてはならない。
8. 機能障害要素（TART）を再評価する。

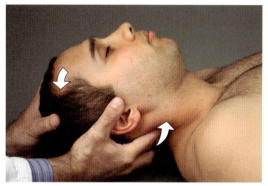

図13.11　ステップ4　弛緩方向へ伸展

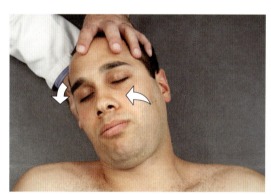

図13.12　ステップ5　弛緩方向へ右側屈と右回旋

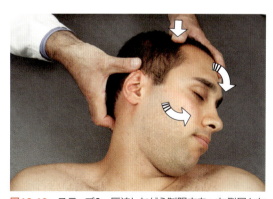

図13.13　ステップ6　圧迫しながら制限方向へ左側屈と左回旋（SLRL）

後背部 座位／背臥位
T1〜T2機能障害（例：T1 ERRSR）

ERRSR：Extension, Rotation Right, Sidebending Right

1. 患者を座位にする（背臥位でもよい）。
2. 施術者は患者の後方もしくは正面に立つ。
3. 片手で頭部をコントロールしながら、もう一方の手の示指で機能障害分節（T1）を触診する（図13.14）。
4. T1の動きを触知するまで頭部を保持している手で頭部をわずかに伸展させる（図13.15　白矢印）
5. T1の動きを触知するまで右側屈と右回旋させる（図13.16　白矢印）。
6. 続いてT1方向に頭部をやさしく圧迫し、中程度の加速で左回旋と左側屈を始める（図13.17 白矢印）。それと同時に徐々に屈曲も加える。
7. この動きは制限バリアに向けて行うが、バリアの前にリリースが起こる可能性がある。もし起こらない場合、バリアを2〜3度以上超えて頭部を動かしてはならない。
8. 機能障害要素（TART）を再評価する。

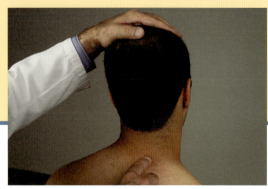

図13.14　ステップ3　開始位置

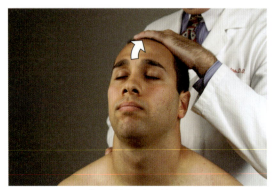

図13.15　ステップ4　弛緩方向へ伸展

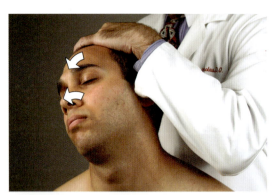

図13.16　ステップ5　弛緩方向へ右側屈と右回旋

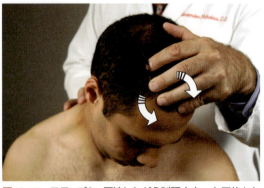

図13.17　ステップ6　圧迫しながら制限方向へ左回旋と左側屈

後背部 背臥位／座位
T1〜T2機能障害
（例：T2 FRLSL）

FRLSL：Flexion, Rotation Left, Sidebending Left

1. 患者を背臥位にする（座位でもよい）。
2. 施術者は治療台の頭側に座るか、あるいは立つ。
3. 片手で頭をコントロールしながら、もう一方の手の示指で機能障害分節（T2）を触診する（図13.18）。
4. T2の動きを触知するまで頭を保持している手で頭部をわずかに屈曲させる（図13.19　白矢印）
5. T2の動きを触知するまで左回旋と左側屈させる（図13.20　白矢印）。
6. 続いてT2方向に頭をやさしく圧迫し（図13.21　直線の矢印）、中程度の加速で右回旋と右側屈を始める（図13.21　曲線の矢印）。それと同時に徐々に伸展も加える（図13.22）。
7. この動きは制限バリアに向けて行うが、バリアの前にリリースが起こる可能性がある。もし起こらない場合、バリアを2〜3度以上超えて頭部を動かしてはならない。
8. 機能障害要素（TART）を再評価する。

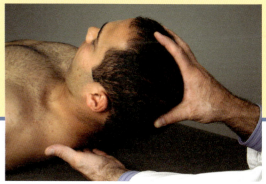

図13.18　ステップ3　開始位置

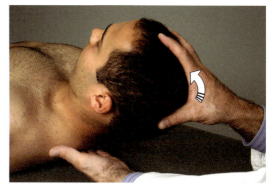

図13.19　ステップ4　弛緩方向へ屈曲

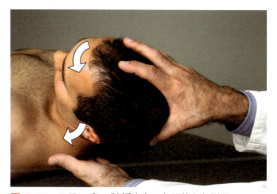

図13.20　ステップ5　弛緩方向へ左回旋と左側屈

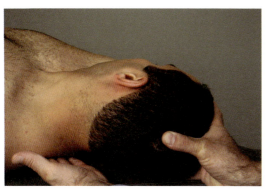

図13.22　ステップ6　制限方向へ伸展、右回旋と右側屈（ERRSR）

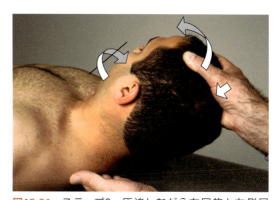

図13.21　ステップ6　圧迫しながら右回旋と右側屈（RRSR）

後背部 座位
T3 〜 T12機能障害
（例：T5 NSLRR）

NSLRR：Neutral, Sidebending Left, Rotation Right

1. 患者を座位にする。
2. 施術者は患者の左側に座るか、あるいは立つ。
3. 患者に右手を首の後ろに回し、左手掌を下にして右上腕遠位に乗せる。
4. 左手を患者の左上肢の下、あるいは左手掌を下にして患者の上腕に置く（図13.23）。
5. 右母指球をT6左横突起上に当て、母指と示指をそれぞれT5の左右横突起に当てる（図13.24）。
6. 胸椎をT5に向けてやさしく左側屈、右回旋させる（図13.25　白矢印）。
7. T5/T6に対して胸椎を中立に保ちながら、患者の身体をやさしく引き寄せるかあるいは患者の身体に寄りかかり、T5方向に胸椎を圧迫する（図13.26　白矢印）。同時に右側屈させて（図13.27　下方に描いた矢印）、左回旋させる（図13.27　曲線の矢印）。
8. この動きは制限バリアに向けて行うが、バリアの前にリリースが起こる可能性がある。もし起こらない場合、バリアを2〜3度以上超えて機能障害領域を動かしてはならない。
9. 機能障害要素（TART）を再評価する。

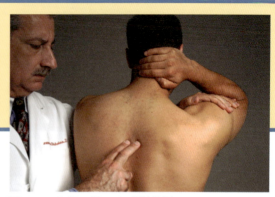
図13.23　ステップ1〜4　開始位置

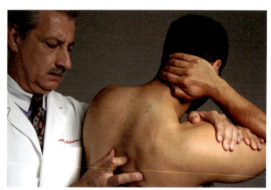
図13.24　ステップ5　T5/T6のモニター

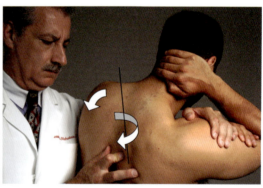
図13.25　ステップ6　左側屈と右回旋（SLRR）

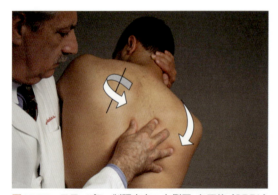
図13.27　ステップ7　制限方向へ右側屈、左回旋（SRRL）

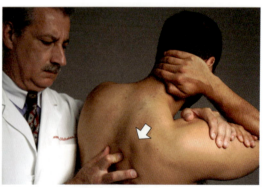
図13.26　ステップ7　圧迫を加える

肋骨部 座位
第1肋骨上方偏位機能障害 非生理的、下制強調
（例：右第1肋骨後上方偏位）

1. 患者を座位にし、施術者は患者の後方に立つ。
2. 左手掌を丸めて患者の胸の前を通り右肩に置き、示指指腹と中指指腹で第1肋骨を固定する（図13.28）。HVLA手技に類似した代替位置でもよい（図13.29）。
3. 左上肢で患者の体幹が動かないように押さえながら、右手で患者の頭部を左側屈させる（図13.30　白矢印）。
4. 右手で右第1肋骨に向けてやさしく圧迫する（図13.31　白矢印）。
5. 患者に呼吸を続けるように指示する。
6. 呼気時に頭部と肋骨を指で圧迫しながら頭部を右側屈させる（図13.32　白矢印）。
7. この動きは制限バリアに向けて行うが、バリアの前にリリースが起こる可能性がある。もし起こらない場合、バリアを2〜3度以上超えて頭部を動かしてはならない。
8. 機能障害要素（TART）を再評価する。

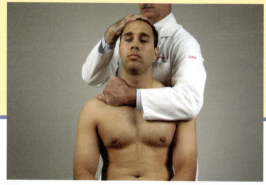
図13.28　ステップ1と2　開始位置

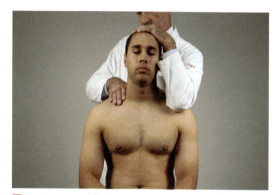
図13.29　ステップ1と2　代替位置

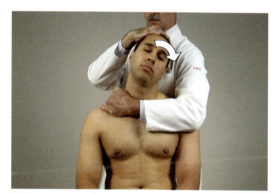
図13.30　ステップ3　左側屈

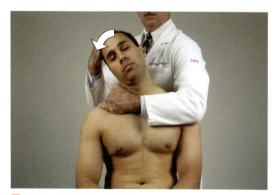
図13.32　ステップ6　右側屈

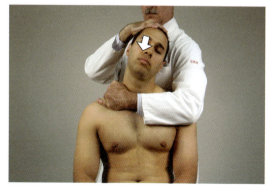
図13.31　ステップ4　圧迫

肋骨部 座位
第1または第2肋骨呼気機能障害
肩関節分廻し運動、吸気強調
（例：左第1肋骨、呼気［下制］）

1. 患者を座位にし、施術者は機能障害肋骨の側方に立つ。
2. 左手で患者の左前腕を保持する。
3. もう一方の手（母指）をT1肋横突関節側方の左第1肋骨後面に置く（図13.33）。
4. 患者の左上肢を前方に引き、胸の前を横切り内転させて床に向けて引く（図13.34　白矢印）。
5. 中程度の加速で上肢を持ち上げると同時に円を描くように屈曲、外転させる（図13.35）。
6. 後方に向けて加速を続けてから、上肢を患者の側方に戻す（図13.36）。
7. 機能障害要素（TART）を再評価する。

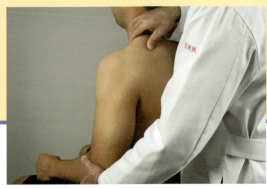
図13.33　ステップ1〜3　開始位置

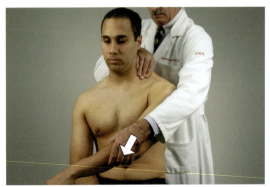
図13.34　ステップ4　患者の上肢を前方に引く

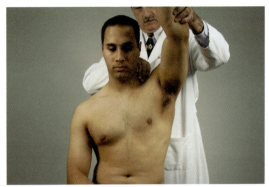
図13.35　ステップ5　制限バリアに向けて加速

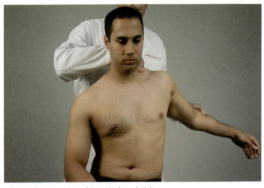
図13.36　ステップ6　後方に加速

肋骨部 座位
第1肋骨呼気機能障害
頭頸部てこ、吸気強調
（例：右第1肋骨、呼気［下制］）

1. 患者を座位にし、施術者は患者の後方に立つ。
2. 右手で肋横突関節に続く右第1肋骨後面を触診する。
3. 左手を頭頸部に乗せる。
4. T1と第1肋骨が動き始めるまで左手でゆっくり頭頸部を屈曲させる（図13.37　曲線の矢印）。
5. T1と第1肋骨が動き始めて呼気機能障害を誇張するまで頭頸部を右側屈、右回旋させる（図13.38　曲線の矢印）。
6. 患者に呼吸を続けるように指示する。数回目に息を吸ったとき、頭頸部を左側屈、左回旋させる（図13.39　曲線の矢印）。
7. 機能障害肋骨をとらえたら、頭頸部をわずかに伸展させ、ポンプハンドル（ややバケツハンドル気味）の軸に沿って肋骨を動かす（図13.40　曲線の矢印）。
8. この動きは吸気制限バリアに向けて行うが、バリアの前にリリースが起こる可能性がある。もし起こらない場合、バリアを2〜3度以上超えて頭頸部を動かしてはならない。
9. 機能障害要素（TART）を再評価する。

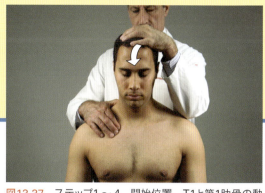

図13.37　ステップ1〜4　開始位置。T1と第1肋骨の動きを触知

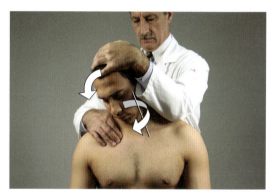

図13.38　ステップ5　右側屈と右回旋

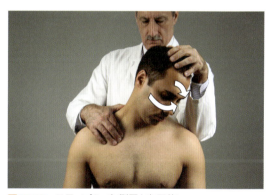

図13.39　ステップ6　左側屈と左回旋

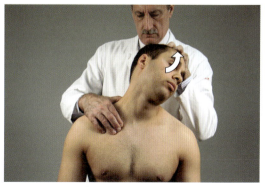

図13.40　ステップ7　わずかに伸展を加える

腰部 背臥位
L1〜L5機能障害
骨盤股関節、分廻し運動強調
（例：L4 NSRRL）

NSRRL：Neutral, Sidebending Right, Rotation Left

1. 患者を背臥位にし、施術者は回旋要素（左）の側方に立つ。
2. 右手を患者の身体の下に入れてL4/L5の横突起をモニターする。
3. 患者に右股関節と膝関節を屈曲してもらう。
4. 左手を右脛骨粗面に置き、L5がL4の下で右回旋するまで股関節を屈曲させる（図13.41）。
5. 右手でL4/L5をモニターしながら股関節を外旋、外転させる。L5は右回旋し、L4は間接法の位置（右側屈・左回旋）に置かれるべきである（図13.42）。
6. 中程度の加速で右下肢を左へ引いて内旋、そして内転させる（図13.43）。続いて正中を超えて左へ下肢を完全に伸展させる（図13.44）。
7. L4/L5制限バリアに向けてL5（右側屈、左回旋）をL4（左側屈、右回旋）の下に動かすが、バリアの前にリリースが起こる可能性がある。
8. 機能障害要素（TART）を再評価する。

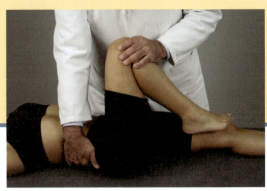
図13.41　ステップ1〜4　弛緩方向への開始位置

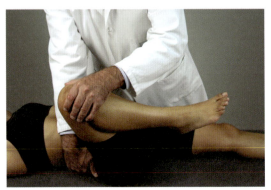
図13.42　ステップ5　股関節の外旋と外転

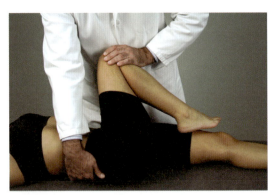
図13.43　ステップ6　内旋と内転へ加速

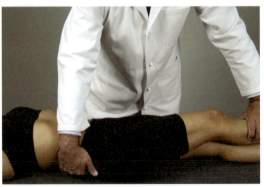
図13.44　ステップ6　正中を超えて伸展

腰部 側臥位
L1〜L5機能障害
側屈・回旋
（例：L3 ESRRR）

ESRRR：Extension, Sidebending Right, Rotation Right

1. 患者を右側臥位にする。
2. 施術者は患者の正面に立つ。
3. 尾側の手で下肢をコントロールし、頭側の手でL3/L4の動きをモニターしながら股関節を屈曲させる。
4. L3が動くまで下肢を屈曲させる（図13.45）。
5. 前腕で左肩甲帯を前方に引き、尾側の手で腸骨を後方に押す（白矢印）。その間、頭側の指でL3/L4の脊椎分節のモニターを続ける（図13.46）。
6. 肩甲帯と骨盤の間を軽く牽引し（図13.47 白矢印）、続いて中程度の加速で肩甲帯と骨盤帯を接近させるように押す（図13.48 直線の矢印）。同時に、左側屈と左回旋させるために肩を後方に押し（図13.48 右側の曲線矢印）、骨盤を前方に引く（図13.48 左側の曲線矢印）。
7. バリアの前にリリースが起こる可能性がある。もし起こらない場合、機能障害分節がバリアを超える程度は最小限に留めるべきである。
8. 機能障害要素（TART）を再評価する。

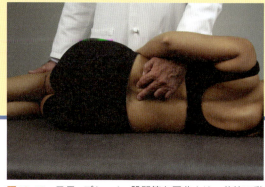

図13.45　ステップ1〜4　股関節を屈曲させ、分節の動きを触知

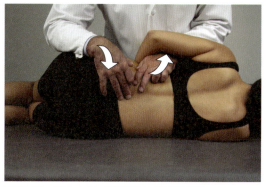

図13.46　ステップ5　弛緩方向への開始位置

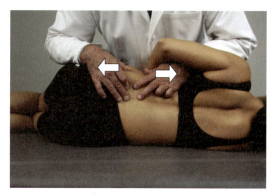

図13.47　ステップ6

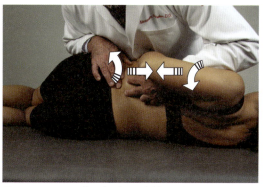

図13.48　ステップ6　加速して左側屈と左回旋

骨盤部　変形シムズの体位
腸仙（寛骨）機能障害 後方回旋強調（例：右寛骨前方回旋偏位）　映像13.1

注意：このテクニックはもともと、間接または直接法の長てこHVLAとして扱われていた。

診断
立位屈曲検査：陽性（右PSIS隆起）。
右仙腸関節の他動可動性低下。
ASIS：右尾側（わずかに内側）。
PSIS：右頭側（わずかに外側）。
仙骨溝：右後方。

手技
1. 患者は左を下にしてシムズの体位を変形させた姿勢で側臥位になる。施術者は患者の後方に立つ（図13.49）。
2. 頭側の手を仙骨に置き、固定する。
3. 尾側の手で右膝関節遠位（脛骨粗面）をつかむ（図13.50）。
4. 尾側の手で右股関節と膝関節を屈曲させたのち（図13.51）、元の伸展位置に戻す（図13.52）。
5. この動作を3回繰り返す。3度目の屈曲が終わったら、頭側へインパルスをかけて（スラスト）股関節を屈曲させる（図13.53　曲線の矢印）。その間、左手で仙骨を固定し続ける（図13.53　直線の矢印）。
6. 続いて膝関節と股関節を伸展させ、手技の効果を確認するため右仙腸関節の可動性を再検査する。

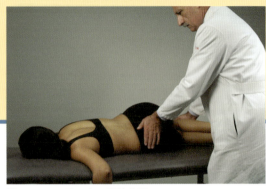
図13.49　ステップ1　開始位置

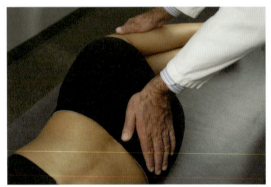
図13.50　ステップ2と3　手の位置

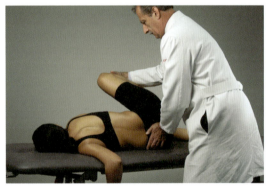
図13.51　ステップ4　股関節と膝関節の屈曲

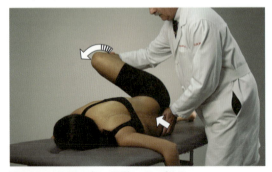
図13.53　ステップ5　頭側へインパルス

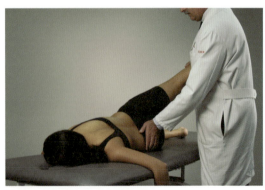
図13.52　ステップ4　伸展に戻す

骨盤部 　変形シムズの体位
腸仙（寛骨）機能障害 前方回旋強調（例：右寛骨後方回旋偏位） ▶映像13.2

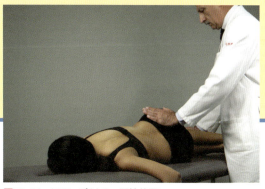

図13.54　ステップ1と2　開始位置

診断
立位屈曲検査：陽性（右PSIS隆起）。
右仙腸関節の他動可動性低下。
ASIS：右頭側（わずかに外側）。
PSIS：右尾側（わずかに内側）。
仙骨溝：右が深く、前方。

手技

1. 患者は左側を下にしてシムズの体位を変形させた姿勢で側臥位になる。施術者は患者の後方に立つ。

2. 左手をPSISに置き、右手で右膝関節遠位（脛骨粗面）をつかむ（図13.54）。

3. 右足を持ち上げて円を描くように外側に回し（図13.55　白矢印）、股関節を屈曲、外転、外旋させ、伸展位置に戻して可動性を確認する（図13.56）。

4. 円を描く動きを3回繰り返す。3度目が終わったら患者に下肢を蹴り伸ばして股関節と膝関節を伸展してもらう。

5. 下肢を蹴り伸ばすとき（図13.57　左側の矢印）患者の右PSISに当てた左手で臍に向けてインパルスを加える（右側の矢印）。

6. 手技の効果を確認するため、右仙腸関節の可動性を再検査する。

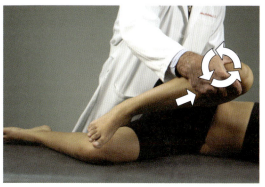

図13.55　ステップ3　股関節の回転動作

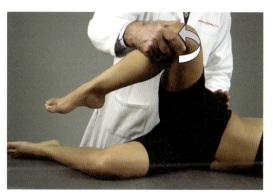

図13.56　ステップ3　外転、外旋と伸展

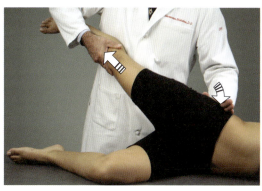

図13.57　ステップ4と5　下肢を真っ直ぐ蹴り伸ばし、PSISへインパルス

上肢 座位

肘関節：橈尺関節回内機能障害
橈骨頭、回外強調
（例：左橈骨頭、回内）

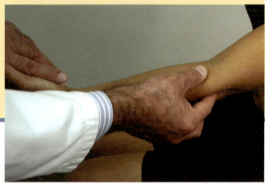

図13.58　ステップ1〜3　開始位置（手の位置）

診断
症状：肘関節に違和感があり、前腕の完全な回外が不可能。
可動性：前腕の回外制限。
触診：橈骨頭に圧痛と後方に隆起。

手技

1. 患者は治療台に座り、施術者は正面に立つ。
2. 片手で機能障害側の手を握手するように握る。
3. もう一方の手の母指を橈骨頭の前方に、示指指腹を後方に置く（図13.58）。
4. 間接法の回内位に向けて前腕を回内し、母指により弛緩バリアまで橈骨頭を後方に押す（図13.59）。
5. 最後に最も抵抗の少ない経路を通り、前腕を拘縮制限バリアに向けて中程度の加速で弧を描くように回外させ（図13.60）、示指指腹を前方に押してその力に抵抗する（図13.61　白矢印）。
6. バリアの前にリリースが起こる可能性がある。もし起こらない場合、制限バリアを2〜3度以上超えて橈骨頭を動かしてはならない。
7. 機能障害要素（TART）を再評価する。

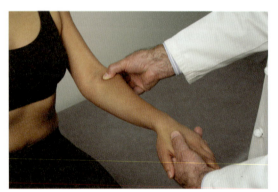

図13.59　ステップ4　橈骨頭を弛緩方向へ回内

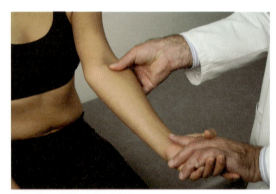

図13.60　ステップ5　回外

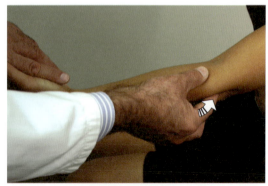

図13.61　ステップ5　前方へ対抗しながら回外

上肢 座位
肘関節：橈尺関節回外機能障害 橈骨頭、回内強調
（例：左橈骨頭、回外）

診断
症状：肘関節に違和感があり、前腕の完全な回内が不可能。
可動性：前腕の回内制限。
触診：橈骨頭に圧痛と前方（腹側）に隆起。

手技
1. 患者は治療台に座り、施術者は正面に立つ。
2. 片手で機能障害側の手を握手するように握る。
3. もう一方の手の母指を橈骨頭の前方に、示指指腹を後方に置く（図13.62）。
4. 間接法の回外位に向けて前腕を回外し（図13.63）、弛緩バリアまで示指指腹で橈骨頭を前方に押す（図13.64　白矢印）。
5. 最後に最も抵抗の少ない経路を通り、前腕を拘縮制限バリアに向けて中程度の加速で弧を描くように回内させ、母指を後方に押してその力に抵抗する（図13.65　白矢印）。
6. バリアの前にリリースが起こる可能性がある。もし起こらない場合、制限バリアを2～3度以上超えて橈骨頭を動かしてはならない。
7. 機能障害要素（TART）を再評価する。

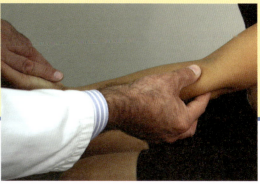
図13.62　ステップ1～3　開始位置（手の位置）

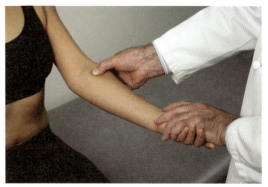
図13.63　ステップ4　回外

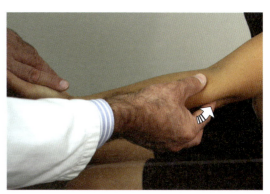
図13.64　ステップ4　橈骨頭を弛緩方向に動かす

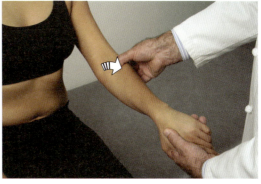
図13.65　ステップ5　後方へ対抗しながら回内

上肢 座位
肩鎖関節機能障害
（例：右鎖骨遠位、上方偏位）

 映像13.3

診断
症状：肩鎖関節に違和感があり、肩関節の完全な外転と屈曲が不可能。
所見：肩峰に対して鎖骨遠位の上方偏位、尾側の押圧で抵抗感。

手技

1. 患者は治療台に座り、施術者は機能障害側の後方に立つ。
2. 施術者は患者に近いほうの中手指節関節を治療する鎖骨遠位に当てる。
3. 治療の間、継続して鎖骨を尾側へ押圧し続ける。
4. もう一方の手で機能障害側の前腕近位をつかむ（図13.66）。
5. 上肢を引き下げ、後方に引いて伸展させ（図13.67）、オーバーハンドでボールを投げるような分回し運動をさせる（図13.68）。上肢が身体の前に戻って来たら胸部の前で内転してクロスさせる（図13.69）。
6. 制限バリアの前にリリースが起こる可能性がある。
7. 機能障害要素（TART）を再評価する。

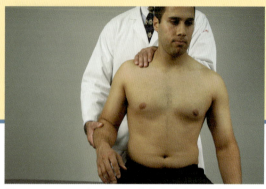

図13.66　ステップ1～4　開始位置（手の位置）

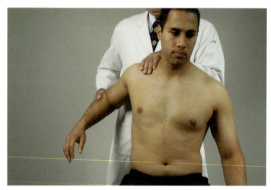

図13.67　ステップ4と5　後方に伸展

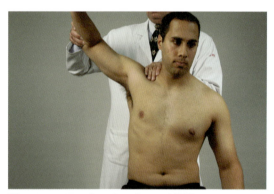

図13.68　ステップ5　オーバーハンド運動

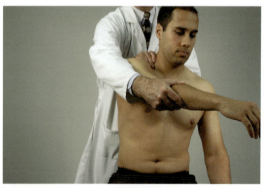

図13.69　ステップ5　上肢を胸部の前でクロス

上肢 座位

胸鎖関節機能障害
（例：右鎖骨近位、上方偏位）

 映像13.3

診断
症状：肩鎖関節に圧痛と外転時に疼痛。
可動性：鎖骨の外転制限。
触診：鎖骨近位が上昇。

手技

1. 患者は治療台に座り、施術者は後方に立つ。
2. 左手を患者の身体の前に回して母指を右鎖骨の近位端に置く。
3. 治療の間、継続して左母指で鎖骨を尾側へ押圧し続ける。
4. 右手で患者の前腕近位をつかむ（図13.70）。
5. 上肢を外転させながら屈曲させる（図13.71）。続けて背泳のバックストロークのような分回し運動をさせる（図13.72）。患者の体側に戻るまで伸展させて分回し運動を行う（図13.73）。患者が楽に行えるのであれば、上肢を胸部の前でクロスするまで前方へ動かす。
6. 制限バリアの前にリリースが起こる可能性がある。
7. 機能障害要素（TART）を再評価する。

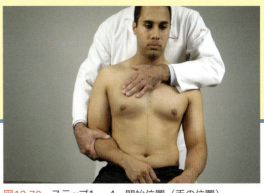

図13.70　ステップ1～4　開始位置（手の位置）

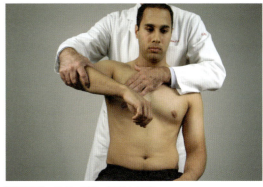

図13.71　ステップ5　外転と屈曲

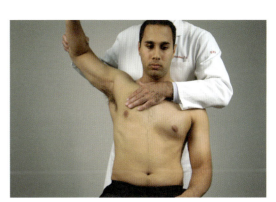

図13.72　ステップ5　バックストローク

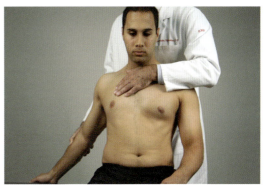

図13.73　ステップ5　分回し運動をさせて体側へ

参考文献

1. Van Buskirk RL. The Still Technique Manual: Applications of a Rediscovered Technique of Andrew Taylor Still, MD. Indianapolis: American Academy of Osteopathy, 2000.

2. Ward R, exec.ed. Foundations for Osteopathic Medicine.2nd ed. Philadelphia, PA: Lippincott Williams & Wilkins,2003.

3. Chila AG, exec.ed. Foundations of Osteopathic Medicine.3rd ed. Baltimore, MD: Lippincott Williams & Wilkins,2011.

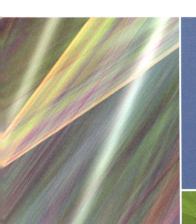

靭帯張力バランス・靭帯性関節ストレイン

手技の原理

　靭帯張力バランス（BLT：Balanced ligamentous tension）と靭帯性関節ストレイン（LAS：Ligamentous articular strain）は2つの異なる手技であるとも1つの同じ手技であるともいわれる。これらの手技の開発は、おそらくA. T. スティルの時代に始まった。その後、W. G. サザーランド（W.G. Southerland, DO）、H. A. リッピンコット（H.A. Lippincott, DO）、R. リッピンコット（R. Lippincott, DO）、R. ベッカー（R. Becker, DO）やA. ウェールズ（A. Wales, DO）[1-3]を始めとする多くのオステオパスたちがその開発に貢献した。同じ手技でありながら2つの名前を持つようになったのは、オステオパスたちが地理的に離れた場所に分散していたことやコミュニケーション不足が原因であろう。アメリカ中部（例：テキサス）では最終的にLASと呼ばれるようになり、アメリカ北東部（ニュージャージーやニューイングランド）ではBLTと呼ばれるに至った。名前が示すとおり、2つの手技には相違が生まれ、個々の臨床家が実際に治療を行う過程でさらに微妙な違いの積み重ねが生じた。LASという名称は機能障害自体を示すのに対し、BLTは治療の過程や目標を示している。ECOPの用語集では、これらのテクニックを次のように定義している[4]。

BLT：1. サザーランドのモデルによると、体のすべての関節は靭帯性関節メカニズムで調和されているという。靭帯から発生する固有感覚情報は、関節の位置に筋肉反応を導き、靭帯そのものが関節要素の可動性を導く（Foundations）。

2. 「1949 Year Book of Academy of Applied Osteophaty」で、「W.G. サザーランドのオステオパシーテクニック」として最初に公開された。

LAS：1. Mテクニックの治療目的は、腹部の緊張が見られる反対側の靭帯で緊張の調和を保つことである。

2. H.A. リッピンコット、R. ベッカーが説明した一連の筋膜リリーステクニック（MFR）。

3. C. スピースとW.T. クロウによる参考文献のタイトル。

　サザーランドは、オステオパシー初期の時代に、手技の形成に最も貢献した人物であるといえるだろう。彼は、1940年代より、頭蓋治療の原理を用いて体幹と四肢の治療法を指導し始め、関節と靭帯や筋膜などとの関連（**靭帯性関節メカニズム**）を説き、その理論から機能障害が起きると機械的受容器が活性化される可能性があるということを推測した。サザーランドの考えの1つ、すなわちこの領域における重要な概念は、関節が正常に機能していれば、靭帯に非対称性緊張は生じることはなく、靭帯を通って配分された張力はどの関節部分においてもバランスが取れているということである[2,5]。つまり、機械的な力の変化により、靭帯あるいは関節がストレスを受けると（**挫傷あるいは変形**）、張力も変化する可能性がある。今日この原理は、R. バックミンスター・フラー（R.

Buckminster Fuller）のジオデシックドームや彼の生徒であったケネス スネルソン（Kenneth Snelson）のアートに見られる建築学的、生体力学（構造的）におけるテンセグリティの原理に類似している[6-8]。サザーランドの原理は、一般的に身体には解剖学的前部の（筋膜の）弦（ボウストリング）が存在するということを前提としている。この理論に関連して、機能障害はほとんどの場合、近位と遠位の両方に影響を及ぼし、それらの影響は、前方と後方の両方に症状を生み出す可能性が示唆されている[1]。

いくつかのオステオパシー手技（OMT）で共通して述べたことの1つに、リリース促通メカニズムがある。つまり、筋の等尺性収縮、横隔膜呼吸運動や眼球・舌運動、BLTあるいはLASの場合では、循環系（トラウベ・ヘーリング・メイヤー）、リンパ系あるいは他の様々な要因など、**固有の力**（例：主要呼吸メカニズム）を用いる[2]。施術者はてこの支点が使えるような位置に患者を置き、力を加える。組織（靭帯）のてこ動作により続いて生じる現象は、流体力学的要因や他の要因と関連し、機能障害に変化をもたらす。また、筋筋膜構造に働きかけるためにこの手技を用いることもある。筋筋膜構造治療において、BLTやLASと筋筋膜リリーステクニック（MFR）との違いは、BLTやLASでは固有力（流体モデル）がリリース促通メカニズムであるのに対し、MFRでは押圧に対する熱力学的反応が主なリリースの要素である。

手技の分類

間接法

BLTやLASでは、施術者は障害領域を弛緩バリアに向けて置く。この間接法はこの手技における古典的な治療法である。

通常、治療を始めるにあたり、まず関節の遊びを作るようにする。抵抗なく大半の動きができるようにするこの作業は**解放**と呼ばれ、圧迫または牽引を行う[1-3]。私たちの手技では、殆どの場合、圧迫によりこの遊びをもたせることができる。2番目のステップは**誇張**で、損傷元の位置と呼ばれることもあるが、弛緩方向に向けて動かして行う[1]。この**誇張ポジショニング**は、関節障害（例：C5、FRRSR）で述べられる非対称性を減少させる位置と同義である。この手技の最後のステップは、関節あるいは機能障害領域で最良の張力バランスに組織を置くことである[3]。これは**ウォッブルポイント**（wobble point：動揺する点）とも呼ばれ、指先に物を乗せてバランスを保つときの感覚に例えられる。**ウォッブルポイント**はすべての張力の放射状中央にあり、そのポイント上にないとき、張力は非対称に感じられる。この位置を保ちながら施術者はリリースを待つ。このリリースを言葉で表すと、弛緩方向へそっと動いたのちにバランスポイントの方向にゆっくり戻る（潮の干満のような）感じである[3]。

例えば、もし治療する機能障害がL4のFSLRLである場合、弛緩あるいは自由に動く方向は屈曲・左側屈・左回旋である。L4をこの方向へ（固定したL5の上で）動かすことは制限バリアから遠ざけることであるため、この手技は間接法と定義される。

直接法

直接法の筋膜リリースや軟組織「抑制」テクニックに続く、直接法スタイルのテクニックとして含めた者もいる[1]。またある者は、他の機能障害と同じように、このテクニックを直接法とし、深層の関節構造や被膜構造に到達するために、施術者は「直接」過緊張の筋膜構造に達しなければならないと説明した。しかし、このスタイルのオステオパシー治療法（BLT、LAS）に関する説明では、「靭帯」という用語が含まれている。バランスのポイントという考えを提示し、定義することにより、特に関節領域や被膜領域では、このテクニックは内在的に関節的でなければならない。

手技のスタイル

呼吸を利用する診断と治療

この方法では患部を触診するとき、非常に軽

いタッチで機能障害のパターンを識別しようとする。その動きを表現するならば、呼吸に伴う動きを用いて、X軸、Y軸とZ軸で分節を軽く突いて動かす感じであるといえるだろう。つまり、非常に小さな動きで診断と治療を行うのである。

分節間可動性検査（他動検査）を用いて行う診断と治療

分節間可動性検査や治療では、機能障害領域の運動パラメーター検査を行い、張力バランスの取れた適正な間接法の位置まで動かすために、前記の方法よりもわずかに大きな動きあるいは力を使うことができる。このスタイルでは機能障害の状態や施術者の判断で圧迫あるいは牽引の力をさらに加えてもよい。

適応症

1. 関節に関連する体性機能障害。
2. リンパ鬱帯や局所浮腫の部位（注意：リンパテクニック、下肢、どちらの状況にも最適な腰部のLASスタイルテクニックを参照）。

相対的禁忌

1. 治療領域に骨折、脱臼、重度の不安定症がある場合。
2. 治療領域に悪性腫瘍、感染症あるいは重度の骨粗鬆症がある場合。

一般的に考慮すべき点とルール

この手技は関節の周辺組織またはそれに関連する筋筋膜構造のバランスを特殊な触診により回復させる。目標は、正常な生理学的動きの方向にバランスよく関節表面または組織を調整することである。施術者は力をあまり使わずに、身体の自然な力を利用する。そして、体液と他の神経筋骨格系の力学により身体全体の正常化を図りバランスを取るという点から、オステオパシーの真髄に通じているといえる。この手技では力をかけすぎないことが重要である。弾性制限を超えて組織を動かしてはならず、患者が警戒するような不快感を与えてはならない。一般的に患者にとって心地よい範囲内で行うべきである。

すべての機能障害に適応する一般的な情報

位置

1. 許容範囲内の動きにより、すべての面における体性機能障害を診断する。
2. 許容範囲内の動きで、可能であれば同時にすべての面で靭帯張力のバランスが取れたポイントまで、固定した下位分節（遠位）に対して上位分節（近位）を位置させる。
   a. 通常、バリアから遠ざけ、弛緩方向への動きになる。
   b. すべての面のバランスを取るように微調整しなければならない。
3. 微調整：患者にゆっくり呼吸を続けさせ、最もゆるんだ感覚（リラックスした感覚、柔らかい感覚など）を得る呼吸相にて評価する。患者は最もバランスが取れたポイントで息を止める（吸気または呼気の途中で止めてもよい）。

治療

1. 靭帯張力バランスの取れたポイントを保つために上位と下位の分節間の位置を調節する。
   a. 弛緩したときに組織が緊張しないようにするため、通常、上位分節を直接バリアから遠ざけ続ける。
      i. 下部や末節は、指定された機能障害分節の反対の方向に固定したり動かしたりして、その領域に必要な動きを減らすことができる。
   b. 組織がリリースしたときの感触は「溶けた」、あるいは「柔らかくなった」な

の言葉で表現される。
   c. 組織触感の変化はリリースの間に生じるはずである。触診できない場合は靱帯張力のバランスが取れた位置にセットされていない。
2. 全体的にリリースが起きたのち、体性機能障害要素（組織の触感異常、位置の非対称性、可動制限、圧痛［TART］）の再評価を行う。必要に応じてステップを繰り返す。

手順の概要は下記のとおりである[1]。

1. 解放する（遊びや、さらなる弛緩を促進する）。
2. 誇張する（記録された機能障害パターンの方向に動かす）。
3. リリースが起こるまでバランスを取る（全方向での緊張が同じポイントを得る）。

頸部 背臥位
後頭環椎関節（C0/C1, OA）機能障害
（例：C0/C1 ESLRR）

 映像14.1

ESLRR：Extension, Sidebending Left, Rotation Right

1. 施術者は治療台の頭側に座り、前腕と肘を治療台に乗せる。

2. 患者を背臥位にする。患者の頭部を乗せた施術者の前腕や肘が治療台の上となるように、ベッド端より離れて位置してもらう。

3. 施術者は両手掌を上にして患者の頭部の下に入れ、手根部から小指球の部位を小脳テントの高さに当てる[1]。

4. 示指あるいは中指でC1横突起を触診する（図14.1と図14.2）。

5. その指で同時にC1横突起を上方と頭側（図14.3 白矢印）の伸展弛緩方向へ動かし、C0の下で右側屈、左回旋させる。その結果、C0に左側屈と右回旋効果が生じるはずである。

6. 力を加え、張力バランスの取れる位置まで頭部をやさしく左側屈、右回旋させる（図14.4 白矢印）。

7. バランスの取れた位置に達したら、ゆっくりリズミカルな潮の干満のような圧力が感じられるだろう。弛緩方向にリリースが起こるまでその位置を保持する。

8. 機能障害要素（TART）を再評価する。

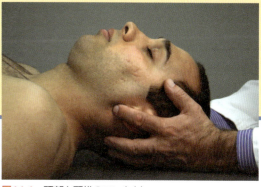

図14.1　頭部と頸椎のコンタクト

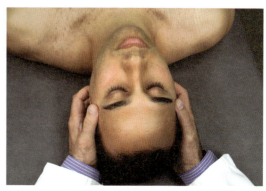

図14.2　ステップ3と4

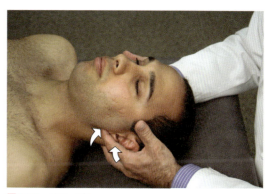

図14.3　ステップ5

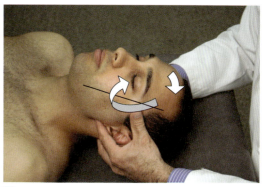

図14.4　ステップ6

頸部 背臥位
環軸関節（C1/C2, AA）機能障害（例：C1 RR）

 映像14.2

RR：Rotation Right

1. 施術者は治療台の頭側に座り、前腕と肘を治療台に乗せる。
2. 患者を背臥位にする。患者の頭部を乗せた施術者の前腕や肘が治療台の上となるように、ベッド端より離れて位置してもらう。
3. 両手掌を上にして患者の頭部の下に入れ、手根部から小指球の部位を小脳テントの高さに当てる[1]。
4. 示指あるいは中指でC2関節柱を触診する（図14.5と図14.6）。
5. その指でC2関節柱を上方と頭側に動かしてC1/C2を解放させる（図14.7 右の矢印）。同時にC1の下で、C2を左回旋させる（左の矢印）。その結果、C1に右回旋効果が生じる。
6. 力を加え、張力バランスの取れる位置までC1をわずかにやさしく右回旋させる（図14.8 白矢印）。
7. バランスのとれた位置に達したら、ゆっくりリズミカルな潮の干満のような圧力が感じられるだろう。弛緩方向にリリースが起こるまでその位置を保持する。
8. 機能障害要素（TART）を再評価する。

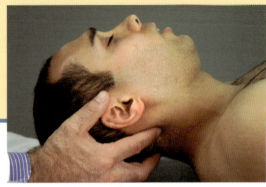
図14.5　C2関節柱の触診

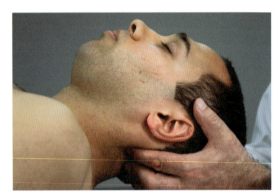
図14.6　ステップ3と4

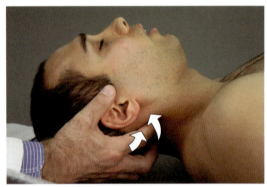
図14.7　ステップ5　右回旋効果

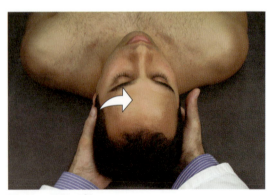
図14.8　ステップ6

頸部 背臥位
環軸関節（C1/C2）機能障害
（例：右C1の外側並進）

1. 患者を背臥位にし、施術者は治療台の頭側に座る。
2. 両手を丸めて前頭側頭部に沿って当てる。
3. 両示指指腹をC1横突起に置く（図14.9）。
4. 左から右へと弛緩バリアに向けてやさしくゆっくりと並進力を加える（図14.10　白矢印）。張力バランスの取れる位置を見つけるまで左から右と右から左へ動かす動作を繰り返さなければならないことがある（図14.10と図14.11）。
5. 張力バランスの取れた位置に達したら、ゆっくりリズミカルな潮の干満のような圧力が感じられるだろう。弛緩方向にリリースが起こるまでその位置を保持する。
6. 症状や好みに応じて直接法も可能である。
7. 機能障害要素（TART）を再評価する。

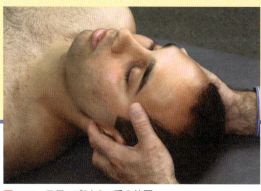

図14.9　ステップ2と3　手の位置

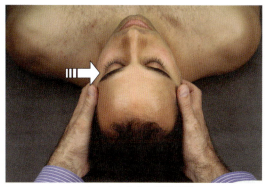

図14.10　ステップ4　左から右へ並進運動

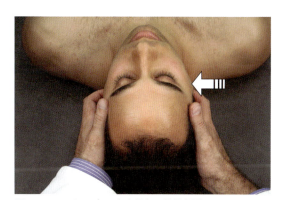

図14.11　ステップ4　右から左へ並進運動

頸部 背臥位
C2〜C7機能障害（例：C4 ESRRR）
映像14.3

ESRRR：Extension, Sidebending Right, Rotation Right

1. 施術者は治療台の頭側に座り、前腕と肘を治療台に乗せる。
2. 患者を背臥位にする。患者の頭部を乗せた施術者の前腕や肘が治療台の上となるように、ベッド端より離れて位置してもらう。
3. 両手掌を上にして患者の頭部の下に入れ、手根部から小指球の部位を小脳テントの高さに当てる[1]（図14.12）。
4. 示指あるいは中指でC5関節柱を触診する（図14.13）。
5. その指でC5関節柱を上方と頭側に動かしてC4/C5を解放させる（図14.14 右の矢印）。同時にC4の下で、C5を左回旋、左側屈させる（左の矢印）。その結果、C4に右側屈と右回旋効果が生じるはずである。
6. 力を加え、張力バランスの取れる位置までC1〜C4全体と頭部をわずかにやさしく右回旋させる（図14.15 白矢印）。
7. バランスの取れた位置に達したら、ゆっくりリズミカルな潮の干満のような圧力が感じられるだろう。弛緩方向にリリースが起こるまでその位置を保持する。
8. 機能障害要素（TART）を再評価する。

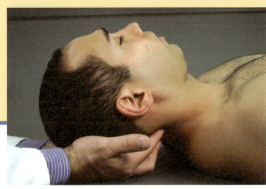

図14.12　ステップ1〜3　頭部のコンタクト

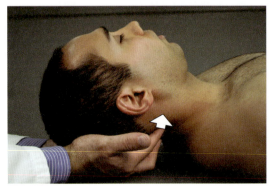

図14.13　ステップ4

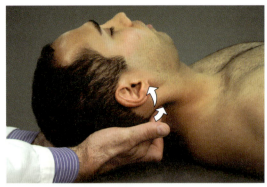

図14.14　ステップ5　SRRR

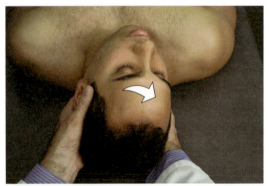

図14.15　ステップ6

後背部 背臥位
T1〜T2機能障害
（例：T1 FSRRR）

FSRRR：Flexion, Sidebending Right, Rotation Right

1. 施術者は治療台の頭側に座り、前腕と肘を治療台に乗せる。
2. 患者を背臥位にする。患者の頭部を乗せた施術者の前腕や肘が治療台の上となるように、ベッド端より離れて位置してもらう。
3. 両手掌を上にして頸椎のC2あるいはC3に当て、その手で頸部を支える。
4. 示指指腹をT1横突起に置き、中指指腹をT2横突起に当てる（図14.16と図14.17）。
5. その指でT2横突起を上下に動かして（図14.18）、屈曲と伸展バリアの解放点を見つける。
6. 中指指腹でやさしくT2を左側屈（頭側方向の矢印）と左回旋（前方向の矢印）させ、T1に右側屈と右回旋の効果を与える（図14.19）。
7. 力を加えて、張力バランスの取れる位置までT1をわずかにやさしく右回旋、右側屈させる（図14.20）。
8. 張力バランスの取れた位置に達したら、ゆっくりリズミカルな潮の干満のような圧力が感じられるだろう。弛緩方向にリリースが起こるまでその位置を保持する。
9. 機能障害要素（TART）を再評価する。

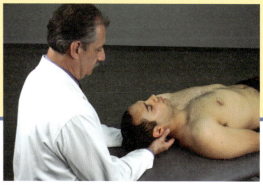

図14.16 ステップ3と4 手と指の位置

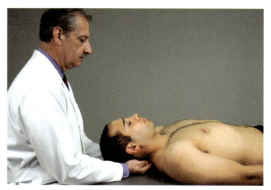

図14.17 ステップ3と4 患者の触診

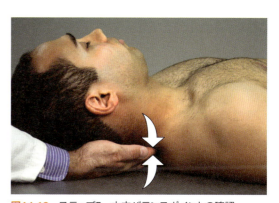

図14.18 ステップ5 中立バランスポイントの確認

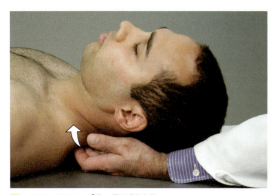

図14.20 ステップ7 T1 SRRR

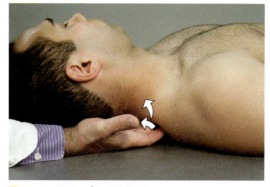

図14.19 ステップ6 T2 SLRL

後背部 座位
T4～T12中立機能障害
（例：T6 NSRRL）

1. 患者を座位にし、施術者は患者の後ろに立つ。

2. 左母指をT6の左横突起後方に置く（上位分節）。

3. 右母指をT7の右横突起後方に置く（下位分節）（図14.21）。

4. 患者に、上位分節（T7）が屈曲し始めるまで（長矢印）前屈みになるよう指示して、屈曲し始めたら動くのをやめさせる。施術者が屈曲と伸展の間の中点かバランスポイントを感じるまでわずかに伸展させる（図14.22　短矢印）。

5. 患者の肩を右側に傾けて、右側屈（SR）させ、それから左を向いて左回旋（RL）（矢印）させて、施術者がこれらの平面の制限バリアでバランスポイントを見つけられるまで続けさせる（図14.23）。このステップで動きを止めるのは難しく、施術者がバランスポイントを維持させようとすると「ふらつき」が感じられるかもしれない（指の端に物体を乗せてバランスを取ろうとしているときの感覚に似ている）。

6. 患者がバランスの取れた位置を維持できるまで、息を吸ったり吐いたりするよう指示し、負担を感じない限り「息を止める」よう指示する。弛緩方向でのリリースが起こるまで、施術者はバランスの取れた位置を維持しようとする一方、機能障害分節では、ゆっくりとリズミカルな減退と力の流れが見られる。

7. 機能障害要素（TART）を再評価する。

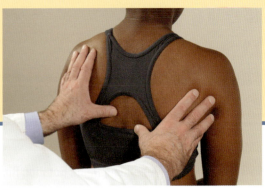
図14.21　ステップ1～3

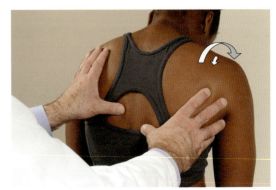
図14.22　ステップ4　屈曲と伸展の間の中点を探す

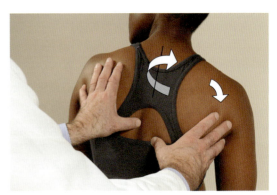
図14.23　ステップ5　右側屈／左バランス回旋

後背部 背臥位
T4～T12中立（伸展）機能障害
（例：T8 NSLRR）

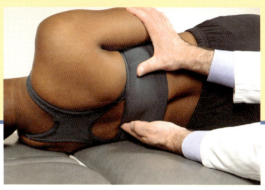

図14.24　ステップ1と2

1. 患者を背臥位にし、施術者は診察台の右側に座る（機能障害の回旋要素側）。

2. 左手を患者の背中の下に置き、示指または中指はT8の左横突起に触れる（上位分節）（図14.24）。

3. 右手で患者の前胸壁を覆い、左側屈を誘発するために左胸壁を右側（長い矢印）に引っ張り始める。後方に置いた左手でT8の左側屈を触診できるまで患者には左肩を押し下げてもらい（短い矢印）、T9が連動する前にやめる（図14.25）。（施術者の手は逆にしてもよい）。

4. T8の左横突起後方に触れている指を上に持ち上げて、右回旋を誘発する。さらに、指を屈曲させながら、左側屈を加えるために施術者側に引っ張る（図14.26）。

5. 患者がバランスの取れた位置を維持できるまで、息を吸ったり吐いたりするよう指示し、負担を感じない限り「息を止める」よう指示する。弛緩方向でのリリースが起こるまで、施術者はバランスの取れた位置を維持しようとする一方、機能障害分節では、ゆっくりとリズミカルな減退と力の流れが見られる。

6. 施術者は機能障害要素（TART）を再評価する。

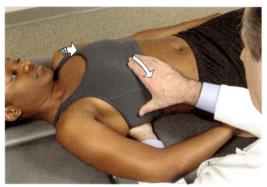

図14.25　ステップ3　左側屈

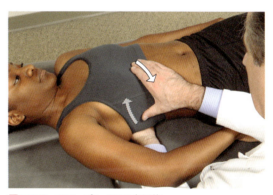

図14.26　ステップ4　T8の右回旋

後背部 腹臥位
T3～L4伸展機能障害
（例：T12 ESLRL）

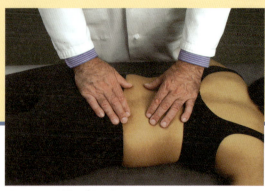

図14.27　ステップ1～3

ESLRL：Extension, Sidebending Left, Rotation Left

1. 患者を腹臥位にし、施術者は治療台の側方に立つ。
2. 左母指をT12左横突起に当て、左の示指指腹と中指指腹をT12右横突起に当てる。
3. 右母指をL1左横突起に当て、右の示指指腹と中指指腹をL1右横突起に当てる（図14.27）。
4. 患者に呼吸してもらい、息を吐くとき、施術者は分節の動きに追従する。
5. T12とL1を近づけるように力をかけたのち（図14.28　長い矢印）、下方すなわち治療台方向へ力をかけて伸展バリアに力を加える（短い矢印）。
6. 続いて両母指でT12とL1の左側を近づけて左側屈させる（図14.29　水平な矢印）。同時にT12を左回旋（左示指の矢印）、L1を右回旋させる（右母指の下に向いた矢印）。
7. 張力バランスの取れた位置に達したら、ゆっくりリズミカルな潮の干満のような圧力が感じられるだろう。弛緩方向にリリースが起こるまでその位置を保持する。
8. 機能障害要素（TART）を再評価する。

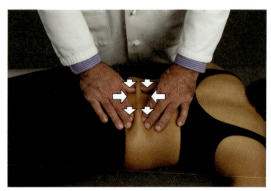

図14.28　ステップ5

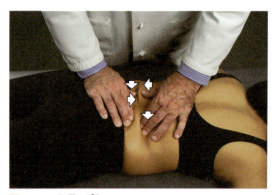

図14.29　ステップ6

後背部 背臥位
T8～L5機能障害
脊椎仙骨連結強調
(例：L5 FSRRR)

FSRRR：Flexion, Sidebending Right, Rotation Right

仙骨要素がない場合、両手は機能障害にかかわる脊椎の各分節に置いてもよい（例：L2とL3）。

1. 患者を背臥位にし、施術者は治療台側方に座る。
2. 尾側の手を仙骨の下に入れ、指腹を仙骨底に当て、手根部を仙尾骨部に当てる。
3. 脊椎を横切り頭側の手を機能障害分節レベルに置き、手根部と指腹をL5左右横突起に当てる（図14.30と図14.31）。
4. 仙骨に当てた手を尾側と頭側に交互に動かし、腰椎に当てた頭側の手も同様に動かして（図14.32 白矢印）弛緩する位置を見つける。
5. 屈曲と伸展のバランスを取るため、腰椎に当てた手は上下に動かさなければならないことがある（図14.33 白矢印）。
6. 腰椎に当てた手でL5を右側屈、右回旋させ（図14.34 白矢印）、それぞれの方向へ張力バランスが取れる位置を探る。
7. 張力バランスの取れた位置に達したら、ゆっくりリズミカルな潮の干満のような圧力が感じられるだろう。弛緩方向にリリースが起こるまでその位置を保持する。
8. 機能障害要素（TART）を再評価する。

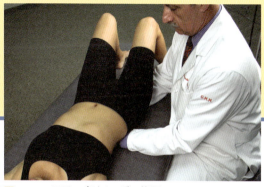
図14.30　ステップ2と3　手の位置

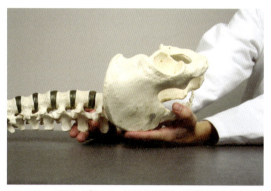
図14.31　ステップ2と3　仙骨と腰椎における手の位置

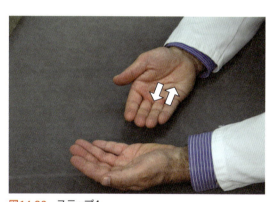
図14.32　ステップ4

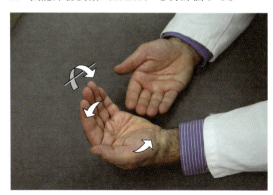
図14.34　ステップ6　L5 SRRR

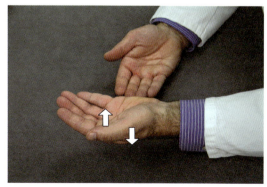
図14.33　ステップ5

肋骨部　背臥位／座位
第1肋骨非生理的機能障害
非生理的（無呼吸性）強調
（例：左第1肋骨、後上方偏位）

1. 患者を座位、あるいは背臥位にし、施術者は治療台の頭側に座る。

2. 左母指を隆起した左第1肋骨後方の肋横突関節に当てる（図14.35）。

3. 体幹の後方より上方偏位した左第1肋骨とその上の組織に向けて尾側に力を加える（図14.36 白矢印）。

4. 力は強すぎず中程度に留めるべきである。

5. リリースすると母指が制限バリアを超えて動くようになるので、それまで押圧を保持する。

6. 機能障害要素（TART）を再評価する。

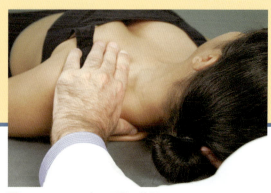

図14.35　ステップ2　母指の位置

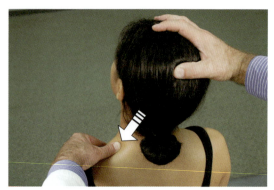

図14.36　ステップ3　尾側への加圧

肋骨部　背臥位
呼吸横隔膜機能障害
（例：右第8肋骨、呼気［下制］）

1. 患者を背臥位にし、施術者は治療台の側方に座るか、あるいは立つ。
2. 片手の手掌を上にして胸郭角に沿って後方に指を置く。
3. もう一方の手掌を下にして胸郭角に沿って前方に指を置く（図14.37）。
4. 両手で剣状突起に向けて中程度の力をかける（図14.38　白矢印）。
5. 肋骨と肋骨上の組織が自由に動く方向に向けて張力のバランスが取れるまで押圧を調整する。
6. 張力バランスの取れた位置に達したら、ゆっくりリズミカルな潮の干満のような圧力が感じられるだろう。弛緩方向にリリースが起こるまでその位置を保持する。
7. 機能障害要素（TART）を再評価する。

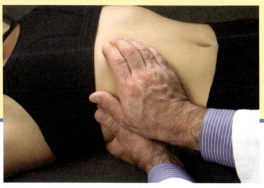

図14.37　ステップ2と3　手の位置

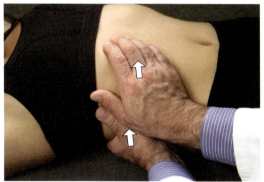

図14.38　ステップ4　力の方向

肋骨部 座位／背臥位
第4～12肋骨 呼気の機能障害
（例：右第7肋骨、呼気［下制］）

1. 患者を座位にし（あるいは背臥位）、施術者は右側に座るか立つ。
2. 左手を右胸壁後方の上に置いて第7肋骨の上縁に触れ、示指と中指の指腹で右肋横突関節の外側の肋骨をコントロールする。
3. 右手を右前外側胸壁の上に置いて、母指、母指の減退、示指を使いながら、第7肋骨と関連する肋骨軟骨接合部上縁に触れるように手をくっつける（図14.39と図14.40）。
4. 患者を右側の施術者の方向にかがみ込ませ（白のカーブ矢印）、拮抗促進「呼気効果」を生じさせ、一方で施術者は両手で第7肋骨に向かって内下側の圧迫を加える（図14.41 白の直線矢印）。
5. 肋骨を脊椎付着部から大きく自由にするため、患者にわずかに左か右を向くように指示をする。
6. 患者に深呼吸させ、呼気を止めるように指導しながら、施術者は第7肋骨の吸入と呼気のバリアの間のバランスポイントを維持させようとする。弛緩方向でのリリースが起こるまで、施術者はバランスの取れた位置を維持しようとすると、機能障害分節では、ゆっくりとリズミカルな減退と力の流れが感じられる。
7. 機能障害要素（TART）を再評価する。

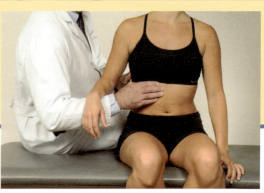

図14.39　ステップ1～3　座位

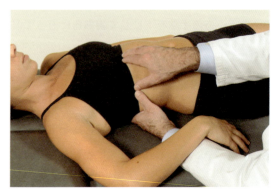

図14.40　ステップ1～3　背臥位

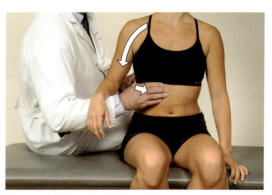

図14.41　ステップ4　呼気の促進

頸椎 座位
腸仙（寛骨）機能障害
一般的な代償パターン強調
（例：左寛骨後方回旋偏位）

1. 患者を座位にし、施術者は患者の脚の前に座る。

2. 患者の下肢の遠位脛骨か、距腿関節のうちでコントロールが取りやすい方をそれぞれつかむ（図14.42）。

3. 患者の左脚をゆっくりと押し上げ（頭側、弛緩方向）ながら、同時に右脚（末端、弛緩方向）を押し下げる（図14.43 白矢印）。

4. 左右に加えた運動のバランスポイントを探し、患者には胸腰部を左に向ける（**曲線の矢印**）よう指示して、この動きとともに左脚が上がるのを施術者が感じるまで続けてもらう（図14.44）。

5. この左回旋の位置で、患者と一緒に新たなバランスポイントを探す。

6. 患者をこの位置に固定させたまま、バランスポイントを保つために息を深く吸って5～10秒間止めてもらう。

7. 弛緩方向でのリリースが起こるまで、施術者はバランスの取れた位置を維持しようとすると、ゆっくりとリズミカルな減退と力の流れが、患者の骨盤と脚から感じられる。

8. 機能障害要素（TART）を再評価する。

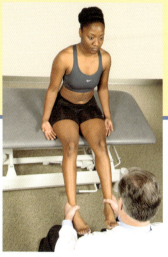

図14.42　ステップ1と2

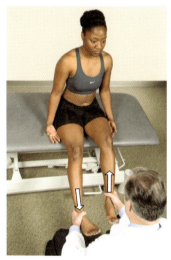

図14.43　ステップ3　左寛骨後方回旋偏位と右寛骨前方回旋偏位

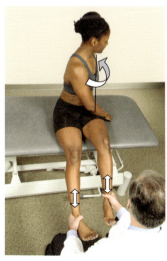

図14.44　ステップ4　骨盤CCPの間接的連動

上肢 座位
胸鎖関節機能障害
直接法
（例：左鎖骨近位、圧縮）

症状と診断
いずれかの鎖骨端に疼痛。

手技
1. 患者を治療台に座らせる。
2. 施術者は治療台よりもやや低い椅子に座り患者の正面を向く。
3. 左母指を胸鎖関節外側の鎖骨下内側端に当てる（図14.45）。
4. 右母指を肩鎖関節下内側の鎖骨外側端に当てる（図14.46）。
5. 患者は機能障害のある前腕部を施術者の上腕に垂らしてもよい。
6. 施術者が両母指を外側、上方、そしてわずかに後方に動かす間（図14.47　右の矢印）、患者に機能障害と反対側の肩甲帯を後退してもらう（左の矢印）。
7. リリースが起こるまで両母指でバランスの取れた外側、上方そして後方への押圧を保持する（図14.48　白矢印）。
8. 機能障害要素（TART）を再評価する。

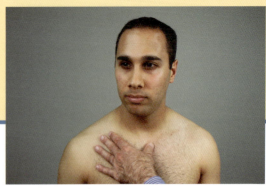
図14.45　ステップ3

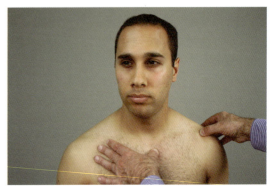
図14.46　ステップ4

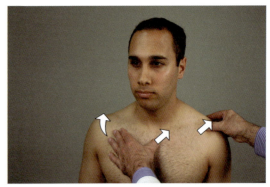
図14.47　ステップ6

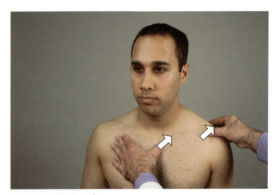
図14.48　ステップ7

上肢 側臥位
肩甲上腕関節機能障害
局所制限、リンパ強調
（例：右線維性癒着性関節包炎）

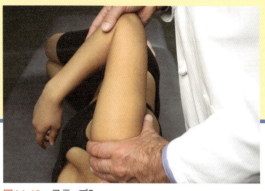

図14.49　ステップ3

症状と診断
三角筋下滑液包炎あるいは肩関節周囲炎。

手技

1. 機能障害側の肩を上にして患者を側臥位にする。
2. 施術者は患者の後方に立つ。
3. 患者の肘関節を曲げて力を抜いてもらう。施術者は尾側の手掌を患者の肘頭に当て、もう一方の手で肩甲帯をつかむ（図14.49）。
4. 患者の肘関節で上腕をコントロールして関節窩に向けて圧迫する（図14.50　白矢印）。
5. 肘関節を外側とわずかに前方あるいは後方に引き（図14.51　白矢印）、肩甲帯の緊張にバランスを取り戻す。
6. 肩甲帯を前方あるいは後方に引くと同時に下方に圧迫する（図14.52　白矢印）。力は対側の関節窩に向ける。
7. リリースを感じるまでバランスの取れた張力の位置を保持する。
8. 総合的に張力バランスの取れた位置に達したら、機能障害分節にゆっくりリズミカルな潮の干満のような圧力が感じられるだろう。弛緩方向にリリースが起こるまでその位置を保持する。
9. 機能障害要素（TART）を再評価する。

リリース後、耳の横と顔の前を通って上腕骨を上方かつ前方に動かしてもよい[1]。

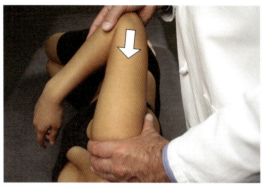

図14.50　ステップ4　関節窩へ圧迫

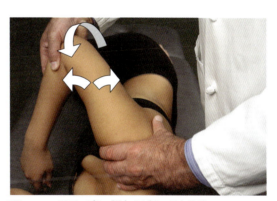

図14.51　ステップ5　張力のバランスを取る

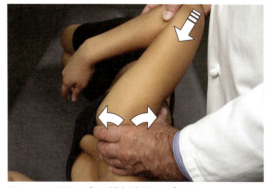

図14.52　ステップ6　張力バランスポイント

上肢 背臥位
橈尺関節または腕尺関節機能障害複合、直接（間接）強調
（例：左橈骨頭後方併用肘関節屈曲）

症状と診断
肘関節の疼痛とこわばり。

手技
1. 患者を背臥位にし、施術者は側方に立つか、あるいは座る。
2. 母指（外側）と示指（内側）で肘頭窩を両側からつかむ。
3. 患者の手関節を屈曲させ、施術者のもう一方の手でその背側をつかむ（図14.53）。
4. 前腕を完全に回内させ（図14.54 曲線の矢印）、手を完全に屈曲させる（短い矢印）。
5. 手で前腕を圧迫しながら（図14.55 直線の矢印）ゆっくり肘関節を伸展させる（曲線の矢印）。
6. 肘関節が真っ直ぐに伸展するまで、バリアすべてに対してバランスの取れた持続的な押圧を続け、母指と指先を肘頭両側の溝に滑らせる。
7. この治療で橈骨頭の捻転、肘頭窩における肘頭の外側あるいは内側の機能障害が解消する（例：上腕骨に対する尺骨外側あるいは内側偏位）。
8. 機能障害要素（TART）を再評価する。

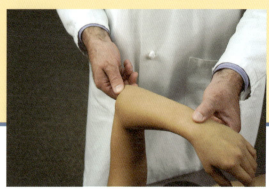

図14.53　ステップ2と3

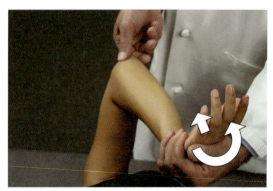

図14.54　ステップ4　回内と屈曲

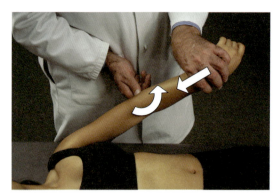

図14.55　ステップ5　圧迫と伸展

上肢 背臥位
手根中手関節機能障害
複合、直接（間接）強調
（例：左手根管症候群）

1. 患者を背臥位にし、機能障害側の肘関節を伸展し、施術者はその同側に立つ。
2. 施術者は内側の手で患者の母指と母指球をコントロールする（図14.56）。
3. もう一方の手で小指球をつかみ、前腕を回外させる（図14.57　白矢印）。
4. 前腕が完全に回外したら、許容範囲内で手関節を屈曲させ（図14.58　長い矢印）、母指を背側に押す（短い矢印）。
5. その押圧力を保ちながら、ゆっくり前腕を心地よいと感じられる範囲内で回内させ、尺骨偏位に向けた力を加える（図14.59　白矢印）。
6. 機能障害要素（TART）を再評価する。

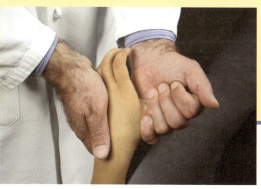
図14.56　ステップ1と2

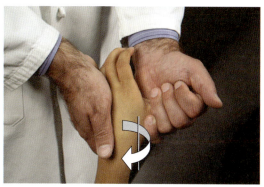
図14.57　ステップ3　回外

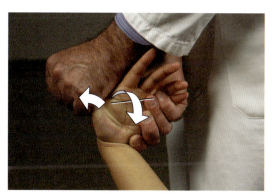
図14.58　ステップ4　手関節の屈曲

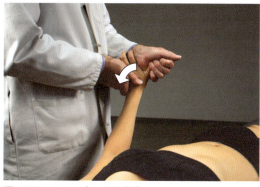
図14.59　ステップ5　尺骨偏位

下肢 背臥位
腓骨（内反）機能障害
（例：左腓骨頭後方）

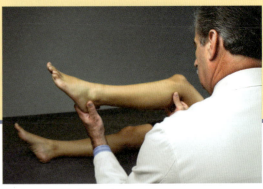

図14.60　ステップ1〜4

1. 患者を背臥位にし、施術者は機能障害のある膝関節の位置に座る。
2. 患者の股関節と膝関節を約90度に屈曲させる。
3. 頭側の母指を腓骨頭上外側に当てる。
4. もう一方の手で遠位の腓骨下方をコントロールする（図14.60）。
5. 近位腓骨を母指で足部方向に押圧する（図14.61　右の矢印）。そのとき、もう一方の手で足部を内返しさせる（左の矢印）。
6. 近位腓骨領域のウォッブルポイントを探し、その位置を保持する。
7. 張力バランスの取れた位置に達したら、ゆっくりリズミカルな潮の干満のような圧力が感じられるだろう。弛緩方向にリリースが起こるまでその位置を保持する。
8. 機能障害要素（TART）を再評価する。

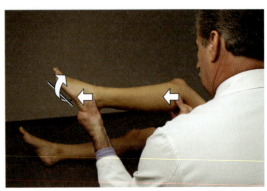

図14.61　ステップ5

下肢 背臥位
靱帯損傷を伴う脛骨大腿関節機能障害 回旋（捻転）強調
（例：十字靱帯損傷）

1. 患者を背臥位にし、施術者は患部の膝側に立つ。
2. 頭側の手掌を下にして大腿骨遠位前部に当てる。
3. 尾側の手掌を下にして脛骨粗面に当てる（図14.62）。
4. 患者の下肢に体重を乗せて治療台に向けて力をかける（図14.63　白矢印）。
5. 大腿骨と脛骨を近づけるように圧迫する（図14.64　白矢印）。
6. 尾側の手で脛骨を内旋あるいは外旋をさせて（図14.65　白矢印）、どちらが自由に動くかを判定し、その位置を保持する。
7. 張力バランスの取れた位置に達したら、ゆっくりリズミカルな潮の干満のような圧力が感じられるだろう。弛緩方向にリリースが起こるまでその位置を保持する。
8. 機能障害要素（TART）を再評価する。

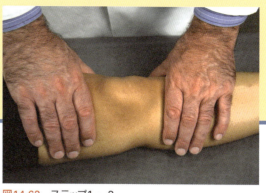
図14.62　ステップ1〜3

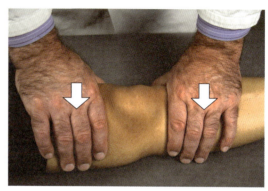
図14.63　ステップ4　下方向への力

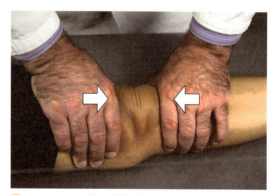
図14.64　ステップ5　関節圧迫

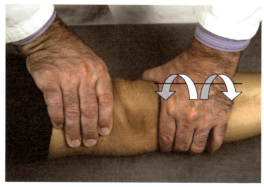
図14.65　ステップ6　内旋あるいは外旋

下肢 背臥位
足（距腿）関節機能障害
（例：左脛骨後方［距骨前方］）

1. 患者は治療台で背臥位になる。
2. 施術者は治療台の側方で機能障害のある足関節側に立つ。
3. 頭側の手掌を下にして、示指の中手指節関節を脛骨遠位に当てる（図14.66）。
4. 治療台に向けて下方へ直接力をかけ（図14.67 白矢印）、踵と距腿関節に生じている緊張のバランスを取る。
5. その手の上にもう一方の手を重ねてさらに力を加える。脛骨をわずかに内旋（図14.68 白矢印）あるいは外旋（図14.69 白矢印）させて、張力バランスの取れる位置まで圧力を加える。
6. 張力バランスの取れた位置に達したら、ゆっくりリズミカルな潮の干満のような圧力が感じられるだろう。弛緩方向にリリースが起こるまでその位置を保持する。
7. 機能障害要素（TART）を再評価する。

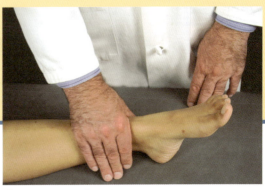

図14.66　ステップ1〜3

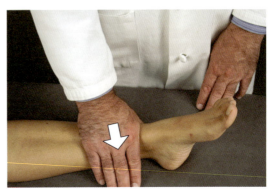

図14.67　ステップ4　下方へ加圧

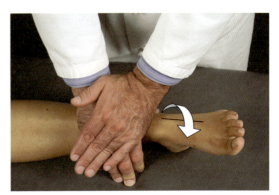

図14.68　ステップ5　内旋

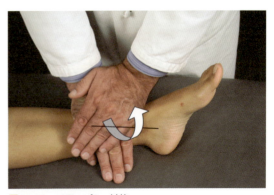

図14.69　ステップ5　外旋

下肢 背臥位
足部と足関節機能障害 ブートジャック手技（例：左踵骨底屈） 映像14.4

1. 患者を背臥位にし、施術者は治療台の左側で足部の方に向いて立つ。

2. 患者の左大腿遠位と膝関節を施術者の右腋窩の下に挟み、胸郭外側との間でバランスとコントロールを取る。

3. 右母指と示指で左踵骨をつかむ（図14.70）。

4. 左股関節と膝関節を約90度に屈曲させ、左股関節をやさしく外旋、外転させる（図14.71 白矢印）。

5. 施術者の右上腕遠位と肘関節で患者の膝窩上の遠位大腿骨をはさみ、近位へ加圧するてこの支柱とする。

6. 左手指で左足の外側面を包み持ちコントロールする。

7. 施術者は体重を後ろにかけて患者の左股関節と膝関節をさらに屈曲させる。そのとき、左踵骨をしっかりコントロールし続ける。この動きにより、距骨から踵骨を牽引する効果が得られるはずである（図14.72 白矢印）。

8. 左足の中足骨と足根骨の張力バランスが取れるまで左手でわずかに底屈を行う（図14.73 白矢印）。

9. 張力バランスの取れた位置に達したら、ゆっくりリズミカルな潮の干満のような圧力が感じられるだろう。弛緩方向にリリースが起こるまでその位置を保持する。

10. 機能障害要素（TART）を再評価する。

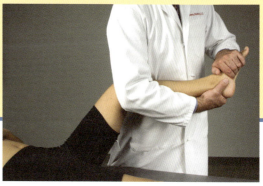

図14.70　ステップ1～3

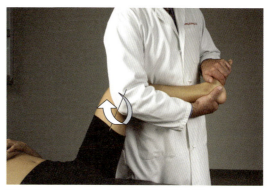

図14.71　ステップ4　左股関節の外旋と外転

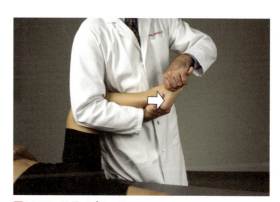

図14.72　ステップ5～7

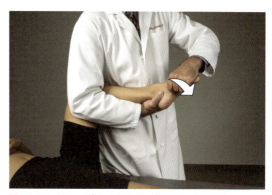

図14.73　ステップ8　バランスが取れるまで底屈

下肢 背臥位
内側足根中足（楔状骨中足骨）関節機能障害
（例：右中足骨屈曲）

1. 患者を背臥位にし、施術者は治療台の足側に立つか、あるいは座る。
2. 両手で足をつかみ、両手指を中足骨遠位に置き（図14.74）、両母指を足の背面に置く（図14.75）。
3. 足底面に置いた指を曲げて前足部をわずかに屈曲させる（図14.76 白矢印）。
4. 続いて母指で中足骨を治療台方向に向けて押す（図14.77 白矢印）。
5. 張力バランスの取れる位置を探す。
6. 張力バランスの取れた位置に達したら、ゆっくりリズミカルな潮の干満のような圧力が感じられるだろう。弛緩方向にリリースが起こるまでその位置を保持する。
7. 機能障害要素（TART）を再評価する。

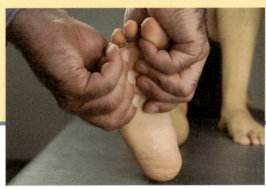
図14.74　ステップ1と2　足底に両手指

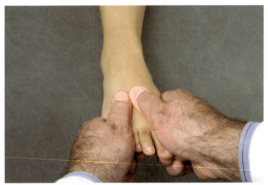
図14.75　ステップ1と2　足背に両母指

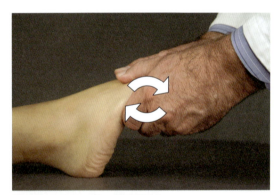
図14.76　ステップ3　前足部屈曲

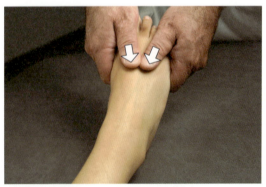
図14.77　ステップ4　治療台方向へ加圧

下肢　背臥位
指関節伸展機能障害
圧縮、捻挫に続発する
（例：右足母指、背屈）

1. 患者を背臥位にし、施術者は診察台の右脚側に座る。

2. 示指と母指を使って、つま先の背面と足底面をつかむ（神経が刺激されるので、内側と外側縁をつかんだり、押圧しない）。

3. もう片方の手で、患者の右足部の背面と足底面を取り囲み、第1中足骨遠位をコントロールする（図14.78）。

4. 圧縮、牽引の力（矢印）を加えて、どちらが楽に中足骨・指関節を開放できるか（遊びを増やす）判断する（図14.79）。開放が増すのであれば、最低限の屈曲か伸展を加えてもよい。

5. 開放の位置で患者のつま先を固定しながら、施術者はそれぞれの回旋の動き（スピン/捻転）を加える。弛緩（間接）バリア側のバランスポイントが判断できるまで続ける（図14.80）。

6. 患者のつま先をこの位置で固定しながら、施術者は回旋のバランスポイントまで側屈（内転や外転）を加えたり、複合的に力を加えたりして、最終的なバランスポイントを達成する（図14.81）。

7. 弛緩方向でのリリースが起こるまで、施術者はバランスの取れた位置を維持しようとする一方、ゆっくりとリズミカルな減退と力の流れが、機能障害のつま先から感じられる。

8. 施術者は機能障害要素（TART）を再評価する。

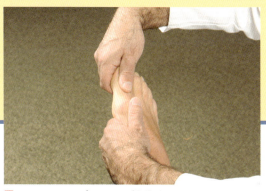

図14.78　ステップ1〜3　手を置く

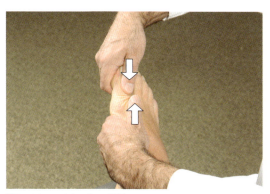

図14.79　ステップ4　開放

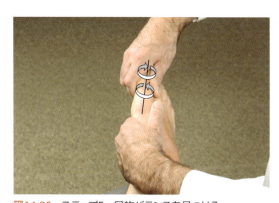

図14.80　ステップ5　回旋バランスを見つける

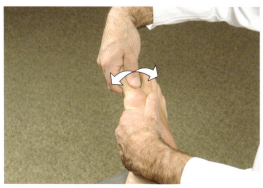

図14.81　ステップ6　内転や外転バランスを見つける

下肢 背臥位
顎関節（TMJ）機能障害
（例：両側顎関節、クローズ）

検査により、両側顎関節は自由に閉口するものの、通常の開口ができないことが明らかになっている。

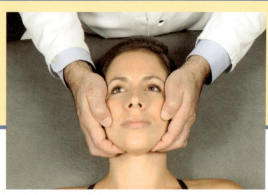

図14.82　ステップ1と2

1. 患者を背臥位にし、施術者は診察台の頭側に座る。
2. 下顎の下に指腹を置き、顎の下に触れて下顎の動きをコントロールする（図14.82）。
3. 指を屈曲させて、歯も一緒に引っ張りながら（白のカーブ矢印）、押圧の力を加えていく。一方で、両側顎関節に向かって後方の力を加える（図14.83　白の直線矢印）。
4. 外側の弛緩・緊張の非対称性を評価するのに、下顎を左右に動かして、間接的なバランスポイントを探す（図14.84）。
5. バランスが取れたら、ゆっくりとリズミカルな減退と力の流れが患者の顎関節から感じられる。施術者は、弛緩方向でのリリースが見られるまでバランスの取れた位置を維持する。
6. 施術者は機能障害要素（TART）を再評価する。

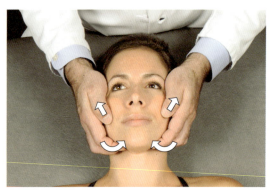

図14.83　ステップ3　両側顎関節の開放

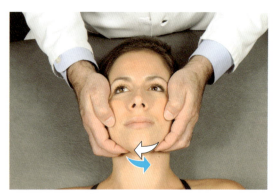

図14.84　ステップ4　外側の非対称性を評価する

下肢 背臥位
顎関節（TMJ）機能障害
（例：両側顎関節、オープン）

検査により、両側顎関節は自由に開口するものの、通常の閉口ができないことが明らかになっている。

1. 患者を背臥位にし、施術者は診察台の頭側に座る。
2. 側頭部から下側の下外側の下顎の線に触れながら、患者の顔と下顎の両側に手を置く（図14.85）。
3. 患者の下顎を開いて、指を伸展させながら（矢印）下顎を押し下げて、両側顎関節に隙間を作る。一方で、施術者の手の付け根は、患者の側頭部をしっかりと固定させておく（図14.86）。
4. 外側の弛緩・緊張の非対称性を評価するのに、下顎を左右に動かして、間接的なバランスポイントを探す（図14.87）。
5. バランスが取れたら、ゆっくりとリズミカルな減退と力の流れが患者の顎関節から感じられる。施術者は、弛緩方向でのリリースが見られるまでバランスの取れた位置を維持する。
6. 施術者は機能障害要素（TART）を再評価する。

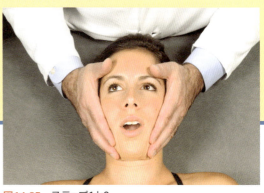
図14.85　ステップ1と2

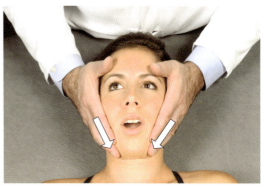
図14.86　ステップ3　両側顎関節を開く

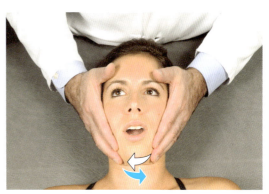
図14.87　ステップ4　外側の非対称性を評価する

参考文献

1. Speece C, Crow T. Ligamentous Articular Strain: Osteopathic Techniques for the Body. Seattle, WA: Eastland, 2001.

2. Ward R, ed. Foundations for Osteopathic Medicine. 2nd ed. Philadelphia, PA: ippincott Williams & Wilkins, 2003.

3. Chila, AG, ed. Foundations of Osteopathic Medicine. 3rd ed. Baltimore, MD: Lippincott Williams & Wilkins, 2011.

4. Glossary of Osteopathic Terminology, Educational Council on Osteopathic Principles of the American Association of Colleges of Osteopathic Medicine. http://www.aacom.org

5. Sutherland WG. Teachings in the Science of Osteopathy. Wales A, ed. Portland, OR: Rudra, 1990.

6. Fuller RB. Synergetics. New York, NY: Macmillan, 1975.

7. Snelson K. Frequently Asked Questions (FAQ) and Structure & Tensegrity. Accessed February 4, 2007, http://www.kennethsnelson.net/

8. Ingber DE. The architecture of life. Sci Am 1998;278:48–57.

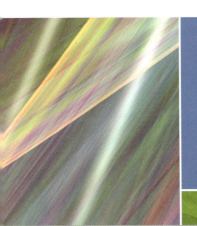

内臓テクニック

手技の原理

　オステオパシー原理教育協議会（ECOP）による用語集では、内臓テクニック（VIS：Visceral techniques）は「内臓の生理学的機能を改善するために行う診断と治療のシステム。一般的に内臓を筋膜バランスが取れるポイントへ動かす方法で、ベントラルテクニック（ventral techniques）とも呼ばれる」と定義されている[1]。この内臓テクニックはスティルの時代からオステオパシー手技の1つとして考えられていた。スティルは筋骨格の痛みだけでなく、疾病の診断や本書で紹介している手技を開発し推奨していた。実際、スティルの著書の大半は循環系（動脈、静脈やリンパ）、神経学、内臓や上腕に関するもので、腰痛などに関する論文は書いたことがなかった。彼はオステオパシー手技はすべて患者にとって非常にやさしく効果的な治療方法であるべきだという考え方を基本としていたのである。

　オステオパシー医学の学校の多くは、頭部、頸部、腰部と四肢に痛みを引き起こす筋骨格機能障害に直接的関連性の高い手技を教えることを優先していた。しかし、内臓や全般的な健康状態に良い影響を与える多くの手技（肝臓、脾臓、胃腸、肺、リンパの手技）は引き続き指導されてきた。さらに、体性内臓と内臓体性の関係や自律神経障害の影響はオステオパシーのカリキュラム上、重要視され続けてきた。体性要素の病気があるかもしれないときは[2]、脊髄レベルの高さにある内臓器官の節前線維に注目するのが重要である。これらの高さや、求心情報がわずかに広い範囲で体性反応を誘発しながら体性遠心性に沿って移動するという事実を知ることによって、施術者はオステオパシーの階層触診を使ってさらなる情報を手に入れることができる[3]（表15.1）。体性内蔵の状況で、これらの関連する部位がOMTで治療される場合、症状が緩和し、内蔵体性の状況では、診断基準として扱われる方がよい可能性がある。オステオパシーの臨床的意義は、交感神経の反応に主軸を置いている。しかし、患者の総合的ヘルスケアにとっては、副交感神経（頭蓋骨～仙骨）の関係の観察と治療の方が臨床的意義を持つ。内臓系に悪影響を及ぼす体性機能障害領域の治療は本書の様々なオステオパシー手技（OMT）と組み合わせて行うことができる。病気を引き起こしている体性要素に働きかけ、その効果が患者の健康状態を改善させるのであれば、そのOMTは内臓テクニックといえる。本章では内臓系に間接的あるいは遠位的効果を与える手技についても触れているが、本章で取り上げた大半のケースは内臓系に直接作用する手技である。

　他の章で体性機能障害を見つけるための触診診断について述べているが、内臓テクニックでも同様に、組織張力および動きの弛緩・拘縮の非対称性の観察が診断や力の決定に関与している。また、大半の施術者が内臓の可動性について理解しているはずである。そして、頭蓋オステオパシーで推奨されている自動性に関する非常に進化した考え方、すなわち内臓自体が持つ固有自動性という考え方がこの領域におけるオステオパシー治療を発展させた。施術者は実践

表15.1 傍脊柱の内臓体性の交感神経と体性内臓の分節反射レベル

頭と頸	T1–T5
心臓	T1–T5
心筋	T1–T5 (L)
冠状動脈	C3–C5
肺疾患	T2–T5
気管支運動反射	T1–T3
ぜんそく反射	T2 (L)
気管支粘膜反射	T2–T3
肺実質反射	T3–T4
側壁胸膜	T1–T12
上肢	T2–T7
上部消化管	T3–T10
食道	T5–T6
下部食道と胃	T5–T10 (L)
十二指腸	T6–T8 (R)
下部消化管	T5–L3
膵臓	T5–T9 (B/LTo right)
脾臓	T7–T9 (L)
肝臓と胆のう	T5–T10 (R)
副腎	T8–T10
小腸	T8–T11 (B/L)
上行結腸と横行結腸	T10–L1
虫垂と盲腸	T9–T12 (R)
下行結腸、S字結腸、直腸	L1–L3 (L)
尿路	T9–L3
腎臓	T9〜L1、同側
尿管（近位）	T10–L3 (B/L)
尿管（遠位）	L1–L2
膀胱	L1–L2 (B/L)
尿道	T11–T12 (B/L)
生殖管	T9–L2
卵巣、睾丸	T9〜T11、同側
前立腺と尿道前立腺部	T10–L2 (B/L)
頸部	T10–L2
外性器	T12 (B/L)
子宮	T9–L2 (B/L)
卵管	T10–L2 (B/L)
下肢	T10–L3

Chila AG, exec. ed. Foundations of Osteopathic Medicine. 3rd ed. Baltimore, MD: Lippincott Williams & Wilkins, 2011; Nelson KE, Glonek T. Somatic Dysfunction in Osteopathic Family Medicine. Baltimore, MD: Lippincott Williams & Wilkins, 2007. より引用

で臓器肥大とその動きの制限を触診できるだけでなく、内臓自体の固有運動の細かな変化を触知することができる。

最近のバラル（Barral）の研究は、内臓に関連する手技から遠ざかっていた人々に刺激を与えた[4]。オステオパシー診断検査の手順には必ず触診を含めるべきである。内臓領域における触診により、組織触感の変化、構造あるいは動きの非対称性（他動性と自動性）、動きの制限と圧痛（過敏症）が明らかになるだろう。

手技の分類

直接法、間接法、または複合型

患者の既往歴や身体所見によって、施術者は上記のスタイルで力を加えることもできる。力を加える倫理的根拠は、機能障害の主な要素や、最大の効果を得るために利用される原理と関連している。例えば、

1. 組織の弾性特性を改善するために、腸間膜の結合組織制限を診断し、直接法で筋膜組織に向けたテクニックを使う。

2. 脊椎の機能障害が心臓に副次的な交感神経の過剰反応を起こしていることから不整脈があると診断し、間接法のBLTスタイルのテクニックを使って、脊椎の機能障害の要素を減らし、その結果、副次的な心臓反応を減らす。

手技のスタイル

体性機能障害の緩和

直接的に内臓に機能異常を引き起こすと思われる体性機能障害において、関連領域を治療することで内臓機能障害を軽減し除去できることがある。これは体性機能障害の除去によって抑制された体性内臓反射の一例である。異常な体性求心性神経の関与が取り除かれると、それまで関連していた（異常な）反動的内臓の遠心性神経支配が正常化するのである。

内臓反射法

これらの手技は自律神経系（通常、交感神経だが、ときに副交感神経の場合もある）に働きかけることで内臓系に副次的反射を生み出すことを目的とする。これは頸動脈マッサージやヴァルサルヴァ法による迷走神経抑制、眼押圧、氷水に浸かる方法など自律神経反射とも似ている。これらの治療法は、交感神経反射あるいは副交感神経系反射と関連する特有の方法で自律神経システムに働きかけることができる領域に対して行われ、問題領域で自律神経活動のレベルを高め、あるいは抑えることを目的とする。一般的に自律神経活動のレベルを高めたり抑えたりすることよりも体性機能障害の領域を緩和することのほうが望ましいと考えられるが、ケースによっては好ましい臨床反応を生み出すことがある。例えば、喘息患者の自律神経システムの交感神経部分が上胸部の胸部ポンプによって刺激を受け、気道反応の減少を示している場合などである。

正確な診断や、重要な機能障害を決める上での診断補助として、チャップマン反射も使うことができる。ECOPのオステオパシー用語集では、内臓機能障害や内臓の病状を反映しているとされる断定的な前後方向の筋膜組織の質感異常（疫病のような変化や、病変組織の筋張り）として現れる、反射ポイントのシステムで、もともとはフランク・チャップマンが用いた定義であり、チャールズ・オーウェンズが詳しく説明した[1]。チャップマンとオーウェンズ以外にも、多くのオステオパシー臨床医師がこの診断方法や治療方法を発展させ、（例：キンバリー、W.クチェラ、M. クチェラ、アーバックル、リッピンコット、パトリキン）、それぞれが自らの発見や治療法に応じて要素や理論を付け加えた[2]。

チャップマンの初期の著書は内分泌系に関わるもので、甲状腺が体内で一番重要であると力説していた[2,5]。体の他の部位については、内分泌腺の問題を含むものや関連のあるものと説明され、オーウェンは、「寛骨（機能障害）は常に内分泌障害を意味する」と説明した[5]。医

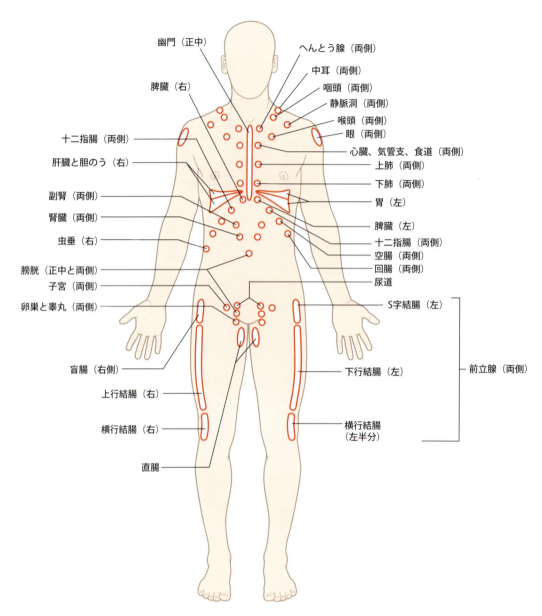

図15.1　前方のチャップマンポイント

学の発達により、内臓体性反射の理解が深まったため、チャップマンが提唱した研究はより理解されるようになった[2]。チャップマンはもともと、こうした組織質感の異常を「神経節状に縮小したリンパ組織の結節（神経節状）と説明し、のちにneurolymphatic nodules（神経リンパ節）といった用語が使われた。しかし、基本的な病因論としては、局所的な鬱血や特定の位置に様々な組織反応をもたらす内臓反射と自律神経反射（主に交感神経）に集中していた。

学生に患部の位置を教えやすくするために、「BB弾状」、豆状で豆粒ほどの大きさ、米状、タピオカ状といった様々な触診の表現が長年使われてきた。特徴的な要素としては、痛みがないこともあるが（慢性）、一般的には触診の際に中程度から重度の痛み（急性）が見られる[2]。これらの結節の診断と治療法を決めるきちんとしたオステオパシー型のケアを分類するには、我々が用いてきた「神経内分泌免疫系」という複合カテゴリーを用いて、呼吸器系・循環器系を一体化させるのが最適かもしれない。まず前方のポイントを触診し、次に後方に関連する反

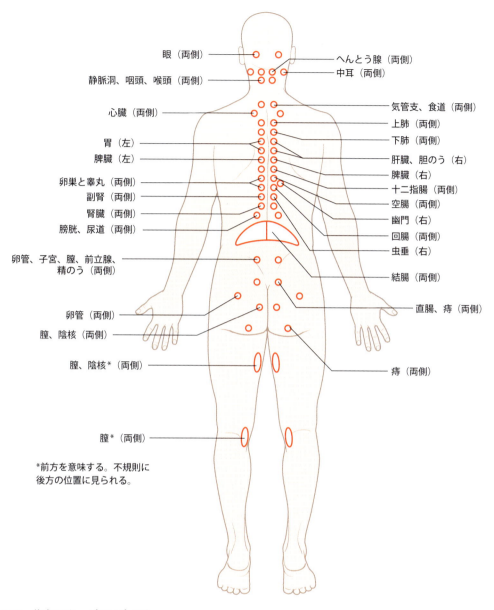

図15.2 後方のチャップマンポイント

射ポイントを触診して内臓体性の病因論を確定させる[5]。チャップマンポイントの治療法の順番は、一般的に前方から始め、後方のポイントに移っていくことを勧めている[2,5]。

オステオパシーの専門家がこのような考えを統一させるようになり、学生や施術者が位置を記憶し、反射ポイントを正しく引き出せるように、数多くの図面や図表が開発された（図15.1と図15.2）。しかし、図表化することで反射ポイントの位置が覚えやすくなった一方、ポイントが見られる状況が完全に理解されなく

なったとも考えらえる。もともとの研究では、例えば、結膜炎、中耳炎、気管支炎、膀胱炎など診断に関連した説明が提示されていた一方で、他の説明では、症状や疾患と関連づけることなく反射ポイントと臓器を関連付けていた[2,5]。現在は、オーウェンズによるもともとの臨床的検討が復活している[2]。チャップマンやオーウェンズは、反射ポイントに関連があるとされていた他の体性領域の治療法も説明しており、同様にその他の治療法として栄養補助食品による治療法が勧められているが、「一般的なオス

テオパシーの治療法は、反射神経の治療が行われている部位に加えられることがあってはならない」と説明している[5]。

現代の診断方法は、チャップマンが活動していた80年〜100年前よりも鑑別診断がしやすいが、内臓反射法が診断に役立つ場合もある。最近の好例として、一週間にわたる腹部膨満と痛みを訴えた女性患者が緊急来院したことがあった。身体検査と血液の臨床検査、コントラスト付きのCTスキャンが行われ、患者は卵巣腫瘍と診断された。一般外来から婦人外科へと回され、婦人外科医が患部を可視化したところ、虫垂破裂だったことが判明した（V.N. マホン、私信、2012）。この2つの臓器は、それぞれチャップマン反射で別の位置に見られるもので、反射した組織の質感変化を触診することで、患者の手術前に適切な診断ができたと考えられる。

内臓筋筋膜法

この手技の診断と治療において内臓を動かす筋膜要素は第一次要素である（筋筋膜リリーステクニック［MFR］と同じ組織変化を利用するが、診断と治療で異なる触診表現が用いられるため、靱帯張力バランスまたは靱帯性関節ストレイン［BLT/LAS］に分類される）。触診アプローチを用いて、特定の内臓領域の各層を触診する。そして、弛緩・拘縮バリアの概念と関連する制限が起きていないかを突き止める。それから直接法あるいは間接法でMFRに類似した手技を使用するかを決定する。この手技は炎症や疼痛などを緩和する臨床反応を起こし、内臓領域（間質も含む）における静脈やリンパのドレナージに直接作用する。

靱帯張力バランス、靱帯性関節ストレイン

BLT/LASの診断と治療ではまず弛緩・拘縮の非対称性を突き止める。続いて触診手技を用いて内臓の固有自動性を触知する。施術者は内臓を制限状態から解放することにより（圧縮、牽引）、自由な動きを誇張し、X軸、Y軸、Z軸で等しい張力を示すポイントでバランスを取ることによる間接法（ときには直接法）で組織のバランスを整える。

バイブレーション手技、促通手技

バイブレーション手技または促通手技は内臓上で反復運動を行い、軽〜中程度のバイブレーションを与えたり、あるいは内臓の上を打診して、動脈、静脈やリンパの流れを促通させたり、内臓の鬱血を除去する補助をする。これらの手技は上記のような操作が禁忌でない場合、脾臓や肝臓の機能障害にしばしば用いられる。

適応症

様々な内臓機能障害。その例の一部は下記のとおりである[6]。

1. 不整脈、鬱血性心不全、高血圧。
2. 喘息、気管支炎、肺炎、肺拡張不全、肺気腫。
3. 胃食道逆流、胃炎、裂孔ヘルニア。
4. 肝炎、胆石症、胆嚢炎、脾臓炎、慢性疲労、ホルモンのインバランス。
5. 憩室症、潰瘍性大腸炎、過敏性大腸、便秘、下痢、痔。
6. 腎盂腎炎、腎臓結石症。
7. 反復性膀胱炎、間質性膀胱炎、緊張性失禁。
8. 月経困難症、性交疼痛症、不妊症。

禁忌

絶対的禁忌はないが、他の手技と同様、医学的判断に基づいて行う。炎症や重度の感染症を起こしている、あるいは出血している内臓に影響する押圧、圧縮、牽引は不適切である。

一般的に考慮すべき点とルール

疾病状態にある体性要素を見極めた上で、疾病と関連する機能障害の性質に従い、患者にとって安全でやさしい治療計画を立てなければならない。また、自律神経合併症（例：亢進分節）にも注意を払う必要があり、そのような所見が認められる場合、可能であればそちらを最初に治療する。

チャップマン反射も正しい診断と主要な機能障害の特定のために用いられる。この反射は主に診断ツールとして有用であると考えられているが、手技としてみなされてはいない。

反射療法 背臥位
後頭乳突縫合圧迫
 映像15.1

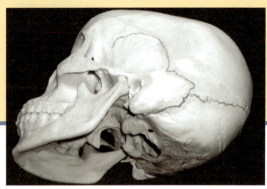

図15.3　後頭乳突縫合

適応症
頻脈（副交感神経低下）、徐脈（副交感神経亢進）。

生理学的目標
第X脳神経（迷走神経）を経由して心拍数に作用、あるいは二次的な徐脈（体性内臓性）を引き起こしている可能性のある領域（図15.3）の頭蓋体性機能障害を治療することで、反射（副交感神経）を利用して患者の脈拍を減らすこと。

手技
1. 患者を背臥位にし、施術者は治療台の頭側に座る。
2. 左右の後頭乳突縫合溝を触診する。
3. 溝前面近位の左右乳様突起に両示指を当てる。
4. 溝後面近位の後頭部に両中指を当てる（図15.4）。

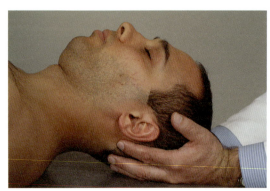

図15.4　ステップ3と4　指の位置

5. 指腹で縫合上をやさしく頭側方向へ牽引すると同時に正中から左右に引き離すように力を加える（図15.5と図15.6　白矢印）。

6. 望ましい効果が得られるまで、あるいは手技の効果がないことが明らかになるまで、やさしく力をかけ続ける。

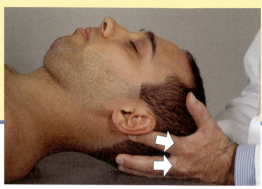

図15.5　ステップ5　指による牽引

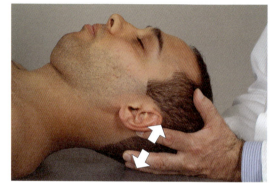

図15.6　ステップ5　指による縫合の離開

第 2 部 ｜ オステオパシー手技

反射療法 　背臥位
交代性圧迫法
左第2肋骨
 映像15.2

適応症
頻脈（副交感神経亢進）、徐脈（副交感神経低下）。

生理学的目標
交感神経節（図15.7）を経由して心拍数に作用、あるいは心拍数に影響する可能性がある領域の胸肋体性機能障害を治療することで、交感神経反射を利用して患者の脈拍を増やすこと。

手技
1. 患者を背臥位にし、施術者は治療台の頭側に座る。
2. 患者の身体の下に手を入れ、示指指腹と中指指腹を肋横突関節付近の左第2肋骨角に当てる。
3. もう一方の手の示指指腹と中指指腹を左第2肋骨前面の肋軟骨接合部付近に当てる（図15.8）。
4. 下方の手で患者の身体を天井に向けて押し上げる。そのとき、上方の手の力はゆるめる（図15.9）。
5. 数秒間その位置を保持したのち、下方の手の力をゆるめ、上方の手で下方へ押圧する（図15.10）。
6. 同様に数秒間その位置を保持して、交代性圧迫を繰り返す。この押圧とリリースの繰り返しを望ましい効果が得られるまで、あるいは手技の効果がないことが明らかになるまで続ける。

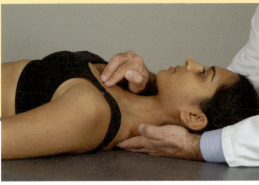

図15.8　ステップ1～3　手の位置

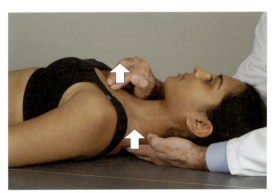

図15.9　ステップ4　前方への押圧

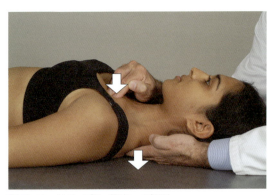

図15.10　ステップ5　後方への押圧

第 15 章 | 内臓テクニック

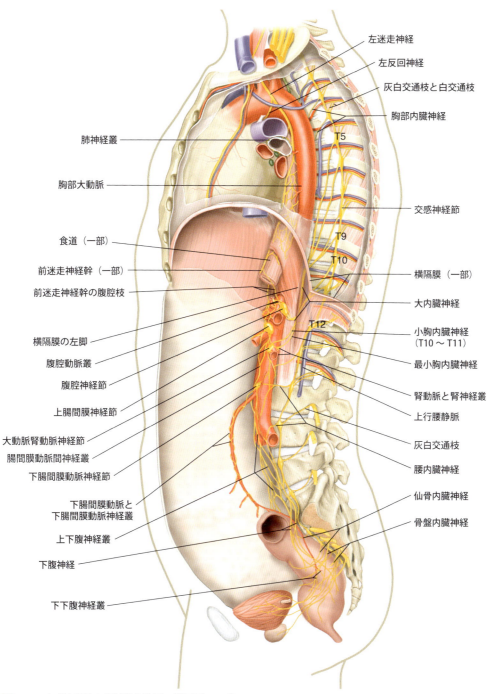

図15.7 交感神経節の解剖学的位置　側面図（文献[7]の許可を得て掲載）

反射療法 座位
吃逆（しゃっくり）
 映像15.3

横隔神経は主にC4から起こるが、C3とC5からも神経支配を受けている。横隔神経は肩甲舌骨筋深部と前斜角筋浅部を走る。作用は運動神経として横隔膜を動かすことのみである（図15.11）。

手技

1. 患者を座位、あるいは背臥位にする。
2. 左胸鎖乳突筋の胸骨頭と鎖骨頭、鎖骨から成る三角形を見つける（図15.12）。
3. 母指、示指あるいは中指を使い、この三角形の部分を深く圧迫する（図15.13と図15.14）。
4. この押圧は中程度の（耐えられる程度の）痛みを伴うが、反射弓の求心路を抑制するためにしゃっくりが終わっても最低1分間は継続する。
5. 左側が不成功である場合、右側に変えて行ってもよい。

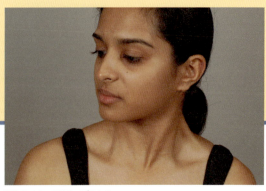
図15.12　ステップ1と2

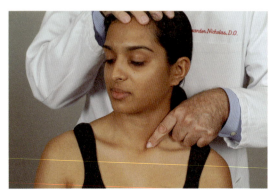
図15.13　ステップ3　指で押圧

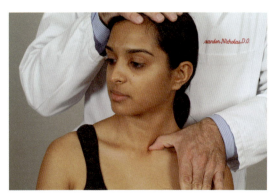
図15.14　ステップ3　母指で押圧する代替法

第 15 章 | 内臓テクニック

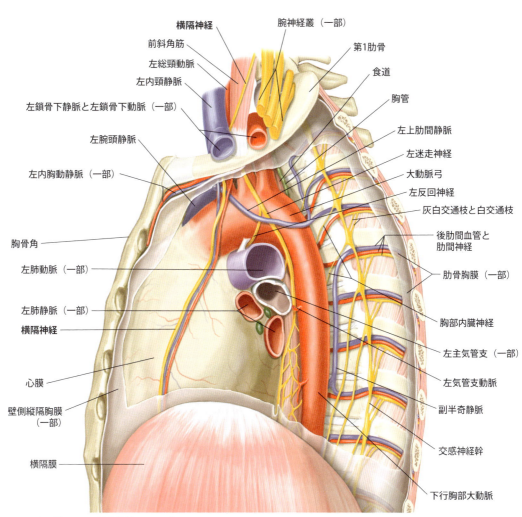

図15.11　横隔神経の解剖学的位置（文献[7]の許可を得て掲載）

519

反射療法 側臥位
肋骨上方偏位
映像15.4

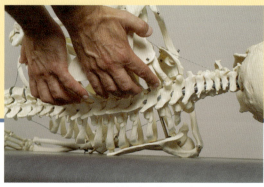

図15.15　ステップ2　骨格標本を使った手の位置

「第16章 リンパ手技」を参照。

適応症
　手術後麻痺性イレウス緩和。
　肋骨の呼吸運動改善。
　リンパドレナージ促通。

禁忌
　肋骨骨折。
　脊髄損傷、脊髄手術後。
　悪性腫瘍。

手技
1. 患者を側臥位にし、施術者は側方に座る。
2. 両手を患者の後背部下に入れる（図15.15と図15.16）。
3. 両手の指腹を肋横突関節近位の傍脊柱組織に当てる（図15.17）。
4. 肘を支柱にして傍脊柱組織をとらえた指を持ち上げ、同時に手前に指を引く（図15.18　白矢印）。
5. 脊椎を治療台から浮かせて傍脊柱組織を外側へストレッチする。
6. 断続的な揉捏手技を行うか、あるいは深く持続した抑制押圧を行ってもよい〔訳者注：硬くなった軟部組織の柔軟性を改善する目的で、揉みほぐす〕。

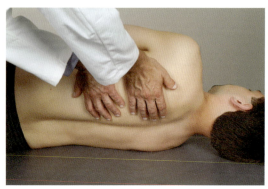

図15.16　ステップ2　患者を使った手の位置

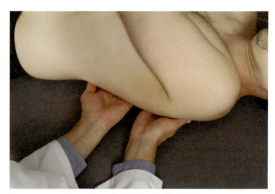

図15.17　ステップ3　施術者と患者の位置

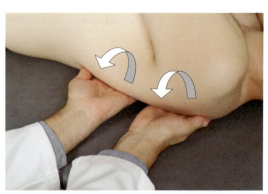

図15.18　ステップ4　腹側へ、続いて外側へ押圧

反射療法 【腹臥位】
仙骨ロック
▶ 映像15.5

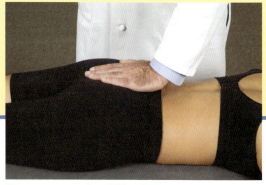

図15.19　ステップ2　頭側の手

適応症
月経困難症。
骨盤内鬱血症候群。
仙腸関節機能障害。

禁忌
診断未確定の骨盤痛。
骨盤部の悪性腫瘍。

手技
1. 患者を腹臥位にし、施術者は側方に立つ。
2. 頭側の手根部を仙骨底に置き、指を尾骨に向ける（図15.19）。
3. その手の上に尾側の手を乗せて補助する。尾側の手指は反対方向へ向ける（図15.20）。
4. 肘関節を真っ直ぐにしたままやさしく仙骨を押圧する。
5. 患者の呼吸に合わせて仙骨を揺する（ロック）ように手を動かす。吸気時に仙骨は伸展し（図15.21　白矢印）、呼気時に屈曲する（図15.22　白矢印）。
6. この手技を数分間続ける。

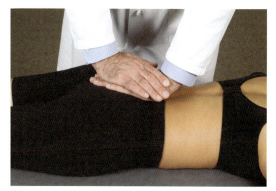

図15.20　ステップ3　尾側の手

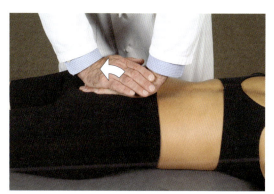

図15.21　ステップ5　仙骨伸展（後傾）

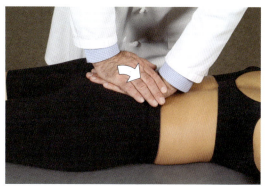

図15.22　ステップ5　仙骨屈曲（前傾）

促通法／バイブレーション法 背臥位
結腸刺激

 映像15.6

適応症
便秘。

禁忌
腸閉塞症。
腹部新生物。
診断未確定の腹痛。

手技

1. 患者を背臥位にし、施術者は側方に立つ。
2. 両手の指腹を大腸の脾弯曲部の腹壁に当てる（図15.23）。
3. 結腸に沿って指を動かす（図15.24　白矢印）。
4. 押圧力をゆるめ、S状結腸方向に手の位置を手の幅1つ分移動させる。
5. 下行結腸に沿って数回押圧したのち、今度は肝弯曲部に手の位置を移して横行結腸と下行結腸上も同様に行う（図15.25　白矢印）。
6. この動作を数回行ったのち、今度は盲腸の上に手を移動させ、上行結腸、横行結腸、下行結腸の全体に沿って押圧を行う（図15.26　白矢印）。

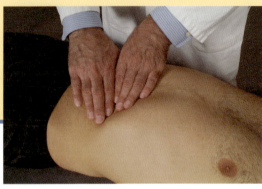

図15.23　ステップ1と2

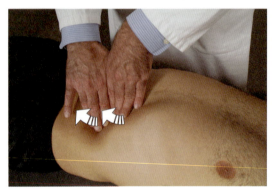

図15.24　ステップ3

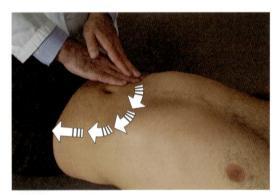

図15.25　ステップ5

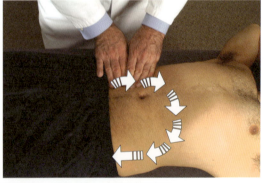

図15.26　ステップ6　大腸全体に行う

第 15 章 | 内臓テクニック

促通法／バイブレーション法 背臥位
脾臓刺激
 映像15.7

適応症
感染症全般とその予防手段。

禁忌
感染性単核症。
脾臓腫大。
脾臓新生物浸潤。

手技

1. 患者を背臥位にし、施術者は左側に立つ。

2. 右手で患者の左上肢を90度に外転させてやさしく牽引する（図15.27　白矢印）。

3. 左手を脾臓上の下位肋軟骨に置き、指を肋間間隙に当てる（図15.27）。

4. 左手で身体の中心に向けて直接押圧し、肋骨に対して内側へ押圧する。

5. 1秒に2回スプリング運動を（図15.28　白矢印）、30秒から数分間続ける。

6. この手技の代替法として、両手で下位胸郭をはさみ、ゆっくり圧迫したのちに勢いをつけてリリース（一気に力を抜く動作）する（図15.29と図15.30　白矢印）。

7. もう1つの代替法として、片手を下位肋軟骨に置き、握り拳か前腕で手背の上を叩く方法もある（図15.31　白矢印）

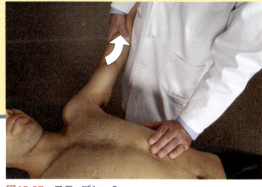

図15.27　ステップ1〜3

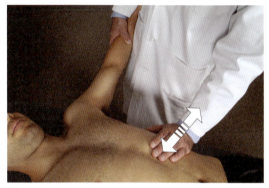

図15.28　ステップ5

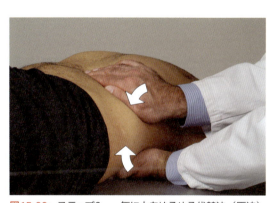

図15.29　ステップ6　一気に力をゆるめる代替法（圧迫）

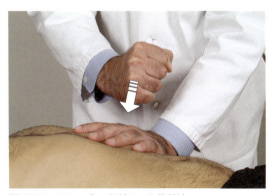

図15.31　ステップ7　打診による代替法

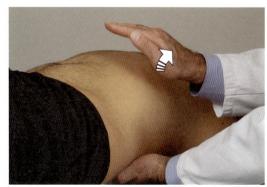

図15.30　ステップ6　一気に力をゆるめる代替法（リリース）

523

第2部 | オステオパシー手技

筋筋膜リリース／BLT 座位
胃リリース
 映像15.8

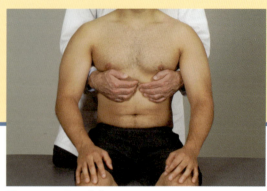

図15.32　ステップ1と2

適応症
　胃食道逆流。
　胃下垂。

手技

1. 患者を座位にし、施術者は後方に立つ。
2. 両手をそれぞれ左右肋骨前部と剣状突起の下に当てる（図15.32）。
3. 上腹部に沿って両手の指腹をわずかに内側に曲げて押圧する（図15.33　白矢印）。
4. 内側への力を少し強め、組織触感の変化と弛緩・拘縮の可動性における対称性を検査する。
5. 患者の体力と施術者の好みに応じて、弛緩方向（間接法）あるいは拘縮方向（直接法）に押圧を継続する（図15.34と図15.35）。
6. リリースを触知するまでその位置を保持し、それ以上改善が見られなくなるまで押圧し続ける。
7. 深呼吸のようなリリース促通メカニズムを利用すると効果的である。

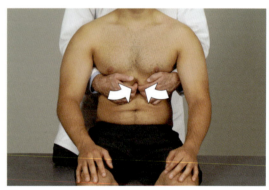

図15.33　ステップ3

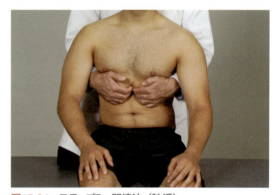

図15.34　ステップ5　間接法（弛緩）

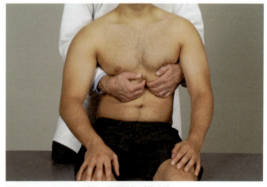

図15.35　ステップ5　直接法（拘縮）

筋筋膜リリース／BLT 背臥位
肝臓リリース
 映像15.9

適応症
  肝臓炎。
  肝硬変。
  胆石症。

手技
1. 患者を背臥位にし、施術者は患者の右側に対座する。
2. 左手を胸郭裏側の肝臓がある高さに当てる。
3. 右手を右上腹部の肋骨角下部に当てる（図15.36）。
4. やさしく両手で押し合い（図15.37　白矢印）、肝臓を触診する。
5. 続いて弛緩・拘縮の組織触感と動きの対称性を検査する。
6. 非対称性を触知した場合、患者の体力と施術者の好みに応じて弛緩（間接法）あるいは拘縮（直接法）のいずれかの方向に押圧を継続する（図15.38　白矢印）。
7. リリースを触知するまでその位置を保持し、それ以上改善が見られなくなるまで押圧し続ける。
8. 深呼吸のようなリリース促通メカニズムを利用すると効果的である。

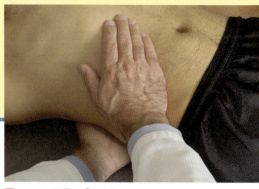

図15.36　ステップ1〜3

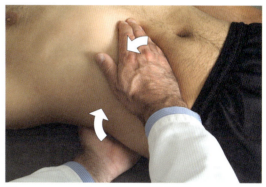

図15.37　ステップ4　押圧して肝臓を触診

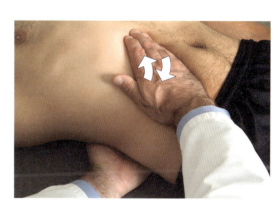

図15.38　ステップ6　直接法あるいは間接法

筋筋膜リリース／BLT 座位
胆嚢リリース
 映像15.10

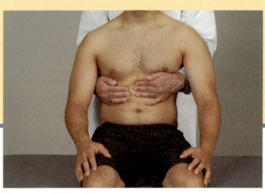

図15.39　ステップ1〜3

適応症
胆嚢炎。
胆汁鬱滞。
上腹部慢性痛。

手技
1. 患者を座位にし、施術者は後方に立つ。
2. 左手の示指、中指と第4指を正中からやや右よりの剣状突起下に当てる。
3. 右手の示指、中指と第4指を胆嚢の右方で正中からやや右よりの肋骨下縁下方に当てる（図15.39）。
4. 弛緩・拘縮の組織触感と動きの対称性を検査する。
5. 非対称性が認められた場合、患者の体力と施術者の好みに応じて弛緩（間接法）あるいは拘縮（直接法）のいずれかの方向に継続的に押圧を続ける（図15.40と図15.41　白矢印）。
6. リリースを触知するまでその位置を保持し、それ以上改善が見られなくなるまで続ける。
7. 深呼吸のようなリリース促通メカニズムを利用すると効果的である。

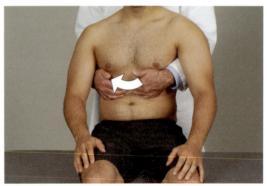

図15.40　ステップ5　間接法（弛緩）

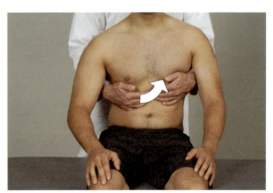

図15.41　ステップ5　直接法（拘縮）

筋筋膜リリース／BLT 背臥位
腎臓リリース
 映像15.11

適応症
腎盂腎炎。
腎臓結石症。
横腹痛と鼠径部痛。

手技
1. 患者を背臥位にし、患側の股関節と膝関節を屈曲させる。
2. 施術者は患側の股関節の位置に立つ。
3. 膝関節を施術者の腋窩前面から烏口突起に当て、股関節をさらに屈曲させて前腹部をリラックスさせる（図15.42）。
4. 外側の手掌を上にして背中の下に入れ、浮肋骨の高さに当てる。
5. 内側の手は大腿部内側より、機能障害側上腹部に置く。その手で下方に（後方へ）押圧して腎臓を触診する（図15.43　上の矢印）。
6. 背側の手を天井に向けて（前方へ）持ち上げて（図15.43　下の矢印）、腎臓の触診を補助する。
7. 弛緩・拘縮の組織触感と動きの対称性を検査する。
8. 非対称性が認められた場合、患者の体力と施術者の好みに応じて弛緩（間接法）あるいは拘縮（直接法）のいずれかの方向に継続的に押圧を続ける（図15.44　白矢印）。
9. リリースを触知するまでその位置を保持し、それ以上改善が見られなくなるまで続ける。
10. 深呼吸のようなリリース促通メカニズムを利用すると効果的である。

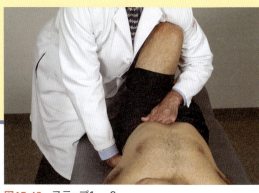
図15.42　ステップ1～3

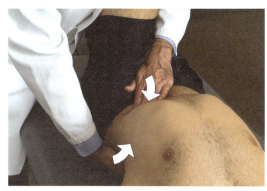
図15.43　ステップ4～6

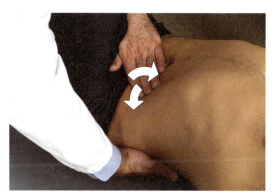
図15.44　ステップ8　直接法あるいは間接法

参考文献

1. American Association of Colleges of Osteopathic Medicine. Glossary of Osteopathic Terminology, http://www.aacom.org, 2013.

2. Chila AG, exec. ed. Foundations of Osteopathic Medicine. 3rd ed. Baltimore, MD: Lippincott Williams & Wilkins, 2011.

3. Nelson KE, Glonek T. Somatic Dysfunction in Osteopathic Family Medicine. Baltimore, MD: Lippincott Williams & Wilkins, 2007.

4. Barral JP, Mercier P. Visceral Manipulation. Seattle, WA: Eastland, 1988.

5. Owens F. An Endocrine Interpretation of Chapman's Reflexes. Chattanooga, TN: Chattanooga Printing & Engraving Co., 1937.

6. Ward R, exec. ed. Foundations for Osteopathic Medicine. 2nd ed. Philadelphia, PA: Lippincott Williams & Wilkins, 2003.

7. Agur AMR, Dalley AF. Grant's Atlas of Anatomy. 11th ed. Baltimore, MD: Lippincott Williams & Wilkins, 2005.

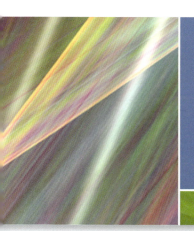

リンパ手技

手技の原理

　リンパ手技がオステオパシーの1つのカテゴリーと考えられるようになったのは最近のことで、それまでは一般的に内臓テクニックの原理と実践に含まれていた。オステオパシー原理教育協議会（ECOP）は1つの独立したオステオパシー手技スタイルとして定義しておらず、その用語集に記載されているのはリンパポンプ（後述するミラーが開発）とペダルポンプ（ダルリンプル）のみである[1]。本章で紹介するこれらの手技については『Foundations for Osteopathic Medicine』（日本語版『オステオパシー総覧』）にも記述がある[1]。

　すべての手技がリンパに何らかの影響を及ぼすことはオステオパシーの世界では常識である。直接的には、体液の流れを刺激することやその流れを妨げるものを除去することで、リンパに作用する。間接的には体性機能障害の緩和や、その結果により自律神経システム（交感と副交感）が正常化し、バランスが整うことで、リンパに作用する。しかし、中にはリンパシステムに与える影響が他の手技よりも大きいと思われる手技がある。本章ではそれについて述べることにする。リンパを促進する手技は他の章でも紹介しているが、その効果が高い手技を挙げると、靱帯張力バランスまたは靱帯性関節ストレイン（BLT/LAS）、軟部組織テクニック、内臓テクニック、筋筋膜リリーステクニック（MFR）や関節手技である。これらについては各章をご参照いただきたい。

　多くのオステオパスがリンパシステムを操作しようと努力を続け、良好な血液供給の原理は発展を遂げた。オステオパシーを学ぶ学生であれば、A.T.スティルが唱えた動脈原理を一度ならず聞いたことがあるだろう。しかしスティルは、リンパシステムも同じく健康を維持するための重要な要素であり、リンパシステムがストレスを受けると病気を引き起こし、罹患率を高めると述べている。さらに彼は、リンパシステムはオステオパスにとって、"生と死"という言葉を用いて、この領域における重要性について、自身の哲学を表現したのである[2]。

　フィラデルフィア・オステオパシー医学カレッジ（PCOM）の卒業生たちはリンパシステムの解明に大きな貢献を果たし、リンパシステムを操作する手技を開発した。PCOMの卒業生であるウィリアム・ガルブレス（William Galbreath）が開発した下顎ドレナージ手技の1つを本章で紹介する[3)4)]。筋筋膜的な観点からリンパ鬱滞とその治療法について優れた理論を説いたJ.ゴードン ジンク（J. Gordon Zink）も、同じくPCOMの卒業生である。体液の中でも最も鬱滞しやすく、臨床的に効果を上げられるのは、低圧のリンパシステムだろう。私たちの目標は、このシステムに強く働きかける手技を用いて自己免疫や炎症によって複雑化した最も困難な慢性的症状を治療することである。

　オステオパシーを学ぶ学生であれば通常、1918年～1919年のインフルエンザ大流行の恐ろしい影響について学ぶはずである。多くの学生は、シカゴ・オステオパシー医学カレッジを卒業し、フィラデルフィア北部で施術を行って

いたC. アール・ミラー（C. Earl Miller, DO）が開発したリンパポンプ（胸部）の手技に関する教育を受けている。ミラーは1920年代半ばにこの手技を使い始め、他のオステオパスたちにも勧めた。しかしながら、インフルエンザ大流行時にミラーの手技は使用されず、その当時最も行われていたのは軟部組織テクニックと関節手技だったようである。

数年前に私たちはミラーの息子である医師と議論を交わした。その内容は、彼の父が実際行い、彼自身も診療で使い続けている手技と多くの症例についてである。彼は親切にもPCOMアーカイブに彼の父が使っていた器具を寄付してくれた。中でも最も興味深いのは、彼の父の手技が様々な疾病に有効であったという事実であった。その疾病にはそれまで適応症とされていないものもあった。私たちはその事実に大きな影響を受け、この分野をもっと研究するように力を注いでいる（例：パーキンソン病、多発性硬化症）。リンパ手技におけるベル麻痺は、その臨床的価値を考えたとき、最も興味深い疾病であるだろう。この手技でベル麻痺を治療すると、非常に早く有効な臨床反応をもたらすことが明らかとなっている。それらの事実は、この手技および治療プロセスと患者の症状について私たちの考えを変えた。また、なぜ胸壁と肺腔に対する刺激が、顔の頭蓋部分における症状に即効的な臨床反応を引き起こすかについて、考えを整理する必要性が生じてきた。現在では、体液刺激効果により顔の神経を通る孔が除去され、その結果、症状が緩和するのであろうと考えられている。

リンパ手技で認められた臨床効果は、体性機能障害の除去による二次的効果の可能性がある。つまり体性機能障害の除去により、それに関連する自律神経系の変化と亢進分節が正常化されるのではないかという考えである。この正常化は体性反射および内臓反射、痛覚や血管緊張に影響を及ぼすだけでなく、神経刺激を受けるリンパシステムにも作用する。太いリンパ管は交感神経刺激を受けてその直径が変わる可能性もある[1), 5)]。

手技の分類

リンパ流制限の除去手技

多くの手技は特定の体性機能障害に関連するリンパ鬱滞を除去できる（例：BLT/LAS、高速低振幅[HVLA]手技）。つまり、流れをせき止めている部分を壊すということである。例として第1肋骨機能障害を考えてみよう。第1肋骨機能障害は痛みや可動制限などに加えて、胸部吸気機能障害を引き起こす可能性がある。肋骨のモビライゼーションを行い、正常な可動性と機能を回復させることはリンパ流の制限を除去することにつながると考えられる。したがって、第1肋骨機能障害に適応されるすべての手技（例：MFR、マッスルエナジーテクニック[MET]）はリンパ手技の1つであるといえるだろう。もう1つの重要な原理は、二次的な自律神経に対して影響を及ぼす体性機能障害（例：リンパ狭窄を伴う交感神経の過緊張を生じる胸部機能障害）を取り除くことである。段階を踏んだ臨床治療の手順を開発する上で、交感神経の過緊張を直接引き起こす体性機能障害を解消することは、論理的に見て治療の第一段階といえる。治療でこのステップを避け続け、胸郭入口の筋膜の状況を改善させる際には、自律神経障害の原因に必ずしも影響を与えることにはならないので、水はけの悪い詰まった排水管のように血管収縮作用によってリンパ流の制限が続く。

このタイプの手技が適応する機能障害は他に、顎下腺制限、筋膜緊張が原因による胸部吸気機能障害、腹部横隔膜機能障害、腰筋機能障害、そして腋窩、肘関節前窩、膝窩と足底筋膜に影響を及ぼす機能障害などが挙げられる。

リンパ流促通手技

リンパの流れを促進する手技では、一般的に刺激、軽擦、振動が用いられる。ペトリサージはこのタイプの手技の一般的な代替法で、軽擦法と軟部組織のより深層までマッサージできる。胸部ポンプ、ペダルポンプ、下顎ドレナージや前頸部連鎖ドレナージは、リンパの流れを

刺激する古典的なオステオパシー手技である。

悪性腫瘍の患者の治療については、今までも論議が交わされてきた。リンパの流れを促進するのは賢明ではないという意見と、正常な流れを促進することは異常細胞の除去に効果があるという両方の意見がある。引き続き研究が必要であるが、私たちは、悪性腫瘍を持っているが施術が可能な患者には、リンパ流促通を適応すべきだと考える。

手技のスタイル

リンパ手技の様々なスタイルはオステオパシー手技治療（OMT）の各カテゴリーに属する。このカテゴリーをさらに分類すると、内リンパポンプに作用する手技と外リンパポンプに働きかける手技に分かれる。

内リンパポンプ手技

これらの手技は、自律神経の状態あるいは間質間の組織触感を変化させる。間質では液体が蓄積し、やがて正常なリンパの流れを妨げる。このスタイルの例として、胸腰部の亢進した分節に対する治療と骨間膜に対する間接法による筋筋膜リリースが挙げられる。

外リンパポンプ手技

外リンパポンプは筋収縮効果とリンパシステムの動きに関連がある。したがってそのメカニズムに作用する手技であれば、すべて外リンパポンプ手技と考えられる。例としては、筋筋膜リリースを用いた腹部横隔膜または骨盤横隔膜治療、MET、あるいはHVLAを用いて体性機能障害要素を治療する方法（例：横隔膜に影響を及ぼすC3～C5の機能障害）である。筋活動に作用する施術や手技はすべてこのスタイルに含まれる（直接的押圧、マッサージストローク、軽擦法）。

適応症

リンパ鬱滞、手術後の浮腫（例：乳腺切除）、軽～中程度の鬱血性心不全、上下呼吸器感染や他の領域の感染症。
　喘息、慢性的閉塞性肺疾患。
　リンパ鬱滞や浮腫による疼痛。

禁忌

絶対的な禁忌
1. 壊疽性筋膜炎（疾患部）

相対的な禁忌
1. 急性硬結性リンパ節（直接的治療は避けること）
2. 骨折、脱臼、手技のスタイルが症状を悪化させる恐れのある骨粗鬆症
3. 脾臓に見られる感染性疾か単核球症のような脆弱性な内臓
4. 急性肝炎
5. 悪性腫瘍
6. 伝染の可能性がある細菌感染症
7. 再活性化の危険がある慢性感染症（膿瘍、慢性骨髄炎）
8. 罹病器官（甲状腺機能亢進症で甲状腺を治療する）
9. 血液凝固障害か抗凝血性の患者
10. 不安定な心臓病
11. 中程度から重度の鬱血性心不全
12. 慢性閉塞性肺疾患（胸郭ポンプで活性化）

一般的に考慮すべき点とルール

原則的にリンパ手技は内臓テクニックに類似している。ある特定の手技を用いるかを決定する前に、患者の健康状態と特定の症状を考慮しなければならない。治療する領域は安定しており、皮膚表面は検査や摩擦の力に耐えられる状態であることが必須条件である。振動や圧迫を

用いる手技では、患者の骨密度と可動性において筋骨格が正常な状態に近くなくてはならない。自律神経障害によるリンパ続発症である場合、施術者が最も適当であると判断した手技を用いて適切な体性要素を治療しなければならない。

これらの手技はリンパ循環に作用するとともに、内分泌、自己免疫や神経筋骨格系システムにも影響する可能性があるため、可動性を改善し痛みを緩和して健康全般によい効果を与える。これから紹介する手技は前述のとおり、リンパ管に作用するものだけではない。リンパの流れを改善し、制限を緩和して自律神経支配を正常に導く方法については、他の章も参照していただきたい。

リンパ治療の手順（順序）

リンパ治療の手順を考える際に、施術者はリンパ流の性質を理解するべきであり、コントロールのメカニズム、解剖学的関係、リンパテクニックを行う上での原理（例：刺激か、障害の除去）が必要になる。一般的な歴史的原理としては、閉塞部分の中央部分（近位）を最初に治療する。リンパの閉塞は、神経学的なコントロールの問題（例：交感神経の過緊張反応が、大きな脈管管腔でリンパ狭窄を起こす）か、物理的妨害による。また、施術者は腫瘍が他の内臓病変によるものか（例：鬱血性心不全）、リンパシステムそのものの機能停止かを見分けられるべきである。一般的な問題は、片足の浮腫の原因を区別することだ。この場合、最初に胸郭入口を治療することは、閉塞というよりも末梢を意味するもので、足関節に浮腫がある患者の膝窩などを示す。

治療手順の例は、耳、鼻、喉（耳鼻咽喉科）の症状に使われる段階的なテクニックの導入で、以下のとおりである。

1. 「促進性」に関連する胸/肋骨、腰上部の体性機能障害があれば、治療する。

2. 胸郭入口または胸郭出口の筋膜制限をリリースし（例：MFR、頸胸接合部に対するマッスルエナジー）、それから手順をふまえながら、以下の治療を行う。

前頭部弯曲
頸部鎖ドレナージ（搾乳）
顎下腺リリースと、後頭下リリース
下顎ドレナージ（ガルブレイステクニック）
耳ドレナージ
鼻への圧力/鼻前の牽引
三叉神経の刺激
前頭（顔）側頭下顎骨ドレナージ：軽擦法

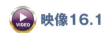
映像16.1

第 16 章 | リンパ手技

頭部と頸部　背臥位
前頸部弯曲
舌骨・輪状軟骨リリース

適応症

喉頭炎。
咽頭炎。
咳。
耳部、鼻部あるいは喉部の機能障害あるいはリンパ鬱滞。

手技

1. 患者を背臥位にし、施術者は治療台の頭側に座る。
2. 頭側の手を患者の頭部の下に入れるか、あるいは額をやさしく保持して頭部を固定する。
3. 尾側の母指と示指でU字形を作り、前頸の弯曲部に当てる（図16.1）。
4. 舌骨、喉頭軟骨と上部気管輪の各側面を左右交互からやさしく押圧する（図16.2と図16.3 白矢印）。
5. 前頸部全体にこの左右交互の押圧を上下に繰り返す。
6. 前部軟骨構造と頸椎の間に捻髪音が起きる場合、過度の摩擦が起きないように頸をわずかに屈曲あるいは伸展させてもよい（ただし、多少の捻髪音は異常ではない）。
7. この手技を30秒〜2分間続ける。

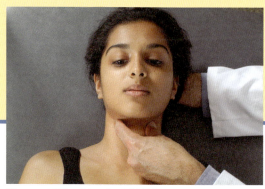

図16.1　ステップ1〜3　開始位置

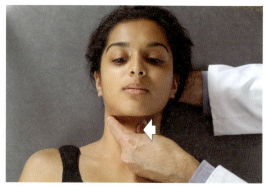

図16.2　ステップ4　舌骨

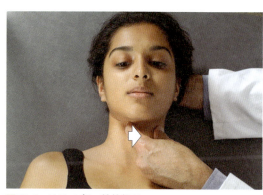

図16.3　ステップ4　輪状軟骨

533

頭部と頸部 背臥位
頸部鎖ドレナージ手技

適応症

耳部、鼻部あるいは喉部の機能障害あるいはリンパ鬱滞。このテクニックを行う前に、施術者は中央部分の機能障害があれば治療すべきであり（胸郭入口、第1胸、第1肋骨）、そうすればリンパ流が妨げられない。

注意：最初のコンタクトは、鎖骨近くの頸部鎖の末端の後方から始め、それからゆっくりと上頸部に向かって上向きに手を動かし、頭側と尾側を行ったり来たりさせるべきと考えるものもいる。

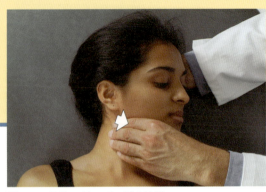

図16.4　ステップ1～3　手の位置

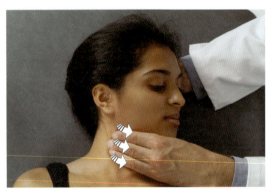

図16.5　ステップ4　ミルキング動作

手技

1. 患者を背臥位にし、施術者は治療台の頭側に座る。
2. 頭側の手を患者の頭部の下に入れてわずかに持ち上げるか、あるいは額をやさしく保持して頭部を固定する。
3. 尾側の手（指の手掌側）全体を下顎角付近の胸鎖乳突筋（SCM）の上に当てる（図16.4　白矢印）。
4. 筋に沿って乳を搾るような動き（ミルキング動作）で頭側から尾側に向かって指を動かす（図16.5　白矢印）。続いてやや尾側に手の位置をずらして同様の動作を繰り返す。
5. 同様の手順をSCM前後部で行い、リンパ鎖全体に働きかける。
6. 注意：痛みを伴うため、硬結性リンパ節がある場合には直接押圧しないこと。

頭部と頸部 背臥位
顎下リリース

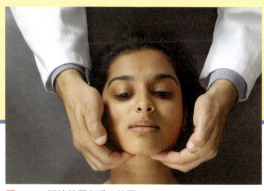

図16.6　開始位置と手の位置

適応症
耳部、鼻部あるいは喉部、特に舌、唾液腺と側頭下顎の機能障害あるいはリンパ鬱滞。

手技
1. 患者を背臥位にし、施術者は治療台の頭側に座る。
2. 示指と中指（第4指を添えてもよい）の先を下顎下縁のすぐ下に当てる（図16.6）。
3. その指を上方、顎下筋膜に当て、弛緩・拘縮の非対称性を調べる（図16.7　白矢印）。
4. 拘縮バリア（直接法）（図16.8　白矢印）あるいは弛緩バリア（間接法）（図16.9　白矢印）まで力を加える。
5. 力の強さは極軽〜中程度にする。
6. リリースを触知するまで（筋膜クリープ）押圧を続ける。クリープが起こらなくなるまで保持する。リリースまでにはおそらく30秒〜2分間かかるだろう〔訳者注：クリープとは持続牽引やストレッチしてから数秒後に生じる軟部組織が緩む現象〕。
7. 顎下リンパ節に腫れや痛みがある場合、押圧しすぎないように注意する。

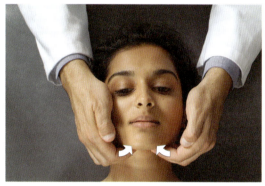

図16.7　ステップ3　指先を上方へ向けて押圧

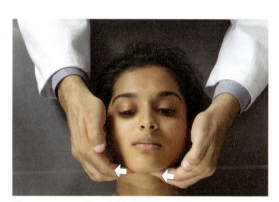

図16.8　ステップ4　直接法

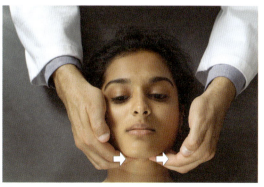

図16.9　ステップ4　間接法

頭部と頸部　背臥位
下顎ドレナージ
ガルブレス手技

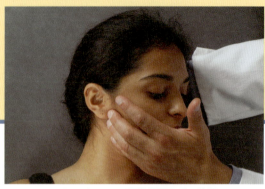

図16.10　ステップ1～3　開始位置と手の位置

適応症
耳部、鼻部あるいは喉部、あるいは下顎部の機能障害、あるいはリンパ鬱滞。特にエウスタキー管の機能障害。重度の可動性低下あるいはロックが認められる顎関節（TMJ）症患者には注意が必要である（例：痛みを伴う関節音）。

手技
1. 患者を背臥位にし、頭部を少し施術者側に向ける。施術者は治療台の頭側に座る。
2. 頭側の手を頭部の下に入れ、わずかに持ち上げて頭部を固定する。
3. 尾側の第3、第4、第5指指腹を下顎枝後部に当て、小指球を下顎体に当てる（図16.10）。
4. 患者に少し口をあけるよう指示する。
5. 尾側の手を下顎に当て、TMJをわずかに前方（図16.11　白矢印）、正中方向にやさしく引く。
6. 30秒～2分間ゆっくりしたリズムで押圧とリリースを交互に行う。対側も同様に繰り返すことができる。

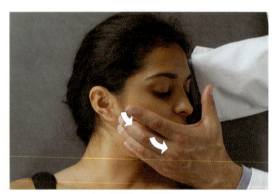

図16.11　ステップ5　下顎への押圧

頭部と頸部　背臥位
耳部ドレナージ手技

適応症
耳部の機能障害あるいはリンパ鬱滞、中耳炎、外耳炎。

手技

1. 患者を背臥位にし、頭部を少し施術者側に向ける。施術者は治療台の頭側に座る。
2. 頭側の手を頭部の下に入れ、わずかに持ち上げて頭部を固定する。
3. 尾側の手を平らにして頭側面に当て、指先を頭側と耳側に向けて中指と第4指で耳をはさむ（図16.12）。
4. 頭蓋骨の皮膚と筋膜の上で尾側の手を時計回り、反時計回りに動かす。（図16.13と図16.14 白矢印）。皮膚を摩擦しないように注意する。
5. この手順を30秒〜2分間行う。

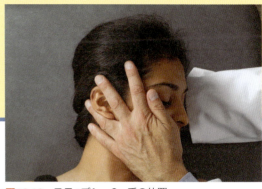

図16.12　ステップ1〜3　手の位置

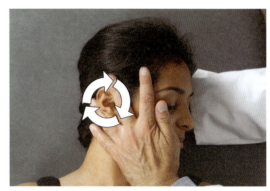

図16.13　ステップ4　時計回り

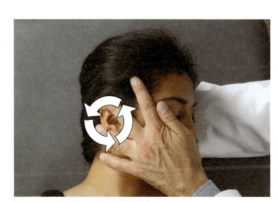

図16.14　ステップ4　反時計回り

第 2 部 | オステオパシー手技

頭部と頸部 　背臥位
鼻部交代性押圧手技

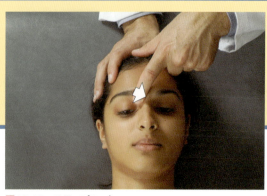

図16.15　ステップ4　左

適応症
耳部、鼻部あるいは喉部、特に篩骨洞の機能障害あるいはリンパ鬱滞。

手技
1. 患者を背臥位にし、施術者は治療台の頭側に座る。
2. 示指を患者の鼻骨頭と前頭骨が交わる位置に斜めに置いて押圧する（図16.15と図16.16　白矢印）。指先の向きを変えて反対も行う。
3. この手順を30秒〜2分間行う。
4. 状況に応じて手の位置を変えて行ってもよい（図16.17）。

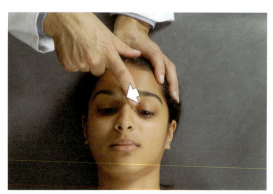

図16.16　ステップ4　右

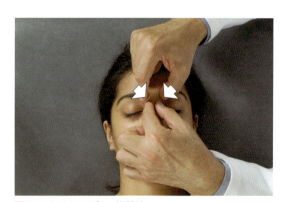

図16.17　ステップ4　代替法

頭部と頸部 背臥位
三叉神経刺激手技

適応症
第5脳神経炎が原因である耳部、鼻部あるいは喉部の機能障害、あるいはリンパ鬱滞（次頁の図16.18）。

手技

1. 患者を背臥位にし、施術者は治療台の頭側に座る。

2. 眼窩上部を触診して眼窩上孔を探す。

3. 示指と中指の腹を眼窩上孔の上に当て、両手指で円を描く（図16.19　白矢印）。

4. 眼窩下部を触診して眼窩下孔を探す。

5. 示指と中指の腹を眼窩下孔の下に当て、両手指で円を描く（図16.20　白矢印）。

6. 3つの孔は直線上にあるので、それを頼りに下顎孔を探す。

7. 示指と中指の腹を三叉神経の下顎孔に当て、両手指で円を描く（図16.21　白矢印）。

8. 3カ所の三叉神経を30秒〜2分ずつ刺激する。

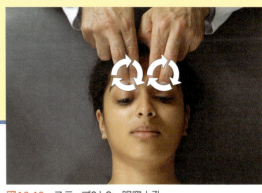

図16.19　ステップ2と3　眼窩上孔

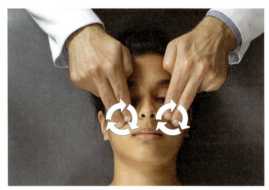

図16.20　ステップ4と5　眼窩下孔

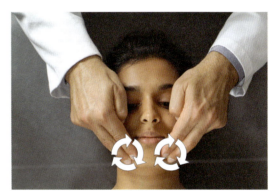

図16.21　ステップ6と7　下顎孔

第 2 部 | オステオパシー手技

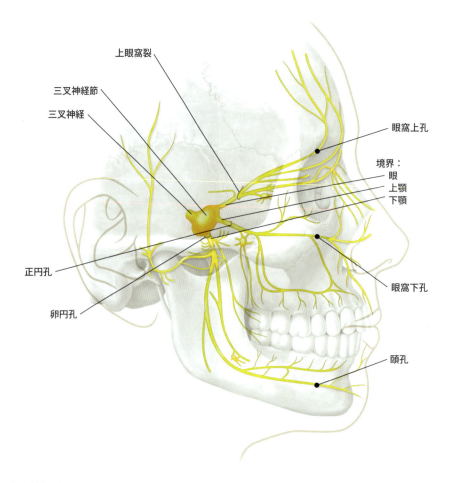

図16.18　第5脳神経支配（文献[6]の許可を得て掲載）

頭部と頸部 背臥位
上顎ドレナージ 軽擦法

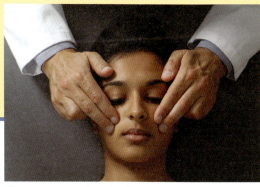

図16.22　ステップ2　手の位置

適応症
耳部、鼻部あるいは喉部、特に上顎洞に影響を及ぼす機能障害あるいはリンパ鬱滞。

手技
1. 患者を背臥位にし、施術者は治療台の頭側に座る。
2. 両手の示指指腹（中指を添えてもよい）を眼窩下孔の下に当てる（図16.22）。
3. ゆっくりやさしいストローク（軽擦法）で歯と歯茎の境目まで鼻の側面と平行に皮膚を軽擦する（図16.23　白矢印）。
4. 頬骨翼に向けて外側へ、やさしく指を動かし続ける（図16.24）。
5. この動作を30秒～2分間繰り返す。
6. 代替法として、その領域で非常にやさしくスキンローリングしたり、皮膚と皮下組織をやさしく持ち上げ、ステップ3～4の位置で高さを変えながら各20秒～30秒間保持してもよい（図16.25）。

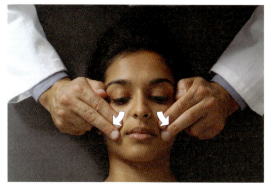

図16.23　ステップ3　軽擦法

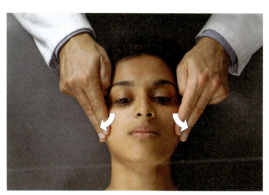

図16.24　ステップ4　頬骨への動き

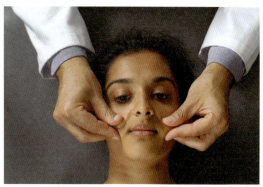

図16.25　ステップ6　代替法

頭部と頸部 背臥位
前額部・側頭下顎ドレナージ軽擦法

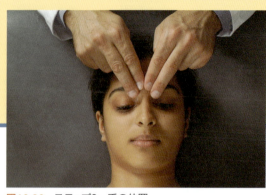

図16.26　ステップ2　手の位置

適応症
耳部、鼻部あるいは喉部、特に額から下顎部にかけて影響を及ぼす機能障害やリンパ鬱滞あるいは緊張性頭痛。

手技
1. 患者を背臥位にし、施術者は治療台の頭側に座る。
2. 示指の先を（中指を添えてもよい）眉部上内側に当てる（図16.26）。
3. ゆっくりやさしいストローク（軽擦法）で眼窩上突起に平行に外側へ動かし、テリオン（頭頂骨、前頭骨、側頭骨鱗部の接合部）で止める（図16.27　白矢印）。
4. 下顎上でTMJに向けて、やさしく指を下方へ動かす（図16.28）。
5. この動作を30秒～2分間繰り返す。

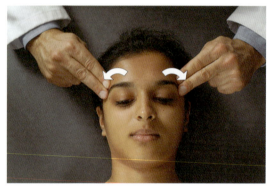

図16.27　ステップ3　軽擦法

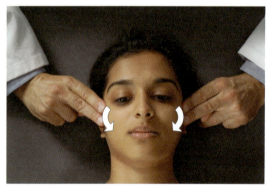

図16.28　ステップ4　TMJへの動き

胸部 座位
胸郭出口
筋筋膜リリース（間接法あるいは直接法）
ハンドル手技 映像16.2

適応症
胸郭出入口領域の筋膜張力の非対称性が原因で起きる機能障害あるいはリンパ鬱滞。

禁忌
絶対的禁忌はない。

手技
詳細については第8章「筋筋膜リリーステクニック」を参照。

胸部 背臥位
胸郭出口
筋筋膜リリース（直接法）

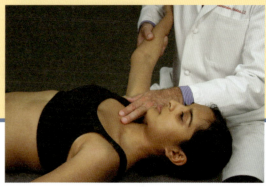

図16.29　ステップ1と2　開始位置

適応症
胸郭出口領域の筋膜張力の非対称性が原因で起きる機能障害あるいはリンパ鬱滞。

禁忌
肩甲帯に疼痛や重度の可動性制限が認められる患者には用いない（例：線維癒着性関節包炎、肩腱板断裂）。

手技
1. 患者を背臥位にし、機能障害側の上肢を約90度に外転させる。
2. 施術者は機能障害側がある胸郭出口側に立つか、あるいは座る。位置は患者の上肢の上下どちらでもよい（図16.29）。必要に応じて患者の上肢を施術者の大腿部で支える（図16.30）。
3. 頭側の示指と中指の指腹を胸郭出口領域に当て、第1肋骨に付着する胸骨柄上筋膜と鎖骨上筋膜の張力を触診する（図16.31）。
4. 尾側の手で患者の上肢をコントロールする。
5. 上肢をやさしく連続して動かし、胸郭出口に向けて直線上の力をかける（図16.32　白矢印）。操作が成功したら、その領域の張力を触診する。
6. リリースを待ち（筋膜クリープ）、制限バリアにそれ以上の改善が見られなくなるまで動作を続ける。患者に深く息を吸ってもらったり、その他のリリース促通メカニズムを加えると効果的である。患者の手関節をコントロールしている手で上肢を介して振動を与える動作も有効である。

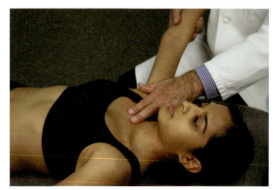

図16.30　ステップ2　大腿部で支える代替法

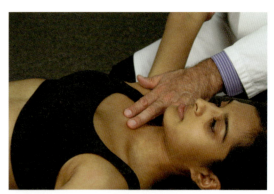

図16.31　ステップ3　胸郭出口の触診

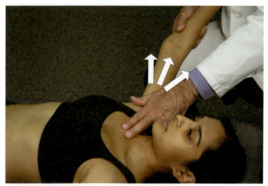

図16.32　ステップ5　連続して上肢を動かす

胸部 背臥位
ミラー胸郭ポンプ（リンパポンプ）

 映像16.3

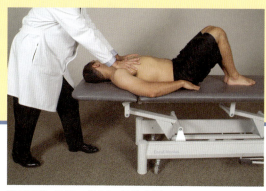

図16.33　ステップ1と2　開始位置

適応症
感染症、発熱、リンパ鬱滞、ラ音、慢性の喀痰を伴う咳。ワクチン接種後の滴定濃度を増加させる予防処置としても用いられる[7)–11)]。

禁忌
骨折、骨粗鬆症、中等度〜重度の呼吸困難症、患部切開歴、鎖骨下静脈カテーテル、転移性癌などがある患者には用いるべきではない。

生理学的目標
陰性胸腔内圧を誇張し、リンパ液環流を活性化する。振動により粘液栓をゆるめる。自己免疫系を促進する可能性もある。

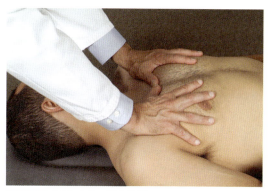

図16.34　ステップ3　手の位置

手技
1. 患者を背臥位にし、息や咳が施術者にかからないようにするため頭部を側方に向けさせる。股関節と膝関節を屈曲し、足底全体を治療台に付けさせる。
2. 施術者は治療台の頭側に立ち、足を前後に開く（図16.33）。
3. 母指球を患者の鎖骨下に当て、指を開いて上位肋骨に置く（図16.34）。女性患者に対しては胸骨の手の位置を正中となるようにしてもよい（図16.35）。
4. 患者に深く息を吸い、完全に吐き切るように指示する。
5. 息を吐いている間、胸郭前部の押圧力を強め、呼気を誇張する。
6. 息を吐き切ったら1秒に2回の割合で胸郭を振動させる（図16.36　白矢印）。
7. 患者が息を吸う必要がある場合、力を少し弱めて楽に呼吸できるようにするが、この手順を数分間継続して行う。

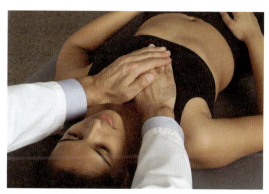

図16.35　ステップ3　手の位置を変えた代替法

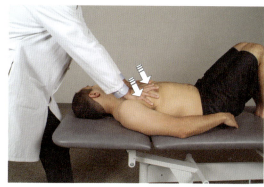

図16.36　ステップ6　1秒に2回押圧して振動させる

545

胸部 背臥位
ミラー胸郭ポンプ（リンパポンプ）呼吸誇張法 映像16.3

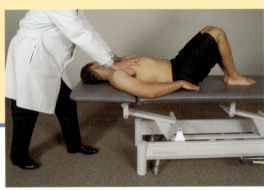

図16.37　ステップ3　手の位置

適応症
感染症、発熱、リンパ鬱滞、ラ音、慢性の喀痰を伴う咳。予防処置としても用いられる。

禁忌
骨折、骨粗鬆症、中等度〜重度の呼吸困難症、患部切開歴、鎖骨下静脈カテーテル、転移性癌などがある患者には用いるべきではない。

生理学的目標
陰性胸腔内圧を誇張し、リンパ液環流を活性化する。

手技
1. 患者を背臥位にし、息や咳が施術者にかからないようにするため、頭部を側方に向けさせる。股関節と膝関節を屈曲し、足底を治療台に付けさせる。
2. 施術者は治療台の頭側に立ち、足を前後に開く。
3. 母指球を患者の鎖骨下に当て、指を開いて上位肋骨に置く（図16.37）。女性患者に対しては胸骨の手の位置を正中となるようにしてもよい（図16.38）。
4. 患者に深く息を吸い、完全に吐き切るように指示する。
5. 息を吐いている間、胸郭前部の押圧力を強め、呼気を誇張する（図16.39　白矢印）。
6. 続いて息を吸っている間、押圧をゆるめ（図16.40　上向きの矢印）、次に息を吐くとき力を強める（下向きの矢印）。
7. 5〜10回呼吸サイクルに合わせてこの胸郭ポンプの手順を繰り返す。この手順で患者が過換気を起こし、軽い頭痛やめまいを感じることは比較的よくある。

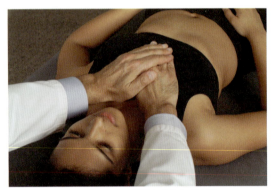

図16.38　ステップ3　手の位置を変えた代替法

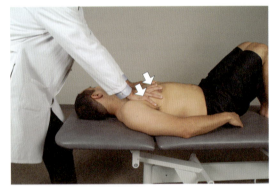

図16.39　ステップ5　呼気時押圧

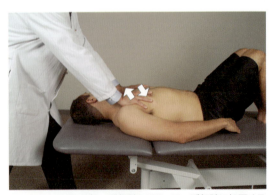

図16.40　ステップ6　吸気時にリリース、呼気時に加圧する

胸部 背臥位
胸郭ポンプ（リンパポンプ）体側代替法
 映像16.4

1. 患者を背臥位にし、施術者は治療台の側方で患者の胸郭の位置に立つ。効果を高めるため、患者の腰と膝関節は、屈曲させる。

2. 患者の上肢を約90度かそれ以上に外転させ、頭側の手でその上肢を牽引する。

3. 尾側の手を胸郭下部に当て、指先を肋間腔に当てる（図16.41）。

4. 患者に深く息を吸い、完全に吐き切るように指示する。

5. 息を吐き切ったところで、1秒に2回胸郭を軽く叩く、あるいは振動させる（図16.42 白矢印）。

6. 患者が息を吸う必要がある場合、押圧を少しゆるめて楽に呼吸できるようにするが、振動はかけ続ける。

7. 数分間この手技を続ける。可能であれば対側の胸郭も同様に行う。

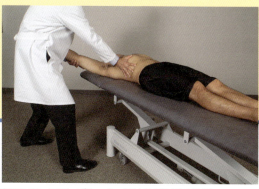

図16.41　ステップ1～3　開始位置と手の位置

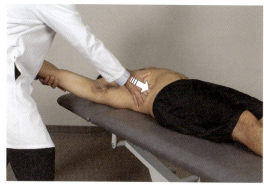

図16.42　ステップ5　叩くように押圧、あるいは振動させる

胸部 背臥位
胸郭ポンプ（リンパポンプ）無気肺代替法
 映像16.5

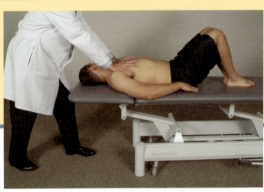
図16.43　ステップ1〜3　開始位置と手の位置

適応症
無気肺。

禁忌
骨折、骨粗鬆症、中等度〜重度の呼吸困難症、患部切開歴、鎖骨下静脈カテーテル、転移性癌などがある患者には用いるべきではない。

生理学的目標
吸気を誇張し、粘液栓を除去する。

手技
1. 患者を背臥位にし、息や咳が施術者にかからないようにするため頭部を側方に向けさせる。股関節と膝関節を屈曲し、足底を治療台に付けさせる。
2. 施術者は治療台の頭側に立ち、足を前後に開く。
3. 母指球を患者の鎖骨下に当て、指先を上位肋骨に向けて開く（図16.43）。女性の患者に対しては手の位置を胸骨の正中となるようにしてもよい（図16.44）。
4. 患者に深く息を吸い、完全に吐き切るように指示する。
5. 息を吐いている間、胸郭前部の押圧を強め、呼気を誇張する。
6. 次に数回息を吸う間、胸壁を強く押圧し続ける（図16.45）。
7. 最後にもう一度息を吸ってもらい、一気に押圧をゆるめる。その反動で患者は速く深く息を吸うことになり、無気肺分節が膨らむ（図16.46）。

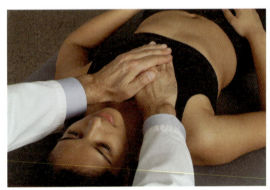
図16.44　ステップ3　手の位置を変えた代替法

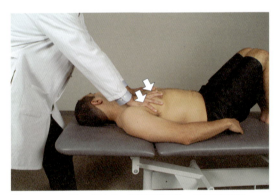
図16.45　ステップ5と6　呼気を誇張し、吸気を制限

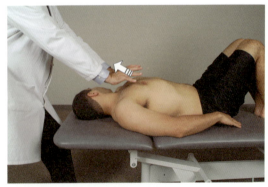
図16.46　ステップ7　一気に押圧をゆるめる

胸部 背臥位
胸筋牽引
大胸筋、小胸筋、三角筋前部

 映像16.6

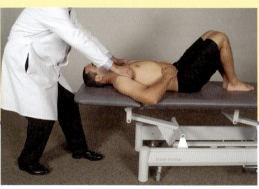

図16.47　ステップ1～3　手の位置

適応症
リンパ鬱滞、上肢浮腫、軽～中等度の呼吸困難症あるいは喘鳴、あるいは気道過敏症、喘息。胸部ポンプの促通。

禁忌
前腋窩ひだを触られることに過敏である患者、鎖骨下静脈カテーテルや転移性癌がある患者、またはペースメーカーを付けている患者に用いるべきではない。

生理学的目標
リンパ液環流の活性化。

手技
1. 患者を背臥位にし、股関節と膝関節を屈曲し、足底全体を治療台に付けさせる。

2. 施術者は治療台の頭側に座るか、あるいは立ち、足を前後に開く。

3. 指腹を患者の鎖骨下の前腋窩ひだに当てる（図16.47）。

4. ゆっくりやさしく後方に体重を移して手指で患者の腋窩を頭側に牽引する。

5. 手指が制限バリアに達したら、上方に新たな力を加える（図16.48　白矢印）。

6. 患者に口で深呼吸をするように指示し、吸気で起きる動きに合わせて頭側へ引っ張る（図16.49　白矢印）。

7. 続いて完全に息を吐き切るように指示し、腋窩に当てた手でその動きに抵抗しながら頭側と上方に向けて牽引を続ける（図16.50　白矢印）。

8. 5～7回、息を吸うとき頭側へ牽引し、息を吐くときに胸郭が下がる動きに逆らう。

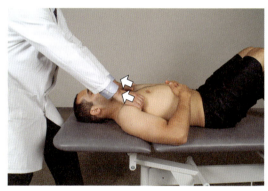

図16.48　ステップ4と5　天井に向けた力

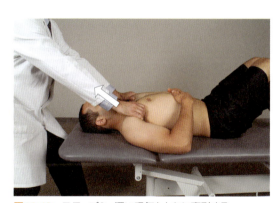

図16.49　ステップ6　深い吸気とともに牽引する

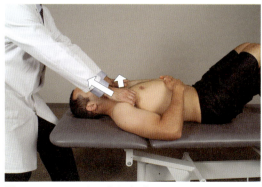

図16.50　ステップ7　息を吐き切る

胸部 背臥位
肋骨挙上
左右胸郭上部に対する代替法

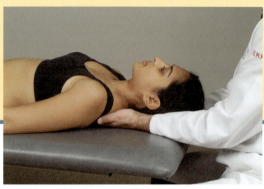

図16.51　ステップ1～3　開始位置と手の位置

適応症
リンパドレナージ改善、肋骨の呼吸運動改善、手術後の麻痺性イレウス軽減。

禁忌
肋骨骨折、胸骨骨折
脊髄損傷、脊髄手術
悪性腫瘍

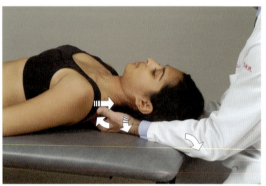

図16.52　ステップ4　前方、頭側、外側への力

手技
1. 患者を背臥位にし、施術者は治療台の頭側に座る。
2. 両手を患者の胸部背側に滑り込ませる。
3. 両手の指腹を肋横突関節上の傍脊柱組織に当てる（図16.51）。
4. 肘に体重をかけ、傍脊柱組織をとらえた指を持ち上げる（図16.52　白矢印）。さらに、頭側と外側に牽引する（線が入った矢印）。
5. 脊椎を伸展させ、傍脊柱組織を外側にストレッチする。
6. 断続的に揉捏手技あるいは2～5分間継続して深い抑制押圧を行ってもよい。

胸腹部 背臥位
横隔膜ドーム
 映像16.7

適応症
横隔膜遠位のリンパ鬱滞、あるいは横隔膜が恥骨結合のほうへ完全に伸展しない呼吸症状。

禁忌
ドレナージ管、静脈ライン、胸部あるいは腹部切開歴、中等度〜重度の裂孔ヘルニア、症候性胃食道逆流がある患者に用いるべきではない。

生理学的目標
リンパ液と静脈の環流を改善し、免疫力を改善する。

手技
1. 患者を背臥位にし、股関節と膝関節を屈曲し、足底を治療台に付けさせる。
2. 施術者は患者の正面となるように、骨盤の位置に立つ。
3. 両母指あるいは母指球を下位肋骨縁と剣状突起に当て、母指を頭側に向ける（図16.53と図16.54）。
4. 患者に深呼吸をするように指示し、息を吐くときに横隔膜の動きに追従して母指を後方に動かす（図16.55　白矢印）。
5. 息を吸うように指示し、その動きに逆らう。
6. 息を吐くように指示し、肋骨縁と剣状突起の下にある母指を横隔膜の動きに追従して後方と頭側にやさしく動かす（図16.56　白矢印）。
7. 腹上部の押圧を続けている間、患者に息を吸ってもらう。続いて呼気時に横隔膜が頭側へさらに動くように促す（図16.57）。
8. 3〜5回呼吸サイクルに合わせてこの手順を繰り返す。

肋骨や脊椎の骨折、脊髄損傷、胸部外科手術歴、悪性腫瘍などのある患者に用いるべきではない。

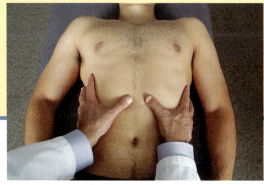

図16.53　ステップ3　母指の位置

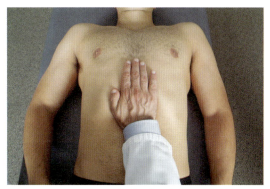

図16.54　ステップ3　母指球の位置を変えた代替法

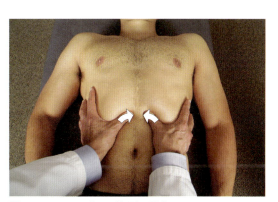

図16.55　ステップ4　呼気時の動作

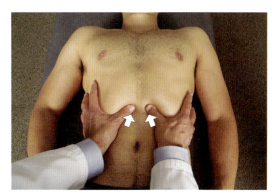

図16.56　ステップ6　肋骨縁、剣状突起下の母指位置

第 2 部 | オステオパシー手技

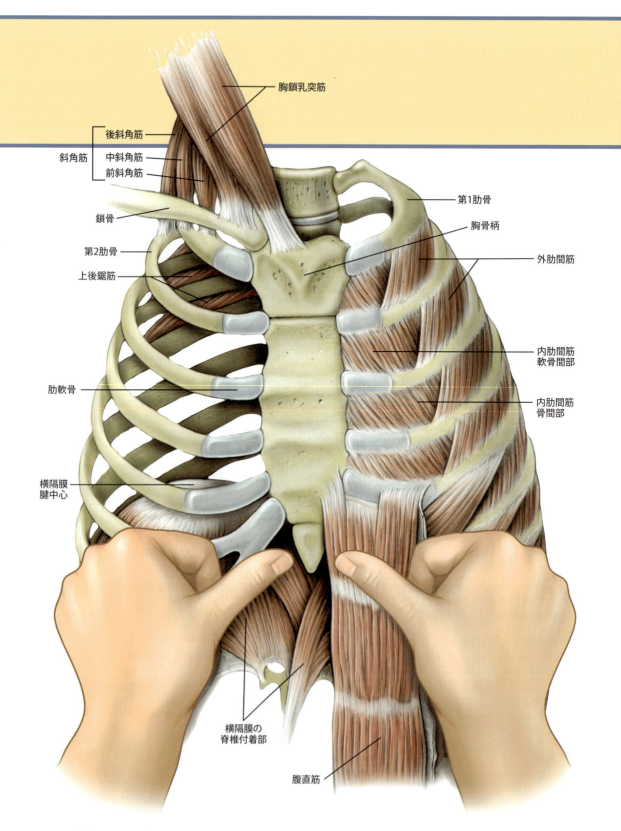

図16.57　解剖図による母指の位置（文献[12] の許可を得て編集）

腹部　背臥位／左側臥位
小腸
腸間膜リリース
 映像16.8

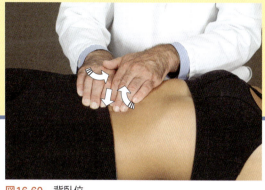

図16.60　背臥位

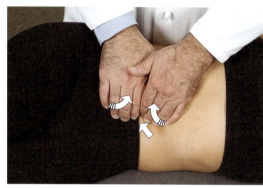

図16.61　側臥位

適応症
リンパドレナージと静脈ドレナージの促進。内臓下垂が原因による鬱滞の緩和。

禁忌
腹部切開歴、急性虚血性腸疾患、腸閉塞症などの疾患がある患者には用いるべきではない。

手技
小腸間膜は空腸と回腸を収めている（次頁の図16.58）。治療はその全体に対して行う（次頁の図16.59　黒矢印）。

1. 患者を背臥位（図16.60）、あるいは左側臥位にさせる（図16.61）。

2. 施術者は患者の右側、あるいは後方に立つ。

3. 片手あるいは両手の指先を少し曲げて、小腸間膜領域の左縁に置く。

4. やさしく指を患者の背中に向けて押す（図16.60と図16.61　直線の矢印）。続いて患者の右側に向けて組織の制限バリアに達するまで押す（曲線の矢印）。

5. リリースを感じるまでその位置を保持し（20〜30秒間）、続いて新たなバリアに向けてその動き（筋膜クリープ）に追従する。それ以上改善が感じられなくなるまで続ける。

第 2 部 | オステオパシー手技

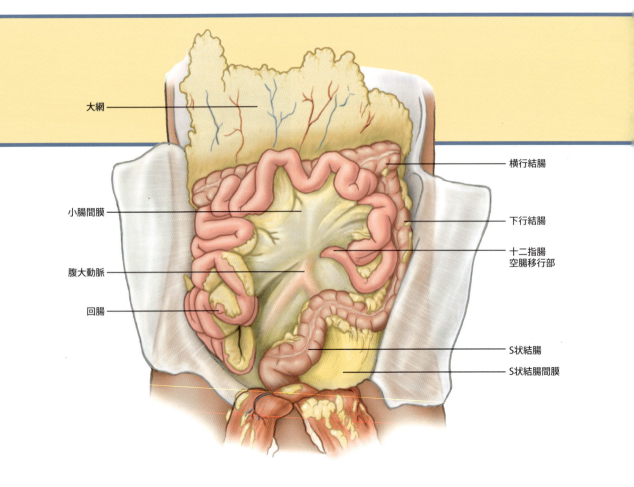

図16.58　腸間膜、小腸（文献[12] の許可を得て編集）

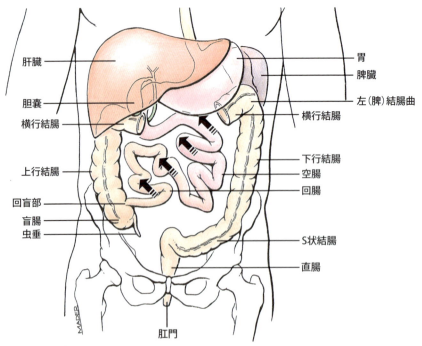

図16.59　小腸に対する腸間膜リリース（文献[12] の許可を得て編集）

腹部 背臥位／右側臥位
上行結腸 腸間膜リリース
 映像16.8

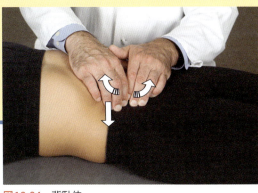

図16.64　背臥位

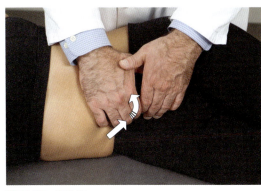

図16.65　側臥位

適応症
リンパドレナージと静脈ドレナージの促進。内臓下垂が原因による鬱滞の緩和。

禁忌
腹部切開歴、急性虚血性腸疾患、閉塞症などの疾患がある患者には用いるべきではない。

手技
腸間膜の上行結腸付着部沿いに治療を集中する（図16.62と図16.63　黒矢印）。

1. 患者を背臥位（図16.64）、あるいは右側臥位にさせる（図16.65）。
2. 施術者は患者の左側、あるいは後方に立つ。
3. 片手あるいは両手の指先を少し曲げて上行結腸間膜領域の右縁に置く。
4. やさしく指を患者の背中に向けて押す（図16.64と図16.65　直線の矢印）。続いて患者の左側に向けて組織の制限バリアに達するまで押す（曲線の矢印）。
5. リリースを感じるまでその位置を保持し（20〜30秒間）、続いて新たなバリアに向けてその動き（筋膜クリープ）に追従する。それ以上改善が感じられなくなるまで続ける。

第 2 部 | オステオパシー手技

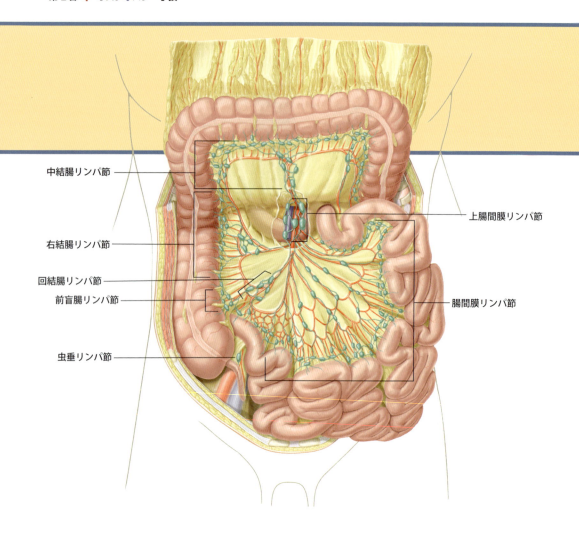

図16.62　腹部腸間膜、上行結腸（文献[12]の許可を得て編集）

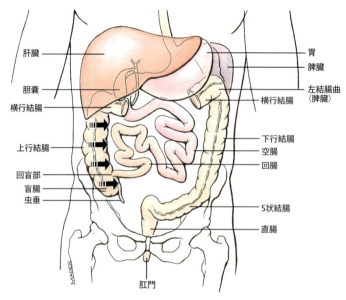

図16.63　上行結腸に対する腸間膜リリース（文献[12]の許可を得て編集）

腹部 背臥位／左側臥位
下行結腸 腸間膜リリース

 映像16.8

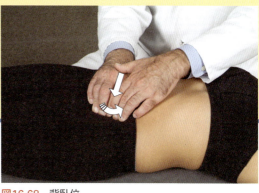

図16.68　背臥位

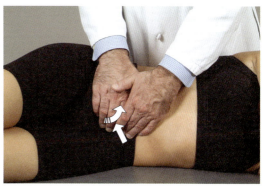

図16.69　側臥位

適応症
リンパドレナージと静脈ドレナージの促進。内臓下垂が原因による鬱滞の緩和。

禁忌
腹部切開歴、急性虚血性腸疾患、閉塞症などの疾患がある患者には用いるべきではない。

手技
腸間膜の下行結腸付着部沿いに治療を集中する（図16.66と図16.67　黒矢印）。

1. 患者を背臥位（図16.68）、あるいは左側臥位にさせる（図16.69）。
2. 施術者は患者の右側、あるいは後方に立つ。
3. 片手あるいは両手の指先を少し曲げて下行結腸の腸間膜領域の左縁に置く。
4. やさしく指を患者の背中に向けて押す（図16.68と図16.69　直線の矢印）。続いて患者の右側に向けて組織の制限バリアに達するまで押す（曲線の矢印）。
5. リリースを感じるまでその位置を保持し（20～30秒間）、続いて新たなバリアに向けてその動き（筋膜クリープ）に追従する。それ以上改善が感じられなくなるまで続ける。

第 2 部 | オステオパシー手技

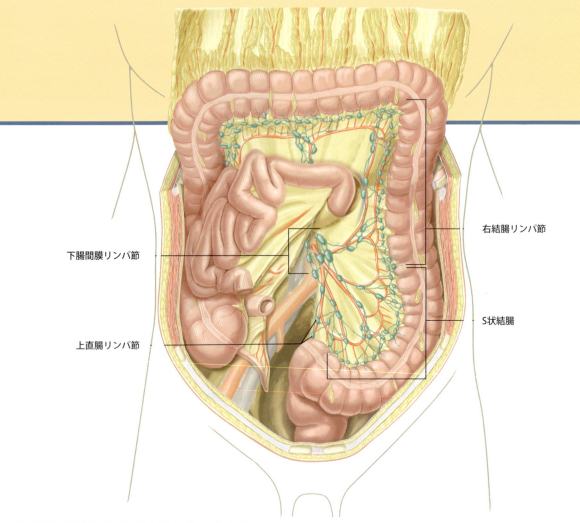

図16.66　腸間膜、下行結腸（文献[12]の許可を得て編集）

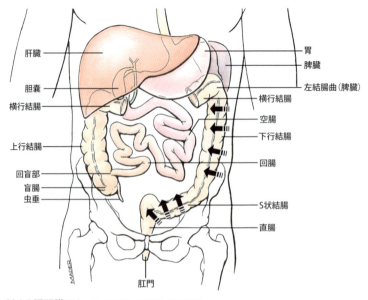

図16.67　下行結腸に対する腸間膜リリース（文献[12]の許可を得て編集）

腹部　背臥位
骨盤前部リリース
（直接法あるいは間接法）

 映像16.9

適応症
下腹部、骨盤部、下肢のリンパドレナージ促進と静脈鬱滞の緩和。

禁忌
腹部切開歴、急性虚血性腸疾患、閉塞症などの疾病がある患者には用いるべきではない。

手技
1. 患者を背臥位にし、施術者は側方に立つ。
2. 両手の示指と中指を近づけ、母指を外転させてU字形を作る。
3. U字形にした指で恥骨下枝部上の下腹を下方に押圧する（図16.70）。
4. 後方、上方、下方、時計回り、反時計回り方向などあらゆる方向に押圧して弛緩・拘縮の非対称性を確認する（図16.71　白矢印）。
5. 非対称性があることを確認したら、弛緩あるいは拘縮のバリアまで交互に間接法あるいは直接法で力を加える（図16.72　白矢印）。
6. リリースを感じるまでその位置を保持し（20〜30秒間）、続いて新たなバリアに向けてその動き（筋膜クリープ）に追従する。それ以上改善が感じられなくなるまで続ける。

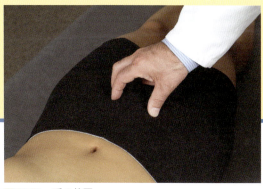

図16.70　手の位置

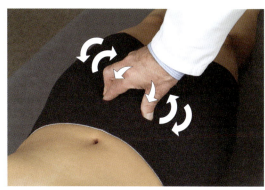

図16.71　ステップ4　弛緩・拘縮の確認

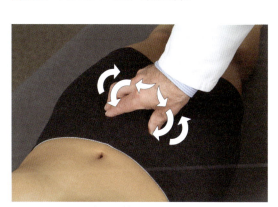

図16.72　ステップ5　間接法・直接法

腹部と骨盤部　四つ這位
マリアンクラークドレナージ

 映像16.10

適応症
下腹部と骨盤部に対して他動的に静脈ドレナージおよびリンパドレナージを改善する。生理痛軽減。

手技
1. 患者に治療台の上で手、肘と膝を付き、四つ這位にさせる（図16.73）。
2. 施術者は治療台側方に立ち、足側に向く。
3. 両手の指腹を左右上前腸骨棘内側にひっかける（図16.74）。
4. 両手を頭側に引く（図16.75　白矢印）。
5. 腹部の牽引を続けながら患者にネコのように背中を丸めるよう指示する。
6. 施術者は患者の身体を頭側にロックさせながら腹部の牽引を誇張する（図16.76）。
7. 数分間、ゆっくりとロック運動を続ける。患者は自宅でこの運動を行ってもよい。

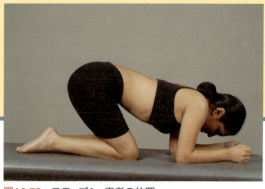

図16.73　ステップ1　患者の位置

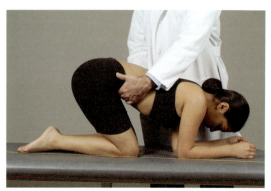

図16.74　手の位置

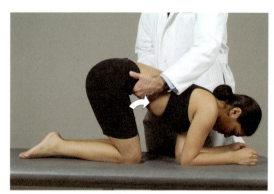

図16.75　ステップ4　頭側方向への力

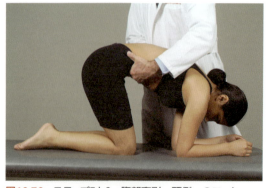

図16.76　ステップ5と6　腹部牽引、頭側へのロック

骨盤部　背臥位
坐骨直腸窩リリース
映像16.11

適応症
骨盤隔膜の可動性改善。骨盤内臓器と骨盤底からのリンパドレナージと静脈ドレナージの促進。

手技
1. 患者を背臥位にし、股関節と膝関節を屈曲させる。
2. 施術者は機能障害領域と対側に立つ。
3. 治療台に近い母指を機能障害側の坐骨結節内側に当てる（図16.77と図16.78　白矢印）。
4. 抵抗を感じるまで坐骨直腸窩をやさしく頭側に押し（図16.78　白矢印）、続いて外側に力を加える（図16.79　曲線の矢印）。
5. リリースをもたらす体液の干満を感じるまで行ってもよい。患者に深呼吸してもらいリリース促通メカニズムを追加してもよい。
6. 息を吐く度に、それ以上頭側と外側へ動かなくなるまで骨盤隔膜を頭側に押す力を強める。
7. 必要に応じて対側の骨盤部も行う。

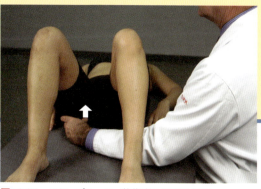

図16.77　ステップ2～3　施術者と患者の位置

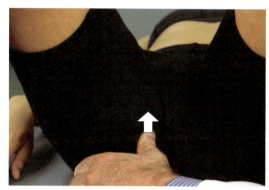

図16.78　ステップ4　母指の位置。頭側へ力を加える

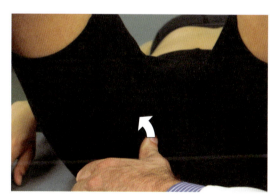

図16.79　ステップ4　頭側と外側へ力を加える

骨盤部　腹臥位
坐骨直腸窩リリース
 映像16.12

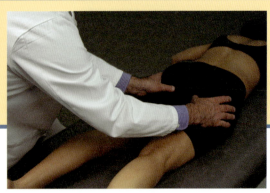

図16.80　ステップ2　母指の位置

適応症
骨盤隔膜の可動性改善。骨盤内臓器と骨盤底からのリンパドレナージと静脈ドレナージの促進。

手技
1. 患者を腹臥位にさせる。施術者は治療台の側方に立ち、頭側に向く。
2. 両母指を左右の坐骨結節内側に当てる（図16.80）。
3. 抵抗を感じるまで坐骨直腸窩をやさしく頭側に押し（図16.81　白矢印）、続いて外側に力を加える（図16.82　白矢印）。
4. 患者に深呼吸をするよう指示する。
5. リリースをもたらす体液の干満を感じるまで行ってもよい。患者に深呼吸してもらいリリース促通メカニズムを追加してもよい。
6. 息を吐く度に、それ以上頭側と外側へ動かなく（抵抗が見られなく）なるまで骨盤隔膜を頭側に押す力を強める。
7. このテクニックは、上記のように左右対称に行うか、片方の制限に向かって行う。片方の制限に行う場合、両手と両母指は上で説明したように動かす。それでも、最初のコンタクトとコントロールが終わったら、母指だけで制限部分を触診して力を強め、もう一方の手で骨盤を支える。

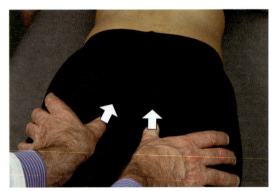

図16.81　ステップ3　頭側へ力を加える

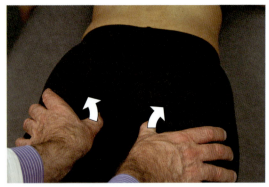

図16.82　ステップ3　外側へ力を加える

下肢 背臥位
ペダルポンプ（ダルリンプル手技）

 映像16.13

適応症
リンパ鬱滞、発熱、感染症、胸部ポンプ機能障害。

禁忌
静脈血栓症、足関節の急性捻挫、アキレス腱挫傷、腓腹筋挫傷、その他の急性症状あるいは下肢に疼痛のある患者に用いるべきではない。また、腹部の手術を受けて間もない患者に用いることも不適当である。

生理学的目標
陰性腹腔内圧を誇張し、リンパ液環流を活性化する。内皮性の亜酸化窒素を増やすことで抗炎症効果を出す[13)14)]。

手技

1. 患者を背臥位にし、診察台の上に踵を乗せたままにするよう気を配る。
2. 施術者は治療台の足側に立ち、足を前後に開く。
3. 両手を患者の足背に置き、心地よい範囲内で底屈させる（図16.83）。
4. その力を保ちながら、1秒につき2回、素早くリズミカルに底屈させる。1〜2分間、加圧と減圧を繰り返す（図16.84 白矢印）。
5. 足底表面の中足骨遠位部分をつかんで背屈させてもよい（図16.85）。続いて同様のリズミカルなテンポで1秒につき2回の割合で頭側に背屈し（図16.86 白矢印）、1〜2分間、加圧と減圧を繰り返す。
6. 力は治療台に対して平行にリズミカルにかけなければならない。

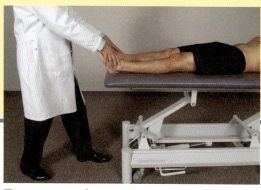

図16.83　ステップ1〜3　底屈の開始位置

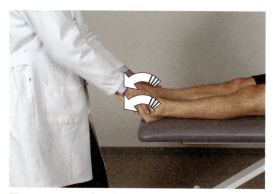

図16.84　ステップ4　底屈

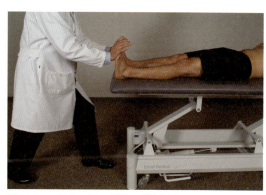

図16.85　ステップ5　背屈の開始位置

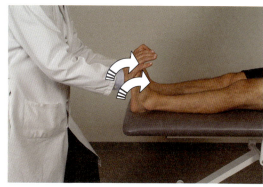

図16.86　ステップ5　背屈

下肢 腹臥位
ペダルポンプ（ダルリンプル手技）代替法

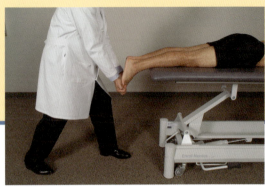

図16.87　ステップ1　施術者と患者の位置

適応症
リンパ鬱滞、発熱、感染症、胸部ポンプ機能障害。

禁忌
静脈血栓症、足関節の急性捻挫、アキレス腱挫傷、腓腹筋挫傷、その他の急性症状あるいは下肢に疼痛のある患者に用いるべきではない。また、腹部の手術を受けて間もない患者に用いることも不適切である。

生理学的目標
陰性腹腔内圧を誇張し、リンパ液環流を活性化する。内皮性の亜酸化窒素を増やすことで抗炎症効果を出す[13) 14)]。

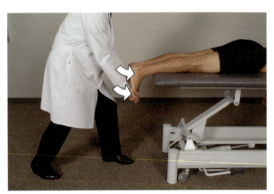

図16.88　ステップ2　背屈

手技
1. 患者を腹臥位にし、治療台から足先を出す。施術者は足側に立ち、足を前後に開く（図16.87）。
2. 両手を患者の中足骨遠位部分に置き、力をかけて背屈させる（図16.88　白矢印）。
3. 心地よい範囲内で、1秒につき1～2回の割合で、リズミカルに頭側へ背屈させる（図16.89　白矢印）。
4. 力は治療台に対して平行にかけ、1～2分間、背屈を続ける。

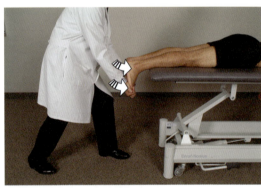

図16.89　ステップ3　頭側への押圧

下肢 　背臥位
膝窩リリース
▶ 映像16.14

適応症
下肢（膝関節、下腿部、足関節、足）からのリンパドレナージと静脈ドレナージの促進。膝窩の筋膜緊張リリース。

手技
1. 患者を背臥位にし、下肢を伸展させる。
2. 施術者は機能障害がある下肢の側方に座り、頭側を向く。
3. 内側の手を膝窩内側面に当て、外側の手で膝窩外側面をつかむ（図16.90）。
4. 頭側、尾側、内側と外側の筋膜の緊張を触診する（図16.91　白矢印）。
5. 指先を組織に押し込むように前方へ力を加え、抵抗を感じるまで筋膜バリアを加圧する（例：頭側、尾側、内側、外側）（図16.92　白矢印）。
6. リリースをもたらす体液の干満を感じるまで行ってもよい。患者に深呼吸してもらいリリース促通メカニズムを追加してもよい。それ以上組織の可動域が改善、あるいは弛緩しなくなるまでバリアに向けて力をかける。
7. 必要に応じて対側にも行う。

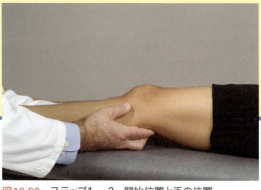
図16.90　ステップ1〜3　開始位置と手の位置

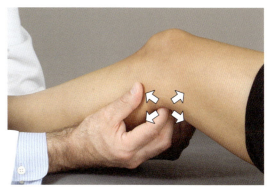
図16.91　ステップ4　バリアの確認

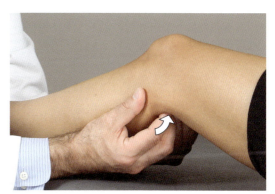
図16.92　ステップ5　筋筋膜リリーステクニック（直接法）

下肢 側臥位
腸脛靭帯（ITB）軽擦法
（例：左ITB、鬱血または炎症）

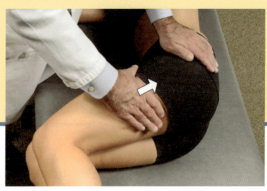

図16.93　ステップ3　最初の手の位置

適応と生理学的目標

腸脛靭帯症候群と転子滑液包炎は一般的に痛みを伴う症状で、様々なスタイルのOMTにて治療できる（例：MFRと軟組織）。下腿外側部のリンパドレナージで、患部のリンパ鬱血を減らして、他の治療スタイルの良好な結果を増強させることができるし、炎症や他の痛み（痛覚）の原因も治る。筋繊維の制限に続発する筋膜の制限が見られる場合、非弾力性は軽擦法よりも大きくて深い力で行う優しいストロークストレッチで治療できる（第7章を参照）。

1. 患者を右側臥位（患部を下）にし、施術者は患者の前に立つ。このテクニックを肌に直接行う場合は、スキンローションやパウダーを使うと摩擦が減る。

2. 右手の母指と示指の間の水かきをITBに置く。左手は患者の左大転子において、骨盤と腰を安定させる。

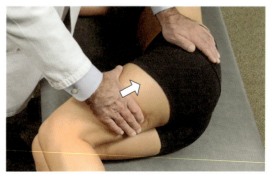

図16.94　ステップ3　近位に向かって真ん中のITBをストローク

3. まず右手は、左ITBのわずか遠位から大転子か太腿の真ん中より下に置く。とてもやさしい力で、遠位から近位に軽擦法のストロークを加える。何度かストロークを行ったら、施術者の手はさらに遠位に動かして、大転子まで「遠位から近位」のストロークを続ける（図16.93〜図16.95）。施術者の手は最低限の感覚でストロークごとに遠位から遠ざけ、ITB遠位に届くまで続ける。この動きは、1〜2分間繰り返す。

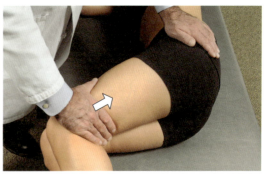

図16.95　ステップ3b　近位に向かって遠位ITBをストローク

第 16 章　リンパ手技

下肢 　背臥位
腰部
LAS/BLT（間接法）

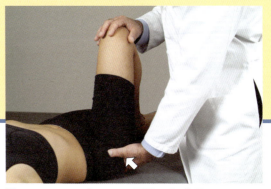

図16.96　ステップ1〜3　1番目の手の位置

適応症

骨盤部と下肢のリンパドレナージ促進と静脈鬱滞の緩和。腰関節の機能障害を治療するのに最適なテクニックでもある。

手技

1. 患者を背臥位にし、機能障害側の股関節と膝関節を屈曲させる。

2. 施術者は機能障害領域の側方に立つ。

3. 頭側の母指球を患者の大転子に当て、母指は外側に沿わせ、残りの指先を内側に向ける。前内側に向けて力をかける。これが1番目の力である（図16.96　白矢印）。

4. 続いて尾側の示指と中指を近づけ、母指を外転させてU字形を作る。その手で大腿骨頭を前方にコントロールし、後外側に力をかける。これが2番目の力である（図16.97　白矢印）。

5. 股関節を屈曲と伸展、わずかに外転と内転、また内旋と外旋させて弛緩バリアのバランスポイントを見つける（図16.98　白矢印）。機能障害膝関節を施術者の前胸筋部あるいは腋窩でコントロールしながら、そのバランスポイントに向けて動かす。

6. 肩甲帯を使い患者の膝関節を股関節に向けて押圧し（図16.99　白矢印）、わずかに股関節を動かして最も弛緩する位置を探す。これが3番目の力である。

7. 同時に3方向の力をかけ、間接法を用いる位置を見つける。患者に深呼吸をしてもらいリリース促通メカニズムを加えてもよい。間接バリア方向への可動性増加がリリースの目印である。

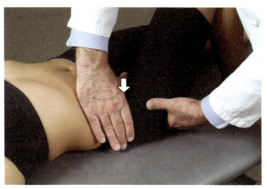

図16.97　ステップ4　後外側への力

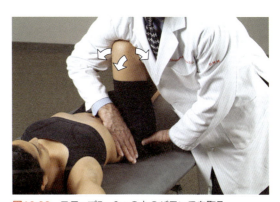

図16.98　ステップ5　3つの力のバランスを取る

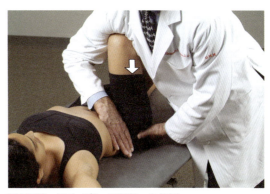

図16.99　ステップ6　股関節への押圧

567

上肢 背臥位
前腋窩ひだリリース
大胸筋／三角筋前部
（例：左、軟組織抑制）

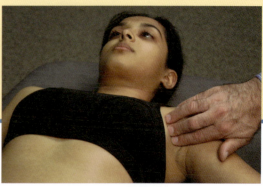

図16.100　ステップ1と2　開始位置

適応症

リンパ鬱滞、上肢浮腫。

禁忌

前腋窩ひだを触られることに過敏である患者、鎖骨下静脈カテーテルや転移性癌がある患者、またはペースメーカーを付けている患者に用いるべきではない。

生理学的目標

リンパ液環流の活性化。

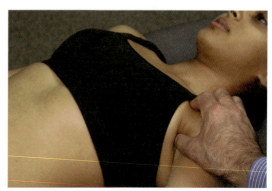

図16.101　ステップ3　手指の位置

手技

1. 患者を背臥位にし、施術者は機能障害側に座るか、あるいは立つ。
2. 組織の過緊張、浮腫、弾性感を触診する（図16.100）。
3. 組織触感の変化を見ながら示指と中指を前腋窩ひだに、母指を腋窩に当て、腋窩内前部を触診する（図16.101と図16.102）。
4. 母指と他の指でゆっくりわずかに腋窩をつかむ。
5. 30～60秒間保持する。必要に応じて対側も行う。

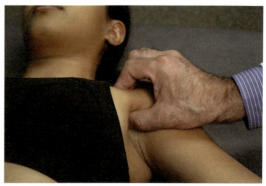

図16.102　ステップ3　別アングルから見た手指の位置

上肢 背臥位
後腋窩ひだリリース
大胸筋／三角筋前部
（例：右、軟組織抑制）

適応と生理学的目標

深い力を繰り返し加えるこのテクニックは、通常のリンパ流を制限し、最終的には上肢の浮腫を引き起こす筋膜制限に処方される。リンパ流の物理的制限で腋組織の機能障害（筋線維変化、過緊張）が起こることに加え、体性機能障害の存在は体細胞感の反射を発展させ、最終的にはリンパ流や血流に悪影響を与えることになる体性内臓反応を発展させる。最終的には、上肢の浮腫や胸郭のリンパの鬱血を悪化させることになる。

1. 患者を背臥位にし、施術者は診察台の右側か、診察台の右頭側に座る。

2. 上記の位置によって、施術者は患者の後腋窩ひだを（a）母指（後方）と示指や中指（前方）でつかむ（図16.103）。あるいは、（b）後腋窩ひだを母指（前方）と示指や中指（後方）でつかむ（図16.104）。

3. 診察台の横の使い方を参考にしながら、母指と示指や中指を近づけるように押圧していき、後腋窩ひだを強く押して、緊張バリアに向かって下に引っ張る（図16.105　白矢印）。

4. 押圧と下（尾側）に牽引をする一方で、患者の好みによって、患者の腕を横に置いてもよい（図16.106）。

5. この力は、リリースが確認できるまで続けるか、30～60秒間続ける。

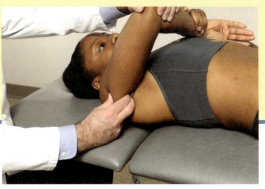

図16.103　ステップ2a　診察台頭側での位置

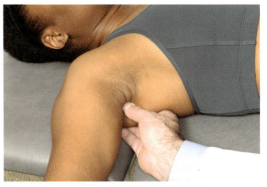

図16.104　ステップ2b　診察台横側での位置

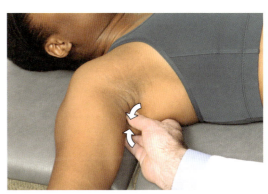

図16.105　ステップ3　後腋窩ひだを強く押す

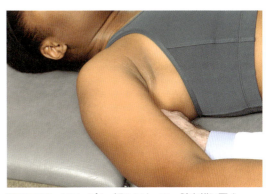

図16.106　ステップ4　好みによって、腕を横に置く

参考文献

1. Chila AG, ed. Foundations of Osteopathic Medicine. 3rd ed. Baltimore, MD: Lippincott Williams & Wilkins, 2011.

2. Still AT. Philosophy of Osteopathy. Kirksville, MO: A.T. Still, 1809.

3. Galbreath WO. Acute otitis media, including its postural and manipulative treatment. J Am Osteopath Assoc 1929:377–379.

4. Pratt-Harrington D. Galbreath technique: a manipulative treatment for otitis media revisited. J Am Osteopath Assoc 2000;100:635–639.

5. Chikly B. Silent Waves: Theory and Practice of Lymph Drainage Therapy. An Osteopathic Lymphatic Technique. 2nd ed. Scottsdale, AZ: IHH, 2004.

6. Agur AMR, Dalley AF. Grant's Atlas of Anatomy. 11th ed. Baltimore, MD: Lippincott Williams & Wilkins, 2005.

7. Knot EM, Tune JD, Stoll ST, et al. Increased lymphatic flow in the thoracic duct during manipulative intervention. J Am Osteopath Assoc 2005;105:593–596.

8. Jackson KM, Steele TG, Dugan EP, et al. Effect of lymphatic and splenic pump techniques on the antibody response to hepatitis B vaccine: A pilot study. J Am Osteopath Assoc 1998;98:155–160.

9. Steele T, Jackson K, Dugan E. The effect of osteopathic manipulative treatment on the antibody response to hepatitis B vaccine. J Am Osteopath Assoc 1996;96(9).

10. Breithaupt T, Harris K, Ellis J, et al. Thoracic lymphatic pumping and the efficacy of influenza vaccination in healthy young and elderly populations. J Am Osteopath Assoc 2001;101(1):21–25.

11. Mesina J, Hampton D, Evans R, et al. Transient basophilia following the applications of lymphatic pump techniques: A pilot study. J Am Osteopath Assoc 1998;98(2).

12. Agur AMR, Dalley AF. Grant's Atlas of Anatomy. 11th ed. Baltimore, MD: ippincott Williams & Wilkins, 2005.

13. Kuchera M, Daghigh F. Determination of enhanced nitric oxide production using external mechanical stimuli. J Am Osteopath Assoc 2004;104:344 (abstract).

14. Kuchera M. Osteopathic manipulative medicine considerations in patients with chronic pain. J Am Osteopath Assoc 2005;105(Suppl. 4):29–36.

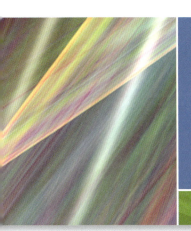
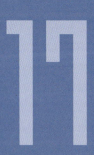

関節手技と混合手技

手技の原理

本章では関節手技と混合手技について述べる。この2つの手技には共通点が多く、特に軟部組織テクニック、リンパ手技、マッスルエナジーテクニック、高速低振幅（HVLA）手技など他の手技と同じ原理を用いるため、1つの章にまとめることにした。オステオパシー原理教育協議会（ECOP）の定義によると関節手技（アーティキュレーション：ART：Articulatory treatment）の手順は、「関節可動域の改善を治療の第1目標と定め、関節を最大限に動かして行う低速中振幅、あるいは低速高振幅手技。その方法はスプリング力をかける、あるいは制限バリアの方向に関節を集中的に繰り返し動かす」[1]である。フィラデルフィア・オステオパシー医学カレッジ（PCOM）ではこの手技を単純に「スプリング手技」と呼んでいる。筋膜要素と関節要素にそれぞれ働きかけるという点で軟部組織テクニックとHVLA手技に似ている。しかしながら、前述の定義にある中振幅〜高振幅は、制限バリアを超えて高振幅の力をかけることを意味するのではない。病理学的バリア、生理学的バリアと解剖学的バリアの関係はHVLAの原理と一致すべきであり、制限バリアを超える動きは適度で最小限に留めるべきである。また、振幅の大きさは機能障害領域内に限る。

ECOPの定義によると混合手技とは「①当初、間接法による治療を始め、直接法に移行する治療法である。②2つないしそれ以上のオステオパシー手技システムを含む手技（例：マッスルエナジーテクニックを組み合わせたスペンサー手技）。③ポール キンバリー（Paul Kimberly, DO）[1]によって表された概念」とされている。キンバリーは、この治療法では直接法、間接法、固有性、重力、呼吸補助などの様々な力を組み合わせるという二次的な定義からこの名称を用いている[2]。これら本章の手技はそれぞれの主な目標に従い、他章に含めることもできるだろう。

ARTは主に機能障害のある筋筋膜要素と関節要素に作用するが、循環系とリンパ系にも著しい影響を及ぼす。長年にわたり高齢の患者に対し推奨されてきた比較的安全で痛みの少ないオステオパシー治療法である。

手技の分類

直接法、間接法、あるいは混合法

ARTあるいは手技を組み合わせる方法により、直接法、間接法あるいはその両方になり得るため、このように定義されている。関節手技は従来、直接法とされてきたが、施術者の好みによってやさしいスプリング運動（スプリング手技）を用いて弛緩と拘縮バリアの両方に向けて行うこともできる。

手技のスタイル

リズミカル

軟部組織を改善するため、あるいは関節の制

限をリリースするためにリズミカルな関節手技を行う。この手技におけるストレッチとリリースのリズムについて、ニコラス S. ニコラスは断続的な力加減を「開閉（make and break）」と表現した。ゆっくりあるいは中程度の速さで患部を揺するような動きにしてもよい。

混合型

患者の症状に応じてリズム、振幅、加速（速度）の組み合わせを変えることができるため、様々な混合手技が可能である。

適応症

1. 関節あるいは筋筋膜の体性機能障害（特に女性と高齢者）による可動制限。
2. 循環系およびリンパ鬱滞。

禁忌

1. 急性の中等度～重度の挫傷あるいは捻挫。
2. 治療を行う領域の骨折、脱臼あるいは関節不安定症。
3. 治療で影響を受ける領域に急性炎症性関節症がある場合。
4. 治療で影響を受ける領域に転移性悪性腫瘍がある場合。

一般的に考慮すべき点とルール

機能障害の重度と複雑性要因の診断に基づき、手技を変形して行うことができる。最小限の振幅を用いた極端にやさしいものから強く牽引するものまでその幅は広く、速度もゆっくりしたリズムから速いリズムまで可能である。一般的に、骨粗鬆症や関節強直などが認められる部位への圧迫は制限すべきである。可動性を増やし、浮腫を減らすためにこれらの手技には広い範囲の適用がある。

上肢
肩甲帯
スペンサー手技

 映像17.1

適応症
- 癒着性関節包炎。
- 滑液包炎。
- 腱滑膜炎。
- 関節炎。

一般的に考慮すべきこと

ニコラス S. ニコラスは他のどの手技よりもこの肩甲帯に対するスペンサー手技を推奨した。いち早くこの手技の長所を絶賛した論文を出版しただけでなく、長年、多くの組織、特にスポーツ医学界で講義を行い、この手技を紹介した。チームコンサルタントとしてスポーツ医学に携わっていた長年の間、特に1940年代から1960年までビラノバ大学フットボールチームの顧問であったとき、他の治療法で失敗に終わったケースにこの手技を用いて多くの成功を収めた。他のオステオパシー手技と組み合わせて頸部、胸部、肋骨部の治療を行うことにより症状が改善する可能性は非常に高い。この手技は頭文字を合わせるために"Seven Stages of Spencer（スペンサーの7段階）"という名称で教えられてきたが、実際、段階は8つある。PCOMでは数を合わせるため、5段階目を5A、5Bに分けて指導している。

治療手順としてはまず、治療を行う側の肩甲帯を上にして患者を側臥位にする。患者の背中が治療台に対して垂直になるようにし、安定させるために治療台側の膝関節と股関節を屈曲させる。頸部と肩甲帯の筋群に負担がかからないようにするために頭部の下に枕を入れる。

上肢 側臥位

肩甲帯：スペンサー手技
第1段階
（肘関節屈曲位での肩関節伸展）

1. 施術者は患者の正面に立つ。
2. 頭側の手で肩甲帯をしっかりとはさみ持ち、肩鎖関節と肩甲胸郭関節の動きをブロックする。母指を鎖骨前面に当て、他の指は肩甲棘に置く。
3. 尾側の手で患者の肘関節をつかむ。
4. 肩関節を制限バリアの端まで水平に伸展させる。
5. 最終可動域でゆっくりやさしくスプリング運動を行う（関節手技、関節の開閉）（図17.1 白矢印）。
6. マッスルエナジー：患者に肩関節を屈曲するように指示する（図17.2 黒矢印）。施術者はそれに逆らうように肩関節伸展方向に抵抗する（白矢印）。この収縮法を3〜5秒間保持する。
7. 一瞬力をゆるめたのち、肩関節を新たな制限バリアへ向けて伸展させる（図17.3）。
8. ステップ6と7を3〜5回繰り返し、伸展を再評価する。
9. 患者に肩関節伸展させ（図17.4 黒矢印）、施術者がそれに逆らうように肩関節屈曲方向に抵抗する運動（相反抑制）は治療効果を高める（白矢印）。

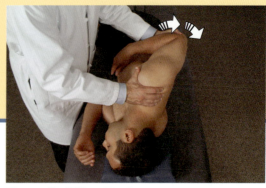

図17.1　第1段階　ステップ1〜5

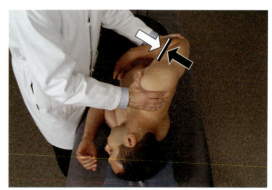

図17.2　第1段階　ステップ6

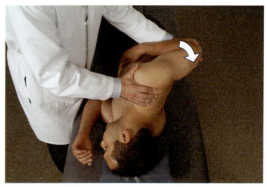

図17.3　第1段階　ステップ7

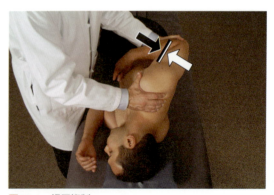

図17.4　相反抑制

上肢 側臥位
肩甲帯：スペンサー手技 第2段階
（肘関節伸展位での肩関節屈曲）

1. 肩甲帯と上肢に置いた手を入れ代える。尾側の手は患者の身体の後方から肩甲帯をはさみ持ち、肩鎖関節や肩甲胸郭関節の動きをブロックする。指を鎖骨前面に当て、手根部を肩甲棘に置く。
2. もう一方の手で肩関節を制限バリアの端まで水平に屈曲させる。
3. 最終可動域でゆっくりやさしくスプリング運動を行う（関節手技、関節の開閉）（図17.5 白矢印）。
4. マッスルエナジー：患者に肩関節を伸展するように指示する（図17.6 黒矢印）。施術者はそれに逆らうように屈曲方向に抵抗する（白矢印）。この収縮法を3～5秒間保持する。
5. 一瞬力をゆるめたのち、肩関節を新たな制限バリアへ向けて屈曲させる（図17.7 白矢印）。
6. ステップ4と5を3～5回繰り返し、屈曲を再評価する。
7. 患者に肩関節屈曲させ（図17.8 黒矢印）、施術者がそれに逆らうように肩関節伸展方向に抵抗する運動（相反抑制）は治療効果を高める。（白矢印）。

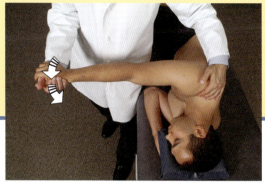

図17.5　第2段階　ステップ1～3

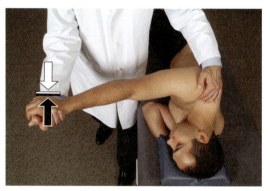

図17.6　第2段階　ステップ4

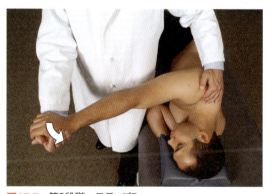

図17.7　第2段階　ステップ5

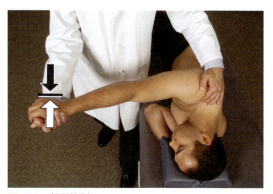

図17.8　相反抑制

上肢　側臥位
肩甲帯：スペンサー手技
第3段階
（肘関節屈曲位で軽圧しながら分回し運動）

1. 頭側の手を第1段階の位置に戻す。
2. 患者の肩関節を制限バリアまで外転させる（図17.9）。
3. 上肢をわずかに圧迫しながら時計回りに回す（小さな円）。だんだんと大きな円に動きを大きくして可動性を上げる（図17.10　白矢印）。
4. 特定のバリアに向けて調整しながら回してもよい。同様に反時計回りも行う（図17.11　白矢印）。
5. この段階には特にマッスルエナジーの手順はない。しかし、分回し運動を微調整するとき、限られた弧の動きでマッスルエナジーを行うことが可能である。
6. 各方向に約15～30秒間繰り返し、分回し運動を再評価する。

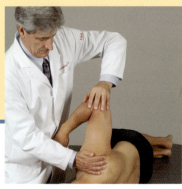

図17.9　第3段階　ステップ1と2

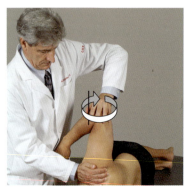

図17.10　第3段階　ステップ3

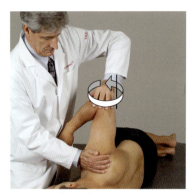

図17.11　第3段階　ステップ4

上肢 側臥位

肩甲帯：スペンサー手技
第4段階
（肘関節伸展位で牽引しながら分回し運動）

1. 肘関節を伸展させたまま肩関節を制限バリアまで外転させる。

2. 尾側の手で患者の手関節をつかみ、鉛直方向に牽引する。頭側の手は第1段階と同様に肩を保持する（図17.12　白矢印）。

3. 上肢を牽引しながら時計回りに回す（小さな円）。だんだんと大きな円に動きを大きくして可動性を上げる（図17.13　白矢印）。

4. 同様に反時計回りも行う（図17.14　白矢印）。

5. この段階には特にマッスルエナジーの手順はない。しかしながら、分回し運動を微調整するとき、許容範囲内の動きで行うことが可能である。

6. 各方向に約15〜30秒間繰り返し、分回し運動を再評価する。

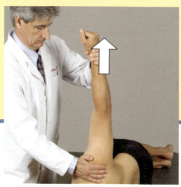

図17.12　第4段階　ステップ1と2

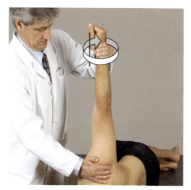

図17.13　第4段階　ステップ3

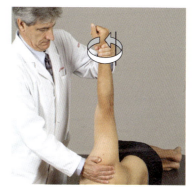

図17.14　第4段階　ステップ4

上肢 側臥位
肩甲帯：スペンサー手技 第5A段階（肘関節屈曲位での肩関節外転）

1. 肩関節を制限バリアまで外転させる。
2. 頭側の前腕を水平にする。
3. 患者に治療する側の手で施術者の前腕をつかむように指示する（図17.15）。
4. 肘部を可動バリアの端まで頭側へ動かして肩関節を外転させる。わずかに内旋を加えてもよい。
5. 最終可動域でゆっくりやさしくスプリング運動を行う（関節手技、関節の開閉）（図17.16 白矢印）。
6. マッスルエナジー：患者に肩関節を内転するように指示する（図17.17 黒矢印）。施術者はそれに逆らうように外転方向に抵抗する（白矢印）。この収縮法を3〜5秒間保持する。
7. 一瞬力をゆるめたのち、肩関節を新たな制限バリアへ向けて外転させる（図17.18 白矢印）。
8. ステップ6と7を3〜5回繰り返し、外転を再評価する。
9. 患者に肩関節外転させ（図17.19 黒矢印）、施術者がそれに逆らうように肩関節内転方向に抵抗する運動（相反抑制）は治療効果を高める（白矢印）。

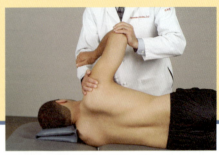
図17.15　第5A段階　ステップ1〜3

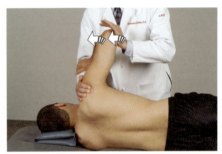
図17.16　第5A段階　ステップ4と5

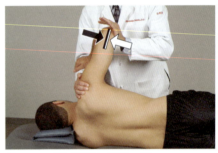
図17.17　第5A段階　ステップ6

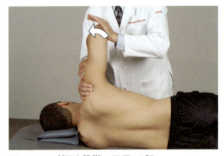
図17.18　第5A段階　ステップ7

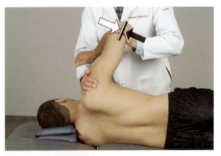
図17.19　相反抑制

上肢 側臥位

肩甲帯：スペンサー手技
第5B段階
（肘関節屈曲位での肩関節内転と外旋）

1. 患者の肘関節が胸郭の前に位置するように上肢を屈曲させる。
2. 施術者の頭側の上肢を水平にしたまま、患者の手首を前腕の上に乗せる。
3. 可動バリアの端まで肩関節を内転させる（図17.20）。
4. 最終可動域でゆっくりやさしくスプリング運動を行う（関節手技、関節の開閉）（図17.21 白矢印）。
5. マッスルエナジー：患者に肘を持ち上げて、肩関節外転するように指示する（図17.22 黒矢印）。施術者はそれに逆らうように内転方向に抵抗する（白矢印）。この収縮法を3〜5秒間保持する。
6. 一瞬力をゆるめたのち、肩関節を新たな制限バリアへ向けて内転させる（図17.23 白矢印）。
7. ステップ5と6を3〜5回繰り返し、内転を再評価する。
8. 母指を肘頭の下に入れて、患者に肩関節内転させ（図17.24 黒矢印）、施術者がそれに逆らうように肩関節外転方向に抵抗する運動（相反抑制）は治療効果を高める（白矢印）。

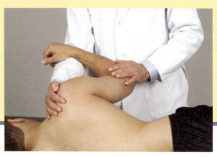

図17.20　第5B段階　ステップ1〜3

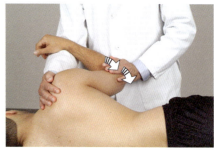

図17.21　第5B段階　ステップ4

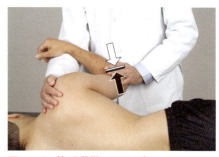

図17.22　第5B段階　ステップ5

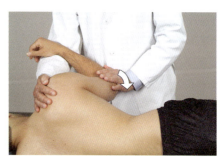

図17.23　第5B段階　ステップ6

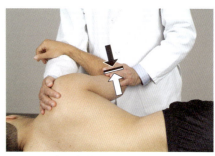

図17.24　相反抑制

上肢 側臥位
肩甲帯：スペンサー手技
第6段階
（肩関節外転、後ろ手位での肩関節内旋）

1. 患者の肩関節を45度外転させ、約90度内旋させる。患者の手背を身体の後方に回して殿部の上に置く。

2. 頭側の手で肩甲帯前部を支える。

3. 可動域の端まで肘部を非常にやさしく前方へ引く（内旋）（図17.25）。不安定な肩関節を脱臼させる可能性があるため、肘部を後方に押してはならない。

4. 最終可動域でゆっくりやさしくスプリング運動を行う（関節手技、関節の開閉）（図17.26 白矢印）。

5. マッスルエナジー：患者に肘を後方に引き、肩関節を伸展するように指示する（図17.27 黒矢印）。施術者はそれに逆らうように屈曲方向に抵抗する（白矢印）。この収縮法を3〜5秒間保持する。

6. 一瞬力をゆるめたのち、肩関節を新たな制限バリアへ向けてさらに前方へ動かす（図17.28 白矢印）。

7. ステップ5と6を3〜5回繰り返し、内旋を再評価する。

8. 患者に肩関節内旋させ（図17.29 黒矢印）、施術者がそれに逆らうように肩関節外旋方向に抵抗する運動（相反抑制）は治療効果を高める（白矢印）。

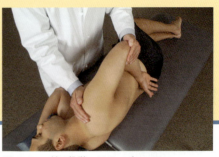

図17.25　第6段階　ステップ1〜3

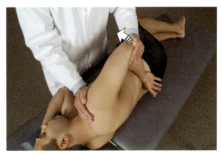

図17.26　第6段階　ステップ4

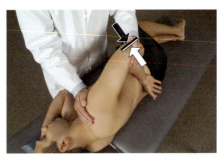

図17.27　第6段階　ステップ5

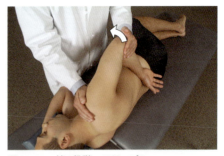

図17.28　第6段階　ステップ6

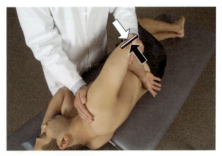

図17.29　相反抑制

上肢 側臥位
肩甲帯：スペンサー手技
第7段階（上肢伸展位での牽引）

1. 施術者は治療台の頭側に向く。

2. 患者の肩関節を外転させ、手と前腕を施術者の近位肩甲帯に乗せる。

3. 両手を肩峰遠位に置き、指を組む（図17.30）。

4. 関節窩下縁まで並進運動を行いながら患者の肩甲帯を尾側に引き寄せる（図17.31 白矢印）。スプリング運動を繰り返し行う（関節手技）。

5. 代替法として、関節窩に向けて上肢を真っ直ぐ押し、ポンプ運動により真っ直ぐ引き直してもよい（図17.32 白矢印）。

6. マッスルエナジー：関節窩を研磨するように牽引を行い、それを保持する。牽引している間（図17.33 曲線の矢印）、患者に手で施術者の肩甲帯を押し下げるように力をかけてもらう（黒矢印）。施術者はそれに逆らうように抵抗する（白矢印）。この収縮法を3〜5秒間保持する。一瞬力をゆるめたのち、新たな制限バリアへ向けてさらに尾側に肩甲帯を引き寄せる。

7. ステップ6を3〜5回繰り返す。

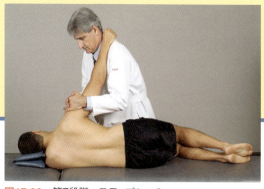

図17.30　第7段階　ステップ1〜3

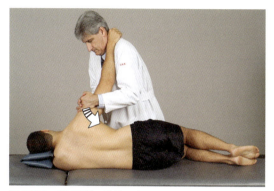

図17.31　第7段階　ステップ4

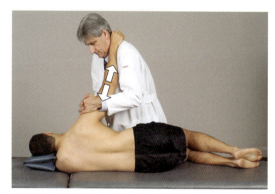

図17.32　第7段階　ステップ5（代替法）

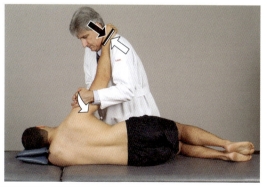

図17.33　第7段階　ステップ6

上肢 腹臥位

肩甲上腕関節：肩関節唇
外転、外転、分回し運動
（例：左肩、90度屈曲） 映像17.2

症状：筋線維の癒着性関節包炎、腱炎、腱滑膜炎、滑液包炎、関節炎。

1. 患者を腹臥位にして、左上肢を診察台から出し、施術者は患者の上肢の前に座る。患者の手は床に触れさせないために、診察台を高くするか患者の胸の下に枕を置く。

2. 手を使って患者の上腕（近位）をつかみ、両手の手指を腋下で近づける。三角筋上の大結節から遠位の位置で、両母指は上腕の上に置く（図17.34）。

3. 施術者は、上腕に向かって遠位方向にわずかな牽引を加え、それから肩を「蝶番」の動きのように小さな弧を描いて外転（図17.35）と内転（図17.36）を加える。この動きと次の動きは、それぞれ10〜20回、円を描くように15〜30秒間続ける。

4. 患者の上腕を中立な最初の位置に戻し、上腕頭に小さな時計回りの円と反時計回りの円の動き（丸い矢印）を診察台の長軸との垂直面で行い、それぞれ30〜60秒間続ける（図17.37）。

5. 中立な位置に戻し、施術者は母指を使って上腕骨近位を関節窩に向かって押し、下向きの牽引を加える。それから、腕を外側に引っ張り、上向き、内向き、外向きと引っ張っていき、「8」を描くような動きを作る（図17.38）。注意：「8」は上から見た形で、横から見た形ではない。ステップ4の動きとは区別すること。

6. 動作の回復や痛みの反応があるか、肩を再検査する。最初は、このテクニックは1週間につき最高3回まで繰り返し行い、それから動作や痛みが回復するまで1週間に1回検査する。

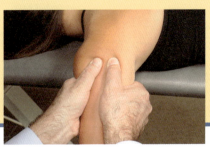
図17.34　ステップ1と2

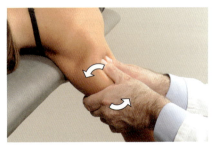
図17.35　ステップ3　外転

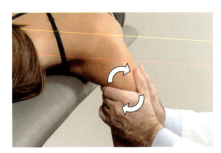
図17.36　ステップ3　内転

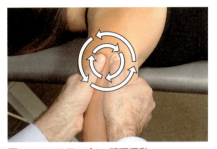
図17.37　ステップ4　循環運動

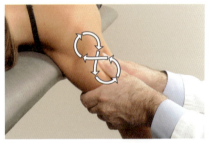
図17.38　ステップ5　「8」の字

上肢 背臥位

肩甲帯：3段階の牽引
（例：左肩の制限［関節包炎］）

映像17.3

症状：肩の可動域、線維性癒着性関節包炎、上腕二頭筋長頭腱滑膜炎、上腕二頭筋短頭、小胸筋、烏口腕筋腱炎を改善する。

1. 患者を背臥位にして、右手を胸の上に乗せて左上腕をつかみ、肩甲上腕関節を固定させ、施術者は診察台の頭側に立つ。

2. 施術者は患者の左腋下に手を伸ばし、示指と中指をわずかに屈曲させ（曲げて）、後腋窩ひだを固定する。

3. 患者の上位肋骨と肩甲骨および胸部の関節を固定するため、右腕を患者の上前胸郭にやさしく置く。右手の示指と中指を丸めて前腋窩ひだをつかみ、肩鎖関節を安定させるために両母指をくっつける（図17.39）。

4. やさしく、頭側向きの牽引を両手で加えて治療を始め、このポジションを30〜60秒間続けるか、牽引をゆっくり加えたり止めたりして（リリース）、「開閉」を使う（図17.40）。

5. 患者の左上腕を右腕で固定させたまま、上から見て60度の角度になるように、施術者は牽引の力を頭側と外側に向けて加える（図17.41）。

6. 患者の腕を横に戻し、施術者は頭側に牽引を加える。施術者が牽引を続ける間、患者はゆっくりと外旋させ（図17.42）、それから上腕を内旋させる（図17.43）。この動きは、30〜60秒間続ける。注意：この動きは、前腕の回外運動と回内運動と混同すべきでない。

7. 動作の回復や痛みの反応があるか、肩を再検査する。最初は、このテクニックは1週間につき最高3回まで繰り返し行い、それから動作や痛みが回復するまで1週間に1回検査する。

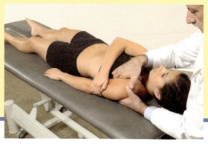
図17.39　ステップ1〜3

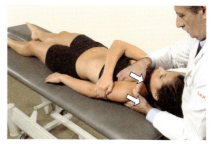
図17.40　ステップ4　頭側向きの牽引

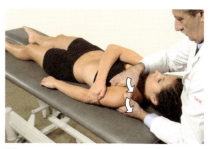
図17.41　ステップ5　60度の角度の牽引

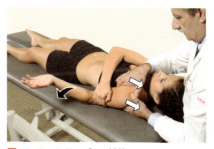
図17.42　ステップ6　外旋

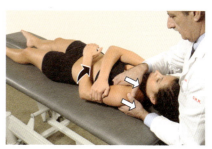
図17.43　ステップ6　内旋

下肢 背臥位

骨盤帯：スペンサー手技 第1段階（股関節屈曲）

1. 患者を背臥位にし、施術者は機能障害の股関節側方に立つ。

2. 膝関節を屈曲させ、股関節を制限バリアまで屈曲させる（図17.44）。

3. 最終可動域でゆっくりやさしくスプリング運動を行う（関節手技、関節の開閉）。（図17.45 白矢印）

4. マッスルエナジー：患者に膝部を施術者に対して押すように指示し（股関節伸展）、施術者はその力に逆らう（図17.46 黒矢印と白矢印）。この収縮法を3〜5秒間保持する。

5. 一瞬力をゆるめたのち、股関節を新たな制限バリアへ向けてさらに屈曲させる（図17.47 白矢印）。

6. ステップ4と5を3〜5回繰り返し、屈曲を再評価する。

7. 患者に股関節屈曲させ、施術者がそれに逆らうように伸展方向に抵抗する運動（相反抑制）は治療効果を高める（図17.48 黒矢印と白矢印）。

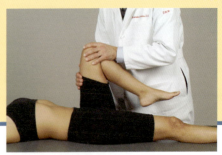

図17.44　第1段階　ステップ1と2

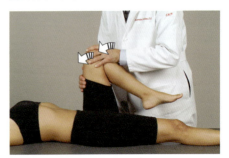

図17.45　第1段階　ステップ3

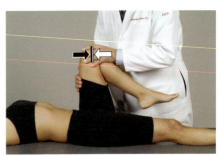

図17.46　第1段階　ステップ4

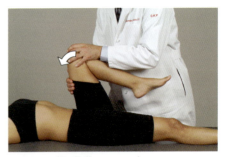

図17.47　第1段階　ステップ5

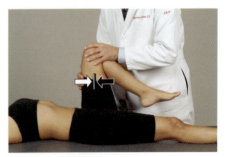

図17.48　相反抑制

下肢 背臥位
骨盤帯：スペンサー手技 第2段階 （股関節伸展）

1. 下肢を治療台の側方から出し、制限バリアまで床に向けて伸展させる（図17.49）。
2. 最終可動域でゆっくりやさしくスプリング運動を行う（関節手技、関節の開閉）（図17.50 白矢印）。
3. マッスルエナジー：患者に膝を引くように指示し（股関節屈曲）（図17.51 黒矢印）、施術者はその力に逆らう（白矢印）。この収縮法を3～5秒間保持する。
4. 一瞬力をゆるめたのち、股関節を新たな制限バリアへ向けて伸展させる（図17.52 白矢印）。
5. ステップ3と4を3～5回繰り返し、伸展を再評価する。
6. 患者に股関節伸展させ、施術者がそれに逆らうように屈曲方向に抵抗する運動（相反抑制）は治療効果が高める（図17.53 黒矢印と白矢印）。

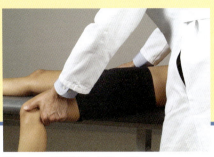

図17.49　第2段階　ステップ1

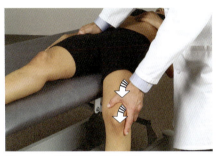

図17.50　第2段階　ステップ2

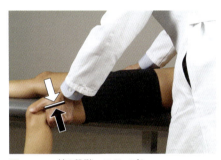

図17.51　第2段階　ステップ3

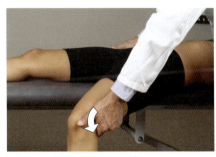

図17.52　第2段階　ステップ4

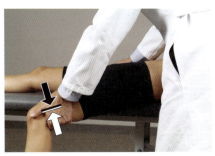

図17.53　相反抑制

下肢 背臥位
骨盤帯：スペンサー手技
第3〜第4段階
（分回し運動）

1. 患者の股関節を制限バリアまで屈曲させ（膝関節も屈曲）、わずかに圧迫する（図17.54　白矢印）。

2. 圧迫したまま約30秒間股関節を回す（図17.55　白矢印）。最初は小さな円からだんだんと大きな円に動きを大きくする（時計回りと反時計回りの両方向）。

3. 膝関節を伸展させ、下肢と足関節をつかんで中程度の力で牽引する（図17.56　白矢印）。

4. 牽引を続けながら股関節を回す。最初は小さな円からだんだんと大きな円に動きを大きくし（図17.57　白矢印）、時計回りと反時計回りの両方向に15〜30秒間繰り返す。

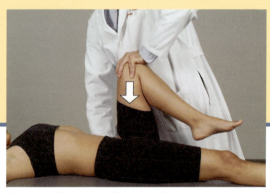

図17.54　第3〜第4段階　ステップ1

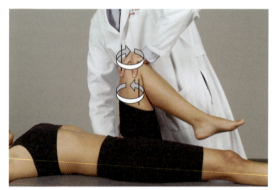

図17.55　第3〜第4段階　ステップ2

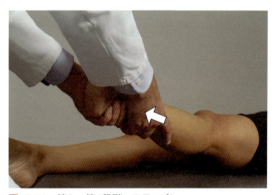

図17.56　第3〜第4段階　ステップ3

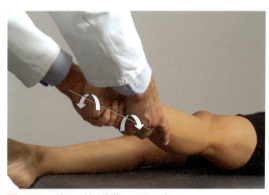

図17.57　第3〜第4段階　ステップ4

下肢 背臥位
骨盤帯：スペンサー手技 第5～第6段階（内旋と外旋）

1. 患者の股関節と膝関節を屈曲させ、制限バリアまで内旋させる。

2. 最終可動域でゆっくりやさしくスプリング運動を行う（関節手技、関節の開閉）（図17.58 白矢印）。

3. マッスルエナジー：患者に膝部を施術者に対して押すように指示し（股関節外旋）（図17.59 黒矢印）、施術者はその力に逆らう（白矢印）。この収縮法を3～5秒保持する。一瞬力をゆるめたのち、股関節を新たな制限バリアへ向けて動かす。

4. ステップ3を3～5回繰り返し、内旋を再評価する。

5. 続いて外旋バリアまで動かし、最終可動域でゆっくりやさしいスプリング運動（関節手技、関節の開閉）を行う（図17.60 白矢印）。

6. マッスルエナジー：患者に膝を施術者に対して押すように指示し（股関節内旋）、施術者はその力に逆らう（図17.61 黒矢印と白矢印）。この収縮法を3～5秒間保持する。一瞬力をゆるめたのち、股関節を新たな制限バリアへ向けて外旋させる。

7. ステップ6を3～5回繰り返し、外旋を再評価する。

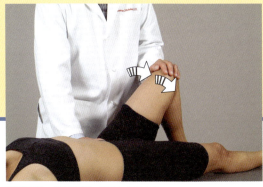

図17.58　第5段階　ステップ1と2

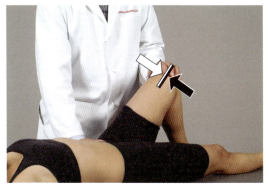

図17.59　第5段階　ステップ3

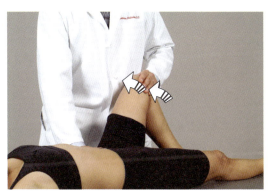

図17.60　第6段階　ステップ5

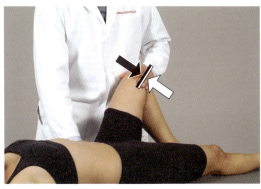

図17.61　第6段階　ステップ6

下肢　背臥位

骨盤帯：スペンサー手技　第7〜第8段階（外転と内転）

1. 患者を背臥位にする。下肢を伸展させ、やさしく制限バリアへ外転させる。

2. 最終可動域でゆっくりやさしくスプリング運動を行う（関節手技、関節の開閉）（図17.62　白矢印）。

3. マッスルエナジー：患者に膝部を引くように指示し（股関節内転）（図17.63　黒矢印）、施術者はその力に逆らう（白矢印）。この収縮法を3〜5秒間保持する。一瞬力をゆるめたのち、股関節を新たな制限バリアへ向けて外転させる。

4. ステップ3を3〜5回繰り返し、外転を再評価する。

5. 続いて内転バリアまで動かし、最終可動域でゆっくりやさしくスプリング運動を行う（関節手技、関節の開閉）（図17.64　白矢印）。

6. マッスルエナジー：患者に膝部を施術者に対して押すように指示し（股関節外転）（図17.65　黒矢印）、施術者はその力に逆らう（白矢印）。この収縮法を3〜5秒間保持する。一瞬力をゆるめたのち、股関節を新たな制限バリアへ向けて内転させる。

7. ステップ6を3〜5回繰り返し、内転を再評価する。

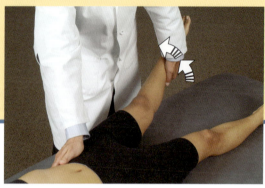

図17.62　第7段階　ステップ1と2

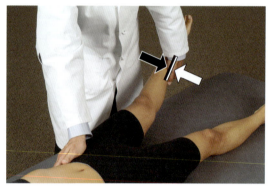

図17.63　第7段階　ステップ3

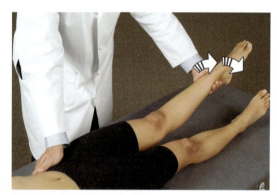

図17.64　第8段階　ステップ5

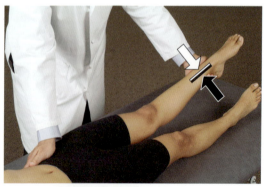

図17.65　第8段階　ステップ6

第 17 章 | 関節手技と混合手技

上肢 座位
肘関節橈尺関節回内機能障害
長てこ法、回外、マッスルエナジー（HVLA）
（例：右橈骨頭、回内） 映像17.4

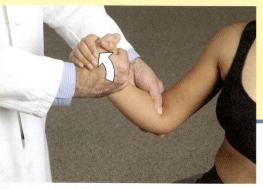

図17.66　ステップ1～3

注意：このテクニックは、橈骨の長軸回旋の動きに影響を与え、橈骨頭が反対側の橈骨遠位端に動く「シーソー」関係には関与しない。

1. 患者を座位にし、施術者は患者の正面に立つ。
2. 握手するように機能障害のある上肢を保持し、もう一方の手の母指を橈骨頭前方に置く。
3. 続いて制限バリアまで患者の手を回外させる（図17.66　白矢印）。
4. 患者に前腕を回内するように指示し（図17.67黒矢印）、施術者はそれに逆らうように力をかける（白矢印）。
5. 一瞬力をゆるめたのち、前腕を新たな制限バリアへ向けて回外させる。
6. ステップ4と5を3～5回繰り返す。
7. 完全に回外できない場合、スラスト手技を用いてもよい。前述と同様に患者の上肢を保持し、母指を橈骨頭前方に置く。
8. 肘関節を完全に伸展させ、同時に回外させる。
9. 伸展の最終バリアで橈骨に対して母指で後方へ弧を描くようにスラストをかける（図17.68白矢印）。
10. 機能障害要素（TART）を再評価する。

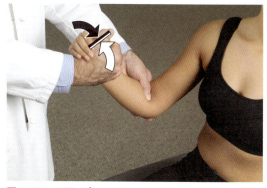

図17.67　ステップ4

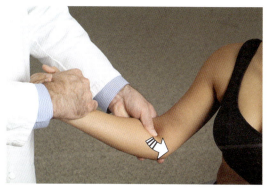

図17.68　ステップ7～9

長軸機能障害は、前後方偏位がなく橈骨軸に沿った回旋運動に関連する。橈骨頭と茎状突起が反対方向に動く前後方機能障害で述べられるシーソー運動とは異なる機能障害である。

上肢 座位

肘関節橈尺関節回外機能障害
長てこ法、回内、マッスルエナジー（HVLA）
（例：右橈骨頭、回外） 映像17.5

1. 患者を座位にし、施術者は患者の正面に立つ。
2. 握手するようにして機能障害のある上肢を保持し、もう一方の手の母指を橈骨頭後方に置いて支える。
3. 制限バリアまで前腕を回内させる（図17.69 白矢印）。
4. 患者に手関節を回外するように指示し（図17.70 黒矢印）、施術者はそれに逆らうように力をかける（白矢印）。
5. 一瞬力をゆるめたのち、前腕を新たな制限バリアへ向けて回内させる。
6. ステップ4と5を3〜5回繰り返す。
7. 完全に回内できない場合、スラスト手技を用いてもよい。前述と同様に患者の上肢を保持し、母指を橈骨頭後方に置く。
8. 肘関節を完全に伸展させ同時に回内させる。
9. 伸展の最終バリアで橈骨頭後方に置いた母指で前方へ弧を描くようにスラストをかける（図17.71 白矢印）。
10. 機能障害要素（TART）を再評価する。

長軸機能障害は、前後方偏位がなく橈骨軸に沿った回旋運動に関連する。橈骨頭と茎状突起が反対方向に動く前後方機能障害で述べられるシーソー運動とは異なる機能障害である。

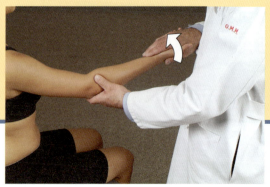
図17.69　ステップ1〜3

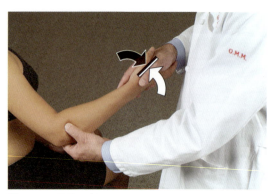
図17.70　ステップ4

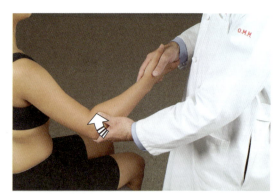
図17.71　ステップ7〜9

骨盤部 背臥位
腸仙（寛骨）機能障害
HVLA（牽引）、呼吸補助
（例：右寛骨前方回旋偏位）

1. 患者を背臥位にし、施術者は治療台の足側に立つ。
2. 右足関節をつかみ、右下肢を45度以上持ち上げて下肢の長軸方向に牽引する（図17.72　白矢印）。
3. 牽引を保ちながら患者に3〜5回ゆっくり深呼吸をしてもらう。息を吐き切る度に牽引力を強める。
4. 最後にもう一度息を吐き切ってもらい、牽引方向に素早くスラストをかける（図17.73　白矢印）。
5. 機能障害要素（TART）を再評価する。

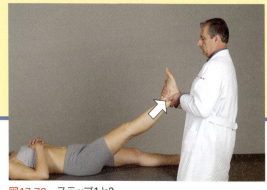

図17.72　ステップ1と2

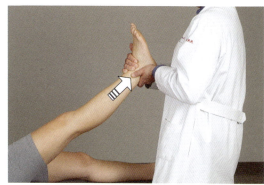

図17.73　ステップ3と4

頸部 背臥位
C2〜C7機能障害
（例：C3 NSRRRまたはSSLRL）

1. 患者を背臥位にし、施術者は治療台の頭側に立つ。
2. 示指あるいは中指の指腹で評価する分節の関節柱を触診する。
3. 関節柱に対して左から右に並進運動を行い（左側屈）、続いて右から左に行う（右側屈）（図17.74と図17.75）。
4. 各並進運動の最終可動域で並進運動の方向にスプリング動作の回旋を加えてもよい（例：左側屈、左回旋）（図17.76　白矢印）。
5. この手順を、領域全体を改善させるためにC2〜C7全体に繰り返してもよいし、機能障害分節に集中して繰り返してもよい。
6. 機能障害要素（TART）を再評価する。

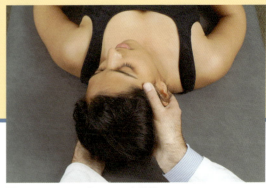
図17.74　ステップ1〜3　右並進

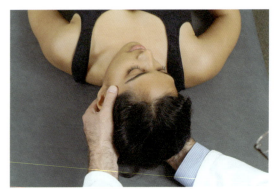
図17.75　ステップ1〜3　左並進

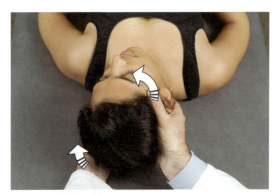
図17.76　ステップ4

後背部 座位
T1〜T4機能障害
直接（FSRRR）タイプ2
（例：T1 ESLRL）

1. 患者を座位にし、施術者は後方に立つ、あるいは横に座る。

2. 後方の手の母指を機能障害領域の近位後背部の傍脊柱組織に当てる。

3. もう一方の手は患者の身体の前を通り、側頭部を保持する（図17.77）。

4. 施術者側にやさしく頭部を側屈させ、傍脊柱組織に当てた手で脊柱軸に垂直にスプリング力をかける（図17.78　白矢印）。

5. 胸部全体、局部の機能障害分節、あるいは対側に行ってもよい。

6. 機能障害要素（TART）を再評価する。

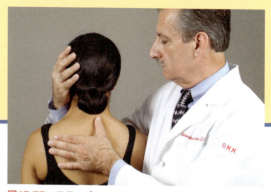

図17.77　ステップ1〜3

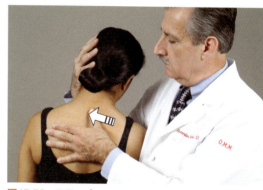

図17.78　ステップ4

参考文献

1. Ward R, exec. ed. Foundations for Osteopathic Medicine. 2nd ed. Philadelphia, PA: Lippincott Williams & Wilkins, 2003.

2. Kimberly P, Funk S, eds. Outline of Osteopathic Manipulative Procedures: The Kimberly Manual. Millennium Edition. Marceline, MO: Walsworth, 2000.

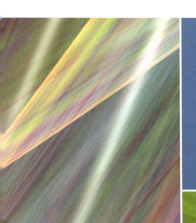

頭蓋骨オステオパシー
徒手医学

18

手技の原理

　頭蓋骨オステオパシー整体医学（OCMM）は、かつて頭蓋骨オステオパシー（OCF）と呼ばれていた。オステオパシー原理教育協議会（ECOP）の定義によると、頭蓋骨オステオパシー（OCF：Osteopathy in the cranial field）とは、"ウィリアム・ガーナー・サザーランド（William Garner Satherland, DO）が最初に提唱した主要呼吸メカニズムとバランス張力膜を利用する診断と治療システムであり、ハロルド・マグーン・シニア（Harold Magoun, Sr.）が著した文献のタイトルでもある"と記されている[1]。2014年、ECOPは頭蓋骨オステオパシー（OCF）の名称を頭蓋骨オステオパシー整体医学（OCMM）に変更する投票を行った[2]。

　サザーランドが彼の人生を懸けて健康と病気に大きなかかわりを持つ頭蓋骨の解剖学とバイオメカニクスの研究を始めたのは、まだA.T.スティルに師事していたときであった。ミズーリ州カークスビル（アメリカン・スクール・オブ・オステオパシー：American School of Osteopathy）で頭蓋骨の標本を見たときから彼は頭蓋に関心を持つようになったといわれる。サザーランドはこの手技で著名な人物であるが、彼の研究は多くの臨床家の手により引き継がれ、調査、指導が行われてきた[3) 4)]。ECOPは主要呼吸メカニズムを「身体の5つの要素の相互依存機能を表すためにウィリアム ガーナー サザーランドが提唱したモデル[1]」と定義付けている。その5つの要素とは下記のとおりである。

1. 脳脊髄の自動性
2. 脳脊髄液の波動性
3. 頭蓋内および髄腔内の膜組織の可動性
4. 頭蓋骨関節の可動性
5. 仙腸関節（骨盤骨）の不随意運動[1]
6. これは、蝶形後頭底の軟骨結合の可動性と連動するものと考えられている。

　OCMMのかつての名称は、頭蓋骨オステオパシー（OCF）、クラニアル・オステオパシー（CO）[1]、頭蓋仙骨手技[5]で、単に頭蓋手技とも呼ばれていたが、重要なことは前述の原理に基づいて治療を実施することである。他のオステオパシー手技を頭蓋に用いることもできるが、その場合は体性機能障害治療の効果を出すため、各手技特有の原理を用いて行うべきである。例えば、カウンターストレイン、軟部組織テクニック、筋筋膜リリースやリンパ手技はすべてこの領域で用いることができるが、OCMMやOCFやCO、あるいは頭蓋仙骨手技のカテゴリーに入らない。頭蓋骨オステオパシー整体テクニックと解剖学で広範囲に及ぶ研究が行われ、オステオパシー医学学校では上記とそれ以上の概念が教授されて、施術者は実力をつけるためにこの特別な手技を行う準備をする。

　多くの臨床家は頭蓋骨が動くことや施術者がその動きを触診できることに対して懐疑的であったが、多くの研究がそのような動きを証明し、頭蓋縫合は完全に骨化されていない可能性を示している[1]。頭蓋骨の縫合が動くということを簡単に示すためには、1人の学生にパートナーの前頭頬骨縫合の治療体験をさせるとよ

595

い。片手の母指を前頭頬骨縫合に置き、同じ手の示指指腹を反対側の前頭頬骨縫合に当てる。そして前頭頬骨部分をやさしく左右に揺らす。そのとき、もう一方の手で頭を保持する。関節のクリック音が聞こえるかもしれないが、施術役と患者役の両方が動きを感じるだろう。この手技による有効性に対して、有害な副作用を見たことがないため、この手技を教育することは有用であると確信している。

OCMMがなぜ有効であるのかについては完全に解明されていない。前述の諸原理が組み合わさり根本的な原因と結果を生み出すのではないかと考えている。その他の理由としては、結合組織の機械的受容器からの反射現象、あるいは侵害受容器からの反射現象、神経系周辺あるいはその中心における顕視的あるいは巨視的な体液変化などが挙げられるだろう（トラウベ・ヘーリング・メイヤー波）[6]。サザーランドは多くの患者を触診し、特有な動きを触知した。しかし解剖学的に頭蓋を検討した結果、その動きを筋活動で説明することができなかった。そのため彼は固有の不随意メカニズムの存在を推定し、最終的に**主要呼吸メカニズム**という名称にたどり着いた[7]。

主要呼吸メカニズムは、次のように定義される。

主要とは、内部組織の呼吸プロセスを指す。

呼吸とは、内呼吸（例：組織細胞とそれを浸す液体が構成する内部環境との間の呼吸ガスの交換）のプロセスを指す。

メカニズムとは、すべての構成要素が1つのユニットとなって、この基本的な生理学を実行することを指す[2]。

動きには特有のパターンがあると考えられており、各人において容易に触診できる。この動きのパターンは様々な要因によって決まるが、縫合の斜角と硬膜の付着部に関連すると考えられている。したがってOCMMを用いて診断、治療を行う場合、施術者は頭蓋の解剖学的知識を備え持っていなければならない（例：前頭骨、蝶形骨、そして側頭骨はテリオンでつながっている［内側から外側の順］）。

大脳鎌、小脳鎌と小脳テントの内部硬膜反応は総じて**相互張力膜**（**RTM**）として知られている。RTMは通常の生理学的動態の際、関節運動の範囲を制限する[1]。頭蓋骨の位置や動きの歪みは、この相互張力膜を通じて頭蓋底と頭蓋冠に伝達されると考えられる。したがって、運動パターンの非対称性に伴う頭蓋骨の可動制限は**頭蓋体性機能障害**と呼ばれる。

頭蓋骨で触知される二相性波動は**クラニアル リズミック インパルス**（**CRI**：Cranial Rhythmic Impulse）と呼ばれている。OCMMでは頭蓋骨と仙骨の同期運動が重要視されている（頭蓋仙骨メカニズム）。頭蓋と仙骨の間の動きは、大後頭孔と第2仙骨における硬膜管の付着部に関連があると考えられている。これはコア・リンク（中核連結）と呼ばれることもあり、1分間に8〜14サイクルのリズミカルなテンポで起きる[1][4]。このインパルスは身体のどの部分でも触知することができ、頭蓋骨オステオパシーだけでなく靱帯張力バランスまたは靱帯性関節ストレイン（BLT/LAS）でも用いられる。その速度と振幅は特定の疾病に応じて変化する場合がある（例：発熱）。

頭蓋骨オステオパシーで使用される名称は一般的に蝶形後頭底結合（SBS：Spheno Basilar Symphysis）、すなわち軟骨結合の動きで表される。この蝶形骨は、蝶形後頭底の軟骨結合でトルコ鞍（脳下垂体が入っているところ）のすぐ下で、後頭部と関節接合する。後頭部と蝶形骨は反対の方向に回旋する。

蝶形骨底の屈曲時に後頭基底と蝶形基底は頭側に動き、後頭鱗と蝶形骨翼はより尾側に動く。これらの屈曲伸展は2つの横軸を中心とする回転動作である。すなわち、1軸は大後頭孔の高さで、もう1つの軸は蝶形骨体を通る[7]。正中で対を成していない頭蓋骨はすべて屈曲伸展するといわれている。

蝶形後頭底結合の屈曲と伸展

頭蓋底が屈曲すると側頭骨の錐体部分はSBSとともに頭側に動く（**図18.1**）[8]。これが側頭骨外旋と呼ばれる側頭鱗の外側への広がりを生

第 18 章 | 頭蓋骨オステオパシー徒手医学

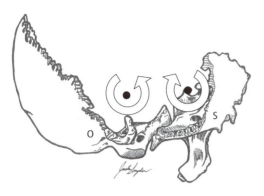

図18.1　蝶形後頭底結合の屈曲　O：後頭骨回転軸、S：蝶形骨回転軸

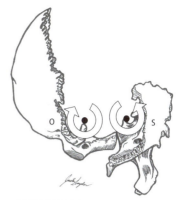

図18.2　蝶形後頭底結合の伸展　O：後頭骨回転軸、S：蝶形骨回転軸

じさせる。対を成すすべての骨は蝶形後頭底が屈曲すると外旋し、伸展すると内旋する。したがって、屈曲時に頭蓋骨は前後の直径が縮み、外側に広がる。反対に、伸展時には前後の直径が大きくなり、横幅が狭くなる（図18.2）。

仙骨は頭蓋骨とリンクしているため、頭蓋骨の動きに同期して動く。SBSが屈曲すると、仙骨底は上後方に動き[1]、伸展すると、下前方に動く。最近の頭蓋仙骨メカニズム用語は、以前仙骨全体の動きに使われていた用語と異なるため、誤解を生むことがある。仙骨全体のメカニクスでは、仙骨底の前方への動きは「仙骨の屈曲」と表現されていた。しかし、頭蓋仙骨メカニズムにおける「屈曲」とは「仙骨底の後方への動き」を表す。仙骨底の動きをニューテーション（うなずき）という専門家もいる。それに従うと、仙骨底の前方への動きはニューテーション、後方への動きはカウンター・ニューテーションとなる。どちらの用語を使おうと（屈曲と伸展、あるいはニューテーションとカウンター・ニューテーション）、仙骨底は仙骨全体が屈曲し、頭蓋仙骨が伸展すると前方に動き、仙骨全体が伸展し頭蓋仙骨が屈曲すると後方に動く。

アメリカ・オステオパシー医学大学協会のウェブサイトで、蝶形後頭底の屈曲と進展の3Dアニメーション動画も参照すること（http://www.aacom.org/ome/councils/aacom-councils/ecop/motion-animations/Detail/flexion-and-extension-of-the-sphenobasilar-synchrondrosis）。

頭蓋仙骨メカニズム

機能障害に陥っている頭蓋骨の動きのパターンは生理学的あるいは非生理学的と表される。生理学的機能障害の例として、捻転、側屈、回旋と固定（屈曲と伸展）が挙げられる。圧縮、垂直挫傷（せん断）と横挫傷は非生理的な機能障害の例であり、頭の外傷、出産時外傷、歯科処置、下肢筋骨格系の緊張や機能障害、悪い姿勢などが原因で起きる。

捻転は前後軸を中心としたSBSの回旋に関連し、蝶形骨と後頭骨は反対方向に回旋する。右捻転を触診すると、右蝶形骨大翼は隆起、左回

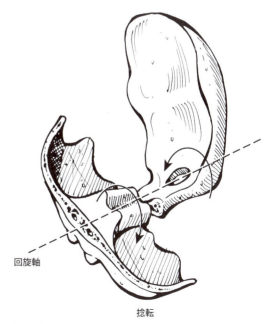

図18.3　右SBS捻転

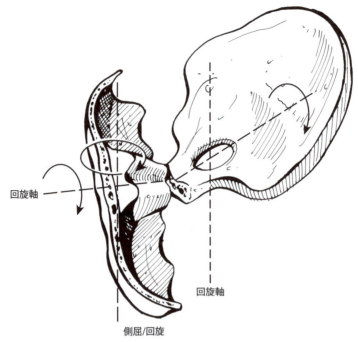

図18.4　左SBS側屈と回旋

旋し、右後頭鱗が両手の中に沈み、右回旋するように感じられる（図18.3）。上方にある大翼の別名である。

　側屈と回旋とは、SBSで同時に起こる側屈と回旋のことである。側屈は2本の軸の周りを回旋することにより起こる。軸の1本は蝶形骨体の中心で、もう1本は大後頭孔である。これらの軸の周りを蝶形骨と後頭骨は反対方向に回旋する。回旋要素の機能障害は前後軸を中心に起こり、そのため蝶形骨と後頭骨は同じ方向に回旋するようになる。回旋は凸側に（下方面）起こる。**左側屈と回旋**を触診すると、側屈では右手と比較して左手に隆起を感じ、また回旋では蝶形骨と後頭骨の両方で左手が尾側に引かれるのを感じる（図18.4）。

　アメリカ・オステオパシー医学大学協会のウェブサイトでは、軸に「側屈回旋」の体性機能障害を起こす頭蓋の動きについての3Dアニ

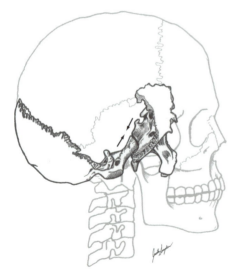

図18.5　SBS 圧縮

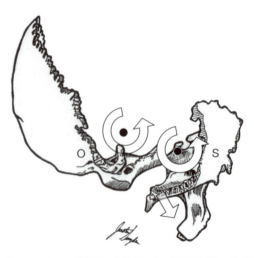

図18.6　SBS 垂直下方の挫傷　O：後頭骨回旋、S：蝶形骨回旋

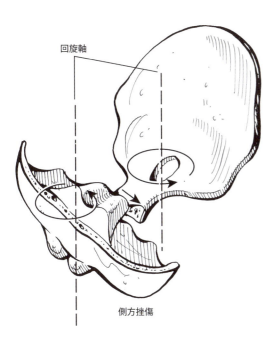

図18.7 　SBS側方挫傷

 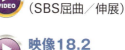
映像18.1
（SBS屈曲／伸展）

映像18.2
（SBS捻転）

映像18.3
（SBS側屈／回旋）

映像18.4
（SBS圧縮）

映像18.5
（SBS下垂直挫傷）

映像18.6
（SBS上垂直挫傷）

映像18.7
（SBS側方挫傷）

メーションが公開されている。参照にすること（http://www.aacom.org/ome/councils/aacom-councils/ecop/motion-animations/Detail/cranial-motion-that-results-in-a-sidebending-rotation-somatic-dysfunction-with-axes）。

　SBS圧縮では、ボウリング用のボール（動きはない）のような硬さを感じるか、すべての機能障害挫傷のパターンを同時に感じ始める（図18.5）。

　上下垂直挫傷は蝶形骨の屈曲と後頭骨の伸展（上方）、あるいは蝶形骨の伸展と後頭骨の屈曲（下方）にかかわる。機能障害は蝶形骨底部の位置によって決まり、触診により上方垂直せん断は蝶形骨大翼が尾側に異常に大きく引かれるように感じる。下方垂直せん断では蝶形骨大翼が尾側にほとんど動かないように感じる（図18.6）。

　側方挫傷は2本の回旋軸に関連し、回旋は同じ方向に起こるようになる。これはSBSに外側へのせん断力を生じる。機能障害は蝶形骨底部の位置によって決まり、触診により横挫傷は両手が平行四辺形の上に乗っているように感じる（図18.7）。

手技の分類

直接法

　直接法による頭蓋骨オステオパシーでは、機能障害領域は制限バリア（拘縮、緊張）に向けて動かされる。施術者はやさしくバリアにアプローチし、リリースが起きるまで軽く力を加える。機能障害が主に関節である場合、直接法が適している。この手技は一般的に、頭蓋縫合が完全に発達していない幼児や子どもに用い、大人は非常に特殊な機能障害の場合に用いられる[5]。

間接法

　間接法では、機能障害領域は制限バリア（拘縮、緊張）から遠ざけ、弛緩（自由、不安定）方向に動かされる。施術者は張力のバランスが取れるまで（バランス張力膜）機能障害領域を弛緩・拘縮間の自由方向に向けて動かす[5,7]。CRIがモニターされたのち、固有力により弛緩方向へわずかに動きを感じることがある。その後、元のバランス位置に戻るが、それがリリースの目印である。この手技は機能障害の主な原因が硬膜制限による症状の場合に最適である[5]。

誇張法

　誇張法は間接法と同じく機能障害領域を弛緩方向に動かすが、弛緩バリアに達した後、さらに力を加える。

解放法

　解放法は関節部を開くあるいは引き離すようにする。関節がどれだけ制限を受けているかに応じて牽引力あるいは圧迫を加える。

手技のスタイル

固有力

　主要呼吸メカニズムを通して身体の固有力を使うことがOCMMのポイントである。施術者は脳脊髄液の波動を用いて、1つの領域から他の領域に圧迫を変えることにより、この液体が様々なバリアを取り除く。これを最も顕著に示すのはV字拡張手技である[5]。

呼吸補助

　他の手技と同様、肺呼吸は大きな補助となる。呼吸によるリリース促通メカニズムは呼吸に伴う動きを誇張することを利用している。例えば、吸気でSBSは屈曲し、対を成す骨は外旋方向に動く。対を成していない骨が呼気で先に伸展方向に動き、対を成す骨が内旋する。頭蓋にうまく作用するように患者に呼吸をしてもらい、思いきり息を吸ったとき、あるいは吐いたときに息を止めてもらうことで、リリースを促進できると考えられている。

遠位活性化

　ある特定の症状においては、仙骨部あるいは四肢から働きかけることが望ましい場合がある。仙骨に緊張を加えることで下位からメカニズムを導き、SBSの動きに作用することができる。さらに、患者に自動的に底屈あるいは足背屈をしてもらい、SBSに働きかけることも可能である。足関節背屈はSBSの屈曲、そして足関節底屈はSBSの伸展を促す[5]。

静止点

　この方法では、施術者はCRIでモニターされる主要呼吸メカニズムに抵抗するようにする。これは第4脳室圧迫と呼ばれている（CV4：compression of the fourth ventricle）。CV4手技の成功の鍵は固有力にある。この手技では、施術者はCRIのいくつかのサイクルをモニターし、続いて触診している骨の呼気運動を行う（通常、後頭骨鱗）。それから脳脊髄液の波動が止まるのを感じるまで屈曲力に対してやさしく抵抗力をかける。この位置を静止点と呼び、15秒から数分間CRIが戻るのを感じるまで保持する。この手技は頭へのアプローチが禁忌である場合、仙骨に対して行うことができる（例：急性頭部外傷）[5,7]。

適応症

1. 頭痛
2. 中等度～重度のむちうち損傷
3. めまい、耳鳴り
4. 滲出性中耳炎、漿液性中耳炎
5. 側頭下顎骨関節機能障害
6. 副鼻腔炎

禁忌

絶対的禁忌

1. 急性頭蓋内出血
2. 頭蓋内圧の上昇
3. 急性頭蓋骨骨折
4. 特定の（関連性のある）発作症状

関連のある禁忌

1. 凝血障害
2. 広範囲にわたる頭蓋骨損傷

一般的に考慮すべき点とルール

　OCMMは多くの症状に有効であるだろう。悪い副作用はほとんどないが、頭痛、めまい、耳鳴り、吐き気や嘔吐を引き起こす可能性に注意すべきである。また、自律神経系への影響にも注意する必要がある（例：徐脈）。これらは学生が手技を習い始めたばかりで患者の頭蓋に対する押圧法をマスターしていない場合に起こりやすい。また、後頭乳突縫合部保持の手技が不適切である（誤った位置と押圧方法）ことがしばしば見られる。頻繁ではないが、頭痛、吐き気、嘔吐はときどき見られる。

　したがって、施術者は患者に正しくコンタクトするよう注意する必要があり、適正時間内に適正な力をかけなければならない。また、主要呼吸メカニズムを確認してから治療を終えるべきである。

　この手技には、複数の手を用いる代替法もある。1人の施術者が頭蓋を触診している間に、もう1人が仙骨や身体の他の領域を触診する方法である。複数のアプローチを同時に行うことで治療効果を高めることができる。

背臥位

頭蓋骨アーチホールド

 映像18.8

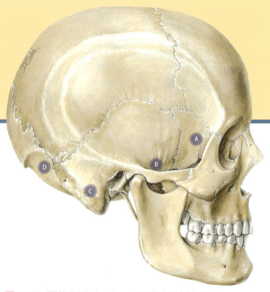

図18.8　頭蓋骨側面。A～Dは指の位置を示す
（文献[2]の許諾を得て編集）

目的
　主要呼吸メカニズムを評価すること。主要呼吸メカニズムは頭蓋に現れ、頭蓋の全般的な動きに各骨がどれだけかかわっているかを示す。

手技

1. 患者を背臥位にし、施術者は治療台の頭側に座る。
2. 両前腕を治療台に置き、てこの支点とする。
3. 両手掌全体で患者の左右頭部を保持する。
4. 蝶形骨大翼に両示指を当てる（図18.8 A）。
5. 中指を側頭骨頬骨突起に当てる（図18.8 B）。
6. 第4指を側頭骨乳様突起に当てる（図18.8 C）。
7. 第5指を後頭鱗に当てる（図18.8 D）。
8. 頭蓋に触れずに母指同士を付ける、あるいはクロスさせる（図18.9と図18.10）。
9. CRIを触診する。
    a. 伸展・内旋：冠状直径が小さくなると、前後方直径が広がり、高さが高くなる。
    b. 屈曲・外旋：冠状直径が大きくなると、前後方直径が狭まり、高さが低くなる。
10. CRIの振幅、速度と規則性を記録する。
11. 振幅、速度と規則性が異なる骨があれば、それを記す。

　患者に息を止めてもらいCRIで起きるリズミカルな感覚をさらに調べてもよい。また患者に深呼吸してもらいCRIの振幅を増やすと、容易に触知できるようになる。

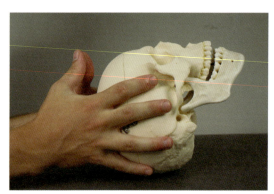

図18.9　ステップ1～8

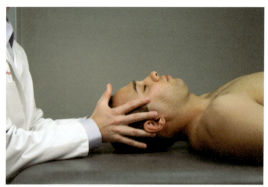

図18.10　ステップ1～8

背臥位

前頭後頭ホールド

 映像18.8

目的

頭蓋に現れる主要呼吸メカニズムを評価すること。頭蓋基底、特にSBSの可動性を評価すること。また、他のCRIと関連する前頭骨を評価すること。

手技

1. 患者を背臥位にし、施術者は頭側の側方に座る。
2. 尾側の手を患者の後頭鱗の下に入れる。前腕部を治療台に置き、てこの支点とする。
3. 頭側の手で前頭骨をはさみ持ち、肘部を治療台に付いて、てこの支点とする。
4. 頭側の母指と中指を蝶形骨大翼に当てる（もし、指が届かないようであれば、蝶形骨大翼の前方に母指と中指を当てる）。
5. 両手掌全体でしっかりコンタクトする（図18.11～図18.13）。
6. CRIを触診する。
    a. 伸展・内旋：冠状直径が小さくなると、前後方直径が広がり、高さが高くなる。
    b. 屈曲・外旋：冠状直径が大きくなると、前後方直径が狭まり、高さが低くなる。
7. CRIの振幅、速度と規則性を記録する。
8. 振幅、速度と規則性が異なる骨があれば、それを記す。
9. 特にSBSに注意を払い、蝶形骨と後頭部の動きを確認する。

患者に息を止めてもらい、CRIで起きるリズミカルな感覚をさらに調べてもよい。また患者に深呼吸してもらいCRIの振幅を増やすと、容易に触知できるようになる。

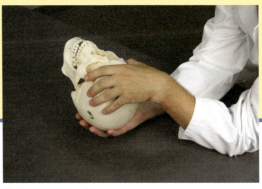

図18.11　ステップ1～5

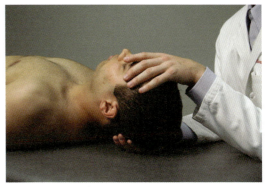

図18.12　ステップ1～5

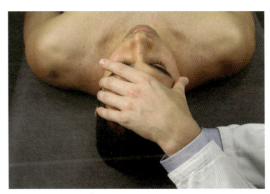

図18.13　ステップ1～5

背臥位

後頭顆減圧

 映像18.9

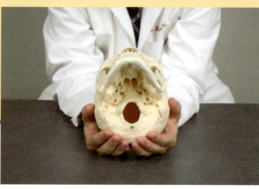

図18.14　ステップ1と2

目的

舌下神経管周辺の相互張力膜のバランスを取り、第12脳神経の機能正常化を図ること。

手技

1. 患者を背臥位にし、施術者は治療台の頭側に座る。両前腕を治療台の上に付け、てこの支点とする。
2. 頭を手掌に乗せ、両示指と中指で（あるいは中指と薬指で）、軟部組織とC1が許す限り後頭部の尾側に向けて関節柱を近づける（図18.14〜図18.16）。
3. 両手指で頭側と外側へ向けて後頭部底にやさしく力をかける。
4. リリースを感じるまで力をかけ続ける。
5. 手技の効果を評価するため、後頭部底領域に現れるCRIの速度と振幅を再検査する。

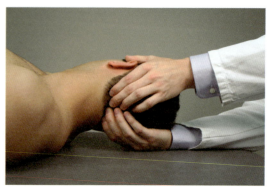

図18.15　ステップ1と2　手の位置（実際の施術では回旋は不要）

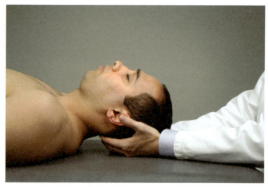

図18.16　ステップ1と2

背臥位
後頭環椎減圧[8]

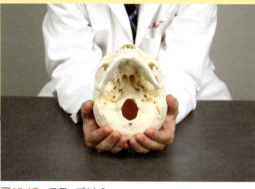

図18.17　ステップ1と2

目的
前後方軸の後頭部回旋に起因し、環椎関節面のアライメント不良を生じる後頭環椎における体性機能障害を治療すること[8]。一般的にこの手技は後頭顆減圧を行ったのちに施術する。

手技

1. 患者を背臥位にし、施術者は治療台の頭側に座る。両前腕を治療台の上に付け、てこの支点とする。

2. 両中指指腹を頭蓋後面に当て、環椎後弓まで後頭下部に向けて滑らせる。（図18.17 〜 図18.19）。

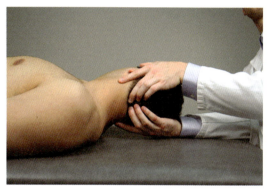

図18.18　ステップ1と2　手の位置（実際の施術では回旋は不要）

3. 両中指で環椎後弓を尾側に押圧し、後頭環椎関節面を引き離す。

4. 尾側の力を保ちながら、下顎を胸に近づける。頸を屈曲させないように注意する（これは後頭環椎関節で起こるうなずき運動である）。

5. 上記の動きで後頭顆は後方に動き、その領域の靱帯が緊張する。そして、後頭下三角にて収縮した筋をストレッチする。

6. 患者が1回かそれ以上深く息を吸う間、この位置を保持し、関節リリースを促す。

7. 手技の効果を評価するため、後頭底領域に現れるCRIの速度と振幅を再検査する。後頭環椎運動検査で正常化を評価することができる。

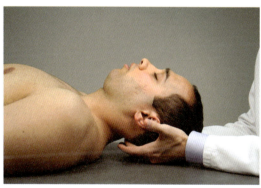

図18.19　ステップ1と2

背臥位

第4脳室加圧
映像18.10

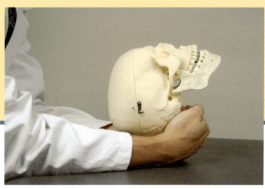

図18.21　ステップ1〜3

目的
通常、患者の第4脳室圧迫から治療を始める。この治療により自然治癒力を増加させ、患者をリラックスさせてCRIの動きを改善する。

手技

1. 患者を背臥位にし、施術者は治療台の頭側に座る。両前腕を治療台の上に付け、てこの支点とする。

2. 両手指をクロスさせる、あるいは指を組んで患者の後頭鱗を保持する。

3. 両母指球を後頭乳突縫合の後内側に当てる。両母指球を側頭骨の乳様突起上に当てる場合、続いて行う加圧は後頭骨を両側に外旋させ、極端に有害な反応を引き起こす可能性がある（図18.20〜図18.23）。

4. 後頭部が伸展するときその動きに追従し、伸展運動を促進する。

5. 左右から内側に力を加え、後頭部の伸展を保つことで、屈曲しようとする力に逆らう。
注意：後頭部を無理に伸展させてはならない。むしろ、屈曲を抑えるように力をかける。後頭部の伸展でできるたるみをピンと張り、その位置で保持するような感覚である。

6. CRIの振幅が減少、静止点への到達、あるいはリリースを感じるまで（通常、後頭部領域が柔らかく温かくなったと感じる）、力をかけ続ける。

7. CRIが再び始まったら、ゆっくり力をゆるめる。

8. 手技の効果を評価するため、CRIの速さと振幅を再評価する。

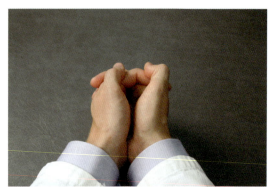

図18.22　上から見た手の位置

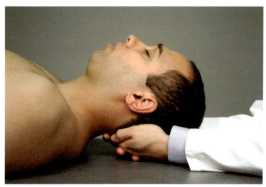

図18.23　ステップ1〜3

第 18 章 | 頭蓋骨オステオパシー徒手医学

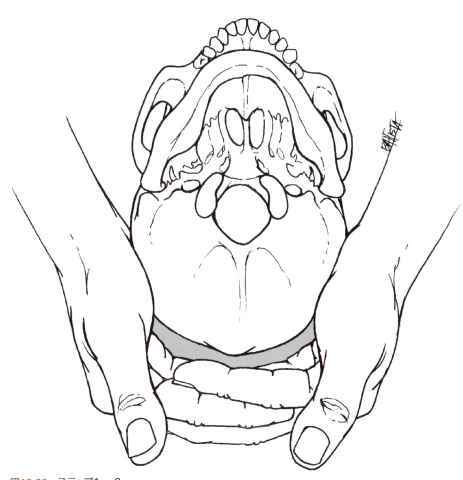

図18.20　ステップ1〜3

607

背臥位
頭頂間縫合解放（V字拡張）
 映像18.11

目的
上矢状静脈洞のドレナージを促進し、矢状縫合の可動性を回復させること。

手技
1. 患者を背臥位にし、施術者は治療台の頭側に座る。両前腕を治療台の上に付け、てこの支点とする。
2. ラムダ縫合の前上の矢状縫合で両母指をクロスさせる。
3. その他の指を頭頂骨外側面に当てる（図18.24～図18.26）。
4. クロスした母指で、矢状縫合上の頭頂骨を押し離すようにやさしく加圧する。その他の指で頭頂骨の外旋を促進し、矢状縫合を減圧する（このとき領域が柔らかくなり温かくなる感覚や動きが増加し広がる感覚を得ることがある）。
5. 母指を約1～2cm前方に移動させ、ブレグマ（冠状縫合と矢状縫合の交点）まで矢状縫合に沿って同じ手順を繰り返す（この手技では前頭縫合まで行ってもよい）。
6. 手技の効果を評価するため、特に矢状縫合でのCRIの速さと振幅を再評価する。

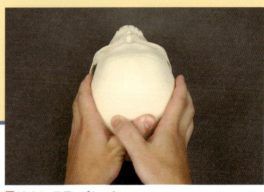

図18.24　ステップ1～3

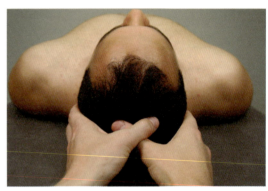

図18.25　ステップ1～3

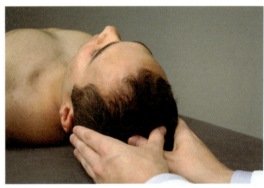

図18.26　ステップ1～3

第 18 章　頭蓋骨オステオパシー徒手医学

背臥位

縫合スプレッド
（V字拡張、体液方向手技）

 映像18.12

目的
機能障害に対する頭蓋縫合リリース（例：左後頭乳突縫合）。

手技

1. 患者を背臥位にし、施術者は治療台の頭側に座る。両前腕を治療台の上に付け、てこの支点とする。

2. 示指と中指を治療する縫合をはさんだ両側に当てる。

3. もう一方の手の指1本あるいは2本を、治療する頭蓋縫合の対側に置く（図18.27〜図18.29）。

4. できる限り軽い力で縫合と対側の手を用いて制限のある縫合に向けてインパルスを加え、体液の波動を起こさせる。目的は実際に体液を反対方向に押すことではなく、脳脊髄液の波動を利用して制限を解放することである。したがって、この波動を起こすのに十分な強さで行うが、この方法で収縮する筋線維はほとんどない、極力弱い力で行う。

5. 体液の波動は制限のある縫合で跳ね返り、施術者の操作手にフィードバックしてくることがある。その場合、制限のある縫合に向けて再びその波動を送り返さなければならない。

6. 縫合の広がりを感じ、縫合に送った波動が施術者の手に戻ってこなくなるまで、この反復動作を数回繰り返す。

7. 手技の効果を評価するため、縫合上のCRIの速さと振幅を再検査する。

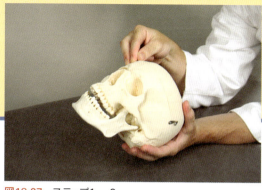

図18.27　ステップ1〜3

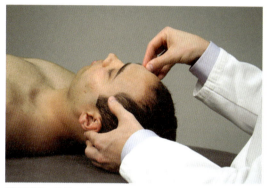

図18.28　ステップ1〜3

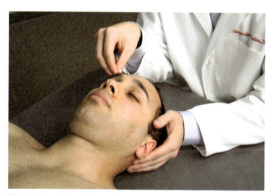

図18.29　ステップ1〜3

第2部 | オステオパシー手技

背臥位
静脈洞ドレナージ[6]

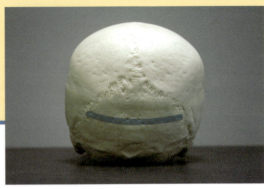

図18.30　横静脈洞

目的
静脈洞を構成する硬膜に働きかけることで頭蓋内静脈洞ドレナージを促進すること[7]。静脈洞ドレナージを行う前に、胸部出口、頸部と後頭環椎関節の体性機能障害が治療されるべきである。

手技
1. 患者を背臥位にし、施術者は治療台の頭側に座る。両前腕を治療台の上に付け、てこの支点とする。
2. 横静脈洞ドレナージでは、両手の示指指腹と中指指腹は上項線を越えて足側に置く（図18.30青線と図18.31）。
3. リリース（指で触れている部分が柔らかくなった感覚）を感じるまで最小限の加圧でその位置を保つ（患者の頭の重みで十分である）。
4. 両側がリリースするまで押圧を保持する。
5. 静脈洞交会ドレナージでは、片手の中指をイニオン（外後頭隆起先端）の上に当て、後頭部を保持する（図18.32青点と図18.33）。
6. 柔らかくなった感触を得るまでステップ4を繰り返す。

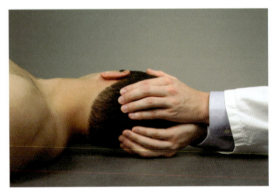

図18.31　ステップ1と2

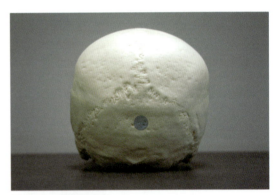

図18.32　静脈洞交会

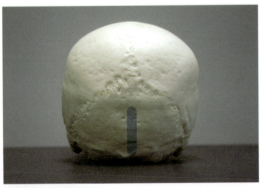

図18.34　後頭静脈洞

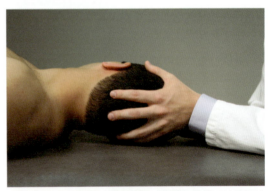

図18.33　ステップ5　手の位置（実際の施術では回旋は不要）

610

第 18 章 | 頭蓋骨オステオパシー徒手医学

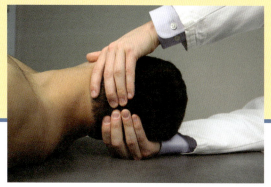

図18.35　ステップ7　手の位置（実際の施術では回旋は不要）

7. 後頭静脈洞ドレナージでは、正中に沿って両手の示指から薬指までをイニオンから後頭下組織にかけて置き後頭部を保持する（図18.34青線と図18.35）。

8. 柔らかくなった感触を得るまでステップ4を繰り返す。

9. 上矢状静脈洞ドレナージでは、両母指をクロスしてラムダ縫合に当て、反対方向に力をかけて縫合を解放する。

10. 局部的にリリースを感じたら、上矢状縫合に沿ってクロスした母指を前上方に動かし、ブレグマに向けて各部でリリースを感じるようにする（図18.36青線と図18.37）。

11. ブレグマに到達したら、前頭骨の前頭縫合上に正中をはさんで対称に両手の示指から薬指までの指先を当てる（図18.38青線と図18.39）。

12. 前頭骨を前方に向かって縫合をやさしく指で引き離して解放させる。

13. 手技の効果を評価するため、CRI、特に脳脊髄液波動の速さと振幅を再検査する。

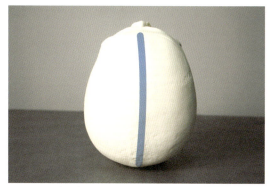

図18.36　上矢状静脈洞

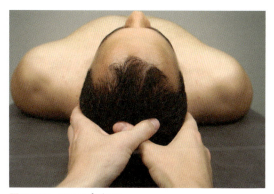

図18.37　ステップ9と10

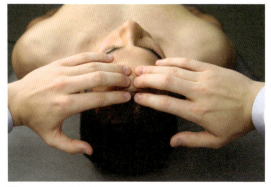

図18.39　ステップ11

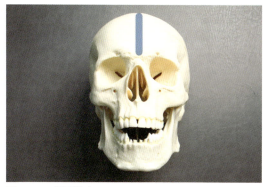

図18.38　前頭縫合

611

第 2 部 | オステオパシー手技

> **背臥位**
>
> # 側頭部
> ## 片側ロック、外旋あるいは内旋
> （例：右側頭骨）

目的
側頭骨の外旋あるいは内旋機能障害の治療。

手技

1. 患者を背臥位にし、施術者は治療台の頭側に座る。両前腕を治療台の上に付け、てこの支点とする。
2. 左手で患者の後頭部を保持する。
3. 右手の母指と示指を右側頭頬骨部に当てる。そのとき母指を頭側、示指を尾側とする。
4. 右中指を外耳道に当てる。
5. 右手の薬指と小指を乳様突起下部に当てる（図18.40〜図18.42）。
6. 頭蓋の屈曲時に、薬指と小指で内側に押圧し、母指と示指で頬骨弓を頭側へ持ち上げて側頭骨の外旋を促す。
7. 頭蓋の伸展時に、施術者の指で側頭骨の内旋に逆らう。
8. 代替法として、内旋を促進し、外旋を抑制する方法もある。
9. 手技の効果を評価するため、特に側頭骨の主要呼吸メカニズムの速さと振幅を再検査する。

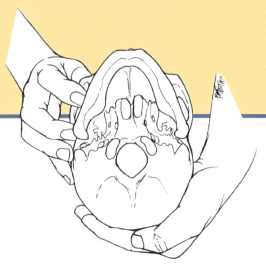

図18.40　ステップ1〜5　指の位置

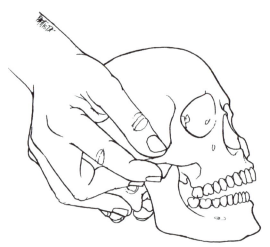

図18.41　ステップ1〜5　頬骨上の各指の位置

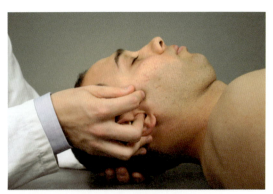

図18.42　ステップ1〜5

612

第 18 章 | 頭蓋骨オステオパシー徒手医学

> 背臥位
>
> # 前頭骨リフト[8]

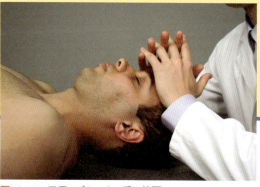

図18.43　ステップ1～3　手の位置

目的

縫合と硬膜の連結に関連する前頭骨機能障害の治療（例：前頭頭頂圧迫、前頭鼻骨圧迫）[9]。

手技

1. 患者を背臥位にし、施術者は治療台の頭側に座る。両前腕を治療台の上に付け、てこの支点とする。

2. 両小指球を前頭骨外側角に当て、両母指球を冠状縫合外側面前方に当てる。

3. 前頭縫合の上で両手の指を組む（図18.43）。

4. 母指球と小指球でやさしく内側に圧迫し、前頭骨を頭骨頭頂部から解放させて（図18.44　白矢印）、前頭骨を内旋させる。

5. 内側への圧迫を保ちながら、必要に応じて片側あるいは両側に対してやさしく前方への押圧力を加え、縫合制限を解放する（図18.45　白矢印）。

6. 前頭骨外側角の外旋（小指球が触れている部分の拡張）を感じるまでこの位置を保持する。

7. 頭にかけた力をやさしくゆるめる。

8. 手技の効果を評価するため、特に前頭骨の主要呼吸メカニズムの速さと振幅を再検査する。

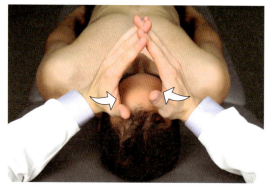

図18.44　ステップ4　圧迫

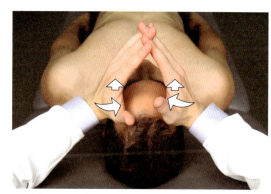

図18.45　ステップ5　前方への力

613

背臥位

頭頂骨リフト[8]
映像18.13

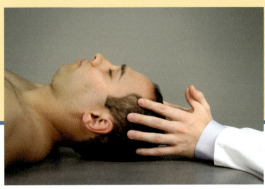

図18.46　ステップ1～3

目的
縫合と硬膜の連結に関連する頭頂骨機能障害の治療（例：前頭側頭、頭頂前頭）[9]。

手技

1. 患者を背臥位にし、施術者は治療台の頭側に座る。両前腕を治療台の上に付け、てこの支点とする。

2. 指先を頭頂骨鱗状縫合上の頭頂骨の両側に当てる。

3. 矢状縫合の上で両母指をクロスさせる（図18.46）。注意：両母指は頭に触れない。

4. 両母指を押し合う（一方の母指を上方に押し、もう一方の母指はそれに逆らって下方に押す）（図18.47　白矢印）。

5. 母指を押し合って指先を近づけ、頭頂骨鱗状縫合上の頭頂骨内旋を誘導する。

6. 加圧を保ちながら、頭頂骨が拡張するのを指先に感じるまで両手を頭側に持ち上げる。この拡張は頭頂骨が外旋することで起きる広がりである（図18.48　白矢印）。

7. 頭にかけた力をやさしくゆるめる。

8. 手技の効果を評価するため、特に前頭骨の主要呼吸メカニズムの速さと振幅を再検査する。

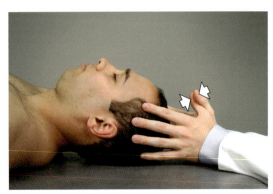

図18.47　ステップ4

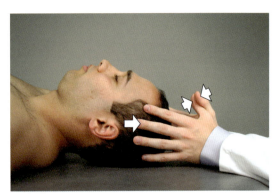

図18.48　ステップ6　頭頂骨の外旋

背臥位
仙骨ホールド

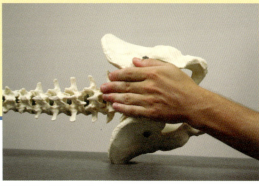

図18.49　ステップ1～4

目的
CRI触診により仙骨が対称性に自由に動くようにする。

手技
1. 患者を背臥位にし、施術者は仙骨より尾側の側方に座る。
2. 患者の施術者から遠い側にある膝関節を屈曲して施術者側に倒してもらう。
3. 尾側の手を下肢の間から仙骨下に滑り込ませ、その手の上に体重をかけてもらう。
4. 手を仙骨の形にぴったり沿わせ、正中仙骨稜が中指と薬指の間となるようにする。指先を仙骨底に近づけ、手掌で仙骨先端を揺らす（図18.49と図18.50）。
5. 肘部を治療台に付け、てこの支点とする。
6. 頭蓋仙骨メカニズムを触診する。蝶形後頭底の屈曲は仙骨のニューテーションに同期している（仙骨底は後方に動く）。蝶形後頭底の伸展は仙骨のカウンター・ニューテーションに同期している（仙骨底は前方に動く）。
7. 手はそれらの動きに追従し、仙骨が可動域を対称性に完全に動くように促す。
8. リリースを触知するまで仙骨の動きを追って誘導する。リリースは通常、仙骨組織が柔らかく温かくなった感覚を伴う。
9. 手技の効果を評価するため、仙骨の動きの質と量を再検査する。

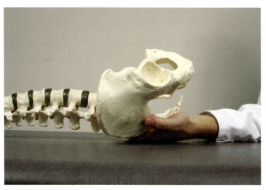

図18.50　ステップ1～4

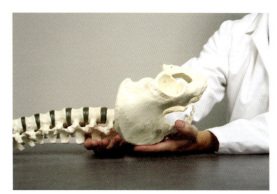

図18.51　腰椎と仙骨への手の位置

頭側の手を腰椎の下に入れてもよい（図18.51）。あるいは、左右上前腸骨棘を結んだ線上に前腕を置いてもよい。両手を用いることにより、仙骨と各領域との関係をより知ることができる。

参考文献

1. Ward R, exec. ed. Foundations for Osteopathic Medicine. 2nd ed. Philadelphia, PA: Lippincott Williams & Wilkins, 2003.

2. Educational Council on Osteopathic Principles (ECOP) of the American Association of Colleges of Osteopathic Medicine, Glossary of Osteopathic Terminology, Chevy Chase, Revised October 2014.

3. Arbuckle B. The Selected Writings of Beryl E. Arbuckle. Camp Hill, PA: National Osteopathic Institute and Cerebral Palsy Foundation, 1977.

4. Weaver C. The cranial vertebrae. J Am Osteopath Assoc 1936;35:328–336.

5. Greenman P. Principles of Manual Medicine. 3rd ed. Philadelphia, PA: Lippincott Williams & Wilkins, 2003.

6. Nelson K, Sergueff N, Lipinsky C, et al. Cranial rhythmic impulse related to the Traube-Hering-Mayer oscillation: comparing laser Doppler flowmetry and palpation. J Am Osteopath Assoc 2001;101:163–173.

7. DiGiovanna E, Schiowitz S. An Osteopathic Approach to Diagnosis and Treatment. Philadelphia, PA: Lippincott Williams & Wilkins, 2005.

8. Magoun H. Osteopathy in the Cranial Field. 3rd ed. Boise, ID: Northwest Printing, 1976.

9. Agur AMR, Dalley AF. Grant's Atlas of Anatomy. 11th ed. Baltimore, MD: Lippincott Williams & Wilkins, 2005.

索引

あ
アーティキュレーション 571
アウトフレア 78, 81, 321
悪性腫瘍 98, 145, 479, 531
圧痛 7, 172
圧痛点 ... 174, 181, 187, 193, 200, 203, 206, 211, 216, 220, 227, 231, 245
圧迫 458
アライメント 605
アルファ Ia求心性神経 167
アンダーアンドオーバーテクニック 121
アンドリュー テイラー スティル 143

い
イーズ 6
胃炎 512
胃食道逆流 512
一次的機能障害 7
位置の非対称性 7, 457
イニオン 181, 182, 611
胃リリース 524
イレウス 520
咽頭炎 533
インバランス 512
インパルス 42, 388, 391, 596
インフレア 78, 81, 322

う
ヴァルサルヴァ法 266, 509
ウォッブルポイント 478, 498
ウォルフの法則 144
烏口突起 252, 253, 296
内リンパポンプ手技 531
鬱血性心不全 512
うなずき 605
羽毛の端 265, 266, 268, 378

え
遠位活性化 600
エンドフィール 41, 265

お
押圧 113-115, 124, 128

横隔神経 518, 519
横隔膜 491, 518
横隔膜ドーム 551
横突起 173
オステオパシー原理教育協議会 5, 91, 97, 143, 167, 265, 377, 441, 507, 529
オステオパシー手技 42, 91
オステオパシー哲学 5

か
回外 173
外耳炎 537
回旋 24, 28, 29, 43, 45, 52, 57, 595
外旋 173
外転 173
回内 173
外胚葉型 19
開閉 572
解放 478
解剖学的バリア 6
解放法 600
潰瘍性大腸炎 512
カウンターストレイン 7, 95, 167, 174, 176, 441, 595
カウタープレッシャー 115, 128, 138
下顎骨関節機能障害 601
下顎ドレナージ 529, 536
顎下リリース 535
顎関節症 536
下制 201
下前腸骨棘 206
加速 377
滑液包炎 573
カップリング 41, 47, 169
カップリングモーション 71, 74
可動制限 7, 169
可動性検査 19
過敏性大腸 512
ガルブレス手技 536
肝炎 512, 531
眼球頚部反射 267, 272
寛骨 314-319, 321, 322, 414, 416-419, 453, 454, 470, 471, 591

環軸関節 73, 74, 277, 383, 460, 482, 483
関節炎 171, 573
関節機能障害 442
関節手技 571
関節不安定症 267
間接法 6, 91, 144, 378, 441, 442, 457, 478, 509, 543, 567, 571, 600
関節モビライゼーション 266, 314-319, 323-327, 338-345, 355-357
関節リウマチ 94, 380, 458
感染症 94, 98, 145, 479, 512, 545, 546
肝臓リリース 525
γ遠心性活動 441
ガンマ求心性神経 167

き
気管支炎 512
起始 5, 97
機能障害要素 380, 443
キャットウォーク 114
吸気 204, 205
急性硬結性リンパ節 531
急性斜頸 270
急性線維性炎症 36
胸郭出口 543, 544
胸郭ポンプ 546-548
胸鎖乳突筋 179, 270, 271, 534
胸背神経 300
胸腰筋膜 300
棘下筋 247
棘上筋 246
棘突起 173
距骨 434, 435, 500
挙上 64, 204, 205
距離 377
筋 37
禁忌 94, 98, 145, 170, 267, 379, 442, 458, 479, 512, 531, 572, 601
筋筋膜リリーステクニック 95, 97, 143, 266, 267, 478, 512, 524-527, 529, 543, 544, 595
筋収縮法 314-319, 338-345

617

緊張 6, 91, 97, 144, 441, 597	喉頭炎 533	斜角筋 289, 290, 294, 295
緊張バリア 36	後頭顆減圧 604	しゃっくり 518
筋膜 36, 442	後頭下リリース 105	自由 6, 478, 600
筋膜クリープ 97, 146	後頭環椎関節 71, 273, 275, 381, 459, 481	充血 36
筋膜評価 36	後頭環椎減圧 605	十字靱帯 499
	後頭乳突縫合 514, 606	手関節 420
く	後頭部 173	手根管症候群 497
屈曲 21, 22, 43, 47, 48, 52, 54, 59, 173	後頭鱗 596	主動筋 265
屈曲機能障害 47, 49, 365, 388, 393-396, 399, 420	広背筋 300, 301	腫瘍 94, 379
クラニアル・オステオパシー 595	後方 173	主要呼吸メカニズム 595, 596
クラニアル リズミック インパルス 596	呼気 201, 202	小円筋 135
クリープ 97, 146, 149	呼吸補助 600	上顎ドレナージ 541
クリック音 596	呼吸補助法 144	小胸筋 296, 297, 549
クリッペル・ファイル症候群 94, 380	呼吸誇張法 546	上行結腸 555
クレードリング 147	誇張 291-293, 303, 304, 478, 512	上下垂直挫傷 599
クレードリング牽引 104	誇張法 600	上後腸骨棘 220, 222, 228, 453
	骨減少 98, 145	上前腸骨棘 77, 85, 206, 453
け	骨髄炎 94, 98, 145, 380	触感異常 7, 380, 443
脛骨 369-372, 434, 435, 500	骨折 94, 98, 145, 267, 479, 531	踵骨 501
脛骨プラトー 370, 372, 427, 428, 430	骨粗鬆症 98, 145, 267, 379, 479, 531, 572	小腸 553
軽擦法 530, 531	骨盤帯 584-588	静脈鬱滞 559, 567
頸椎神経前枝 294	固有の力 478	静脈洞ドレナージ 610
頸部鎖ドレナージ 534	固有力 600	静脈ドレナージ 441, 553, 555, 557, 560-562, 565
血管損傷 98, 145	ゴルジ腱紡錘固有受容器 265	小腰筋 328
月経困難症 512	混合手技 571	上腕骨結節間 300
楔状骨 436	混合法 571	ジョーンズテクニック 167
結腸刺激 522	コンプライアンス ... 6, 8, 94, 144, 146	ジョーンズ用語 200, 203
ゲル・ゾル 97		徐脈 514, 516
腱 37	**さ**	神経孔障害 170
牽引 97, 100, 103, 111, 125, 458	鎖骨 474, 475, 494	神経根炎 409
腱滑膜炎 573	坐骨結節 320	腎臓リリース 527
肩甲挙筋 249	坐骨切痕 332	靱帯 37
肩甲骨 300	坐骨直腸窩リリース 561, 562	靱帯性関節ストレイン 441, 477, 529, 596
肩甲上腕関節 495	サザーランド 477, 595	靱帯性関節メカニズム 477
肩甲舌骨筋 518	挫傷 94, 98, 145, 170, 267, 379, 442, 458, 477, 572	靱帯張力 441
肩甲帯 494, 495, 573-583	三角筋 549, 568	靱帯張力バランス 267, 441, 477, 512, 529, 596
肩鎖関節 474, 475	三叉神経刺激手技 539	伸展 21, 22, 43, 47, 48, 51, 52, 55, 58, 130, 173
	三次元 3, 41, 76	伸展機能障害 47, 49
こ		振幅 377
高加速低距離 377	**し**	
交感神経 509, 517	弛緩 6, 36, 91, 441, 457, 479, 512, 600	**す**
交感神経刺激 530	弛緩バリア 460, 483	垂直トラクション 98
後屈 21, 22, 30	シザーズテクニック 127	スクリーニン 98
高血圧 512	視診 36	頭痛 601
拘縮 6, 36, 91, 97, 144, 457, 507, 600	膝関節 427-433	スティルテクニック 457
構造的検査 9	膝窩リリース 565	ストレイン 167
高速低振幅手技 91, 266, 377, 571	失禁 512	ストレイン＆カウンターストレイン 167
交代性圧迫法 516	自動可動性検査 7	スパズム 98, 132, 135, 269, 270
	耳部ドレナージ 537	スフィンクス検査 346
	シムズの体位 315	

索引

スフィンクスのポーズ 47, 350
スプリング 64, 442
スプリング手技 571
スプリング動作 592
スプリング力 593
スペンサー手技 584-588
スラスト 382

せ

制限 6, 143
制限弾性バリア 131
制限バリア 6, 91, 377, 457, 478, 600
静止点 600
静的要素 9
生理学的バリア 6
生理痛 560
咳 533, 545, 546
脊椎連動 42
脊柱起立筋 452
脊椎症 458
脊椎閉塞症 380
舌骨 533
絶対的禁忌 98, 145, 170, 267, 379, 601
前腋窩ひだ 568
前鋸筋 298, 299
前屈 21, 22
前頭部 533
仙骨 3, 46, 348
仙骨溝 314-319, 320, 322, 338, 346-347, 414-419, 470, 471
仙骨前部リリース 559
仙骨ホールド 615
仙骨ロック 521
前斜角筋 518
喘息 513, 549
仙腸関節 314-325, 414-419
前頭後頭ホールド 603
前頭骨リフト 613
全米オステオパシー医学カレッジ協会 5
全米オステオパシー協会フェロー 5, 167
前方 173
前腕てこ法 101

そ

相互張力膜 596
相対的禁忌 98, 145, 267, 379, 479
相反抑制 266, 270, 314-319, 330, 333, 334, 338-345
僧帽筋 269, 447

足関節 434, 435, 500, 501
促進筋 441
促通手技 512
促通法 522, 523
足底 436, 438
速度 377
側頭下顎ドレナージ 542
側頭部 612
側方牽引 109, 110
側方挫傷 599
組織触感異常 7, 443
側屈 23, 25-27, 31, 43, 46, 50, 52, 54, 56, 57, 59, 598
外リンパポンプ手技 531

た

第1肋骨 287-290, 295, 401, 402, 448, 465-467, 490
体液方向手技 609
体温 36
対側 41,169
体側てこ法 116
第9肋骨 301
大胸筋 549, 568
第5脳神経支配 540
第5肋骨 297
第3肋骨 297
第10肋骨 292, 301, 403, 404, 449
第11肋骨 293, 303, 304, 405, 406
第12肋骨 293, 303, 304, 405, 406
対称性 146
対称性評価 37
体性機能障害 6, 9, 94, 479, 509, 530
体性機能障害要素 480, 531
大腿骨 427-430
大腿神経 329
大転子 332
タイト 6
第7肋骨 292, 449
第2肋骨 289-291, 295, 466, 516
第8肋骨 299
タイプ1 .... 41, 42, 169
タイプ1機能障害 170, 306, 310, 441
タイプ2モーション 75, 76
タイプ2 .... 41, 42, 47, 169
タイプ2機能障害 170, 308, 312, 441
大腰筋 212, 328
第4脳室圧迫 600
第4脳室加圧 606
第6肋骨 291, 299, 403
ダウン症 94, 380

脱臼 94, 98, 145, 267, 479, 531, 572
他動可動性検査 7
多発性硬化症 530
ダルリンプル手技 563, 564
弾性バリア 6
胆石症 512
短てこ（法）....... 45, 46, 55-57, 69, 75, 84, 85, 384, 386-391, 393, 394, 396, 397, 399-405, 411, 414, 418, 420-422, 425-431, 434-436, 438
胆嚢炎 512
胆嚢リリース 526

ち

恥骨 323
恥骨結合 326, 327
恥骨結節 323, 324
肘関節 421-426, 472, 473, 496, 589, 590
中耳炎 601
中足骨 437, 502
中胚葉型 19
中立 43
蝶形後頭底結合 596
腸間膜リリース 553, 555, 557
長胸神経 298
蝶形骨大翼 599
蝶形骨翼 596
腸骨窩 329
腸骨筋 329
腸骨筋膜 328
腸骨稜 300, 302
長てこカウンターラテラル 131
長てこ（法）...... 48, 50, 52, 54, 58, 59, 76, 77, 80-83, 131, 385, 392, 395, 398, 406-410, 412, 417, 423-426, 432, 433, 437, 589, 590
腸腰筋 329
腸腰靭帯 302
直接法 6, 91, 97, 145, 265, 378, 457, 478, 494, 509, 543, 544, 559, 571, 600
直接抑制押圧 98

つ

椎間板ヘルニア 94, 380, 442
椎骨脳底動脈循環不全症 442

て

停止 5, 97
低速低振幅 266
てこ 388, 391, 417
テンセグリティー 146

619

テンセグリティの原理 478

と
橈骨 361-366
橈骨頭 423, 424, 472, 473
橈尺関節 472, 473, 496
同側 41, 169
頭蓋骨アーチホールド 602
頭蓋骨オステオパシー 91, 595, 596, 600
頭蓋手技 595
頭蓋仙骨手技 595
頭蓋仙骨メカニズム 596, 597
頭蓋体性機能障害 596
頭蓋治療 477
等尺筋収縮法 144
等尺性収縮後リラクセーション
.... 265, 269, 271, 273, 275, 277-286, 289, 290, 306-313, 321, 322, 331, 335, 336, 355-375
頭頂間縫合解放 608
頭頂骨リフト 614
動的要素 9
トラウベ・ヘーリング・メイヤー
.... 478
トラウベ・ヘーリング・メイヤー波
.... 596
ドレナージ 529, 534, 536, 537, 541, 542, 560, 610

な
内旋 173
内臓筋筋膜法 512
内臓テクニック 507, 529
内臓反射法 509
内転 173
内胚葉型 19
軟骨無形成症性低身長症 94
軟部組織テクニック 95, 97, 143, 266, 267, 529, 571, 595

に
ニューテーション 597, 615
ニュートンの第三の法則 144
妊娠 94

ね
捻挫 94, 98, 145, 170, 442, 458, 503, 572

の
脳底動脈不全 170

は
パーキンソン病 171, 530
肺炎 512
バイオメカニクス 43
肺拡張不全 512
肺気腫 512
バイブレーション手技 512
バイブレーション法 522, 523
バインド 6
バケツハンドル運動 61, 62, 65, 66, 449
発熱 545, 546, 563, 564, 596
ハムストリング 234, 236, 432
バランス張力 600
バランス張力膜 595, 600
バリア 5, 6, 36, 41, 91, 144
半月板 235, 237, 433
反射療法 514-521
ハンドル手技 543
ハンドル法 149

ひ
引き出し症候 434, 435
腓骨頭 367, 368, 431, 432, 498
脾臓炎 512
脾臓刺激 523
非対称性 7, 19, 36, 41, 146
左回旋 43, 173
左側屈 43, 173
ヒップドロップ検査 32
腓腹筋 158, 241
鼻部交代性押圧手技 538
病理学的バリア 6
頻脈 514, 516

ふ
ファシリテイティッド・ポジショナル・リリーステクニック 95, 172, 441, 457
不安定 6, 91, 600
フィラデルフィア・オステオパシー医学カレッジ 5, 457, 529, 571
ブートジャック手技 501
複合運動 41
副交感神経 507, 509, 514, 516
複合法 145
副鼻腔炎 601
浮腫 549, 568, 569
不整脈 512
フックの法則 144
不妊症 513
フリー 6
ブレグマ 608, 611
分節間可動性検査 8, 19, 41, 479

へ
平行トラクション 97
並進 483
並進運動 41, 56, 72, 75
並進法 46, 55, 56, 69
ペダルポンプ 529, 563, 564
ヘルニア 379, 380
変形シムズの体位 338-341, 470, 471
変形性関節症 458
変形性脊椎症 170
ベントラルテクニック 507

ほ
膀胱炎 512
縫合スプレッド 609
ボウストリング 478
ポジショナル・リリース 167
母斑 36
ポンプハンドル運動 61

ま
摩擦紅斑 36, 37
摩擦法 37, 38
マッスルエナジーテクニック 91, 95, 265, 405, 530, 571, 589, 590
マニピュレーション 6
麻痺性イレウス 520, 550
マリアンクラークドレナージ 560
慢性線維性炎症 36
慢性疲労 512

み
右回旋 43, 173
右側屈 43, 173
耳鳴り 185, 601
ミラー胸郭ポンプ 545, 546

め
めまい 601

も
毛包性発疹 36
モビリゼーション 382, 406, 530

ゆ
癒着性関節包炎 250, 495, 573
指先クレードリング 107

よ
腰神経前枝 328
陽性 42
腰方形筋 219, 302
抑制押圧 118

ら
ラムダ縫合 608

り
梨状筋 226, 332-337
リズミカル 571
稜 173
両側てこ法 102
両母指押圧 117, 126
リラクセーション 266
リリース促通メカニズム 144, 441, 478, 600
輪状軟骨 533
リンパ 98
リンパ鬱 564
リンパ鬱滞 533-549, 551, 563, 564, 568
リンパシステム 529
リンパ手技 529, 571, 595
リンパテクニック 520
リンパドレナージ 441, 520, 550, 553-562, 565-567
リンパポンプ 529, 531, 545-548
リンパ流促通手技 530

る
ルース 6

れ
裂孔ヘルニア 512

ろ
肋骨 60, 61, 520, 550
肋骨吸気機能障害 63, 65, 66, 68
肋骨呼気機能障害 63, 65, 66, 68
肋骨モビリゼーション 295, 299, 301, 303
肋骨リフト 123
肋骨隆起障害 64

わ
腕尺関節 496

〈欧文索引〉

A
A 173
ABまたはAb 173
AC1 .... 174, 176
AC2 .... 174, 178
AC6 .... 174, 178
AC7 .... 174, 179
AC8 .... 174, 180
ADまたはAd 173
AIIS 206
AL1 .... 206, 207
AL2 .... 206, 208
AL3 .... 206, 209
AL4 .... 206, 209
AL5 .... 206, 210
AR1 .... 200, 201
AR2 .... 200, 201
AR3 .... 200, 202
AR4 .... 200, 202
AR5 .... 200, 202
AR6 .... 200, 202
ART 571
ASIS 206, 211, 314-322, 250, 414, 416-419, 453, 454, 470, 471
AT1 .... 187, 188
AT2 .... 187, 188
AT3 .... 187, 189
AT4 .... 187, 189
AT5 .... 187, 189
AT6 .... 187, 189
AT7 .... 187, 190
AT8 .... 187, 190
AT9 .... 187, 190, 191
AT10 .... 187, 191
AT11 .... 187, 191
AT12 .... 187, 191
Aまたはa 173

B
BLT 477, 524-527
BLT/LAS 512, 529, 530, 596

C
C0 .... 71, 273-276, 381, 459, 481
C1 .... 71-74, 273-277, 381-383, 459, 460, 481-483
C2 ... 73, 74, 277, 278, 383, 384-386, 445, 460, 461, 482-484, 592
C3 .... 278, 384-386, 445, 461, 484, 592
C4 .... 278, 384-386, 445, 461, 484, 592
C5 .... 278, 384-386, 461, 484, 592
C7 .... 278, 384-386, 461, 484, 592
CR 173
CRI 596

E
ECOP 5, 91, 97, 143, 167, 265, 377, 441, 477, 507, 529, 571, 595
E/FRLSL 342
E/FRRSR 344
E/FSRRR 312
ERRSR 308, 462
ERまたはer 173
ESLRL 488, 593
ESLRR 273, 481
ESRRL 459
ESRRR 279, 285, 385, 390, 392, 397, 398, 400, 411, 412, 446, 461, 469, 484
Extension 43
Eまたはe 43, 173

F
F/E 381
Flexion 43
FPR 441, 457
FRLSL 463
FRRS 408
FRRSR 408, 457
FSLRL 388, 393
FSLRR 275, 384
FSRRR 169, 278, 281, 394, 395, 399, 445, 451, 485, 489, 593
Fまたはf 43, 173

H
HALD 377
HVLA 5, 91, 266, 377, 389, 397, 457, 571, 589-591

I
Iα求心性神経 441
ILA 352
IRまたはir 173

L
L1 .... 407-413, 450, 451, 468, 469
L2 .... 407-413, 450, 451, 468, 469
L3 .... 407-413, 450, 451, 468, 469
L4 .... 407-413, 450, 451, 468, 469
L5 .... 407-413, 450, 451, 468, 469, 489
LAS 477
LAS/BLT 567
LPL5 .... 220, 221
LVLA 266

M
MET 265, 267, 530
MFR 477, 512, 529

N
Neutral 43
NSLRL 386
N－SLRR 381

NSLRR 307, 310, 338, 407, 410, 450, 464
NSRRL 283, 340, 346, 387, 396, 468, 486

O
OCC 173
OCF 595
OMT 42, 91, 507

P
P 173
PCOM 5, 33
PC1 .... 181, 182, 183
PC2 .... 181, 183, 184
PC3 .... 181, 185, 186
PC7 .... 181, 184, 186
PC8 .... 181, 184
PL1 216-218
PL3殿筋外側 225
PL4殿筋外側 225
PL5 216-218
PR1 .... 203, 204
PR2 .... 203, 205
PR3 .... 203, 205
PR6 .... 203, 205
PROまたはpro 173
PSIS 78, 220, 314-325, 407, 409, 414-419, 453, 470, 471
PT1 193-197
PT3 193-197
PT4 193-198
PT6 193-198
PT7 193-198
PT9 193-198
PT10 .... 193-195, 199
PT12 .... 193-195, 199

R
REMs 144
RL 277, 383, 460
RLまたはRl 43, 173
ROM 7
Rotation left 43
Rotation right 43
RR 482
RRまたはRr 43, 173

S
S1 409
SARA 170
SBS 596
SBS圧縮 599
SCM 534

Sidebending left 43
Sidebending right 43
SLRL 76
SLまたはSl 43, 173
SP 173
SRRR 76
SRまたはSr 43, 173
STRA 170
SUPまたはsup 173

T
T1 .... 52-58, 279-282, 387-393, 395, 396, 462, 463, 485, 593
T2 .... 52-58, 279-282, 387-393, 395, 396, 462, 463, 485, 593
T3 .... 52-58, 279-282, 387-396, 464, 488, 593
T4 .... 52-58, 279-282, 387-396, 399, 400, 464, 486-488, 593
T5 .... 55-58, 281-286, 387-394, 396, 399, 400, 464, 486-488
T6 .... 55-58, 281-286, 387-394, 399, 400, 464, 486-488
T8 .... 55-59, 283-286, 387-394, 397-400, 464, 486-489
T9 .... 55-59, 283-286, 387-391, 397-400, 464, 486-489
T10 .... 55-59, 283-286, 387-391, 397-400, 464, 486-489
T12 .... 55-59, 283-286, 387-391, 397-400, 464, 486-489
TART 7, 380, 443, 480
TMJ 100, 504, 505, 536, 542
TP 173

U
UPL5 220

V
VIS 507
V字拡張 600, 608, 609

監訳者　赤坂清和（あかさか・きよかず）

1990年	金沢大学医療技術短期大学部卒業
同年	整形外科米澤病院
1993年	米国カンザス州 Wichita State University 卒業
1994年	辰口芳珠記念病院
1995年	菅野愛生会緑が丘病院
1996年	東北医療福祉専門学校
1997年	古川市立病院
2000年	東北大学大学院医学系研究科博士課程障害科学専攻修了博士（障害科学）
同年	埼玉医科大学総合医療センター
2001年	埼玉医科大学総合医療センターリハビリテーション部 主任
2003年	埼玉医科大学短期大学理学療法学科 講師
2004年	埼玉医科大学短期大学理学療法学科 助教授
2006年	埼玉医科大学短期大学理学療法学科 教授
2007年	埼玉医科大学保健医療学部理学療法学科 教授
2010年	埼玉医科大学大学院医学研究科医科学専攻理学療法学分野 教授

日本理学療法士協会運動器専門理学療法士、運動器認定理学療法士
理学療法科学学会理事・評議員、日本徒手理学療法学会理事、日本運動器理学療法学会理事、日本スポーツ理学療法学会理事、Accredited Mulligan Concept Teacher、米国スポーツ医学会および日本リハビリテーション医学会などの正会員

［増補改訂版］オステオパシーアトラス
マニュアルセラピーの理論と実践

2010年8月1日　初版発行
2022年5月25日　改訂版2刷

著　者　アレクサンダー S. ニコラス
　　　　エヴァン A. ニコラス
監訳者　赤坂清和
発行者　戸部慎一郎
発行所　株式会社 医道の日本社
　　　　〒237-0068　神奈川県横須賀市追浜本町1-105
　　　　電話046-865-2161
　　　　FAX046-865-2707

2019©IDO-NO-NIPPON-SHA, Inc.
印刷・製本：シナノ印刷株式会社
カバーデザイン・製作協力：有限会社ケイズプロダクション
ISBN978-4-7529-1161-6　C3047

ウェブ動画を観る手順について

1. 下記サイトにアクセスします。
   http://thepoint.lww.com/activate

2. 本書冒頭の見返し部分にある12桁のアクセスコードをスクラッチして入力。「SUBMIT CODE」をクリック。

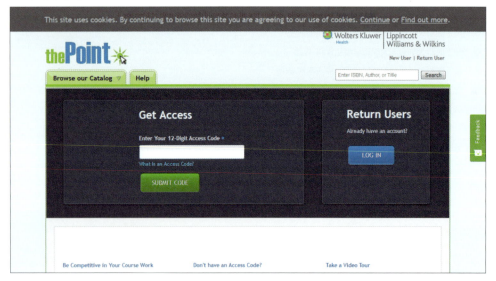

3. 次の画面で「What is your email address?」（あなたのメールアドレスは何ですか？）と聞かれるので、お使いのメールアドレスを入力。「Do you have a password?」（すでにパスワードを持っていますか？）の質問には「No, I am new.」（いいえ、初めてです）を選択のうえ「NEXT」をクリック。

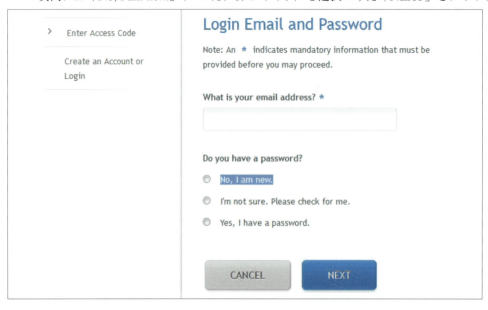

4. 次の「Enter Account Password」の画面で、パスワードを設定して、ログインします。「We don't recognize that password. Please try again」(パスワードが確認できません。もう一度試してください)と出た場合は、パスワードが短すぎる場合があります。再度、異なるパスワードを入力しなおしてください。

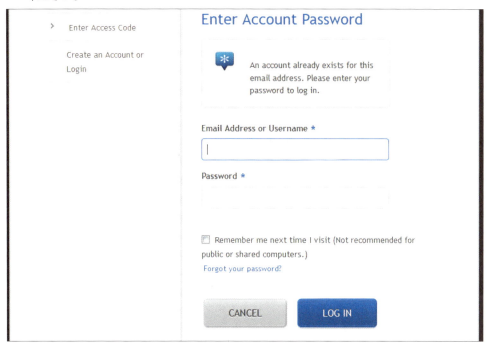

5. ログインに成功したら、「Atlas of Osteopathic Techniques, Third Edition」の書名をクリックして、「Instructor Resources」のタブをクリック。チャプター別に各動画を観ることができます。

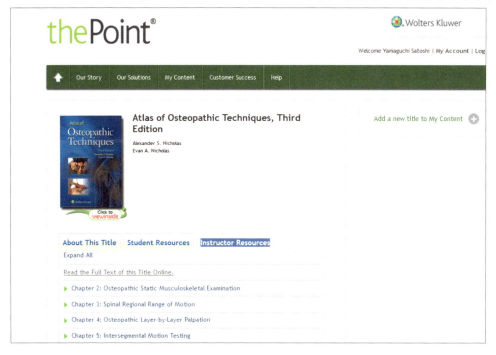

※動画は英語音声のみです。日本語の解説については書籍の本文をご参照ください。
※ご利用される方のパソコン環境によっては動画を観られない場合もございます。
※スクラッチを一部でも削られますと、返品等は対応しかねますのでご了承ください。
※本サイトは予告なく終了する場合がございます。あらかじめご了承ください。

625